新编中草药

全图鉴 ②

主编　林余霖　李葆莉

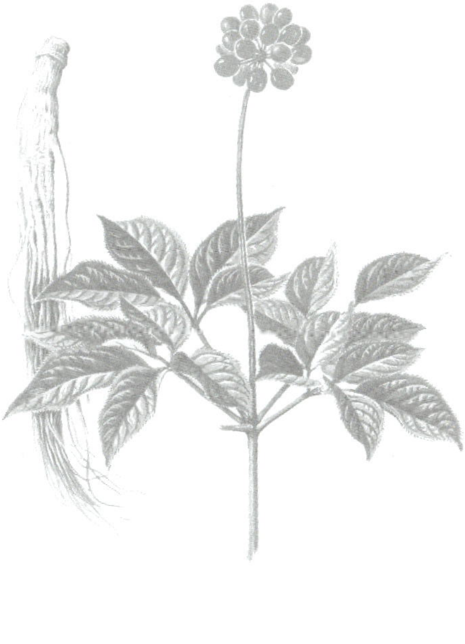

海峡出版发行集团 | 福建科学技术出版社
THE STRAITS PUBLISHING & DISTRIBUTING GROUP | FUJIAN SCIENCE & TECHNOLOGY PUBLISHING HOUSE

图书在版编目（CIP）数据

新编中草药全图鉴．2 / 林余霖，李葆莉主编．—福州：福建科学技术出版社，2020.3
ISBN 978-7-5335-6078-2

Ⅰ．①新… Ⅱ．①林… ②李… Ⅲ．①中草药－图谱 Ⅳ．① R282-64

中国版本图书馆 CIP 数据核字（2020）第 013795 号

书　　名	新编中草药全图鉴 2
主　　编	林余霖　李葆莉
出版发行	福建科学技术出版社
社　　址	福州市东水路 76 号（邮编 350001）
网　　址	www.fjstp.com
经　　销	福建新华发行（集团）有限责任公司
印　　刷	福建彩色印刷有限公司
开　　本	700 毫米 ×1000 毫米　1 / 16
印　　张	31
图　　文	496 码
版　　次	2020 年 3 月第 1 版
印　　次	2020 年 3 月第 1 次印刷
书　　号	ISBN 978-7-5335-6078-2
定　　价	118.00 元

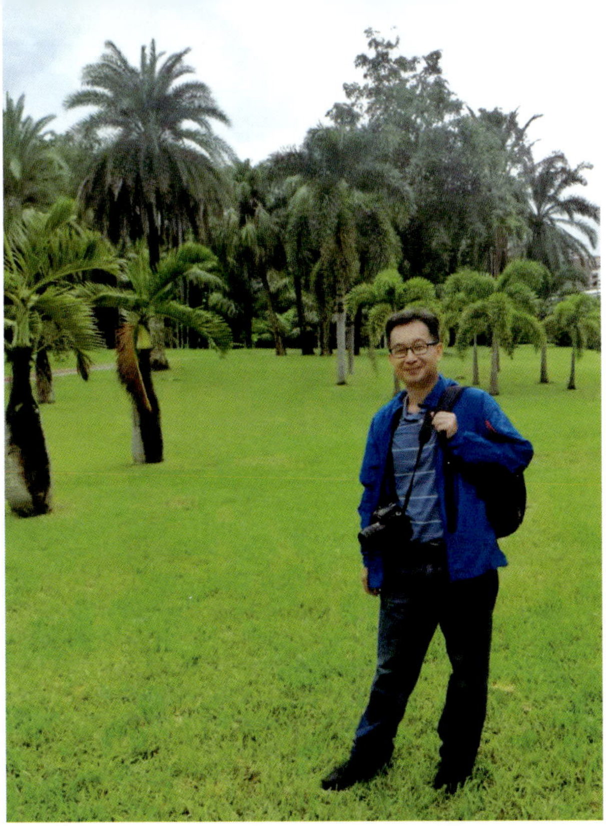

主编介绍

林余霖 中国医学科学院药用植物研究所研究员。专注于药用植物资源研究，围绕常用中药材及民间草药的基原、资源分布、性状鉴别等内容进行实地调查，足迹遍布全国。近年来，承担国家科技支撑计划课题“中药标本资源保存及网络化共享关键技术研究”、第四次全国中药资源普查“北京市中药资源普查”等多个项目。发表论文 30 余篇，主编专著 20 余部，代表著作有《中华人民共和国药典中药材及原植物彩色图鉴》、《中药饮片标准图鉴》（国家科学技术学术著作出版基金项目）、《中国药用植物原色图鉴》（国家出版基金项目）、*Chinese Medicinal Plants, Herbal Drugs and Substitutes*［获得美国植物理事会（American Botanical Council）颁发“2017 ABC James A. Duke Excellence in Botanical Literature Award in the Scientific/Reference Category”，以及美国植物与园艺图书馆理事会（The Council on Botanical and Horticultural Libraries）颁发 2018 Award of Excellence in Plant Identification & Field-Guides］等。1998 年开始，协助英国皇家植物园中药鉴定中心建设，鉴于对中药文化在英国传播中的贡献，获得 The British Empire Collection 表彰，受赠“皇家定制纪念金勺”。

中草药功效速查

解表药·发散风寒药

细辛 /16
辛夷 /21
羌活 /236
香薷 /288
灯盏细辛 /338
苍耳子 /344

解表药·发散风热药

蕤仁 /142
樱桃核 /148
菊花 /348
浮萍 /374

清热药·清热泻火药

西瓜霜 /102
西瓜皮 /102
天花粉 /105
菥蓂 /116
夏枯草 /280
九头狮子草 /306
知母 /402

清热药·清热燥湿药

三颗针 /40
功劳木 /44
空心莲子草 /74
黄蜀葵花 /92
红花龙胆 /250
龙胆 /252
凉粉草 /290
秦皮 /296
水杨梅 /320

清热药·清热解毒药

马勃 /4
乌韭 /6
狗脊贯众 /8
苏铁蕨贯众 /10
草乌叶 /28
北豆根 /56
拳参 /80
火炭母 /82
牛耳大黄 /88
木棉花 /90
蛇莓 /138
沙枣叶 /176
地菍 /180
百蕊草 /184
毛冬青 /188

匙羹藤 /260
半枝莲 /276
石见穿 /282
穿心莲 /302
狗肝菜 /304
山银花 /324
金银花 /326
忍冬藤 /326
败酱草 /330
臭灵丹草 /340
一点红 /356
漏芦 /362
苣荬菜 /364

清热药 · 清热凉血药

赤芍 /31
木芙蓉叶 /94

清热药 · 清虚热药

银柴胡 /76
枸骨叶 /186
地骨皮 /262

泻下药 · 润下药

郁李仁 /146
蓖麻子 /192
亚麻子 /198

泻下药 · 峻下逐水药

甘遂 /196
牵牛子 /272

祛风湿药 · 祛风寒湿药

草乌 /28
威灵仙 /36
野木瓜 /52
青风藤 /54
路路通 /58
五指毛桃 /70
白花菜子 /110
徐长卿 /258
丁公藤 /270

祛风湿药 · 祛风湿热药

穿破石 /68
丝瓜络 /100
朱砂根 /120
文冠木 /208
老鹳草 /226
川桐皮 /228
秦艽 /248
络石藤 /254
铜锤玉带草 /316
豨莶草 /346
菝葜 /420
穿山龙 /426

祛风湿药·祛风湿强筋骨药

地乌 /34
鹿衔草 /118
五加皮 /230

化湿药

厚朴 /23
厚朴花 /23
土藿香 /278
草豆蔻 /394
豆蔻 /398
砂仁 /400

利水渗湿药·利水消肿药

赤小豆 /168
泽漆 /194
泽泻 /366

利水渗湿药·利尿通淋药

川木通 /38
木通 /48
瞿麦 /78
小通草 /96
广金钱草 /166
车前子 /292
车前草 /292
灯心草 /376
萱草根 /404

利水渗湿药·利湿退黄药

虎杖 /84
垂盆草 /124
茵陈 /352

温里药

荜澄茄 /12
花椒 /216
小茴香 /238
山柰 /392

理气药

乌药 /14
天仙藤 /18
预知子 /48
梅花 /150
檀香 /182
荔枝核 /206
娑罗子 /210
九里香 /218
化橘红 /220
枳实 /222
香橼 /224
蜘蛛香 /332
木香 /358
薤白 /412

消食药

莱菔子 /114

山楂 /128
稻芽 /382

驱虫药

苦楝皮 /214

止血药 · 凉血止血药

槐角 /153
槐花 /153
大蓟 /360
白茅根 /380

止血药 · 化瘀止血药

三七 /232
蒲黄 /386

止血药 · 收敛止血药

檵木叶 /64
仙鹤草 /140
断血流 /284
薯莨 /424
小白及 /430

活血化瘀药 · 活血止痛药

枫香脂 /58
山楂叶 /128
川芎 /240
姜黄 /388
郁金 /388

活血化瘀药 · 活血调经药

小叶莲 /46
川牛膝 /72
紫荆皮 /162
泽兰 /286
凌霄花 /308

活血化瘀药 · 活血疗伤药

马钱子 /244

活血化瘀药 · 破血消癥药

水红花子 /86
皂角刺 /158

化痰止咳平喘药 · 温化寒痰药

芥子 /112
猪牙皂 /158
金沸草 /342
水半夏 /370
天南星 /372

化痰止咳平喘药 · 清化热痰药

瓜蒌 /105
瓜蒌子 /105
瓜蒌皮 /105
紫花前胡 /242

暴马子皮 /298
竹茹 /378
川贝母 /406
伊贝母 /408

化痰止咳平喘药 · 止咳平喘药

马兜铃 /18
矮地茶 /122
枇杷叶 /132
苦杏仁 /144
龙脷叶 /190
华山参 /266
洋金花 /268
野马追 /334
紫菀 /336
百部 /422

安神药 · 养心安神药

灵芝 /2
远志 /202

平肝息风药 · 平抑肝阳药

望江南 /164
罗布麻叶 /256

平肝息风药 · 息风止痉药

颠茄草 /264
钩藤 /318
天麻 /428

开窍药

苏合香 /62
石菖蒲 /368

补虚药 · 补气药

红景天 /126
蓝布正 /136
榼藤子 /156
甘草 /172
沙棘 /178
黄花倒水莲 /200
四叶参 /310
党参 /312

补虚药 · 补阳药

黑种草子 /26
淫羊藿 /42
沙苑子 /170
胡芦巴 /174
菟丝子 /274
肉苁蓉 /300
巴戟天 /322
益智 /396

补虚药 · 补血药

楮实子 /66
龙眼肉 /204

补虚药·补阴药

明党参 /234
南沙参 /314
百合 /410
黄精 /416
山麦冬 /418
石斛 /432

收涩药·固表止汗药

浮小麦 /384

收涩药·敛肺涩肠药

乌梅 /150
五倍子 /212

收涩药·固精缩尿止带药

覆盆子 /134

涌吐药

大皂角 /158

攻毒杀虫止痒药

木鳖子 /98
断肠草 /246
大蒜 /414

常见植物形态术语图解

叶序种类

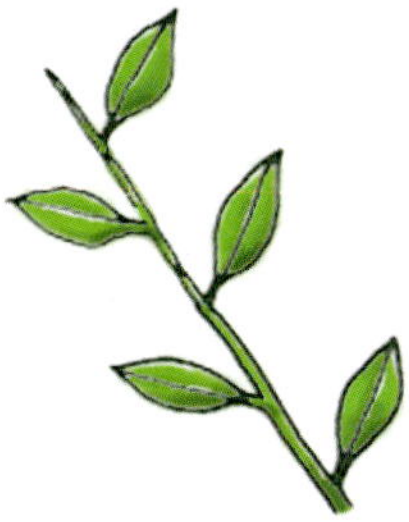
互生

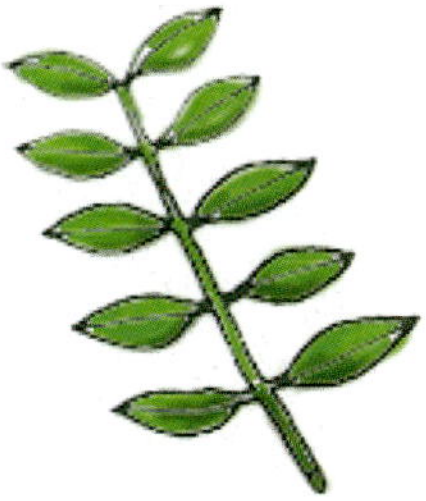
对生

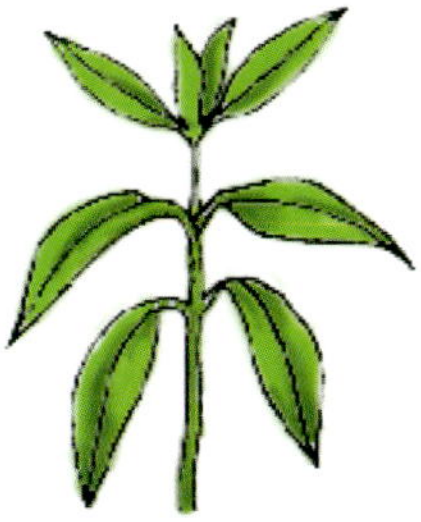
十字形对生

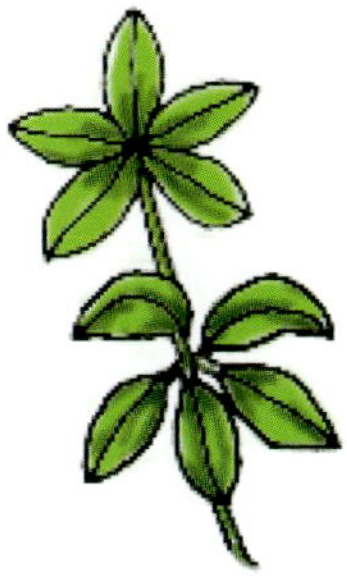
轮生

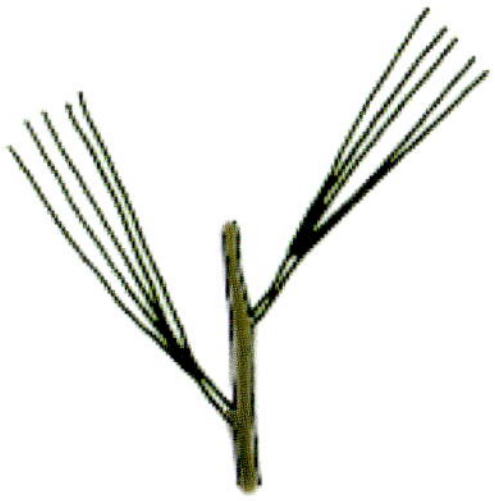
簇生

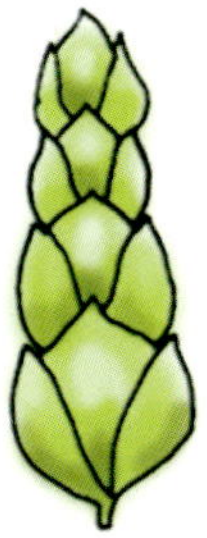
覆瓦状排列

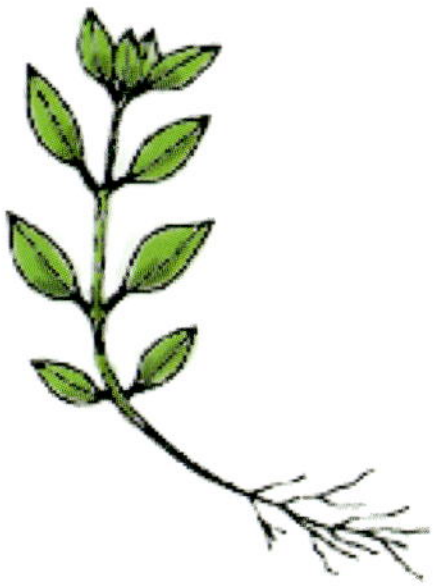
茎生

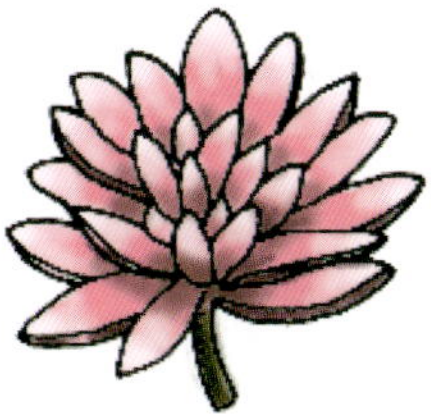
丛生

叶缘种类

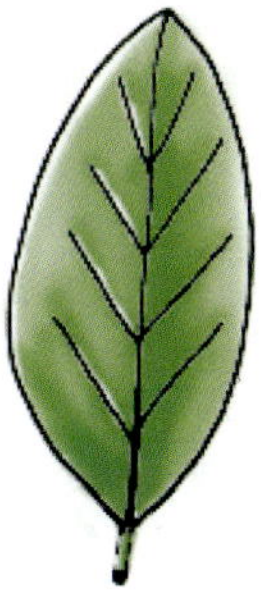
全缘

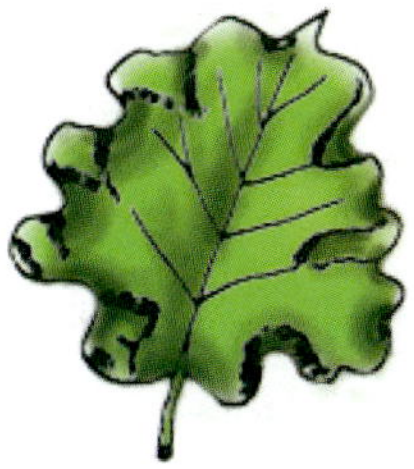
波状缘

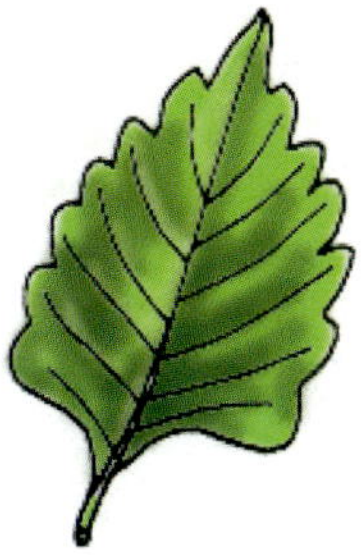
钝锯齿缘

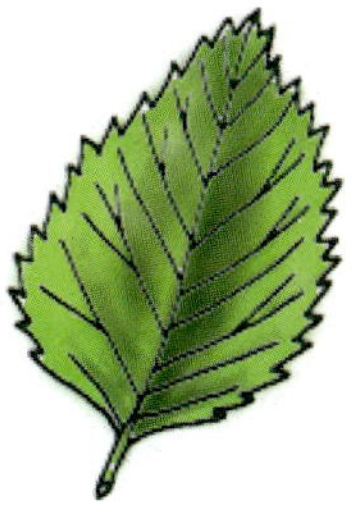
锯齿缘

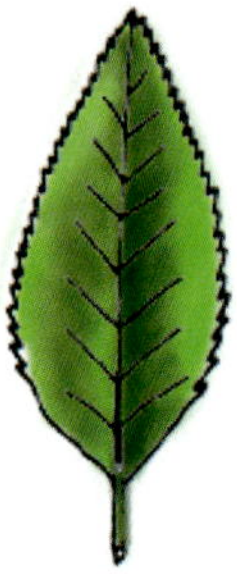
细锯齿缘

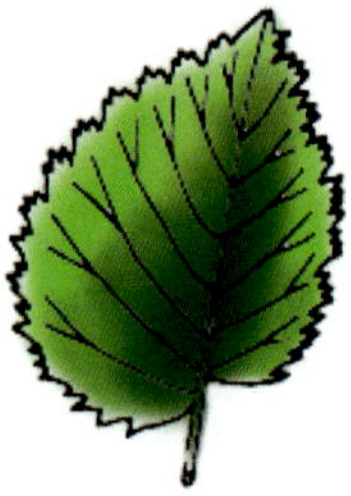
重锯齿缘

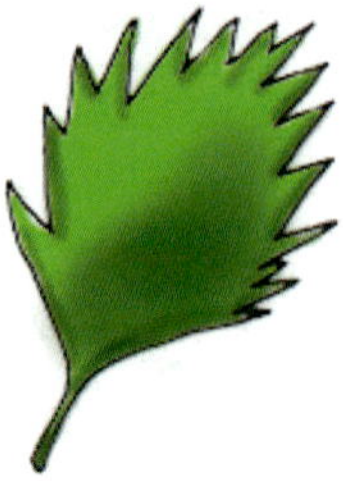
锐浅裂缘

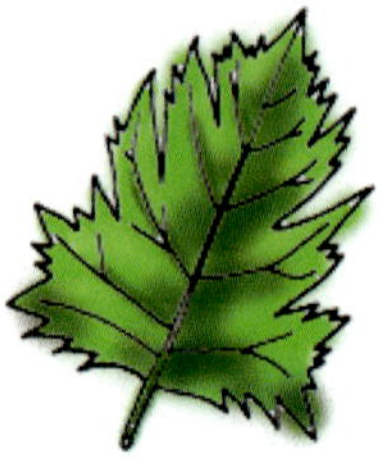
细裂缘

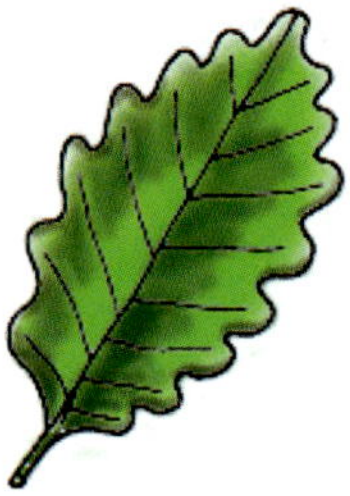
浅裂缘

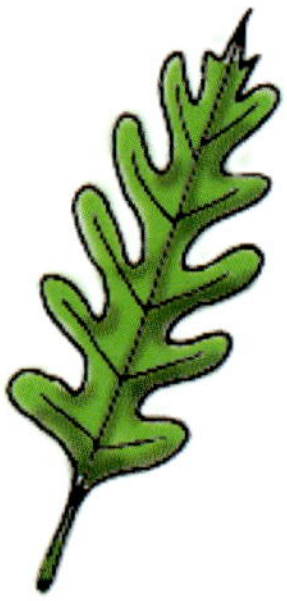
羽状裂缘

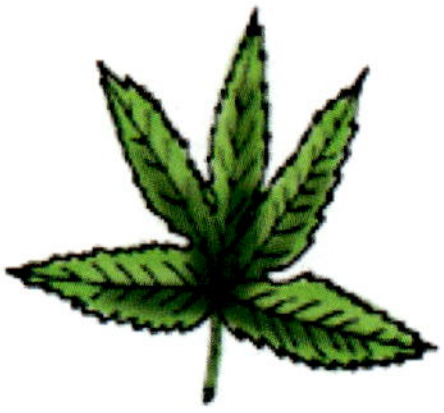
掌状裂缘

花序种类

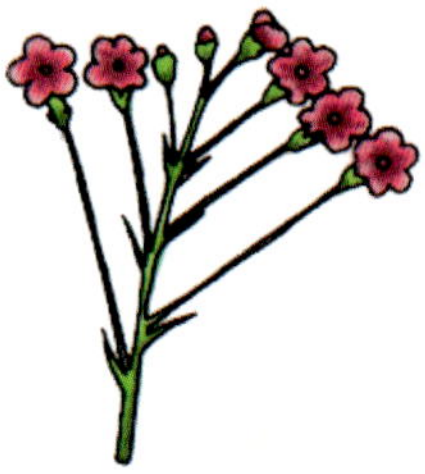
伞房花序

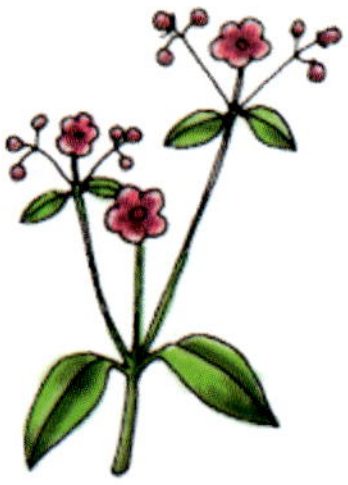
聚伞花序

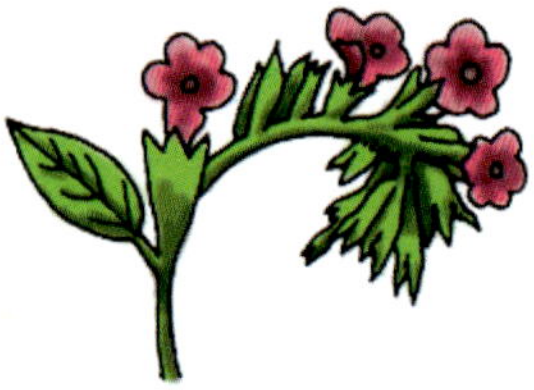
卷伞花序
（镰刀形花序）

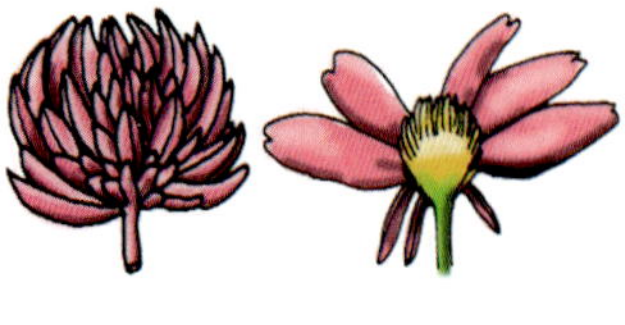
头状花序

伞形花序

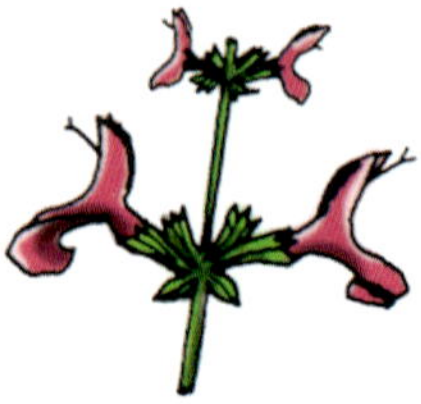
密伞花序

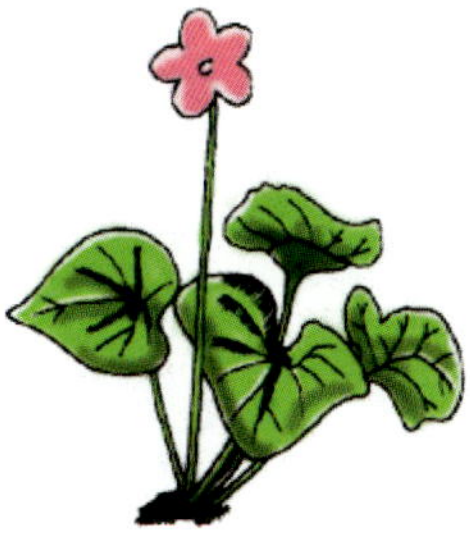

单顶花序

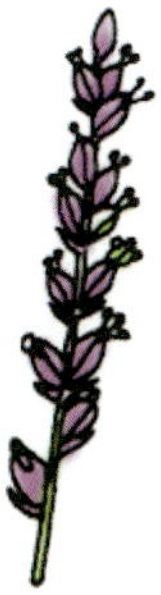

穗状花序

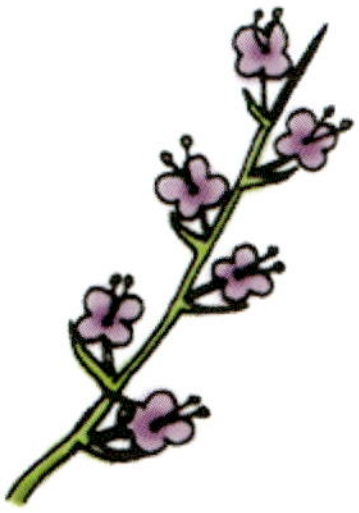

总状花序

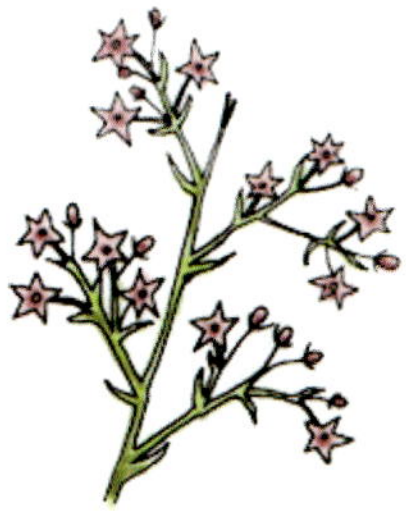

圆锥状花序

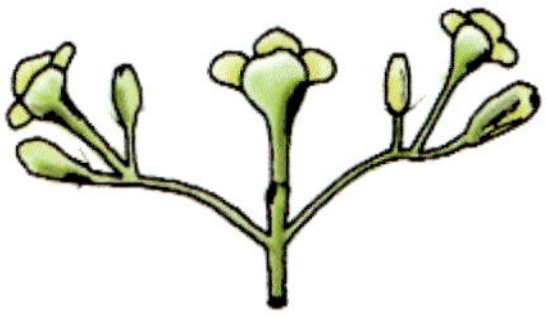

聚伞花序

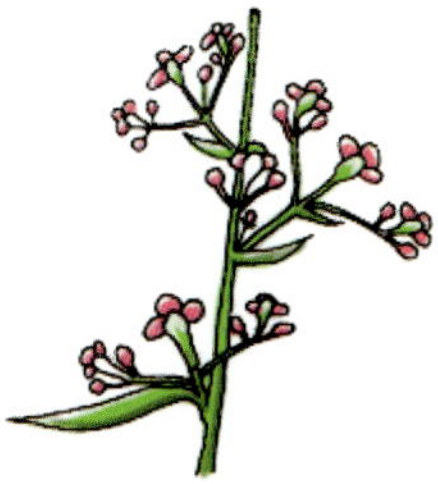

总状复聚伞花序

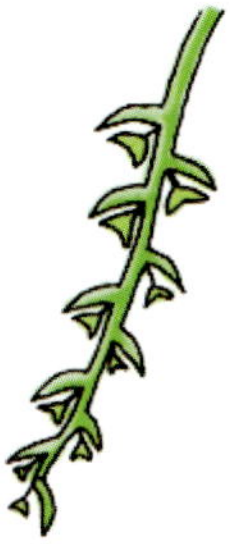

柔荑花序

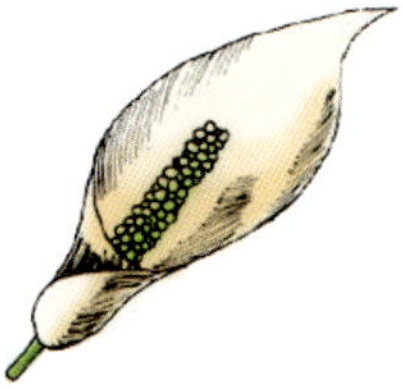

肉穗花序

花形种类

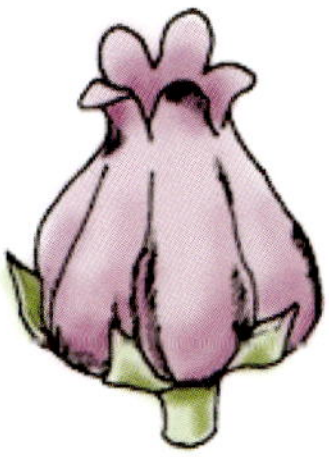

壶状

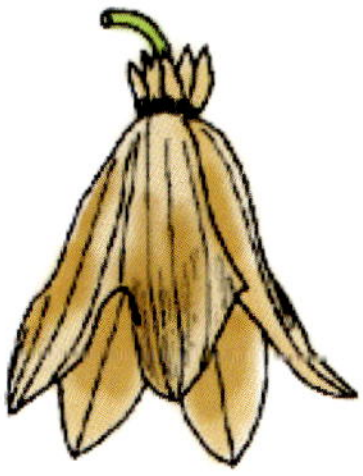

钟状

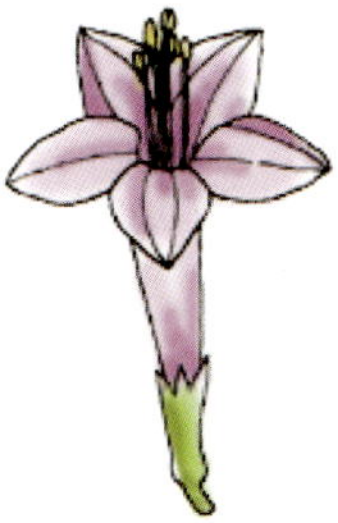

高杯状

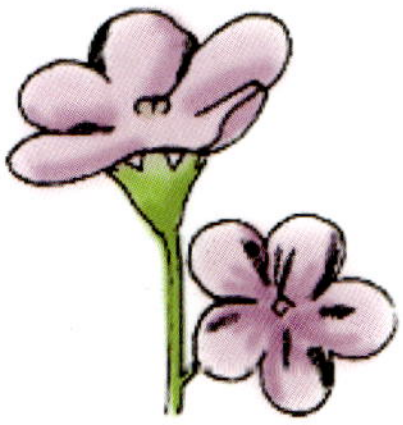

轮状

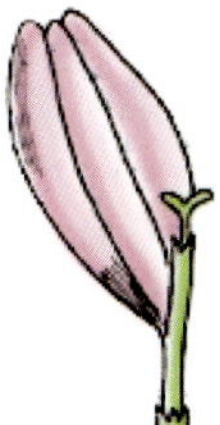

舌状

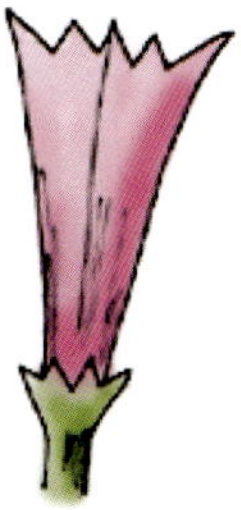

管状

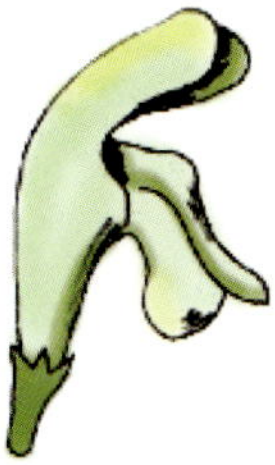

二唇形

果实种类

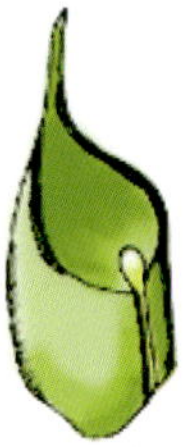
蓇葖状

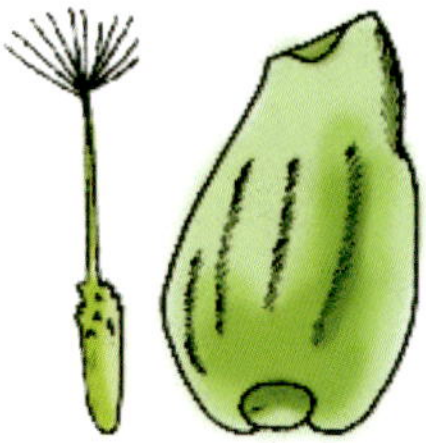
瘦果

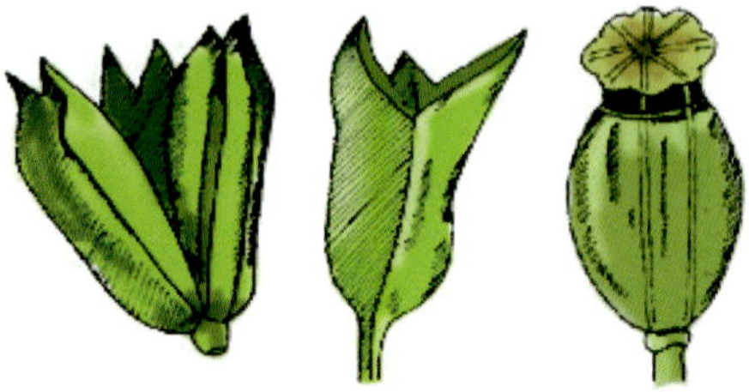
蒴果

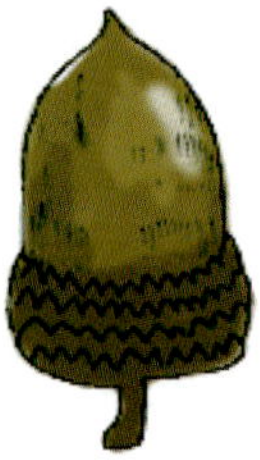
坚果

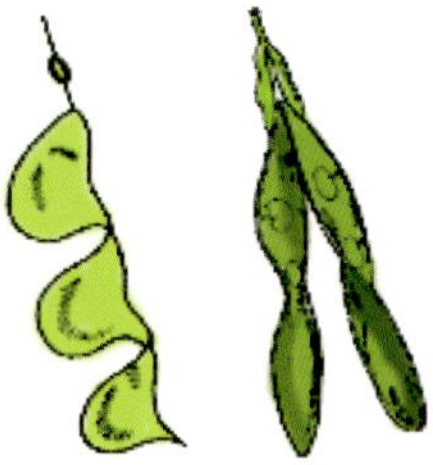
荚果

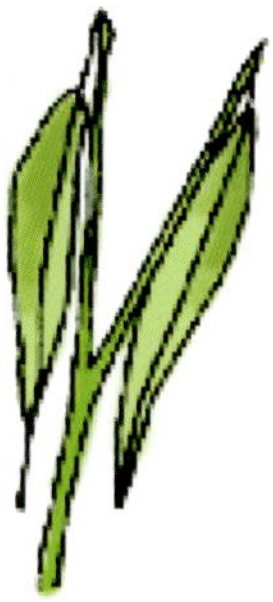
分离果

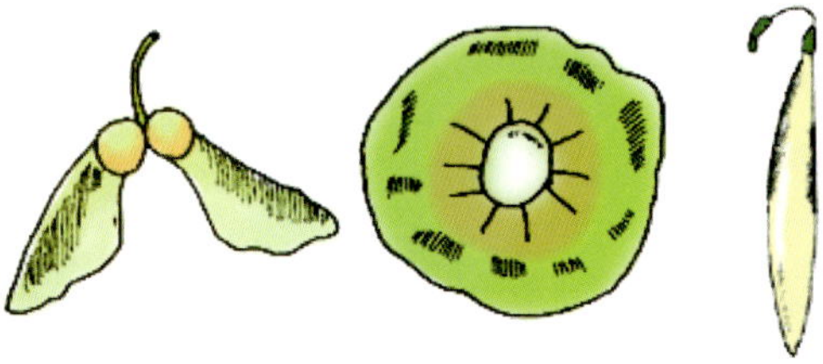
翅果

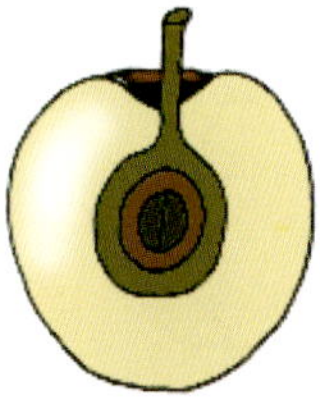
核果

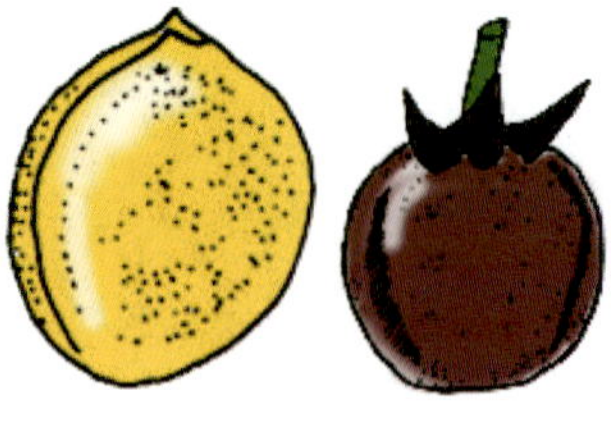
核或小核果

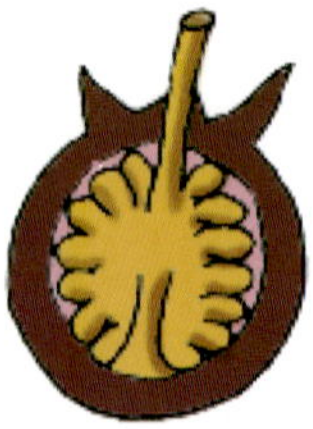
浆果

前言

我国幅员辽阔，蕴藏着极其丰富的中草药资源。中草药具有疗效确切、副作用小、收集方便、使用便捷等特点，方便老百姓在日常生活中使用，且可以达到防治疾病、保健美容的功效。千百年来，中草药早已深深扎根在华夏广袤的土地上，在人类与疾病斗争中发挥了极其重要的作用，为我国人民的健康与中华民族的繁衍昌盛做出了巨大的贡献。

本书编写旨在传承弘扬祖国中草药文化，帮助热爱与研究中草药的读者正确、全面识别中草药，了解和掌握中草药的基本知识，科学利用中草药防病、治病。本书作者学验俱丰，三十余载醉心于中药资源调查研究，拥有极其丰富的中草药鉴定经验，收集了许多珍贵的中草药一手资料。本书即以《中华人民共和国药典》（2015 年版，以下简称《中国药典》）为基础，综合历版药典收载品种，结合民间、地方常用中草药，精选其中约 200 种，按照植物科属分类，详细介绍其中文名、药典收录情况、拉丁学名、别名、药材名、植物形态、生境分布、药材性状、性味、功效、主治、用法用量等内容，并配有多角度拍摄的 1000 余幅高清药用植物、药材实图，囊括花、果、叶、根、植株、原药材、饮片等的鉴别特征，全图写真，突出中草药科学识别，便于读者按图索骥。同时，文前附有“中草药功效速查”，便于读者通过药物功效进行品种快速检索；附录载有“常见病验方速查”，收录 1000 余首精选验方以供选用，便于读者快速地获取中草药应用要点，获得更充实、更实用、更有价值的阅读体验。但需要注意的是，读者在应用验方时，仍需咨询专业医生，以免造成不必要的伤害。

本书的出版得到中国医学科学院医学与健康科技创新工程（编号 2016-12M-2-003）、学科建设专项建设项目“国家药用植物园体系中医药文化传承建设”（清华 211-201920100902）以及国家科技基础资源调查专项（编号 2018FY100700）的支持，在此表示感谢。

阅读指南

植物中文名、拉丁学名。

介绍药材通用名，同时括注入药部位。

《中国药典》(2015 年版）收载品种以“★”进行标示。

记录常用的植物别名 1~2 个。

记述植物的形态鉴别特征与花、果期。

介绍该植物的生境分布。

原植物全图写真，多角度呈现原植物（植株、根、茎、叶、花、果实、种子）鉴别特点。

新编中草药全图鉴 2

★ 小木通 *Clematis armandii* Franch.

别名：川木通、花木通、蓑衣藤。| 药材名：川木通（藤茎）。

植物形态

木质藤本。茎圆柱形，有纵条纹。三出复叶；小叶片革质，卵状披针形、长椭圆状卵形至卵形，全缘，两面无毛。聚伞花序具花 1 至数朵，花序自老枝腋生芽苞中生出；花序梗被毛或无毛；苞片狭椭圆形至线形，不裂或有时 3 浅裂；花梗被毛或无毛；萼片开展，白色，偶带淡红色，长圆形或长椭圆形，外面边缘密生短绒毛；雄蕊无毛。瘦果扁，卵形至椭圆形，疏生柔毛；宿存花柱有白色长柔毛。花期 3~4 月，果期 4~7 月。

生境分布：生于海拔 100~2400m 的山地、林边、路边灌丛中、水沟旁。分布于甘肃、陕西、江西、湖北、湖南、浙江、福建、广东、广西、四川、贵州、云南、西藏等地。

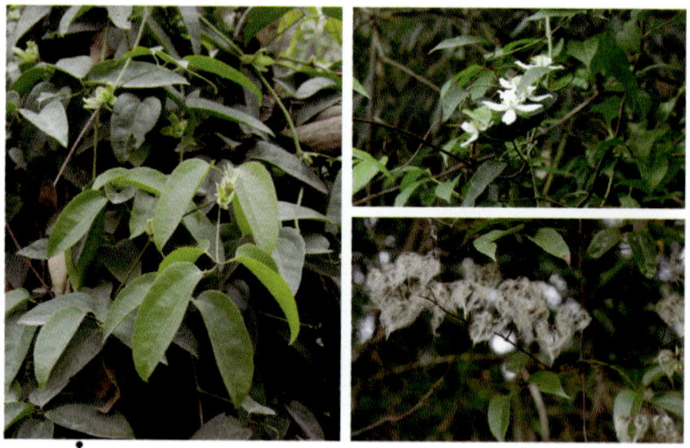

38

药材通用名。

介绍药材性状，突出认药特点。

川木通

药材性状

长圆柱形，略扭曲，长 50~100cm，直径 2~3.5cm。表面黄棕色或黄褐色，有纵向凹沟及棱线；节处多膨大，有叶痕及侧枝痕；残存皮部易撕裂。质坚硬，不易折断。切片厚 0.2~0.4cm，边缘不整齐；残存皮部黄棕色，木部浅黄棕色或浅黄色，有黄白色放射状纹理及裂隙，其间布满导管孔；髓部较小，类白色或黄棕色，偶有空腔。气微，味淡。

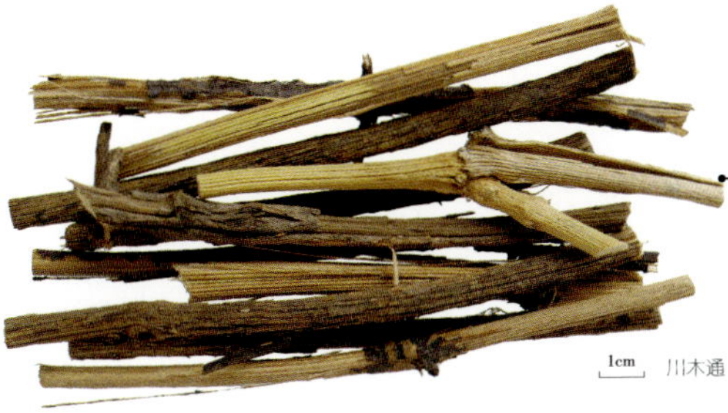

1cm 川木通

性味	苦，寒。
功效	利尿通淋，清心除烦，通经下乳。
主治	淋证，水肿，心烦尿赤，口舌生疮，经闭乳少，湿热痹痛。
用量用法	3~6g。

附　注：《中国药典》2015 年版记载同属植物绣球藤与小木通的干燥藤茎同等入药，民间还使用同属其他多种大型藤本植物的干燥藤茎。

39

药材高清大图，有的品种附有饮片图或是细部特征图。每张图均附有标尺及药材名，便于读者识别。

记述药材的性味、功效、主治、用量用法。使用剂量与方法除另有规定外，用量系指成人一日常用剂量，必要时可根据需要酌情增减；用法系指水煎内服。

介绍多来源药用物种同等入药的情况，或是混淆品的情况。

目录

多孔菌科 / 2
紫芝 / 2

灰包科 / 4
脱皮马勃 / 4

鳞始蕨科 / 6
乌蕨 / 6

乌毛蕨科 / 8
狗脊蕨 / 8
苏铁蕨 / 10

樟科 / 12
山鸡椒 / 12
乌药 / 14

马兜铃科 / 16
华细辛 / 16
马兜铃 / 18

木兰科 / 21
玉兰 / 21
凹叶厚朴 / 23

毛茛科 / 26
腺毛黑种草 / 26
北乌头 / 28
川赤芍 / 31
鹅掌草 / 34
棉团铁线莲 / 36
小木通 / 38

小檗科 / 40
匙叶小檗 / 40
朝鲜淫羊藿 / 42
细叶十大功劳 / 44
桃儿七 / 46

木通科 / 48
三叶木通 / 48
野木瓜 / 52

防己科 / 54
青藤 / 54
蝙蝠葛 / 56

金缕梅科 / 58
枫香树 / 58
苏合香树 / 62
檵木 / 64

桑科 / 66
构树 / 66
柘树 / 68
五指毛桃 / 70

苋科 / 72
川牛膝 / 72
空心莲子草 / 74

石竹科 / 76
银柴胡 / 76
石竹 / 78

蓼科 / 80
拳参 / 80
火炭母 / 82
虎杖 / 84
红蓼 / 86
皱叶酸模 / 88

木棉科 / 90
木棉 / 90

锦葵科 / 92
黄蜀葵 / 92
木芙蓉 / 94

旌节花科 / 96
喜马山旌节花 / 96

葫芦科 / 98
木鳖 / 98
丝瓜 / 100
西瓜 / 102
栝楼 / 105

白花菜科 / 110
白花菜 / 110

十字花科 / 112
白芥 / 112
萝卜 / 114
菥蓂 / 116

鹿蹄草科 / 118
鹿蹄草 / 118

紫金牛科 / 120
朱砂根 / 120
紫金牛 / 122

景天科 / 124
垂盆草 / 124
大花红景天 / 126

蔷薇科 / 128
山楂 / 128
枇杷 / 132
华东覆盆子 / 134
柔毛路边青 / 136
蛇莓 / 138
龙芽草 / 140
蕤核 / 142
山杏 / 144
长柄扁桃 /146
樱桃 / 148
梅 / 150

豆科 / 153
槐 / 153
榼藤子 / 156
皂荚 / 158
紫荆 / 162
望江南 / 164
广金钱草 / 166
赤小豆 / 168
扁茎黄芪 / 170
胀果甘草 / 172
胡芦巴 / 174

胡颓子科 / 176
沙枣 / 176
沙棘 / 178

野牡丹科 / 180
地菍 / 180

檀香科 / 182
檀香 / 182
百蕊草 / 184

冬青科 / 186
枸骨 / 186
毛冬青 / 188

大戟科 / 190
龙脷叶 / 190
蓖麻 / 192
泽漆 / 194
甘遂 / 196

亚麻科 / 198
亚麻 / 198

远志科 / 200
黄花倒水莲 / 200
卵叶远志 / 202

无患子科 / 204
龙眼 / 204
荔枝 / 206
文冠果 / 208

七叶树科 / 210
天师栗 /210

漆树科 / 212
盐肤木 / 212

楝科 / 214
楝 / 214

芸香科 / 216
花椒 / 216
九里香 / 218
化州柚 / 220
甜橙 / 222
香圆 /224

牻牛儿苗科 / 226
牻牛儿苗 / 226

五加科 / 228
刺楸 / 228
细柱五加 / 230
三七 / 232

伞形科 / 234
明党参 / 234
羌活 / 236
茴香 / 238
川芎 / 240
紫花前胡 / 242

马钱科 / 244
马钱 / 244
钩吻 / 246

龙胆科 / 248
小秦艽 / 248
红花龙胆 / 250
坚龙胆 / 252

夹竹桃科 / 254
络石 / 254
罗布麻 / 256

萝藦科 / 258
徐长卿 / 258
匙羹藤 / 260

茄科 / 262
枸杞 / 262
颠茄 / 264
漏斗泡囊草 / 266
毛曼陀罗 / 268

旋花科 / 270
丁公藤 / 270
裂叶牵牛 / 272
南方菟丝子 / 274

唇形科 / 276
半枝莲 / 276
土藿香 / 278
夏枯草 / 280
石见穿 / 282
荫风轮 / 284
毛叶地瓜儿苗 / 286
石香薷 / 288
凉粉草 / 290

车前科 / 292
平车前 / 292

木犀科 / 296
白蜡树 / 296
暴马丁香 / 298

列当科 / 300
肉苁蓉 / 300

爵床科 / 302
穿心莲 / 302
狗肝菜 / 304
九头狮子草 / 306

紫葳科 / 308
凌霄 / 308

桔梗科 / 310
羊乳 / 310
川党参 / 312
沙参 / 314
铜锤玉带草 / 316

茜草科 / 318
大叶钩藤 / 318
水杨梅 / 320
巴戟天 / 322

忍冬科 / 324
黄褐毛忍冬 / 324
忍冬 / 326

败酱科 / 330
黄花败酱 / 330
蜘蛛香 / 332

菊科 / 334
轮叶泽兰 / 334
紫菀 / 336
短葶飞蓬 / 338
翼齿六棱菊 / 340
条叶旋覆花 / 342
苍耳 / 344
豨莶 / 346
菊 / 348
茵陈蒿 / 352
一点红 / 356
木香 / 358
蓟 / 360
祁州漏芦 / 362
苣荬菜 / 364

泽泻科 / 366
泽泻 / 366

天南星科 / 368
石菖蒲 / 368
水半夏 / 370
异叶天南星 / 372

浮萍科 / 374
紫萍 / 374

灯心草科 / 376
灯心草 / 376

禾本科 / 378
青秆竹 / 378
白茅 / 380
稻 / 382
小麦 / 384

香蒲科 / 386
长苞香蒲 / 386

姜科 / 388
姜黄 / 388
山柰 / 392
草豆蔻 / 394
益智 / 396
爪哇白豆蔻 / 398
海南砂 / 400

百合科 / 402
知母 / 402
小黄花菜 / 404
川贝母 / 406
新疆贝母 / 408
卷丹 / 410
薤 / 412
大蒜 / 414
滇黄精 / 416

湖北麦冬 / 418
菝葜 / 420

百部科 / 422
蔓生百部 / 422

薯蓣科 / 424
薯莨 / 424
穿龙薯蓣 / 426

兰科 / 428
天麻 / 428
黄花白及 / 430
金钗石斛 / 432

附录 常见病验方速查 / 434
植物中文名正名、别名笔画索引 / 461
药材名笔画索引 / 469

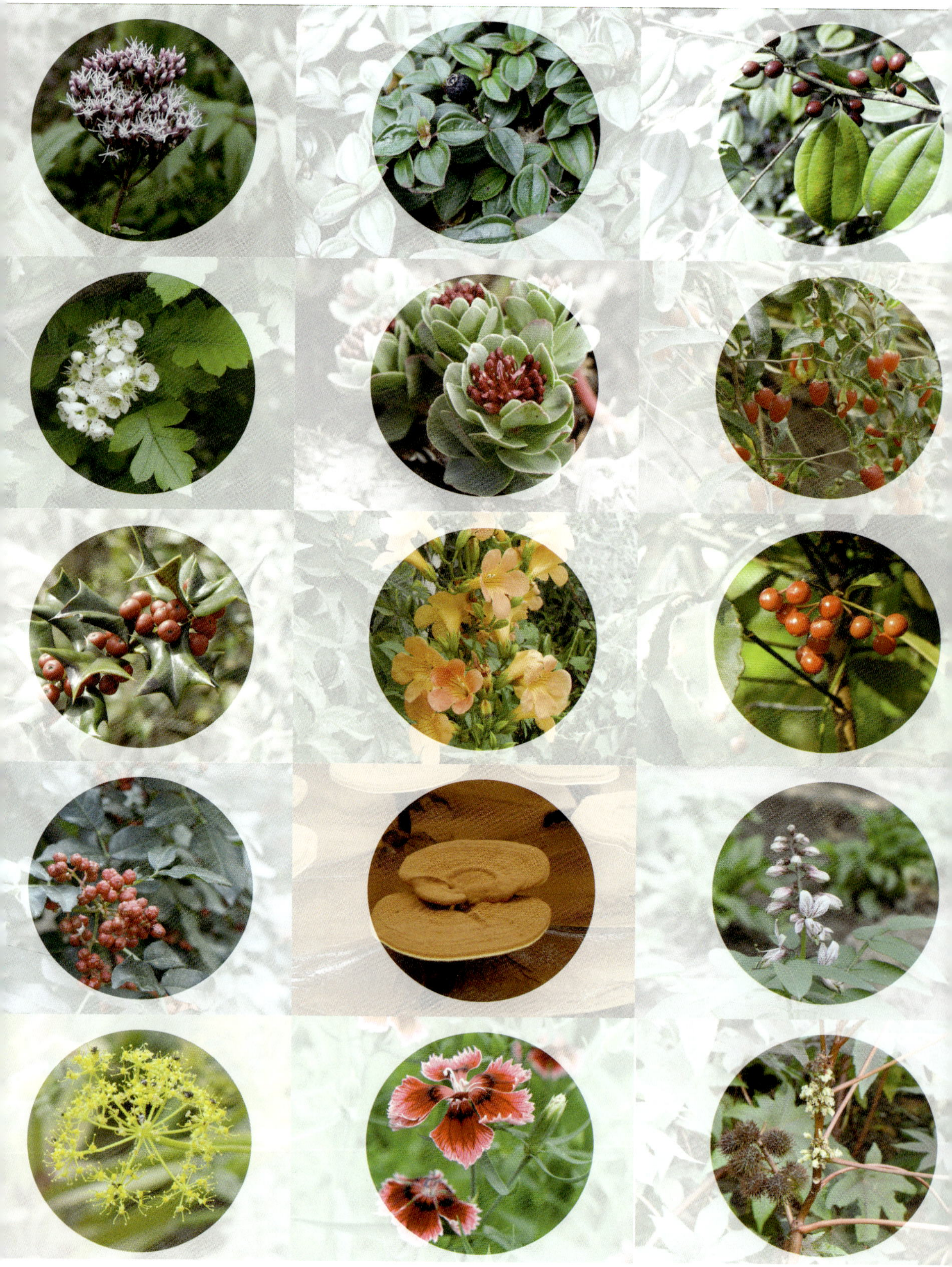

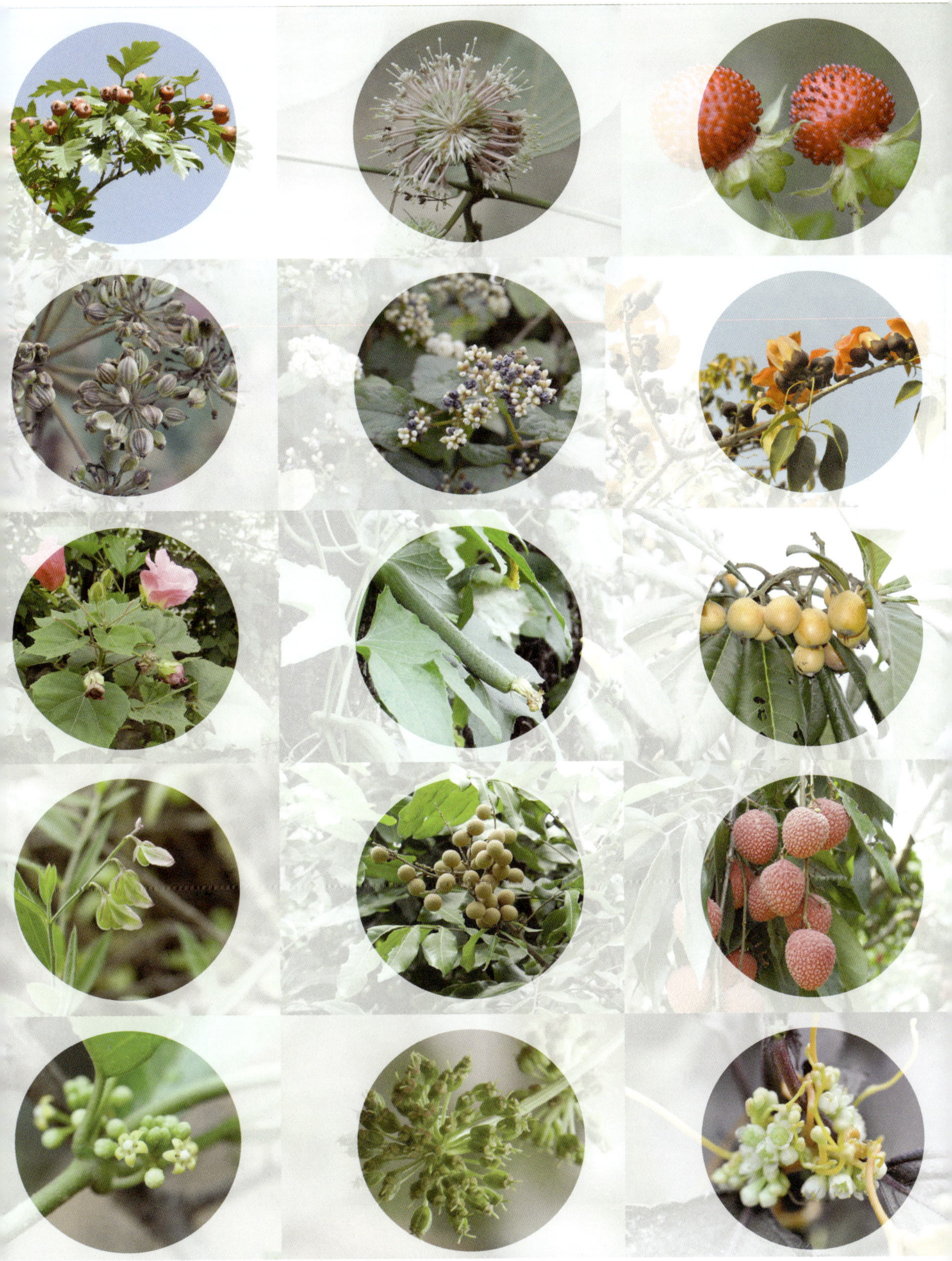

多孔菌科

★ 紫芝 *Ganoderma sinense* Zhao, Xu et Zhang

别名：玄芝。| **药材名：**灵芝（子实体）。

植物形态

腐生真菌。菌盖（菌帽）半圆形至近匙形，木栓质；皮壳质坚硬，表面紫黑色至近黑色，或呈紫褐色，具漆样光泽，有同心环沟和纵皱，边缘薄或钝。菌柄常侧生，圆柱形或略扁平；皮壳坚硬，与菌盖同色或具更深的色泽和光泽。菌肉褐色至深褐色。孢子淡褐色，卵形，顶端平截，双层壁，外壁光滑，内壁有小刺。

生境分布：腐生于阔叶树的枯干或腐朽的木桩上，现我国很多地区已有人工栽培。分布于河北、山东、浙江、江西、福建、台湾、湖南、广东、广西等地。

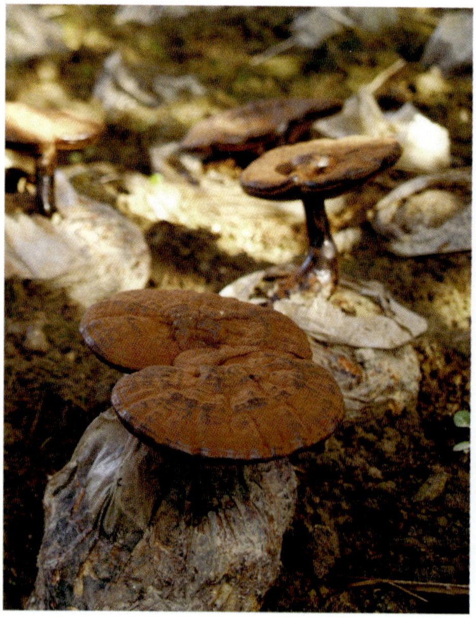

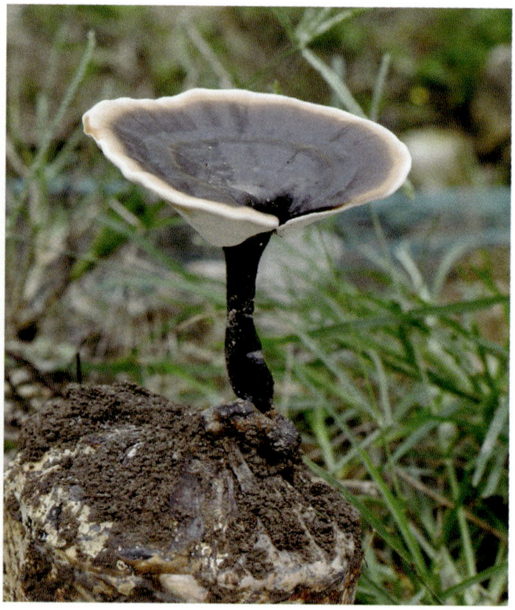

药材性状

灵芝

外形呈伞状，菌盖肾形、半圆形或近圆形，直径 10~18cm，厚 1~2cm。皮壳坚硬，紫黑色，有漆样光泽，具环状棱纹和辐射状皱纹，边缘薄而平截，常稍内卷。菌肉锈褐色。菌柄圆柱形，侧生，少偏生，长 17~23cm，紫黑色，有漆样光泽。孢子细小。气微香，味苦涩。

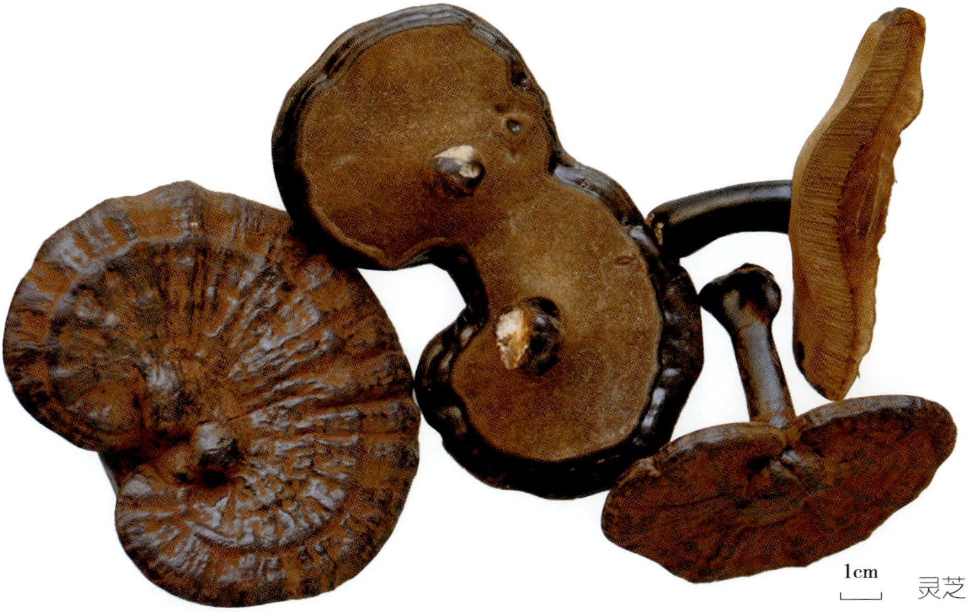

灵芝

性味	甘，平。
功效	补气安神，止咳平喘。
主治	心神不宁，失眠心悸，肺虚咳喘，虚劳短气，不思饮食。
用量用法	6~12g。

附　注：《中国药典》2015 年版记载同属真菌赤芝与紫芝的干燥子实体同等入药。

灰包科

★ 脱皮马勃 *Lasiosphaera fenzlii* Reich.

药材名：马勃（子实体）。

植物形态

子实体近球形至长圆形，直径 15~20cm 或更大，无不孕基部。新鲜时白色，成熟后失去水分，逐渐变为浅烟色。包被分两层，薄而易消失，外包被成块的与内包被脱离，内包被纸质，成熟后全部消失，仅遗留一团紧密的孢体，随风滚动。孢体有弹性，灰褐色，渐退成浅烟色，由孢丝及孢子组成。

生境分布： 生于草地上。分布于河北、内蒙古、江苏、安徽、湖北、湖南、陕西、甘肃、新疆、贵州等地。

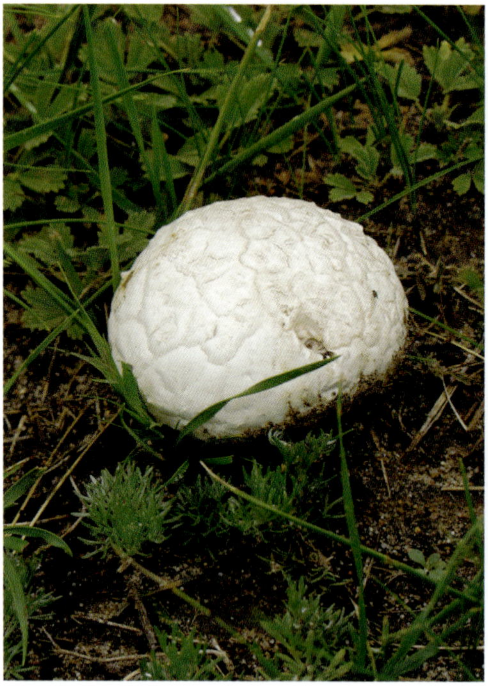

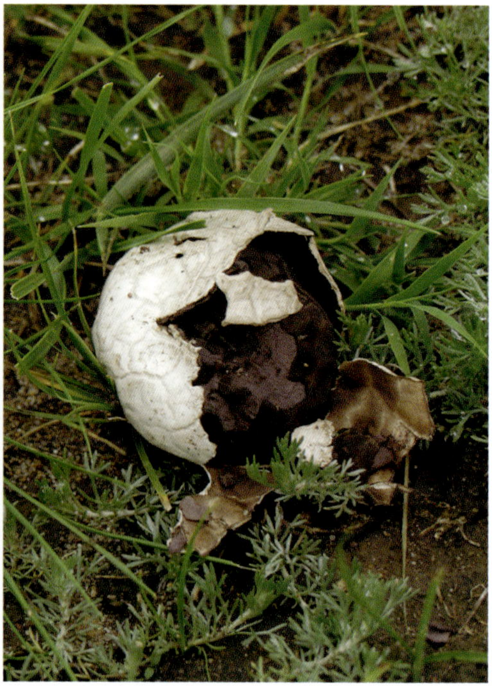

药材性状

马勃

扁球形或类球形，无不孕基部，直径 15~20cm。包被灰棕色至黄褐色，纸质，常破碎呈块片状，或已全部脱落。孢体灰褐色或浅褐色，紧密，有弹性，用手撕之，内有灰褐色棉絮状的丝状物。触之则孢子呈尘土样飞扬，手捻有细腻感。臭似尘土，无味。

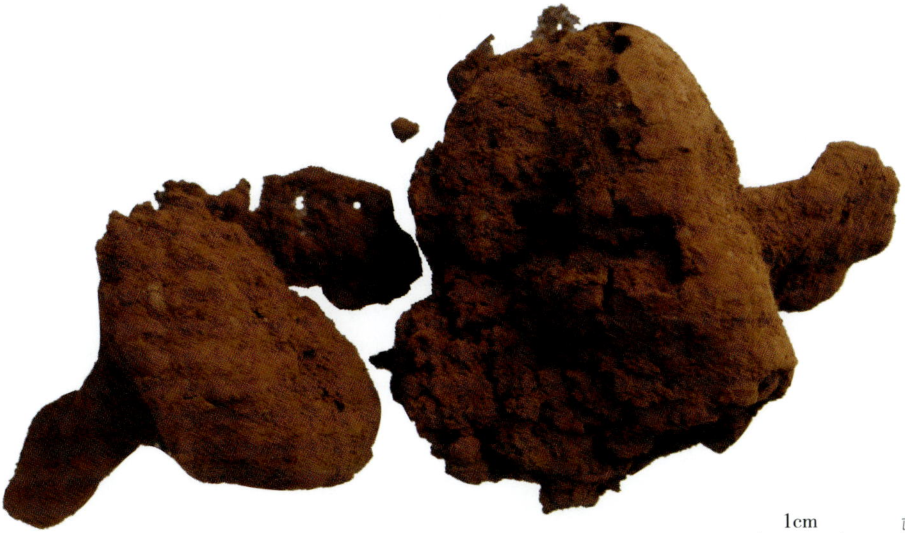

1cm

马勃

性味	辛，平。
功效	清肺利咽，止血。
主治	风热郁肺咽痛，音哑，咳嗽，鼻衄，创伤出血。
用量用法	2~6g。外用适量，敷患处。

附　注：《中国药典》2015 年版记载灰包科真菌大马勃、紫色马勃与脱皮马勃的干燥子实体同等入药。

鳞始蕨科

乌蕨 *Sphenomeris chinensis* Maxon

别名：金花草、雉尾。| 药材名：乌韭（叶）。

植物形态

植株高矮不一，小的约30cm，大的可达1m。根状茎短而横走，密生赤褐色钻状鳞片。叶近生，无毛；叶柄禾秆色至棕禾秆色，有光泽；叶片长圆状披针形或披针形，3~4回羽状分裂，末回裂片楔形，截头或圆截头，有不明显的小齿或浅裂成2~3枚小圆裂片，叶脉在小裂片上为二叉状分枝。孢子囊群位于裂片顶部，顶生于小脉上，每裂片1~2枚；囊群盖厚纸质，杯形或浅杯形，口部全缘或多少啮断状。

生境分布： 生于海拔200~1900m的林下或路边。广布于长江以南各地，北达陕西南部（平利）等地。

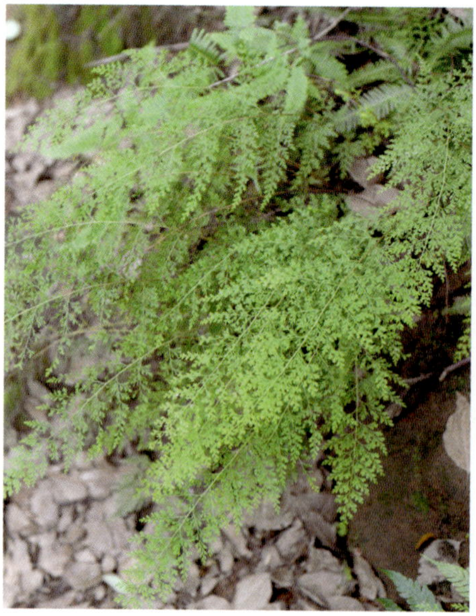

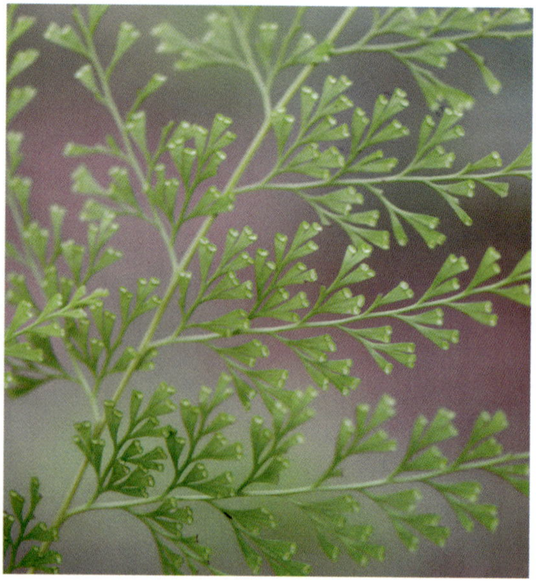

药材性状

乌韭

叶柄细长，类圆柱形，表面浅棕褐色，一面具纵沟。叶片草质，展平后呈长圆状披针形或披针形，绿棕色或棕褐色，略有光泽，3~4 回羽状分裂；末回裂片楔形，先端平截，具不明显的小齿；有的叶下表面顶部生有 1~2 枚近圆形的孢子囊群，囊群盖杯形，向叶缘开口。气无，味淡。

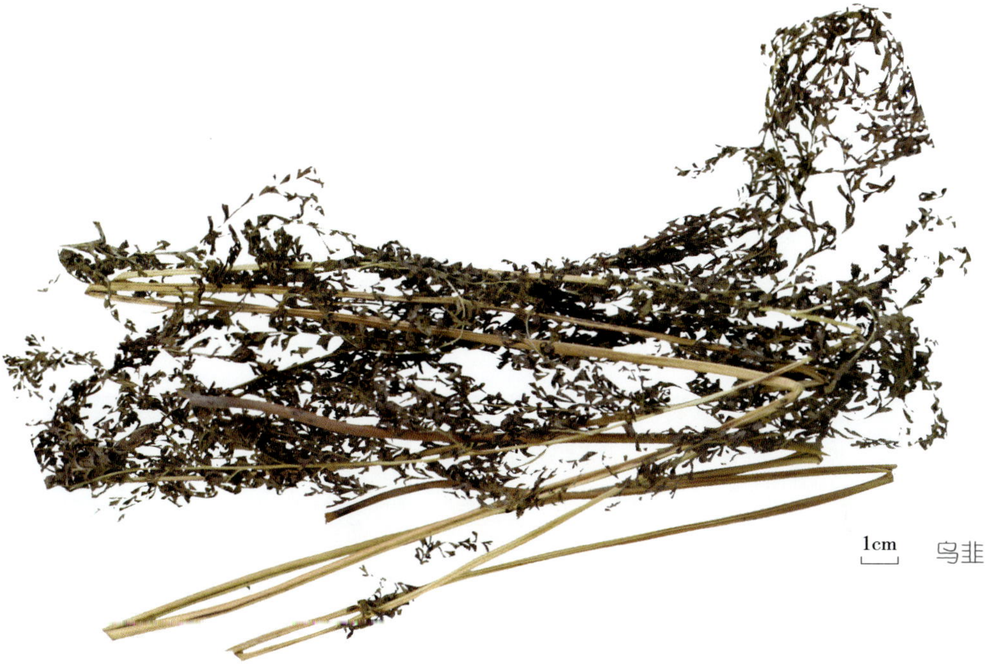

乌韭

性味	苦，寒。
功效	清热解毒，利湿。
主治	风热感冒，肝炎，肠炎，痢疾，解砷、毒蕈、木薯中毒，烧烫伤，疮疡痈肿。
用量用法	30~60g。

乌毛蕨科

狗脊蕨 *Woodwardia japonica* Smith

别名：狗脊、贯众。| **药材名**：狗脊贯众（根茎及叶柄残基）。

植物形态

多年生草本，高约 1m。根茎粗大，倾斜，密被棕褐色膜质披针形鳞片及黑色细根。叶柄黄绿色；叶片卵状长圆形，近革质或厚纸质，在叶轴顶部无芽孢，2 回深羽裂，羽片基部不对称，羽裂较浅约 1/2，裂片三角状卵形或长圆状三角形，先端有软骨质尖锯齿。孢子囊群着生在近主脉两侧的一行网脉上；囊群盖长肾形，褐色，成熟时向内开裂。

生境分布：生于疏林下。分布于浙江、江西、福建、台湾、湖北、湖南、广东、广西、四川、贵州、云南、西藏等地。

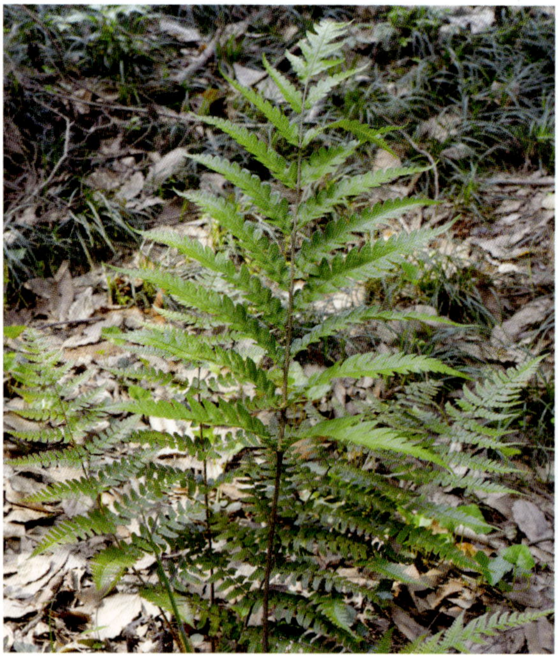

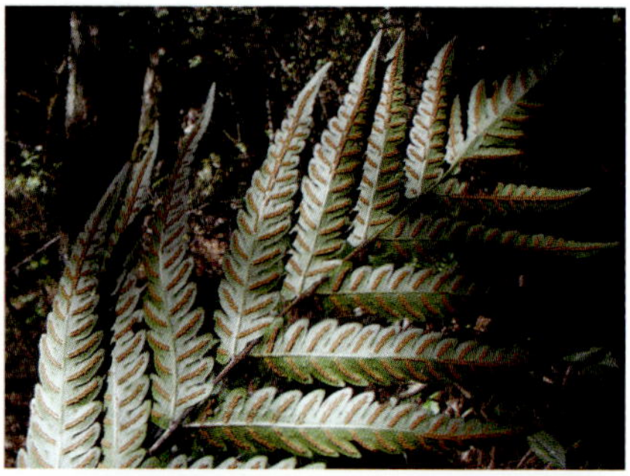

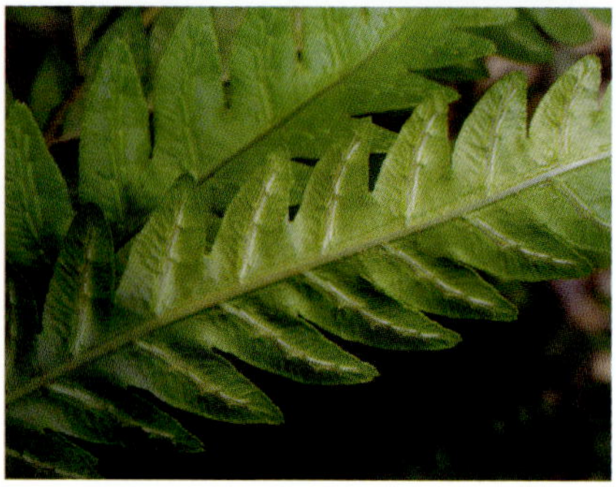

药材性状

狗脊贯众

本品呈长圆柱形或削成柱状、方柱状，挺直或稍弯曲，上端较粗钝，下端较尖，长 6~30cm，直径 2~7cm，红棕色至黑褐色。根茎密被短粗的叶柄基；密被的鳞片棕红色，全缘；细根棕黑色。叶柄基坚硬，横断面半圆形，有分体中柱 2~4 个。

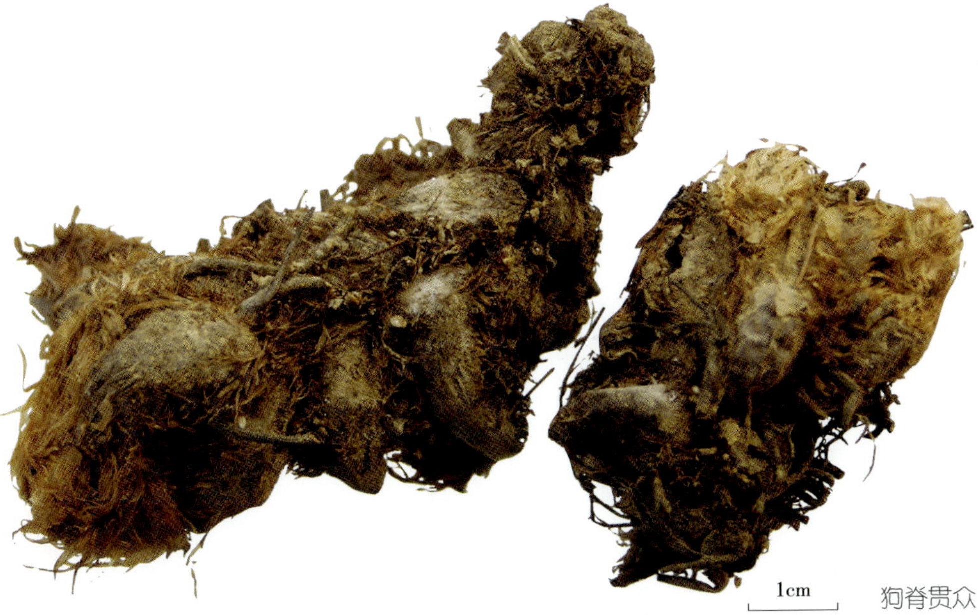

狗脊贯众

性味	苦，凉；有毒。
功效	清热解毒，杀虫散瘀。
主治	感冒，疮痈肿毒，虫积腹痛，便血，血崩等。
用量用法	4.5~9g。

附　注：本种与同属植物顶芽狗脊的干燥根茎及叶柄残基同等入药，称“狗脊贯众”，易与“绵马贯众”混淆。

苏铁蕨 *Brainea insignis* J. Sm.

药材名： 苏铁蕨贯众（根茎）。

植物形态

植株高约 1.2m。根状茎木质，粗短，直立，有圆柱状主轴，密被红棕色长钻形鳞片。叶簇生于主轴顶端；叶柄长 15~30cm，基部密被鳞片，向上近光滑；不育叶片 1 回羽状，羽片 30~50 对，互生或近对生，线状披针形，边缘有细密锯齿，叶脉 1~2 次分叉，近中脉形成网眼；能育叶与不育叶相似，但较小，羽片下部布满孢子囊。孢子囊群幼时沿网脉生长，之后向外布满叶脉，无囊群盖。

生境分布： 生于海拔 450~1700m 的向阳山坡。分布于福建、广东、广西、贵州、海南、香港、澳门、台湾、云南等地。

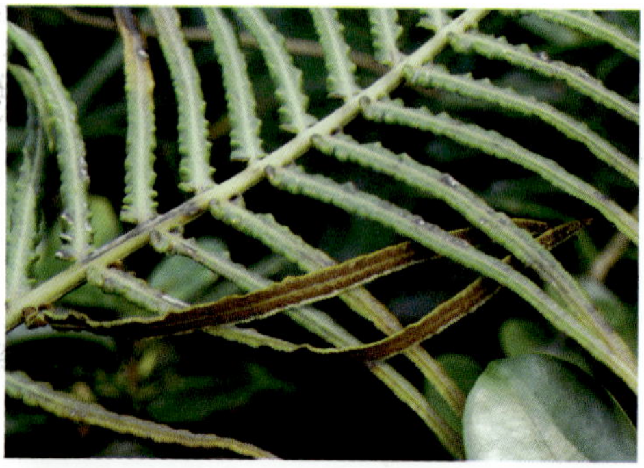

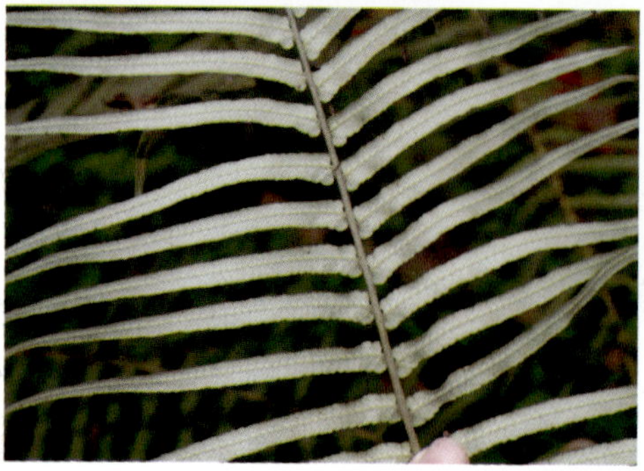

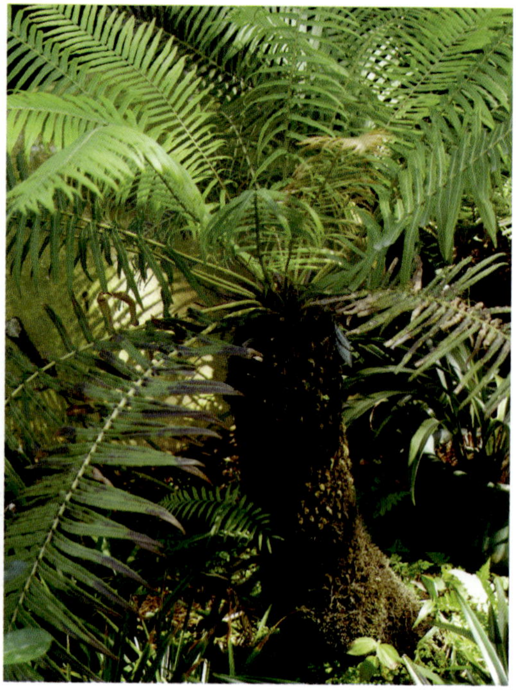

药材性状

苏铁蕨贯众

圆柱形，有时稍弯曲，多纵切成两半或横切、斜切成厚片。根茎粗壮，直径 3~5cm，密被极短的叶柄残基及须根和少量褐色鳞片，或叶柄残基全被削除；质坚硬；横切面圆形，灰棕色至红棕色，密布黑色小点，边缘呈不规则圆齿形，外皮黑褐色，皮内散布多数黄色点状维管束，中柱维管束 10 余个，多呈“U”“V”字形或短线形，排成一圆圈，形成花纹。叶柄基部横切面近圆形，直径 5~8mm，密布小黑点，维管束 6~10 个，环列。气微弱，味涩。

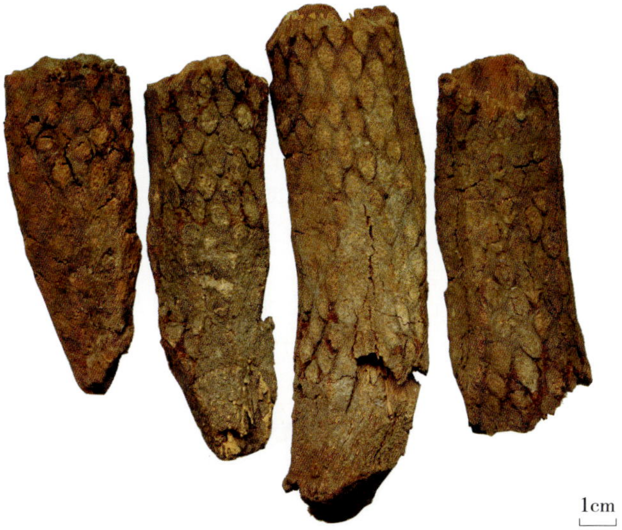

苏铁蕨贯众

性味	微涩，凉。
功效	清热解毒，活血散瘀，收敛止血，杀虫。
主治	烧烫伤，外伤出血，感冒，蛔虫病。
用量用法	6~15g。外用适量，捣敷。

附　注：鳞毛蕨科植物粗茎鳞毛蕨的干燥根茎和叶柄残基入药，称“绵马贯众”，易与“苏铁蕨贯众”混淆。

樟科

★ 山鸡椒 *Litsea cubeba* (Lour.) Pers.

别名：山苍树、山姜。| 药材名：荜澄茄（果实）。

植物形态

落叶灌木或小乔木，高达 10m。根圆锥形，灰白色。树皮有浓烈的姜香；小枝细长。叶互生；叶片长圆状披针形或长椭圆形，全缘，叶柄长 4~12cm。花小，雌雄异株，小球状伞形花序由 4~6 朵花组成。雄花花被 6 片，椭圆形；能育雄蕊 9 枚，3 轮排列，内向，第三轮雄蕊基部有 2 个腺体，花药 4 室。雌花花被 5~6 片，有多数不育雄蕊；子房卵圆形，花柱短，柱头头状而扁宽。浆果核果状球形，直径 4~5mm，熟时黑色；果梗 3~5mm。花期 4~5 月，果期 7~11 月。

生境分布：生于向阳山坡、林缘、灌丛或杂木林中，亦有栽培。分布于长江以南各地。

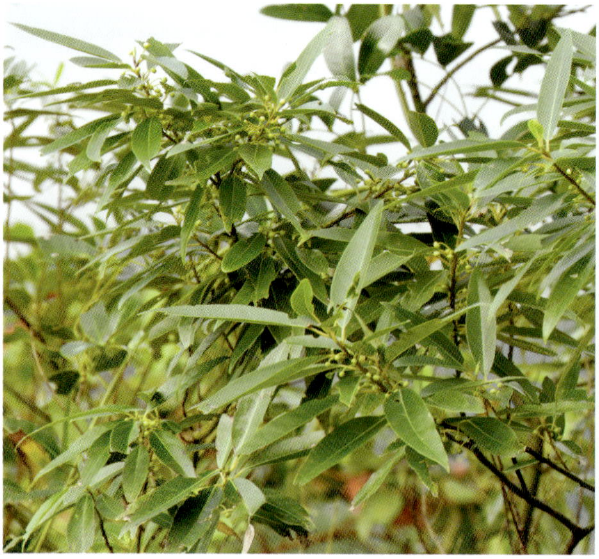

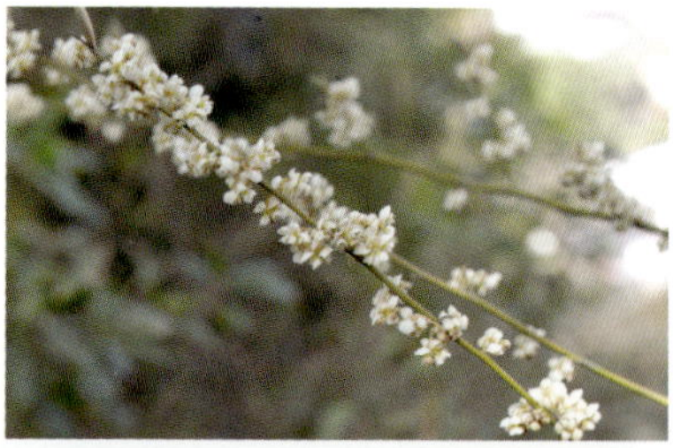

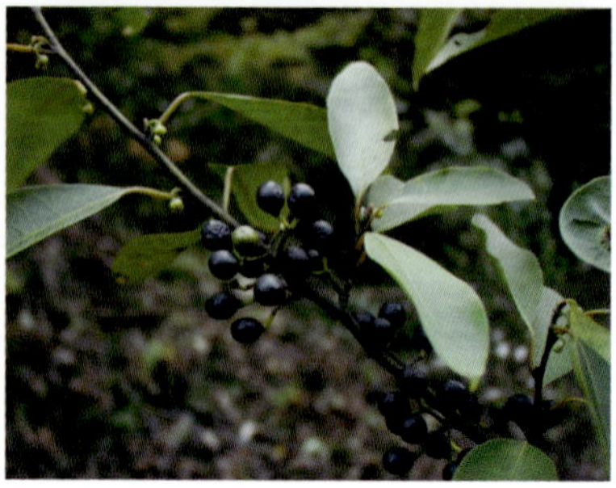

药材性状

荜澄茄

类球形，直径 4~6mm。表面棕褐色至黑褐色，有网状皱纹。基部偶有宿萼及细果梗。除去外皮可见硬脆的果核，种子 1 粒，子叶 2 枚，黄棕色，富油性。气芳香，味稍辣而微苦。

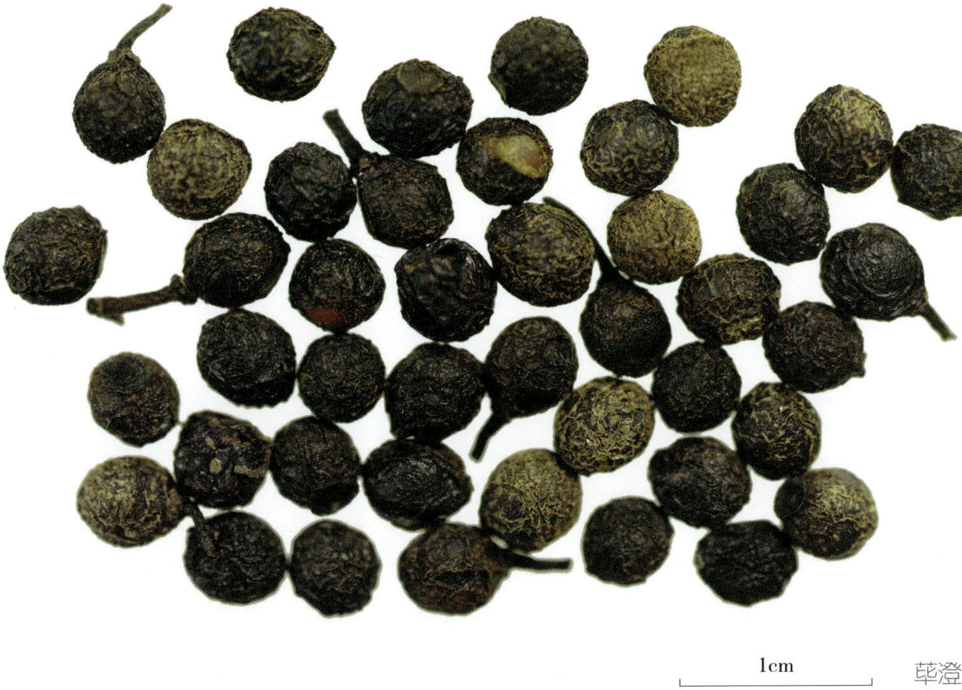

荜澄茄

性味	辛，温。
功效	温中散寒，行气止痛。
主治	胃寒呕逆，脘腹冷痛，寒疝腹痛，寒湿郁滞，小便浑浊。
用量用法	1~3g。

★ 乌药 *Lindera aggregata* (Sims) Kosterm.

别名：铜钱树、白背树。| **药材名：**乌药（块根）。

植物形态

常绿灌木或小乔木。根木质，纺锤形，有结节膨大。树皮灰绿色，茎枝坚韧。叶互生，革质；叶片椭圆形至卵形，被淡褐色长柔毛，后变光滑，主脉 3 条；叶柄长 0.5~1cm，被柔毛。花小，黄绿色，伞形花序腋生；花单性，雌雄异株；花被 6 片，广椭圆形。雄花有能育雄蕊 9 枚，排 3 轮，最内 1 轮基部有腺体，花药 2 室。雌花有不育雄蕊多数；子房上位，球形，1 室，有胚珠 1 枚。核果近球形，成熟时变黑色。花期 3~4 月，果期 9~10 月。

生境分布：生于向阳荒地灌木林中或草丛中。分布于陕西、安徽、江苏、浙江、江西、福建、台湾、湖北、湖南、广东、广西等地。

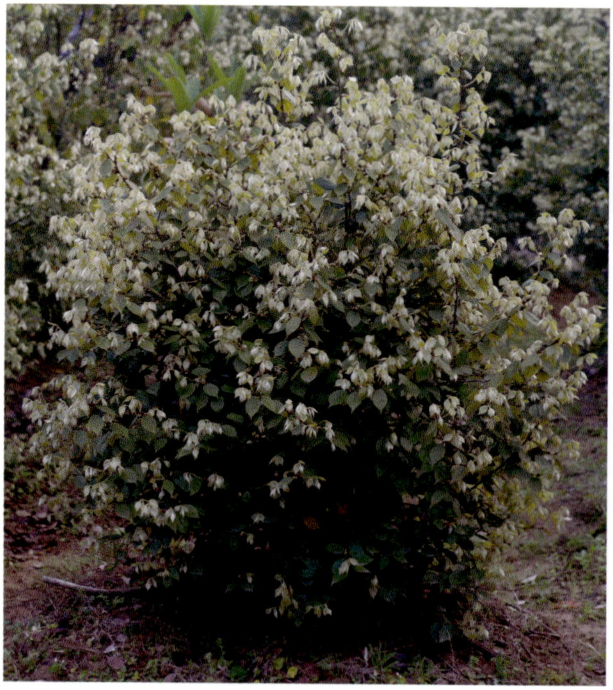

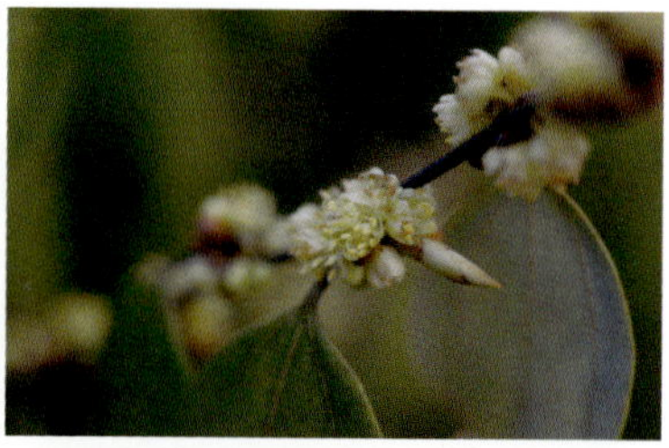

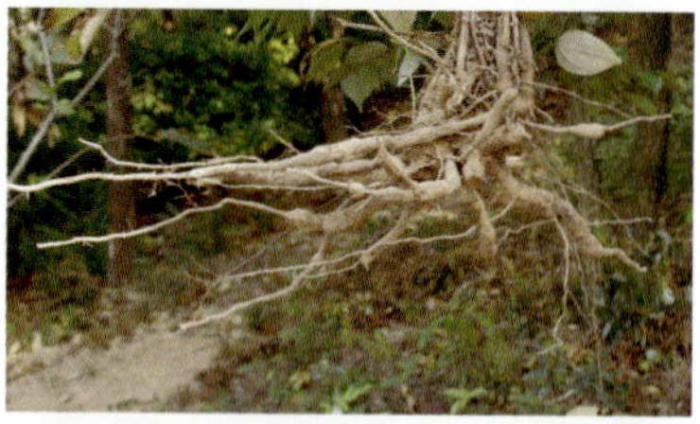

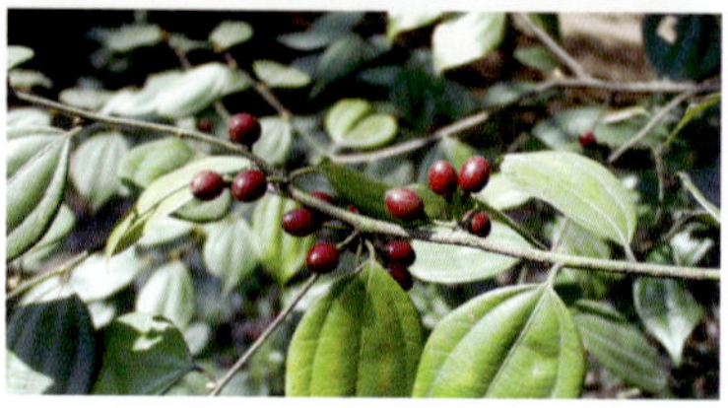

药材性状

乌药

多纺锤状，略弯曲，有的中部收缩成连珠状，长6~15cm，直径1~3cm。表面黄棕色或黄褐色，有纵皱纹及稀疏的细根痕。质坚硬。切片厚0.2~2mm，切面黄白色或淡黄棕色，射线放射状，可见年轮环纹，中心颜色较深。气香，味微苦、辛，有清凉感。质老、不呈纺锤状的直根，不可供药用。

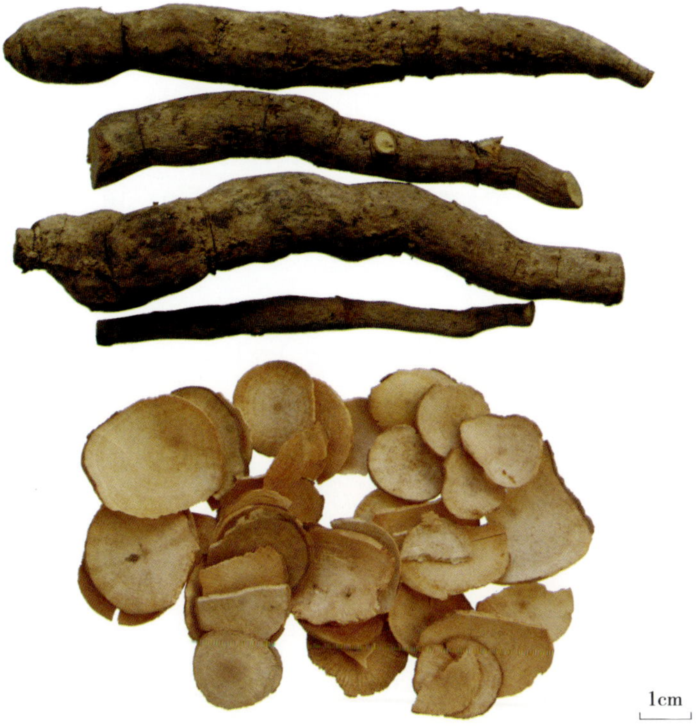

乌药

性味	辛，温。
功效	行气止痛，温肾散寒。
主治	寒凝气滞，胸腹胀痛，气逆喘急，膀胱虚冷，遗尿尿频，疝气疼痛，经寒腹痛。
用量用法	6~10g。

马兜铃科

★ 华细辛 *Asarum sieboldii* Miq.

别名：细辛。| 药材名：细辛（根及根茎）。

植物形态

多年生草本。根状茎直立或横走，有多条须根。叶片心形或卵状心形，上表面疏生短毛，脉上较密，下表面仅脉上被毛；叶柄光滑无毛。花紫黑色；花被管钟状，内壁有疏离纵行脊皱；花被裂片三角状卵形，直立或近平展；雄蕊着生于子房中部，花丝与花药近等长或稍长，药隔突出，短锥形；子房半下位或几近上位，球状，花柱6枚，较短，顶端2裂，柱头侧生。果近球状，棕黄色。花期4~5月。

生境分布：生于海拔1200~2100m的林下阴湿地。分布于陕西、河南、山东、安徽、浙江、江西、湖北、湖南、四川等地。

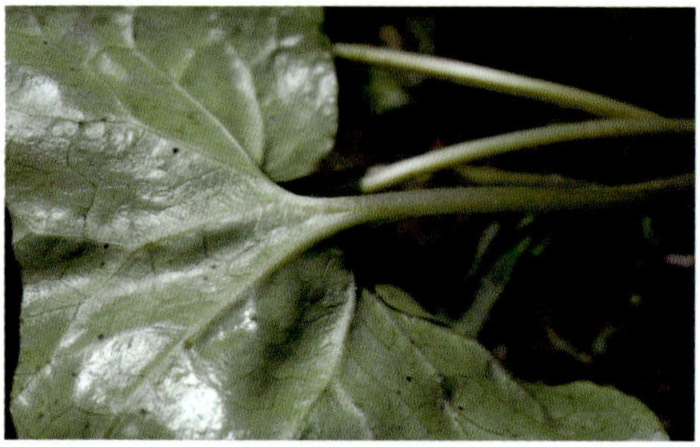
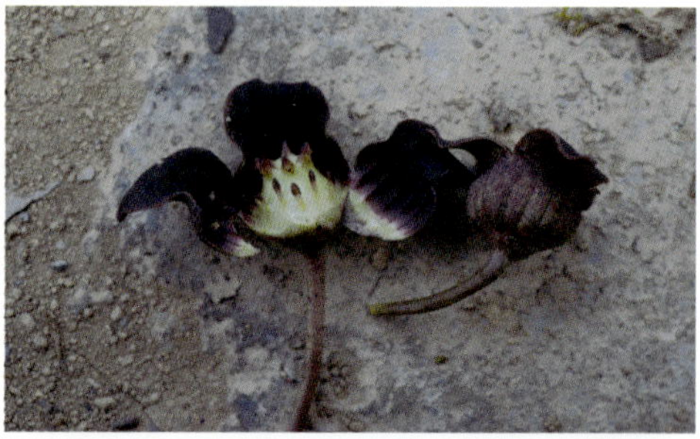
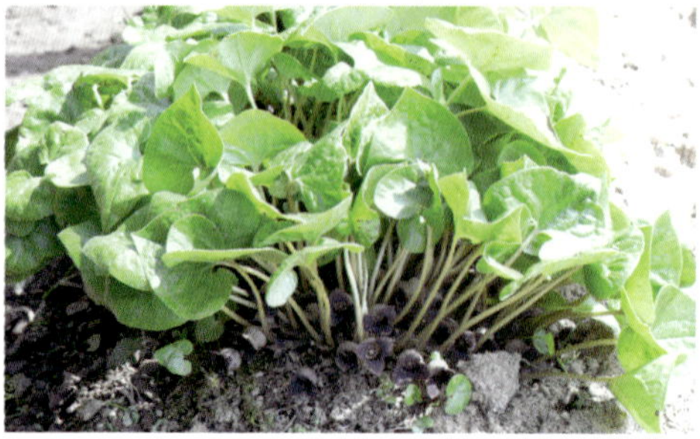
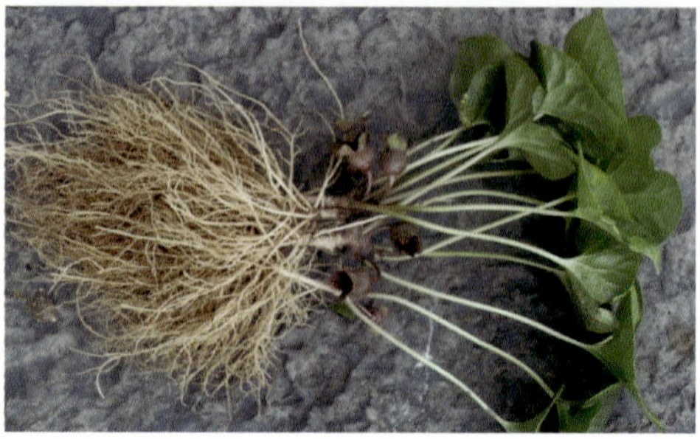

药材性状

细辛

本品常卷曲成团。根茎横生呈不规则圆柱状，具短分枝，长 5~20cm，直径 0.1~0.2cm；表面灰棕色，粗糙，有环形的节，节间长 0.2~1cm，分枝顶端有碗状的茎痕。根细长，密生节上，长 10~20cm，直径 0.1cm；表面灰黄色，平滑或具纵皱纹；有须根和须根痕；质脆，易折断，断面平坦，黄白色或白色。气辛香，味辛辣、麻舌。

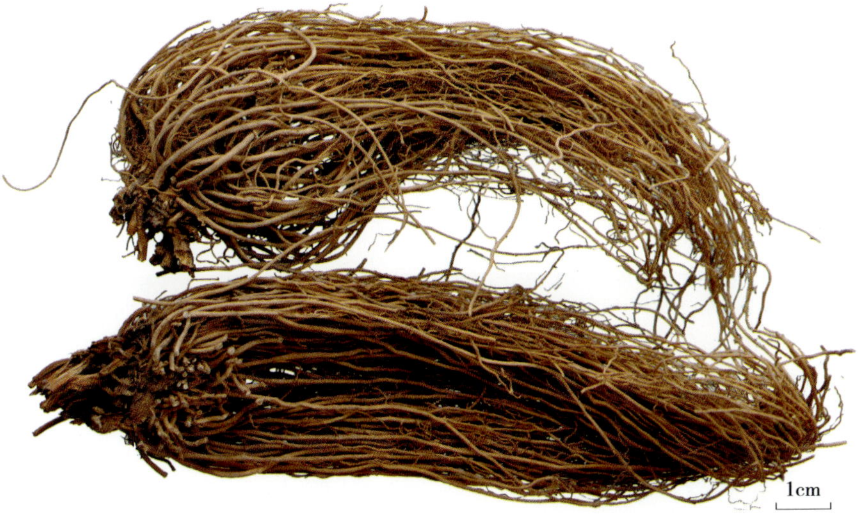

细辛

性味	辛，温。
功效	解表散寒，祛风止痛，通窍，温肺化饮。
主治	风寒感冒，头痛，牙痛，鼻塞流涕，鼻鼽，鼻渊，风湿痹痛，痰饮喘咳。
用量用法	1~3g；散剂每次服 0.5~1g。外用适量。不宜与藜芦同用。

附　注：《中国药典》2015 年版记载同属植物汉城细辛、北细辛与华细辛的干燥根及根茎同等入药。

★ 马兜铃 *Aristolochia debilis* Sieb. et Zucc.

别名： 南马兜铃。| **药材名：** 马兜铃（果实）、天仙藤（地上部分）。

植物形态

多年生攀缘草本，全株无毛。叶互生，三角状矩圆形至卵状披针形或卵形，两侧具圆的耳片。花单生于叶腋；花被喇叭状，笔直，基部急剧膨大呈球状，上端逐渐扩大成向一面偏的侧片，侧片卵状披针形，带暗紫色，顶端渐尖；雄蕊6枚，贴生于粗而短的花柱体周围；柱头6个。蒴果近球形，直径约4cm，6瓣裂开。花期7~8月，果期9~10月。

生境分布： 生于山野疏林下、林缘或路旁灌丛中。分布于河南、山东、江苏、安徽、浙江、江西、湖北、湖南、广西、四川等地。

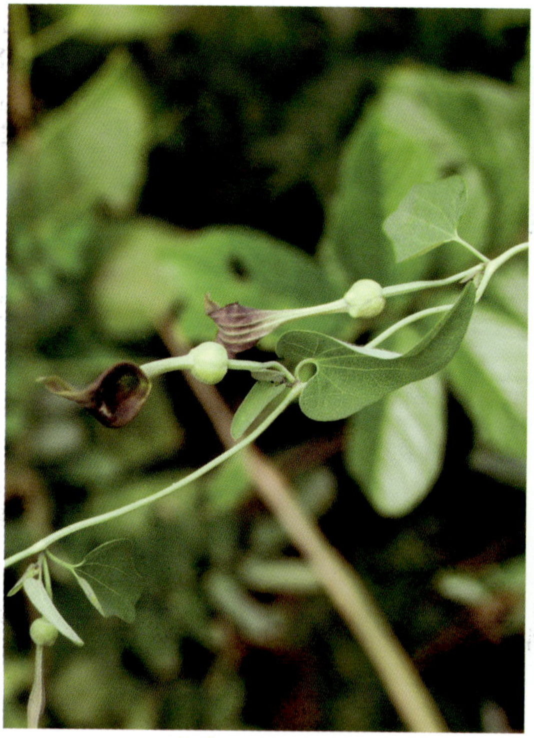

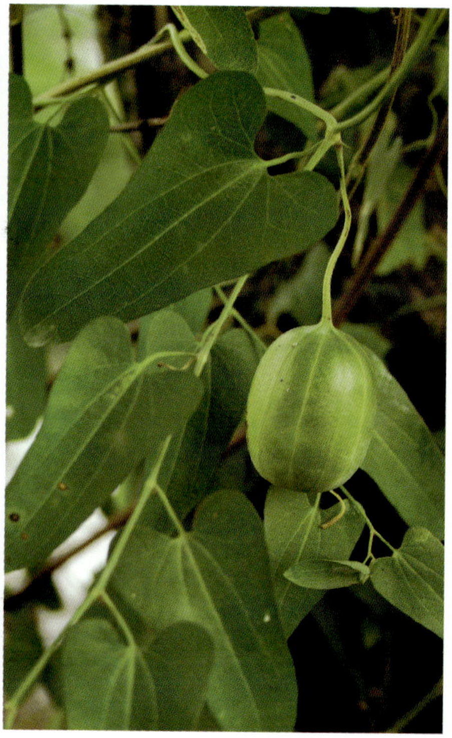

药材性状

马兜铃

卵圆形，长 3~7cm，直径 2~4cm。表面黄绿色、灰绿色或棕褐色，有纵棱线 12 条，由棱线分出多数横向平行的细脉纹。顶端平钝，基部有细长果梗。果皮轻而脆，易裂为 6 瓣，果梗也分裂为 6 条；果皮内表面平滑而带光泽，有较密的横向脉纹。果实分 6 室，每室种子多数，平叠整齐排列。种子扁平而薄，钝三角形或扇形，长 6~10mm，宽 8~12mm，边缘有翅，淡棕色。气特异，味微苦。

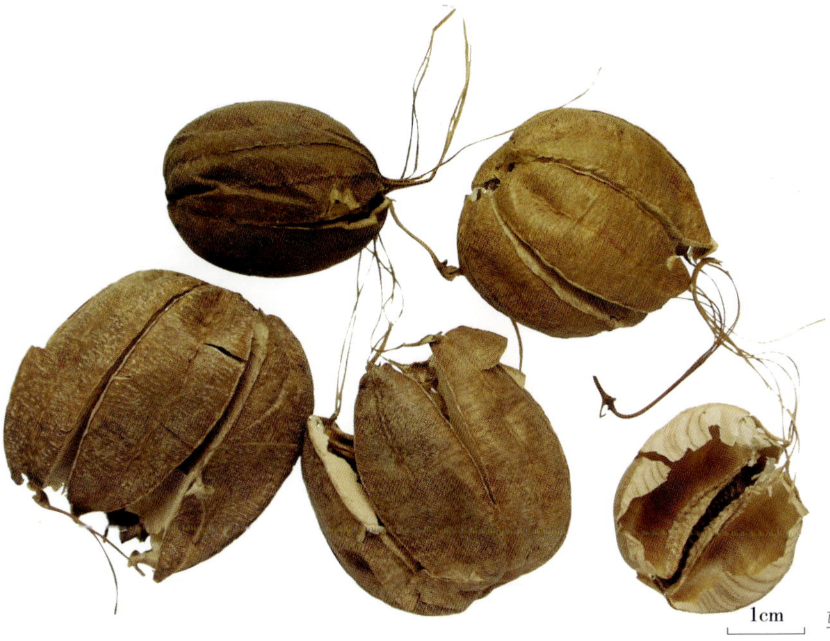

马兜铃

性味	苦，微寒。
功效	清肺降气，止咳平喘，清肠消痔。
主治	肺热咳喘，痰中带血，肠热痔血，痔疮肿痛。
用量用法	3~9g。本品含马兜铃酸，可引起肾脏损害等不良反应；儿童及老年人慎用；孕妇、婴幼儿及肾功能不全者禁用。

药材性状

天仙藤

茎呈细长圆柱形，略扭曲，直径 1~3mm；表面黄绿色或淡黄褐色，有纵棱及节，节间不等长；质脆，易折断，断面有数个大小不等的维管束。叶互生，多皱缩、破碎；完整叶片展平后呈三角状狭卵形或三角状宽卵形，基部心形，暗绿色或淡黄褐色，基生叶脉明显；叶柄细长。气清香，味淡。

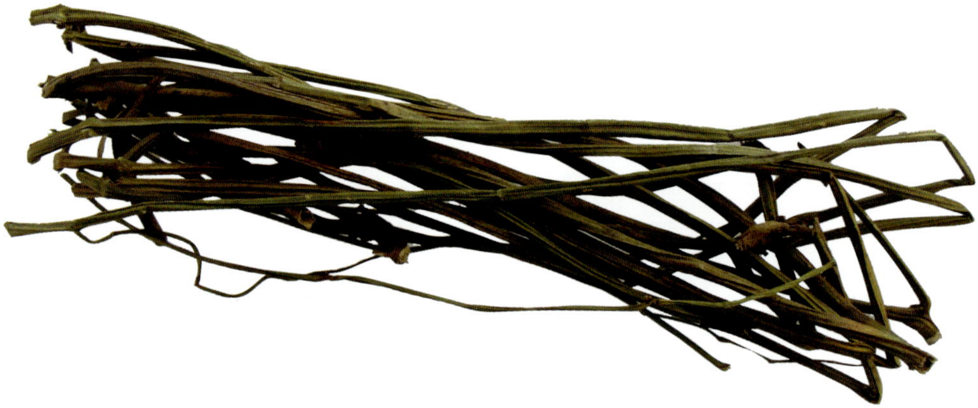

1cm 天仙藤

性味	苦，温。
功效	行气活血，通络止痛。
主治	脘腹刺痛，风湿痹痛。
用量用法	3~6g。本品含马兜铃酸，可引起肾脏损害等不良反应；儿童及老年人慎用；孕妇、婴幼儿及肾功能不全者禁用。

附　注：《中国药典》2015 年版记载同属植物北马兜铃与马兜铃的干燥地上部分（天仙藤）和果实（马兜铃）同等入药。

木兰科

★ 玉兰 *Magnolia denudata* Desr.

别名： 白玉兰、望春花、木兰。| **药材名：** 辛夷（花蕾）。

植物形态

落叶乔木，高达25m。叶纸质，倒卵形，具短突尖，叶上表面深绿色，嫩时被柔毛，后仅中脉及侧脉留有柔毛，下表面淡绿色，沿脉上被柔毛。花蕾卵圆形；花先叶开放，芳香，花被片白色，基部常带粉红色，近相似，长圆状倒卵形，雄蕊侧向开裂；雌蕊群淡绿色，无毛，圆柱形，雌蕊狭卵形，具锥尖花柱。聚合果圆柱形；蓇葖厚木质，褐色，具白色皮孔。种子心形，外种皮红色，内种皮黑色。花期2~3月，果期8~9月。

生境分布： 生于海拔500~1000m的林中，现全国各大城市园林广泛栽培。分布于江西、浙江、湖南、贵州等地。

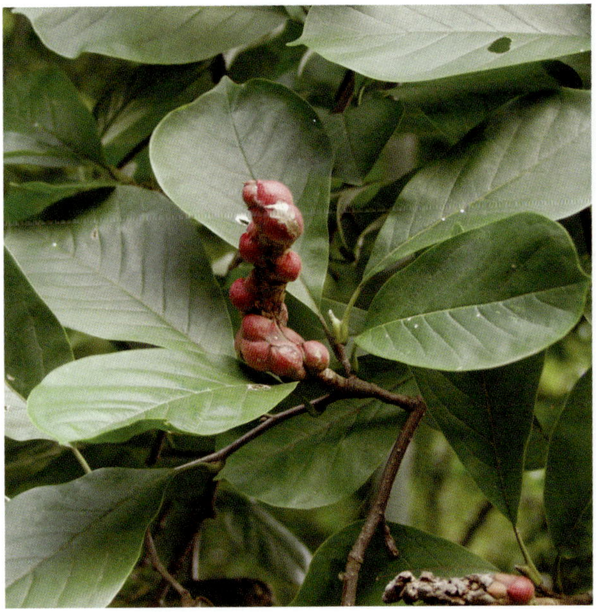

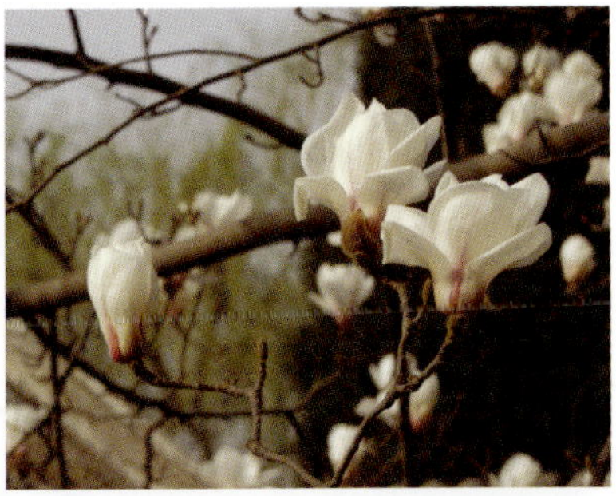

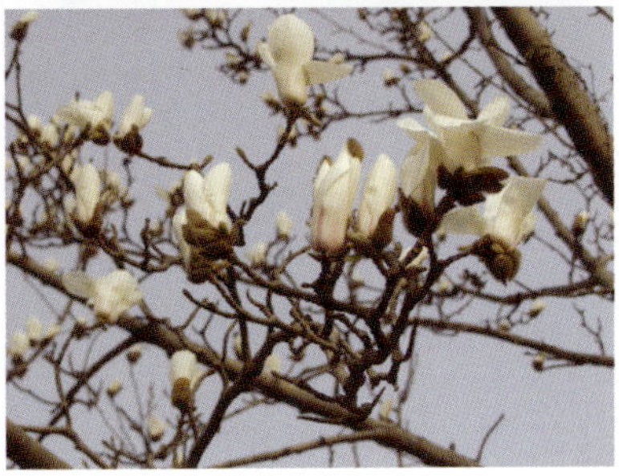

药材性状

辛夷

长卵形，似毛笔头，长1.5~3cm，直径1~1.5cm。基部常具短梗，梗上有浅棕色点状皮孔。苞片2~3层，每层2片，两层苞片间有小鳞芽，苞片外表面密被灰白色或灰绿色茸毛，内表面类棕色，无毛。花被片9片，棕色，每轮3片，内外轮同型，轮状排列。雄蕊和雌蕊多数，螺旋状排列。体轻，质脆。气芳香，味辛凉而稍苦。

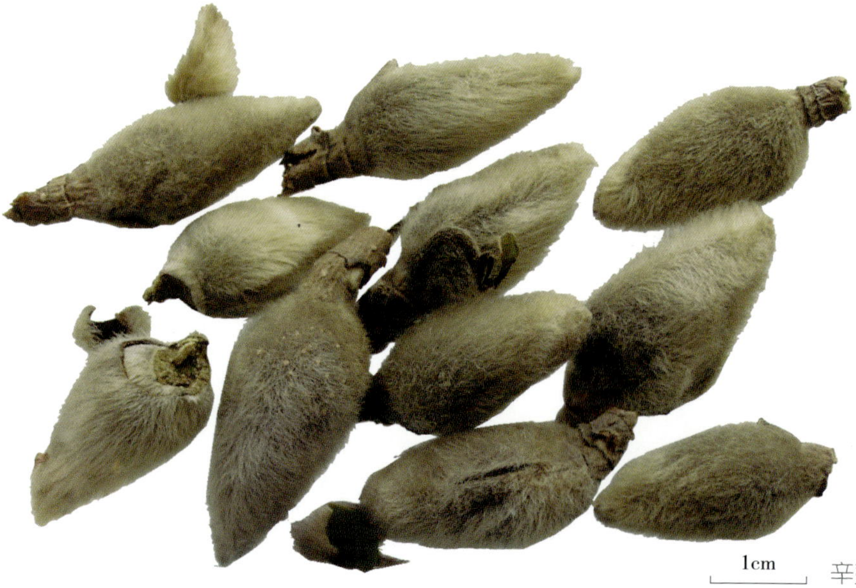

辛夷

性味	辛，温。
功效	散风寒，通鼻窍。
主治	风寒头痛，鼻塞流涕，鼻鼽，鼻渊。
用量用法	3~10g，包煎。外用适量。

附　注：《中国药典》2015年版记载武当玉兰、望春花与玉兰的干燥花蕾同等入药。

★凹叶厚朴 *Magnolia officinalis* Rehd. et Wils. var. *biloba* Rehd. et Wils.

别名： 庐山厚朴。| **药材名：** 厚朴（干皮、根皮及枝皮）、厚朴花（花蕾）。

植物形态

落叶乔木，高 5~15m。树皮紫褐色。幼枝有细毛，老时脱落。叶互生；叶片椭圆状倒卵形，革质，顶端凹缺成 2 枚钝圆浅裂片，全缘或微波状，幼叶下表面密生灰色毛。花白色，芳香，花梗粗短，密生丝状白毛；花被片为 9~12 片或更多，肉质，近等长，最外轮长圆状倒卵形，内轮匙形；雄蕊多数；雌蕊群椭圆状卵形。聚合果椭圆状卵形，成熟时木质，顶端有尖弯头。种子外皮红色，三角状倒卵形。花期 4~5 月，果期 9~10 月。

生境分布： 多为栽培。分布于陕西、甘肃、浙江、江西、湖南、湖北、广西、四川、贵州、云南等地。

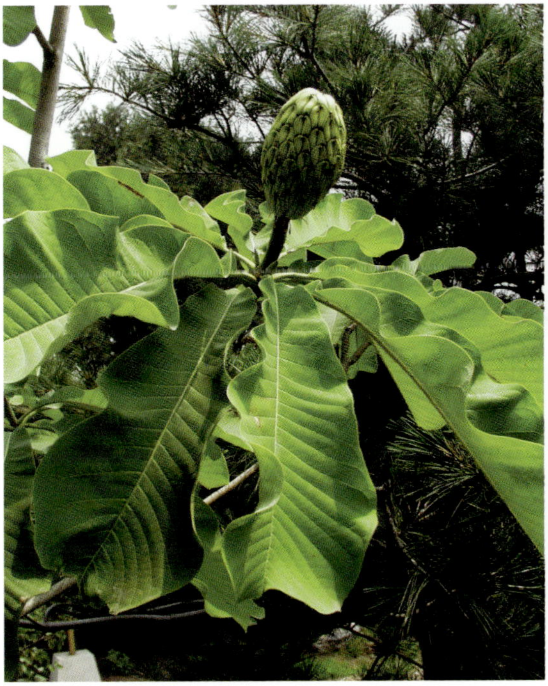

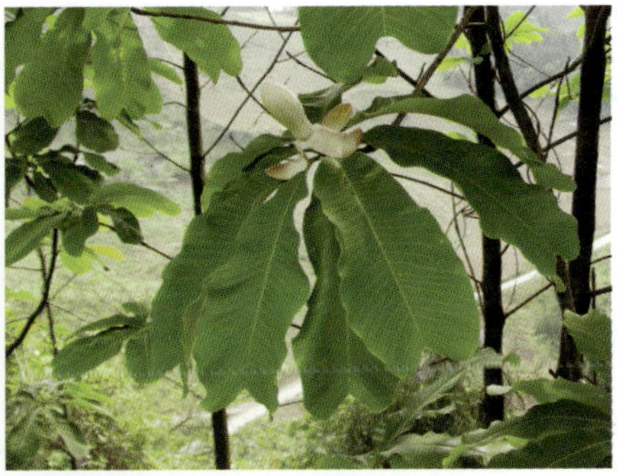

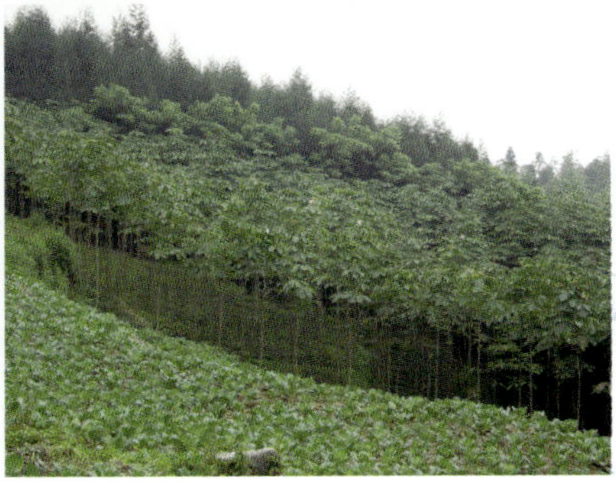

药材性状

厚朴

干皮呈卷筒状或双卷筒状，长 30~35cm，厚 0.2~0.7cm，习称“筒朴”；近根部的干皮一端展开如喇叭口，长 13~25cm，厚 0.3~0.8cm，习称“靴筒朴”。外表面灰棕色或灰褐色，粗糙，有时呈鳞片状，较易剥落，有明显椭圆形皮孔和纵皱纹，刮去粗皮者显黄棕色；内表面紫棕色或深紫褐色，较平滑，具细密纵纹，划之显油痕。质坚硬，不易折断，断面颗粒性，外层灰棕色，内层紫褐色或棕色，有油性，有的可见多数小亮星。气香，味辛辣、微苦。根皮（根朴）呈单筒状或不规则块片，有的弯曲似鸡肠，习称“鸡肠朴”。质硬，较易折断，断面纤维性。枝皮（枝朴）呈单筒状，长 10~20cm，厚 0.1~0.2cm。质脆，易折断，断面纤维性。

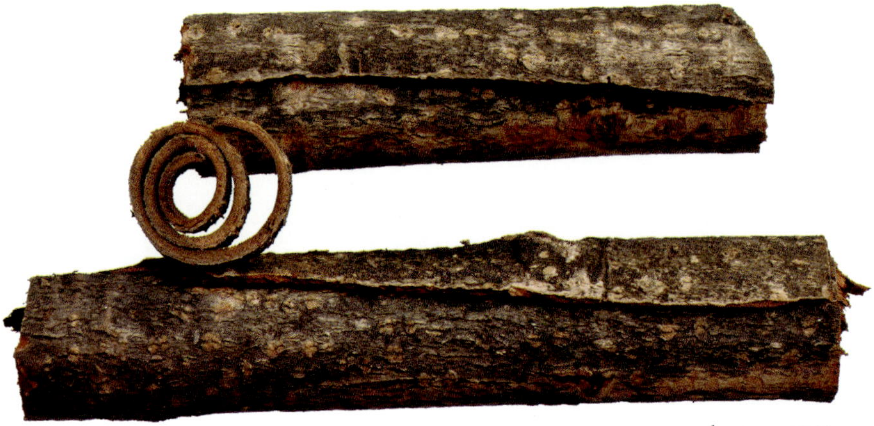

1cm 厚朴（干皮）

性味	苦、辛，温。
功效	燥湿消痰，下气除满。
主治	湿滞伤中，脘痞吐泻，食积气滞，腹胀便秘，痰饮喘咳。
用量用法	3~10g。

药材性状

厚朴花

长圆锥形，长4~7cm，基部直径1.5~2.5cm。红棕色至棕褐色。花被多为12片，肉质，外层的呈长圆状倒卵形，内层的呈匙形。雄蕊多数，花药条形，淡黄棕色，花丝宽而短。心皮多数，分离，螺旋状排列于圆锥形的花托上。花梗长0.5~2cm，密被灰黄色绒毛，偶无毛。质脆，易破碎。气香，味淡。

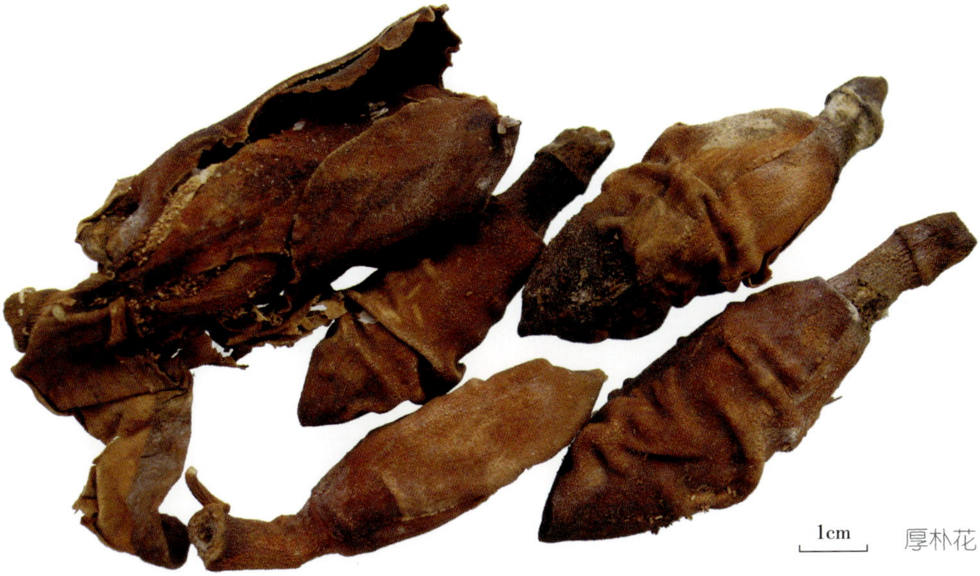

厚朴花

性味	苦，微温。
功效	芳香化湿，理气宽中。
主治	脾胃湿阻气滞，胸脘痞闷胀满，纳谷不香。
用量用法	3~9g。

附　注：《中国药典》2015年版记载厚朴与凹叶厚朴的干皮、根皮及枝皮与花蕾同等入药。

毛茛科

★ 腺毛黑种草 *Nigella glandulifera* Freyn et Sint.

别名：瘤果黑种草。| 药材名：黑种草子（种子）。

植物形态

一年生草本。茎高 35~50cm，直立，上部分枝，被短腺毛和短柔毛。叶为 2 回羽状复叶，叶片卵形，羽片约 4 对，近对生，末回裂片线形或线状披针形，上表面无毛，下表面疏被短腺毛。花单生枝端；萼片 5 枚，白色或带蓝色，卵形；花瓣有短爪，下唇二裂超过中部，基部有蜜槽；雄蕊多数；心皮通常 5 个，基部合生为复子房。蓇葖果膨胀，宿存花柱与果实近等长。种子三棱状卵形，黑色。

生境分布： 生于温暖和阳光充足的环境，以肥沃、疏松的沙质土壤为宜。栽培于新疆、云南、西藏等地。

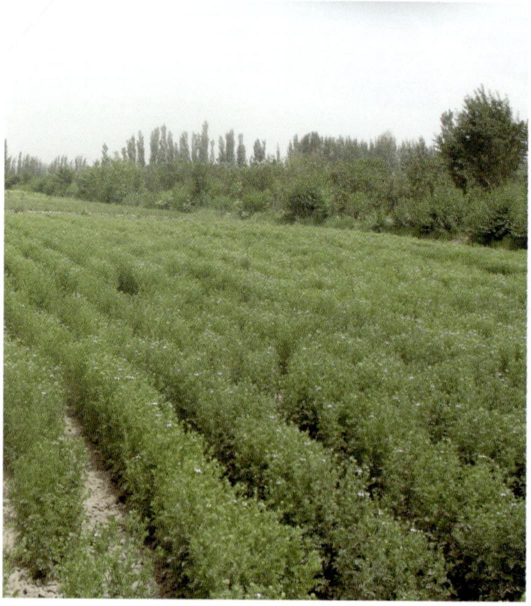

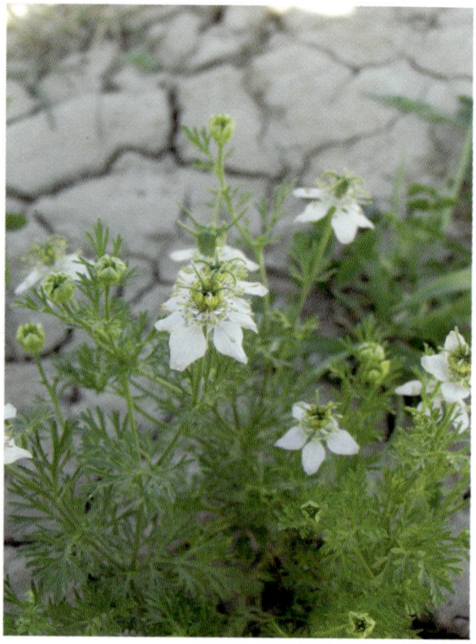

药材性状

黑种草子

三棱状卵形，长 2.5~3mm，宽约 1.5mm。表面黑色，粗糙，顶端较狭而尖，下端稍钝，有不规则的突起。质坚硬，断面灰白色，有油性。气微香，味辛。

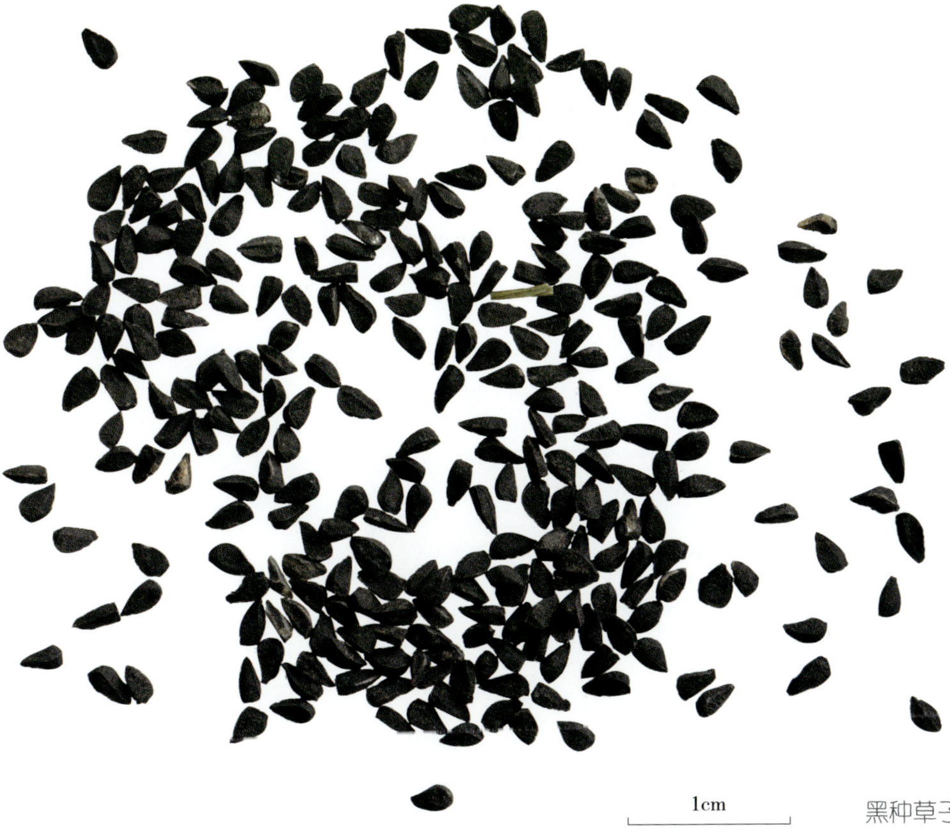

黑种草子

性味	甘、辛，温。
功效	补肾健脑，通经，通乳，利尿。
主治	耳鸣健忘，经闭乳少，热淋，石淋。
用量用法	2~6g。

★ 北乌头 *Aconitum kusnezoffii* Reichb.

别名：五毒根。| **药材名：**草乌（块根）、草乌叶（叶）。

植物形态

多年生草本，株高 80~150cm，无毛。块根倒圆锥形，暗黑褐色。茎下部叶具长柄，在花期常枯萎；茎中部叶五角形，3 裂，中央裂片菱形，近羽状深裂，小裂片披针形，侧全裂片斜扇形，上表面被微柔毛，下表面无毛。花序常分枝，具 9~22 朵花，无毛；花梗无毛；小苞片线形；萼片紫蓝色，外表面几无毛，上萼片盔形，下萼片长圆形；花瓣 2 片，无毛；雄蕊多数，无毛。蓇葖果长 1~2cm。种子有膜质翅。花期 7~9 月。

生境分布：生于山地、丘陵草地、林下。分布于黑龙江、吉林、辽宁、河北、内蒙古、陕西等地。

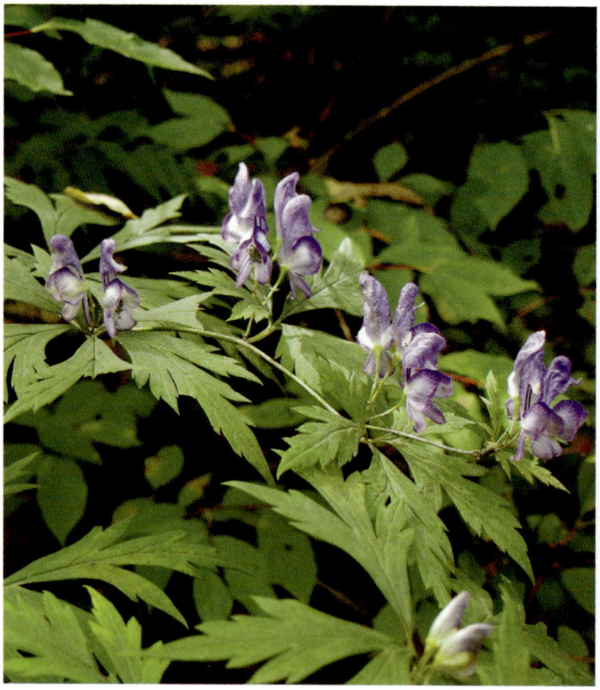

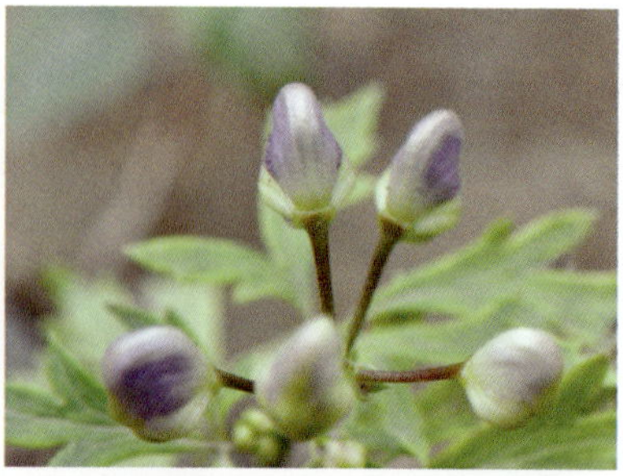

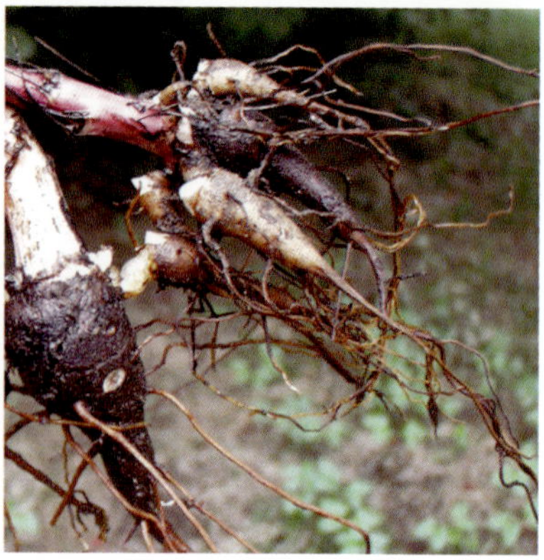

药材性状

草乌

不规则长圆锥形，略弯曲，长 2~7cm，直径 0.6~0.8cm。顶端常有残茎和少数不定根残基，有的顶端一侧有一枯萎的芽，一侧有一圆形或扁圆形不定根残基。表面灰褐色或黑棕褐色，皱缩，有纵皱纹、点状须根痕和数个瘤状侧根。质硬，断面灰白色或暗灰色，有裂隙，形成层环纹多角形或类圆形，髓部较大或中空。气微，味辛辣、麻舌。

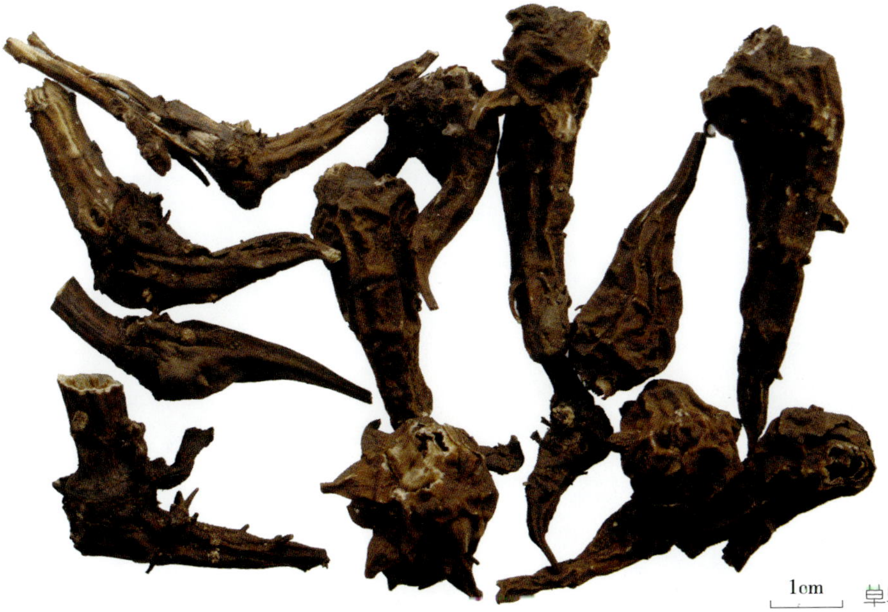

1cm 草乌

性味	辛、苦，热；有大毒。
功效	祛风除湿，温经止痛。
主治	风寒湿痹，关节疼痛，心腹冷痛，寒疝作痛及麻醉止痛。
用量用法	一般炮制后用。生品内服宜慎；孕妇禁用；不宜与半夏、瓜蒌、瓜蒌子、瓜蒌皮、天花粉、川贝母、浙贝母、平贝母、伊贝母、湖北贝母、白蔹、白及同用。

药材性状

草乌叶

多皱缩卷曲、破碎。完整叶片展平后呈卵圆形，3 全裂，长 5~12cm，宽 10~17cm；灰绿色或黄绿色，中间裂片菱形，渐尖，近羽状深裂，侧裂片 2 深裂；小裂片披针形或卵状披针形。上表面微被柔毛，下表面无毛；叶柄长 2~6cm。质脆。气微，味微咸辛。

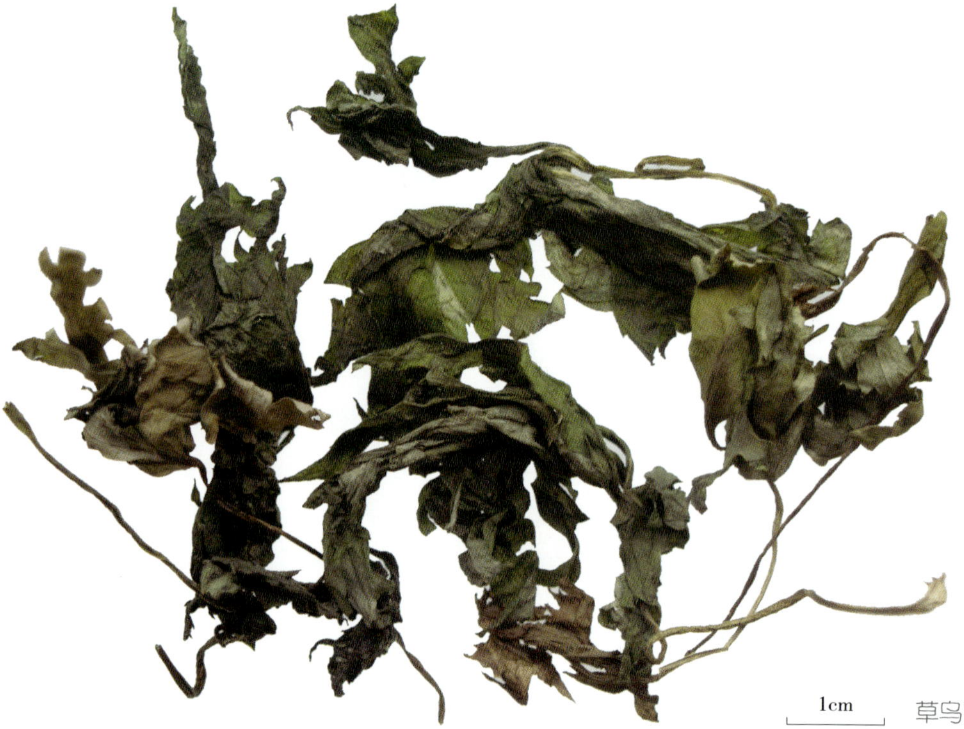

草乌叶

性味	辛、涩，平；有小毒。
功效	清热，解毒，止痛。
主治	热病发热，泄泻腹痛，头痛，牙痛。
用量用法	1~1.2g，多入丸、散。孕妇慎用。

★川赤芍 *Paeonia veitchii* Lynch

别名：赤芍、条赤芍。| **药材名**：赤芍（根）。

植物形态

多年生草本，高可达100cm。根粗大，单一或有分枝。茎直立，无毛。叶互生；小叶为2回三出复叶，小叶片常羽状深裂，裂片条状披针形或披针形，先端急尖或锐尖，沿脉疏生短毛。花（1~）2~4朵顶生或腋生，萼片5枚，绿色；花瓣6~9片，紫红色或粉红色，宽倒卵形；雄蕊多数，花丝淡黄色或淡红色；心皮2~5个，离生。蓇葖果2~5个，密生黄色毛。花期4~6月，果期8~9月。

生境分布：生于海拔1800~3900m的山坡林下、林缘、灌丛或草坡中。分布于山西、陕西、甘肃、青海、四川、西藏、云南等地。

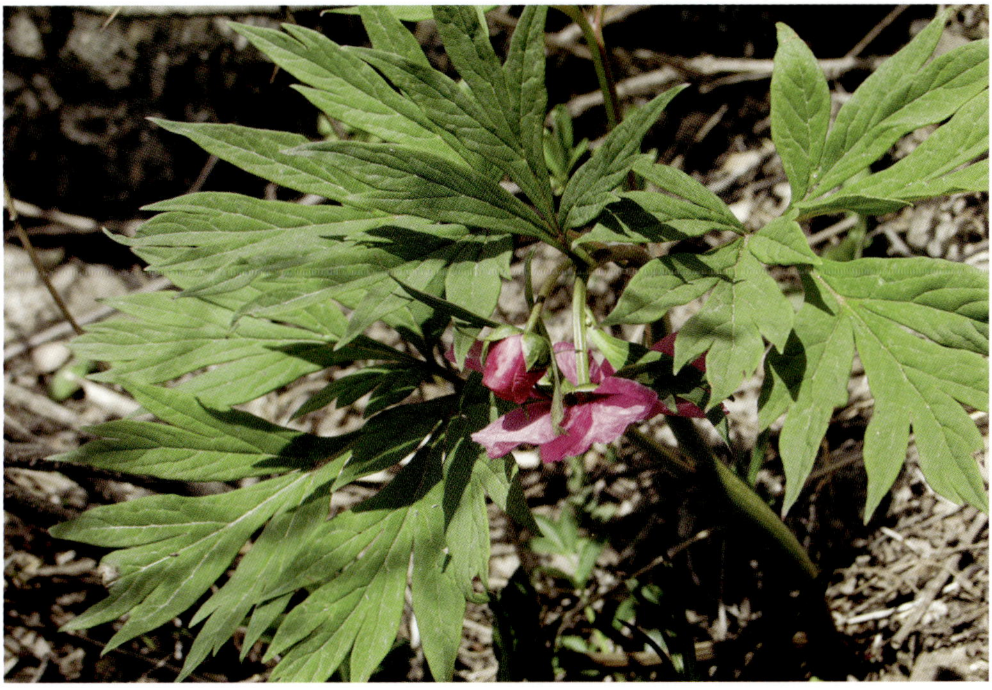

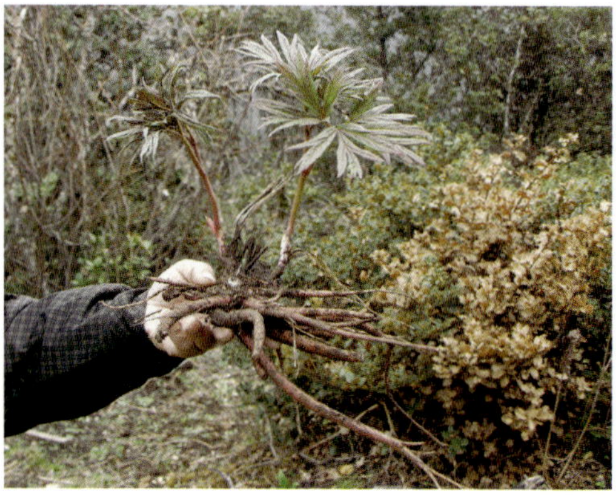

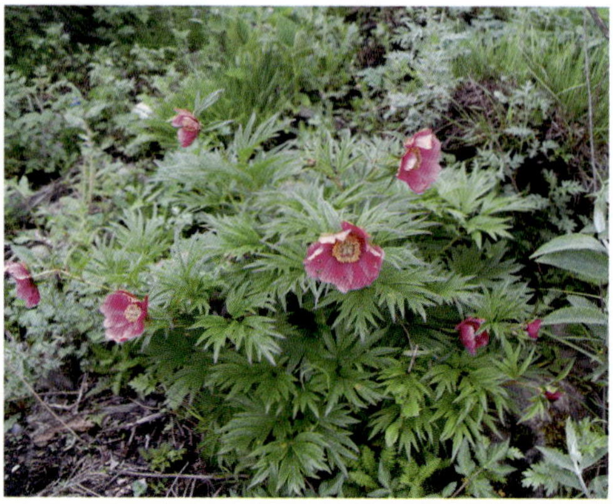

药材性状

赤芍

圆柱形，稍弯曲，长 5~40cm，直径 0.5~3cm。表面棕褐色，粗糙，有纵沟及皱纹，并有须根痕及横长的皮孔样突起，有的外皮易脱落。质硬而脆，易折断，断面粉白色或粉红色，皮部窄，木部放射状纹理明显，有的有裂隙。气微香，味微苦、酸涩。

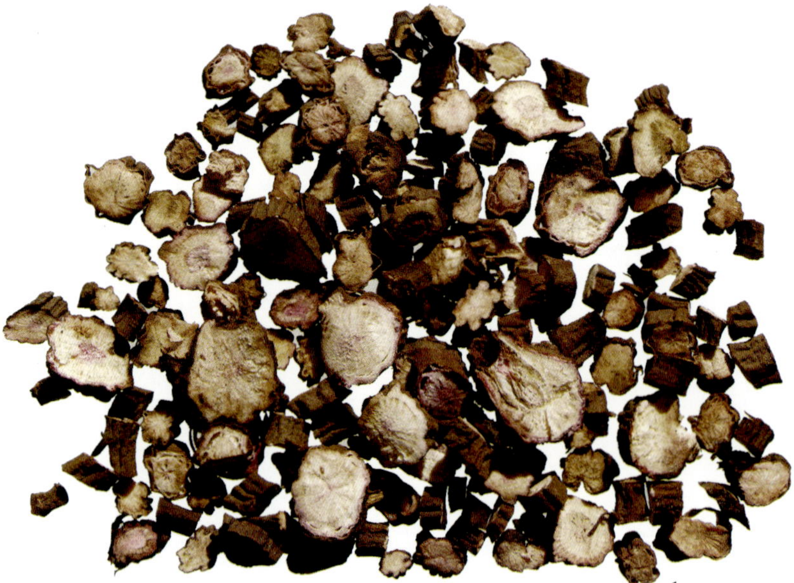

赤芍（饮片）

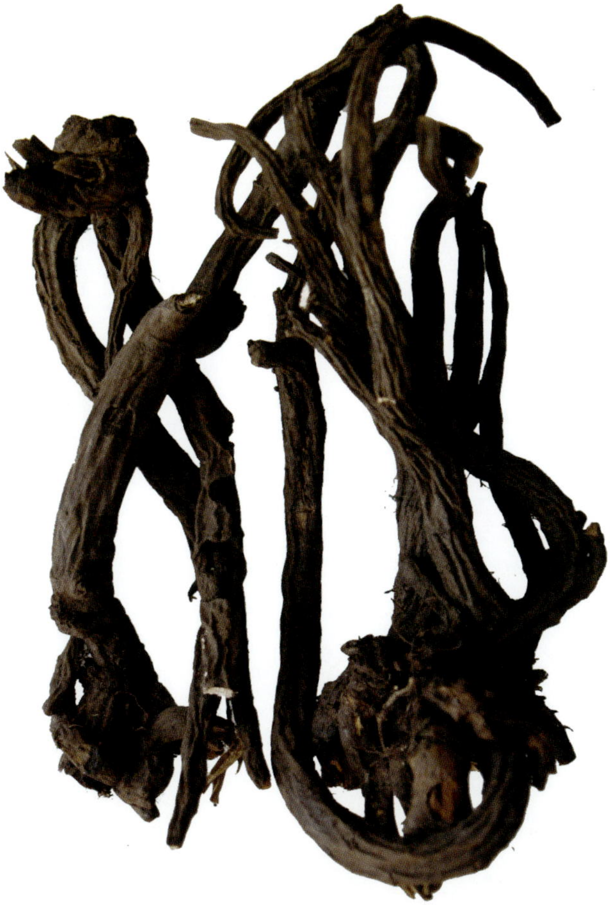

1cm 赤芍

性味	苦，微寒。
功效	清热凉血，散瘀止痛。
主治	热入营血，温毒发斑，吐血衄血，目赤肿痛，肝郁胁痛，经闭痛经，癥瘕腹痛，跌扑损伤，痈肿疮疡。
用量用法	6~12g。不宜与藜芦同用。

附　注：《中国药典》2015年版记载同属植物芍药与川赤芍的干燥根同等入药。

鹅掌草 *Anemone flaccida* F. Schmidt

别名：林荫银莲花、蜈蚣三七。| 药材名：地乌（根茎）。

植物形态

多年生草本。根状茎近圆柱形，节密集。基生叶具长柄；叶片五角形，上表面疏被短伏毛，下表面无毛或几无毛，3 全裂，中央裂片菱状倒卵形，3 浅裂，疏生牙齿。花葶上部疏生短柔毛；总苞苞片 3 枚，无柄，不等大，宽菱形或菱形，3 裂；花 2~3 朵；花梗疏生短柔毛；萼片 5 枚，白色，倒卵形或椭圆形，下表面疏生柔毛；无花瓣；雄蕊多数，花丝丝形；子房密生短柔毛，无花柱，柱头近球形。

生境分布：生于丘陵、山地、林边或溪边草地。分布于江苏、江西、四川、云南、浙江、安徽、贵州、湖北、湖南等地。

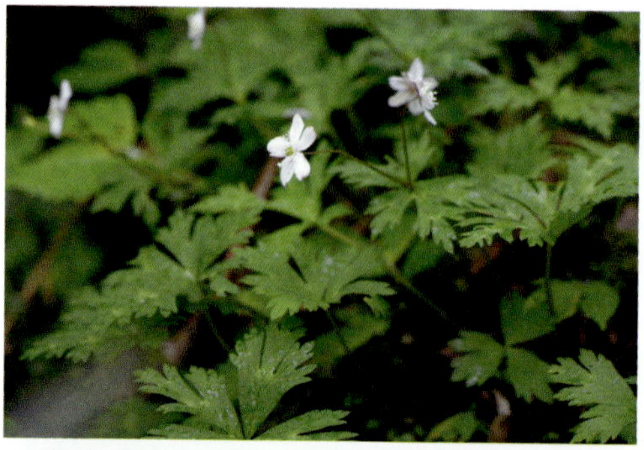

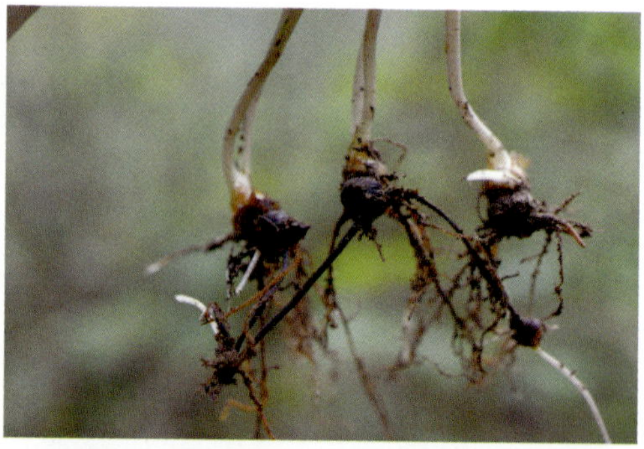

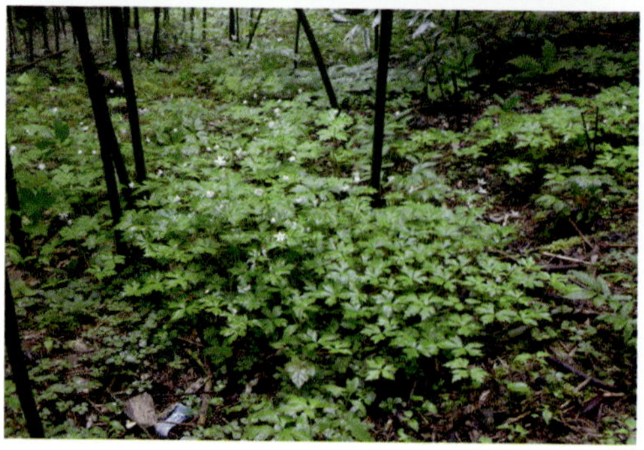

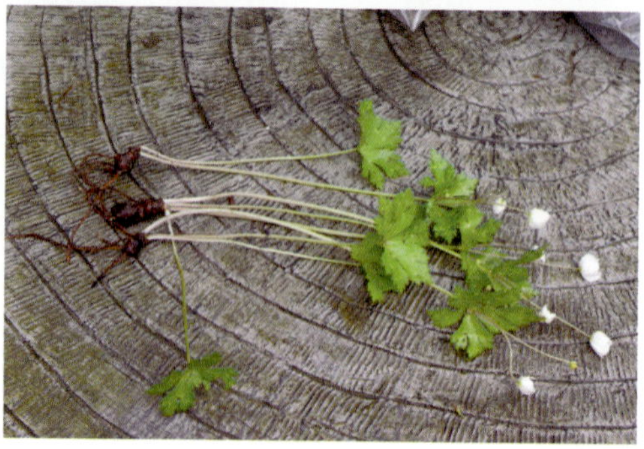

药材性状

地乌

条状近圆柱形或呈长圆形块状，长 2~8cm，直径 0.2~1.2cm，节明显或不明显，节间较短。表面棕褐色，粗糙，可见根痕及少数细长的须状根，顶端有干枯的茎基及叶基。质坚，断面黄棕色。气微，味辛、苦。

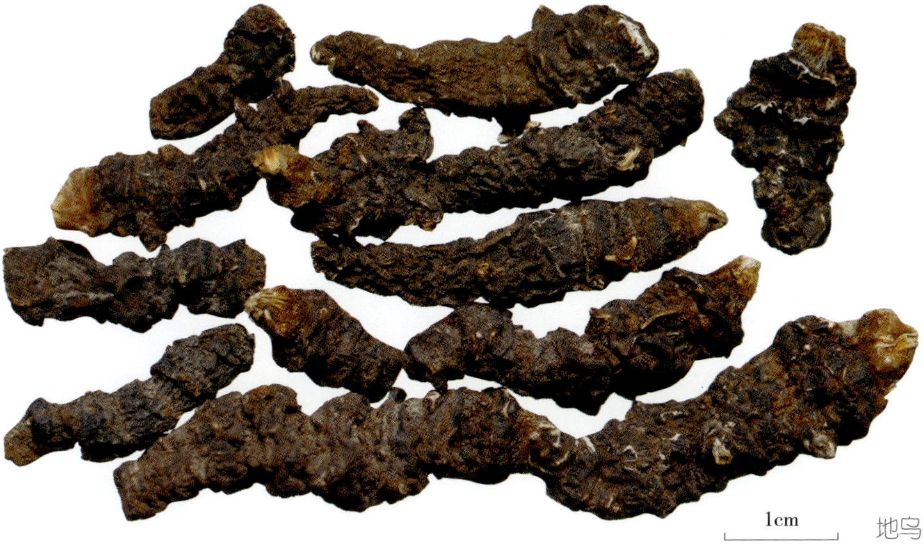

地乌

性味	辛、微苦，温。
功效	祛风湿，壮筋骨。
主治	跌打损伤，风湿痛。
用量用法	9~15g。

附　注：对重庆市地乌的产地调研发现，鹅掌草的分布区域内常伴生大量西南银莲花，两者性状相近，萼片均为白色，极易混淆。

★ 棉团铁线莲 *Clematis hexapetala* Pall.

别名：山蓼。| 药材名：威灵仙（根和根茎）。

植物形态

直立草本。老枝圆柱形，有纵沟，茎疏生柔毛。叶片近革质，绿色；叶对生，1~2 回羽状全裂，裂片基部再 2~3 裂，线状披针形、长椭圆状披针形至椭圆形，全缘，两面或沿叶脉疏生长柔毛或近无毛，网脉突出。花序顶生，聚伞花序或为总状、圆锥状聚伞花序，有时花单生；萼片白色，长椭圆形或狭倒卵形，外面密生棉毛，内面无毛；雄蕊无毛。瘦果倒卵形，扁平，密生柔毛；宿存花柱有灰白色长柔毛。花期 6~8 月，果期 7~10 月。

生境分布：生于草地、林缘、沟谷。分布于黑龙江、吉林、辽宁、内蒙古、河北、山西、陕西、甘肃、山东等地

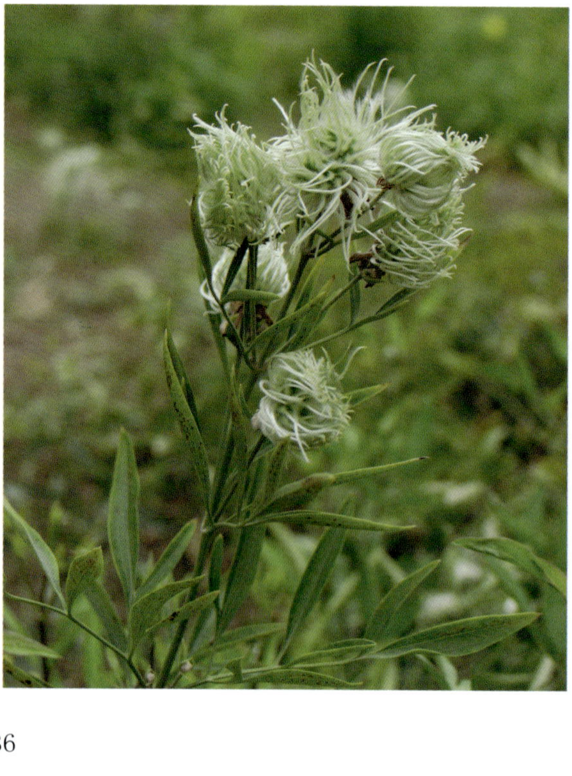

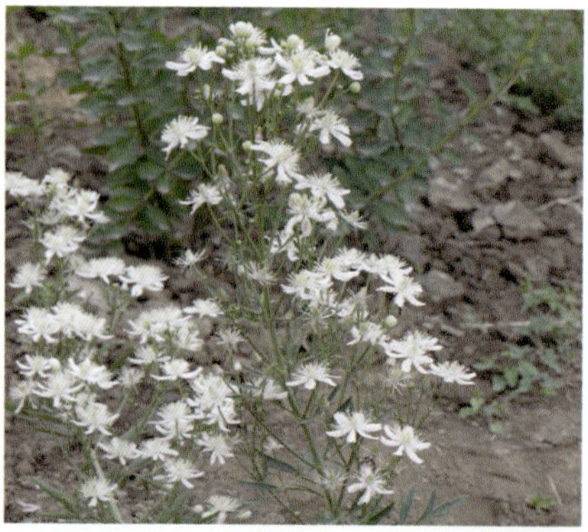

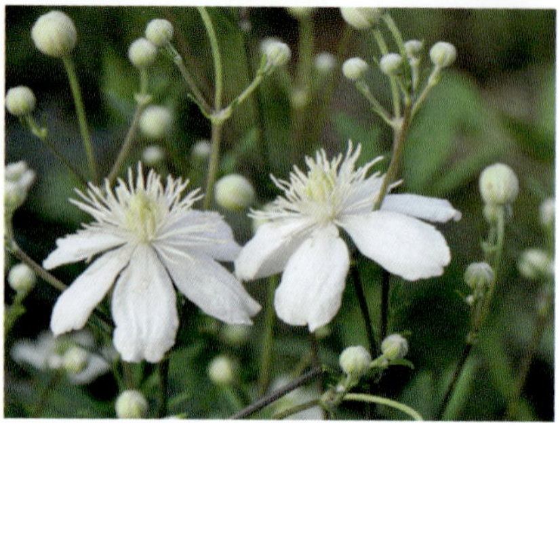

药材性状

威灵仙

根茎呈短柱状，长 1 ~ 4cm，直径 0.5 ~ 1cm；表面淡棕黄色；顶端残留茎基；质较坚韧，断面纤维性；下侧着生多数细根。根呈细长圆柱形，稍弯曲，长 4 ~ 20cm，直径 0.1 ~ 0.2cm；表面棕褐色至棕黑色，有细纵纹，有的皮部脱落，露出黄白色木部；质硬脆，易折断，断面木部圆形，皮部与木部间常有裂隙。气微，味咸。

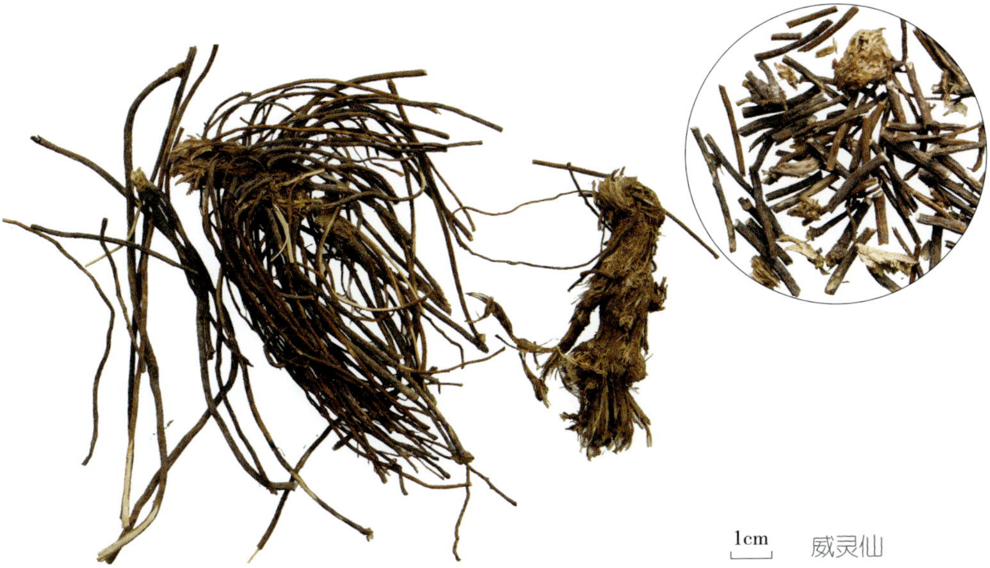

威灵仙

性味	辛、咸，温。
功效	祛风湿，通经络。
主治	风湿痹痛，肢体麻木，筋脉拘挛，屈伸不利。
用量用法	6~10g。

附　注：《中国药典》2015 年版记载威灵仙、东北铁线莲与棉团铁线莲的干燥根和根茎同等入药。

★ 小木通 *Clematis armandii* Franch.

别名： 川木通、花木通、蓑衣藤。| **药材名：** 川木通（藤茎）。

植物形态

木质藤本。茎圆柱形，有纵条纹。三出复叶；小叶片革质，卵状披针形、长椭圆状卵形至卵形，全缘，两面无毛。聚伞花序具花 1 至数朵，花序自老枝腋生芽苞中生出；花序梗被毛或无毛；苞片狭椭圆形至线形，不裂或有时 3 浅裂；花梗被毛或无毛；萼片开展，白色，偶带淡红色，长圆形或长椭圆形，外面边缘密生短绒毛；雄蕊无毛。瘦果扁，卵形至椭圆形，疏生柔毛；宿存花柱有白色长柔毛。花期 3~4 月，果期 4~7 月。

生境分布： 生于海拔 100~2400m 的山地、林边、路边灌丛中、水沟旁。分布于甘肃、陕西、江西、湖北、湖南、浙江、福建、广东、广西、四川、贵州、云南、西藏等地。

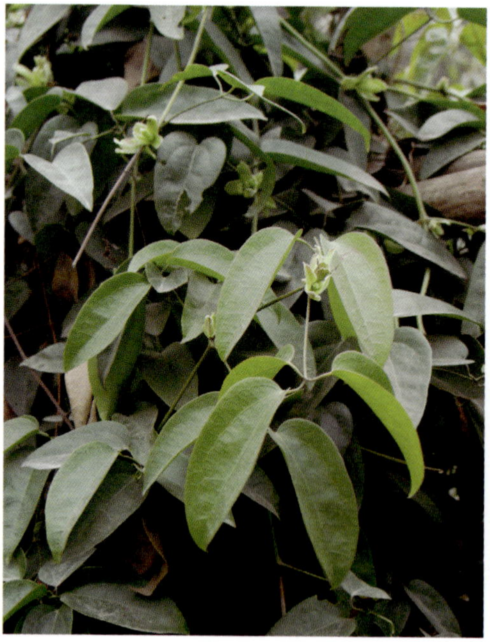

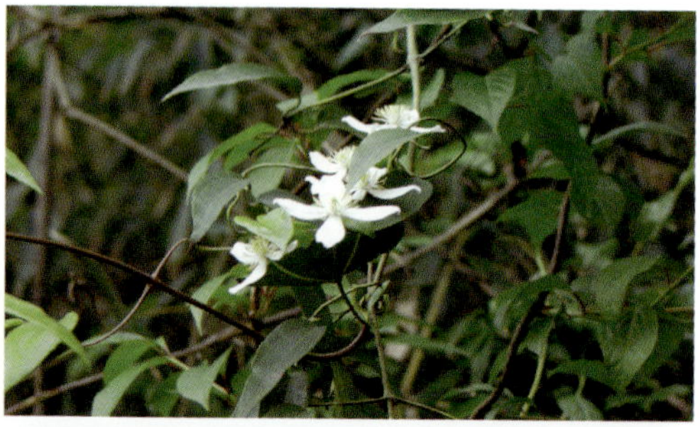

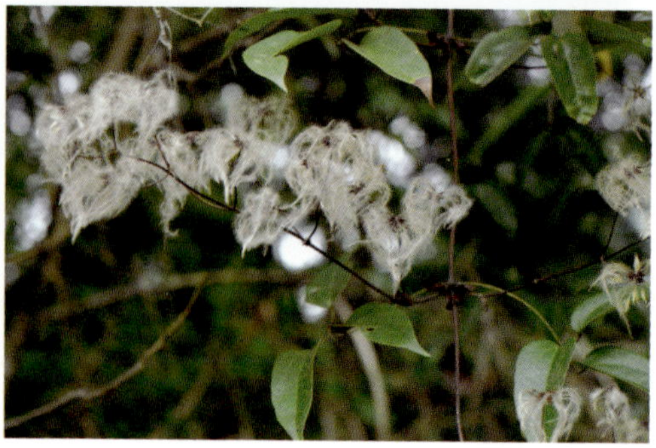

药材性状

川木通

长圆柱形，略扭曲，长 50~100cm，直径 2~3.5cm。表面黄棕色或黄褐色，有纵向凹沟及棱线；节处多膨大，有叶痕及侧枝痕；残存皮部易撕裂。质坚硬，不易折断。切片厚 0.2~0.4cm，边缘不整齐；残存皮部黄棕色，木部浅黄棕色或浅黄色，有黄白色放射状纹理及裂隙，其间布满导管孔；髓部较小，类白色或黄棕色，偶有空腔。气微，味淡。

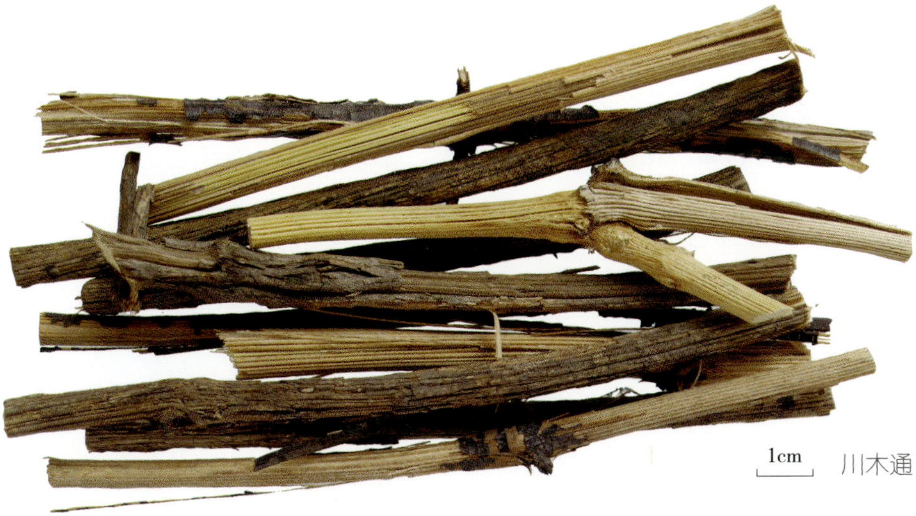

川木通

性味	苦，寒。
功效	利尿通淋，清心除烦，通经下乳。
主治	淋证，水肿，心烦尿赤，口舌生疮，经闭乳少，湿热痹痛。
用量用法	3~6g。

附　注：《中国药典》2015 年版记载同属植物绣球藤与小木通的干燥藤茎同等入药，民间还使用同属其他多种大型藤本植物的干燥藤茎。

小檗科

★ 匙叶小檗 *Berberis vernae* Schneid.

别名：西北小檗。| 药材名：三颗针（根）。

植物形态

落叶灌木，高 0.5~1.5m。枝条细瘦，具条棱，幼枝后期变紫红色，老枝暗灰色，散生黑色疣点；刺通常不分叉，坚硬。叶 3~8 枚簇生，常为匙形或匙状倒披针形，常全缘，稀具少数细锯齿，无毛。总状花序单生，花 15~35 朵；花梗长 1.5~4mm；苞片长圆形，稍短或与花梗等长，小苞片通常红色，长约 1mm；花瓣椭圆状倒卵形。浆果球形，淡红色带紫色，被粉，柱头宿存。花期 5~6 月，果期 8~9 月。

生境分布：生于海拔 2200~3100m 的河滩、山坡灌丛中。分布于甘肃（甘南）、青海（祁连山区）等地。

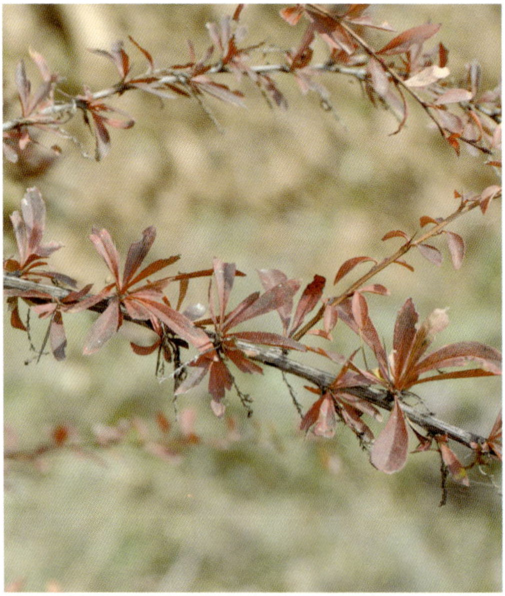

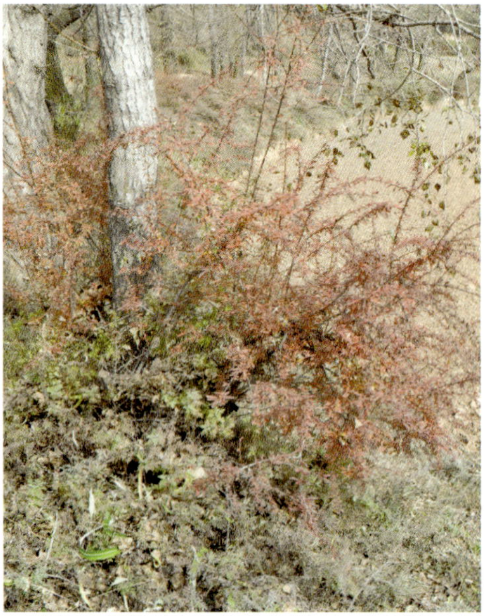

药材性状

三颗针

类圆柱形，稍扭曲，有少数分枝，长 10~15cm，直径 1~3cm。根头粗大，向下渐细。外皮灰棕色，有细皱纹，易剥落。质坚硬，不易折断，切面不平坦，鲜黄色。切片近圆形或长圆形，稍显放射状纹理，髓部棕黄色。气微，味苦。

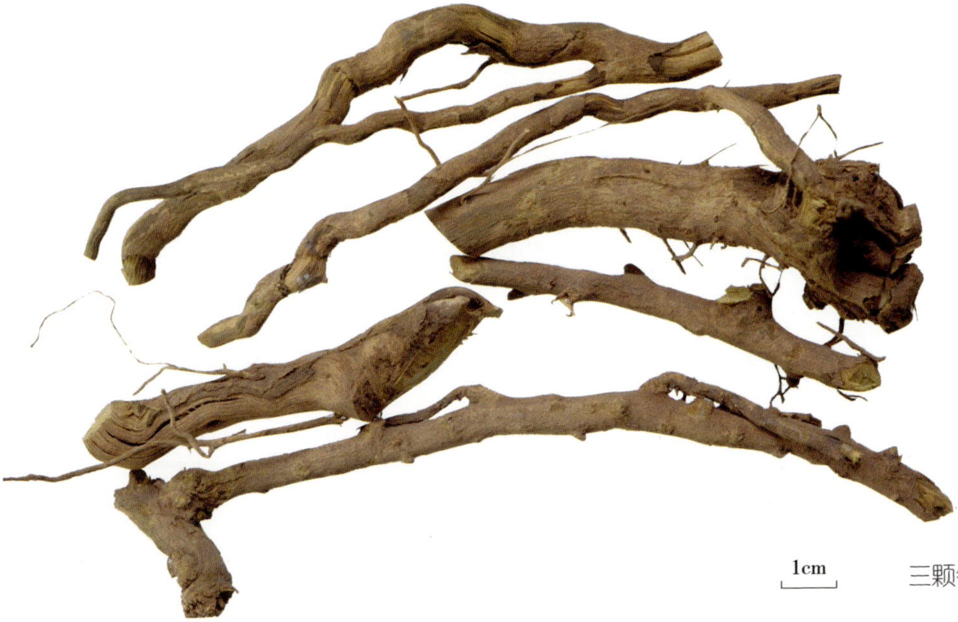

三颗针

性味	苦，寒；有毒。
功效	清热燥湿，泻火解毒。
主治	湿热泻痢，黄疸，湿疹，咽痛目赤，聤耳流脓，痈肿疮毒。
用量用法	9~15g。

附　注：《中国药典》2015 年版记载同属植物拟獴猪刺、小黄连刺、细叶小檗与匙叶小檗的干燥根同等入药。

★ 朝鲜淫羊藿 *Epimedium koreanum* Nakai

别名：三枝九叶草。| 药材名：淫羊藿（叶）。

植物形态

多年生草本，植株高 15~40cm。根状茎横走，褐色，质硬。2 回三出复叶，基生和茎生；小叶通常 9 枚，偶 5 枚，纸质，卵形，上表面无毛，下表面无毛或疏被短柔毛，边缘具细刺齿。花茎仅 1 枚 2 回三出复叶；总状花序顶生，无毛或被疏柔毛；花梗长 1~2cm；花大，白色、淡黄色、深红色或紫蓝色；萼片 2 轮，外轮萼片长圆形，带红色，内轮萼片狭卵形至披针形，急尖，扁平；花瓣通常远比内轮萼片长，向先端渐细呈钻状距，基部具花瓣状瓣片。蒴果狭纺锤形。花期 4~5 月，果期 5 月。

生境分布：生于海拔 400~1500m 的林下或灌丛间。分布于黑龙江、吉林、辽宁等地。

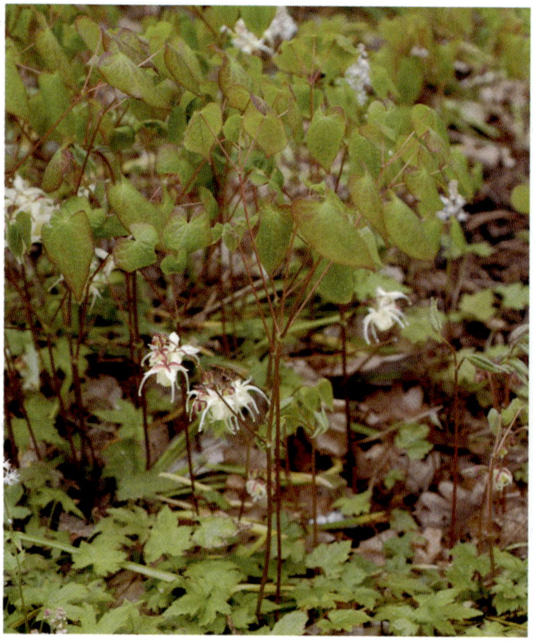
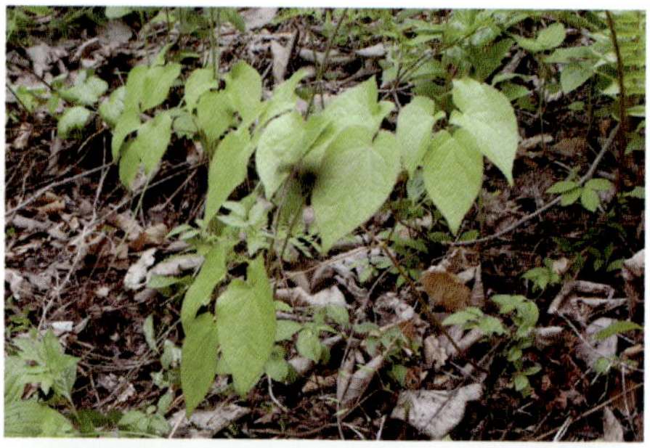
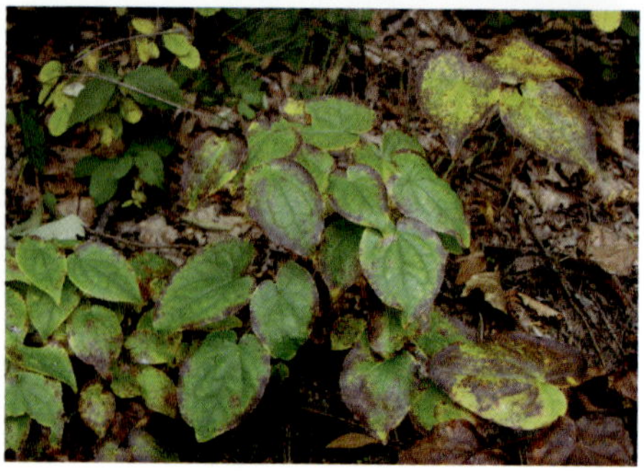

药材性状

淫羊藿

叶二回三出复叶；小叶片卵形，长4 ~ 10cm，宽3.5 ~ 7cm；先端长尖，顶生小叶基部心形，两侧小叶较小，偏心形，外侧较大，三角形，边缘具细锯齿；上表面黄绿色，无毛，下表面灰色，无毛或疏被毛。叶片近纸质。气微，味微苦。

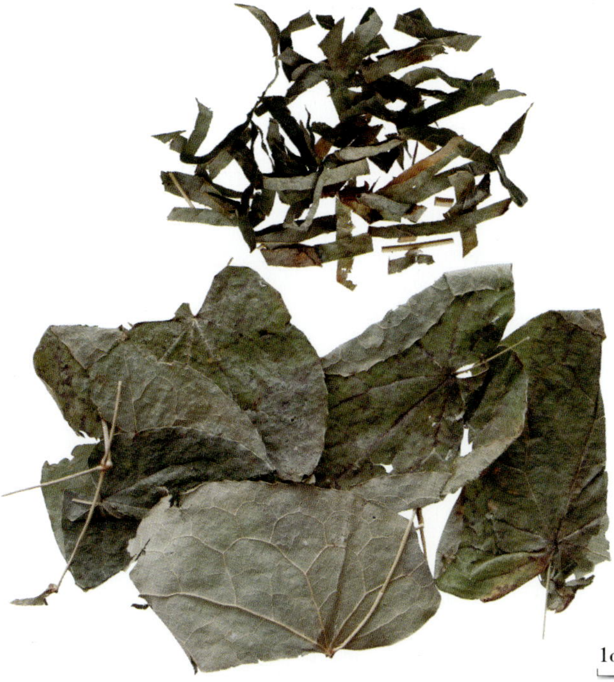

1cm 淫羊藿

性味	辛、甘，温。
功效	补肾阳，强筋骨，祛风湿。
主治	肾阳虚衰，阳痿遗精，筋骨痿软，风湿痹痛，麻木拘挛。
用量用法	3~10g。

附　注:《中国药典》2015年版记载同属植物淫羊藿、箭叶淫羊藿、柔毛淫羊藿与朝鲜淫羊藿的干燥叶同等入药。

★ 细叶十大功劳 *Mahonia fortunei* (Lindl.) Fedde

别名：竹叶黄连。| 药材名：功劳木（茎）。

植物形态

常绿灌木，高达 2m，全体无毛。单数羽状复叶；小叶 3~9 枚，革质，矩圆状披针形或椭圆状披针形，各侧生小叶几等长，向上小叶渐大，顶生小叶最大，均无柄，先端有锐齿，基部每侧边缘有 6~13 个刺状锐齿，上表面暗绿色，下表面灰黄绿色。总状花序，4~8 个簇生；花黄色；花梗长 1~4mm；小苞片 1 枚，卵形；萼片 9 枚，排列成 3 轮，花瓣状；花瓣 6 片，比内轮萼片小；雄蕊 6 枚。浆果圆形或矩圆形，蓝黑色，有白粉。花期 7~9 月，果期 9~11 月。

生境分布： 生于山坡、灌丛中，也有栽培。分布于江苏、浙江、江西、福建、湖北、湖南、四川、贵州等地。

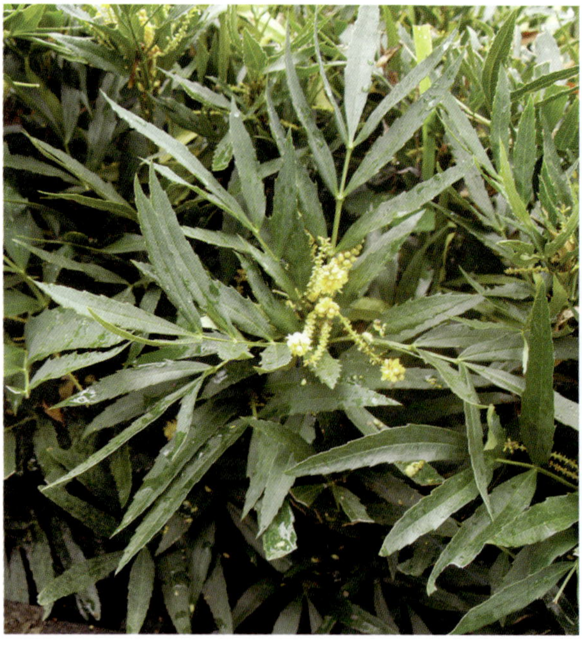

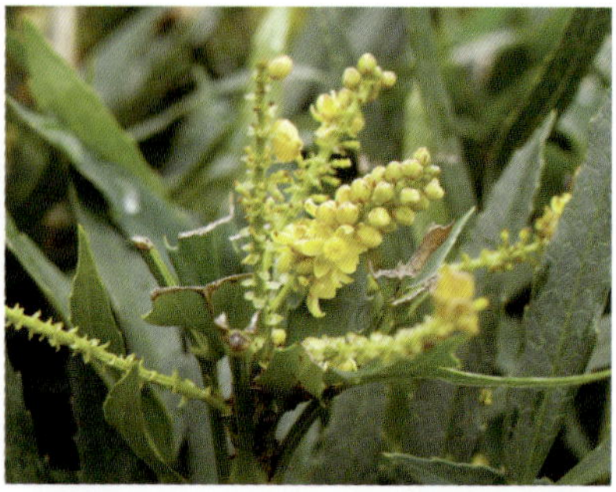

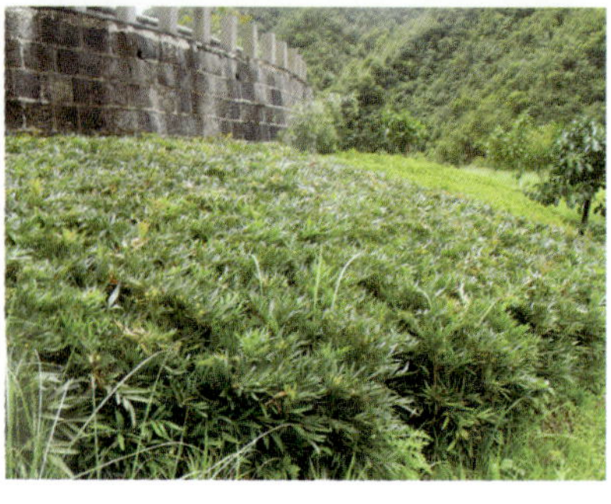

药材性状

功劳木

不规则的块片，大小不等。外表面灰黄色至棕褐色，有明显的纵沟纹及横向细裂纹，有的外皮较光滑，有光泽，或有叶柄残基。质硬，切面皮部薄，棕褐色，木部黄色，可见数个同心性环纹及排列紧密的放射状纹理，髓部色较深。气微，味苦。

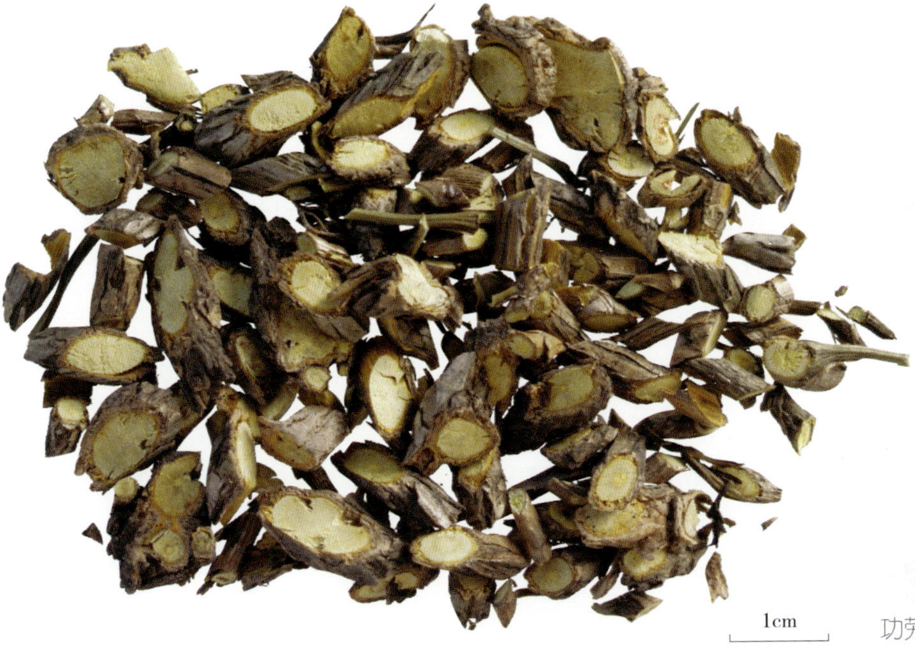

功劳木

性味	苦，寒。
功效	清热燥湿，泻火解毒。
主治	湿热泻痢，黄疸尿赤，目赤肿痛，胃火牙痛，疮疖痈肿。
用量用法	9~15g。外用适量。

附　注：《中国药典》2015 年版记载同属植物阔叶十大功劳与细叶十大功劳的干燥茎同等入药。

★ 桃儿七 *Sinopodophyllum hexandrum* (Royle) T. S. Ying

别名：鬼臼。| **药材名**：小叶莲（果实）。

植物形态

多年生草本，高 50~60cm。根茎粗壮，纤维状根发达。茎单一，基部被膜质鞘 2~4 个。叶常 2 枚，生于茎顶；叶柄长，形状似茎的分枝；叶片近圆形，3~5 深裂，裂片常再次分裂至中部。花单一，先叶开放，着生于叶柄的交叉处或稍上方；花梗长 2~5cm；花萼早落；花瓣 6 片，白色至蔷薇红色，倒卵状长圆形；雄蕊 6 枚，花药长圆形，花丝基部加宽；雌蕊单一；子房近圆形，柱头盾状，几无花柱。浆果卵圆形，熟时红色。花期 5~6 月，果期 7~9 月。

生境分布：生于海拔 2000~3000m 的山地草丛中或林下。分布于陕西、甘肃、青海、四川、云南、西藏等地。

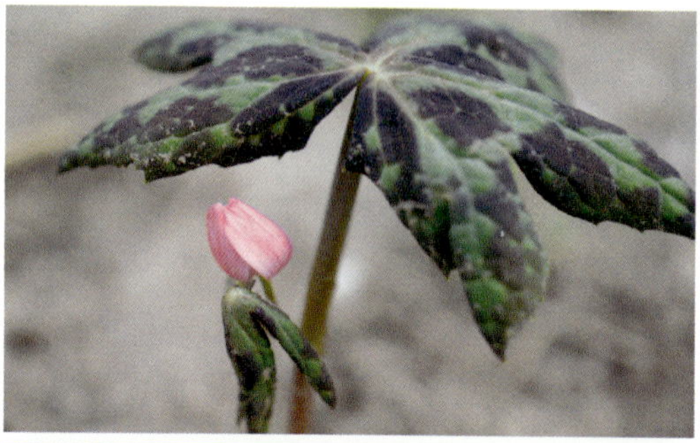

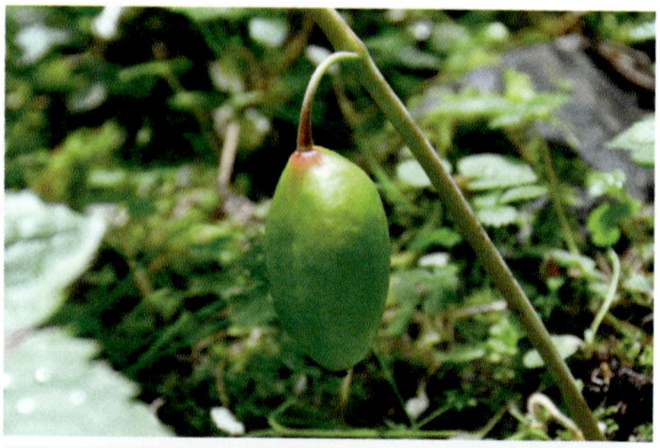

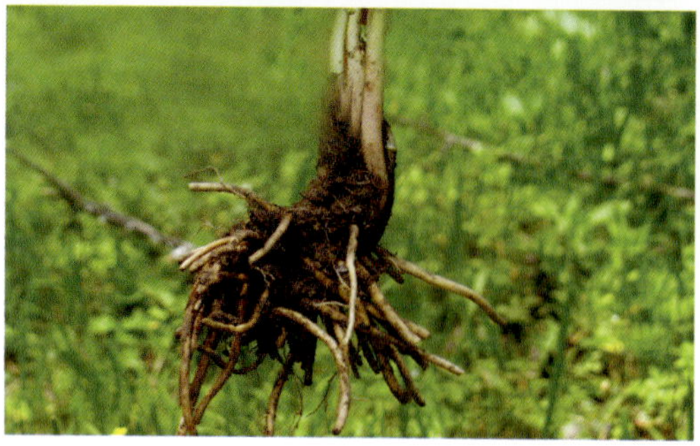

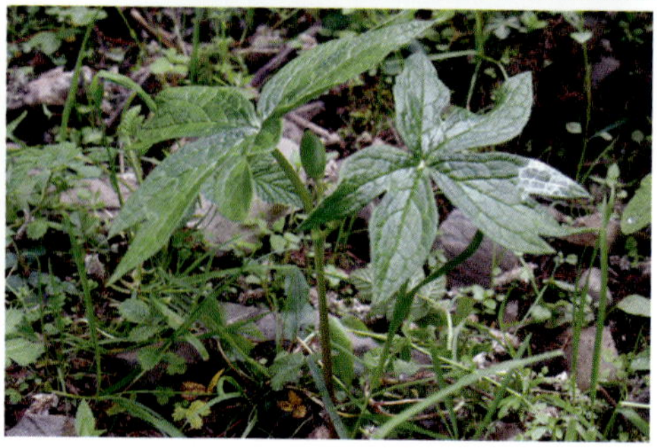

药材性状

小叶莲

椭圆形或近球形，多压扁，长 3~5.5cm，直径 2~4cm；表面紫红色或紫褐色，皱缩，有的可见露出的种子；顶端稍尖，果梗黄棕色，多脱落；果皮与果肉粘连成薄片，易碎，内具多数种子。种子近卵形，长约 4mm；表面红紫色，具细皱纹，一端有小突起；质硬；种仁白色，有油性。气微，味酸甜、涩；种子味苦。

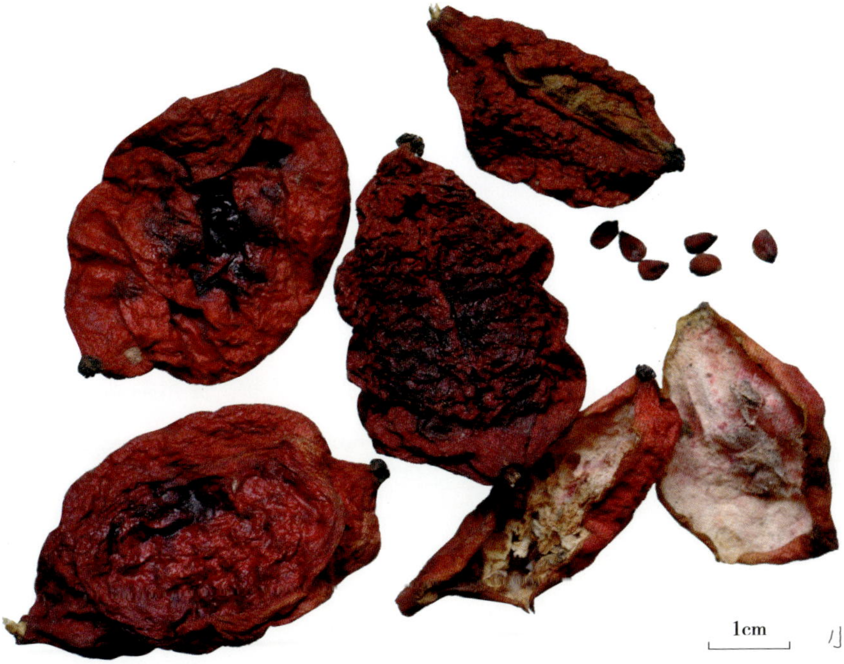

小叶莲

性味	甘，平；有小毒。
功效	调经活血。
主治	血瘀经闭，难产，死胎，胞衣不下。
用量用法	3~9g，多入丸、散。

木通科

★ 三叶木通 *Akebia trifoliata* (Thunb.) Koidz.

别名：八月扎。| **药材名：**木通（藤茎）、预知子（近成熟果实）。

植物形态

落叶藤本。三出复叶簇生枝端；叶柄长 6~8cm；小叶纸质或薄革质，卵圆形、宽卵形或长卵圆形等，边缘呈深波状或齿状。花单性，雌雄同株，紫红色，总状花序腋生。雄花生于花序上部，有小苞片。雌花生于花序下部；苞片线状披针形；心皮 3~12 个，离生，子房上位，1 室，侧膜胎座，胚珠多数。蓇葖果椭圆形，肉质，成熟时紫红色，沿腹缝线开裂。种子三角形，棕红色，有纵皱纹，种脐偏于一边。花期 4~5 月，果期 8~10 月。

生境分布：生于山谷、山坡灌丛、沟缘或疏林半阴湿处。分布于河南、江苏、江西、湖北、湖南、广东、海南、陕西、四川、河北、山西、山东、安徽、甘肃、云南、贵州等地。

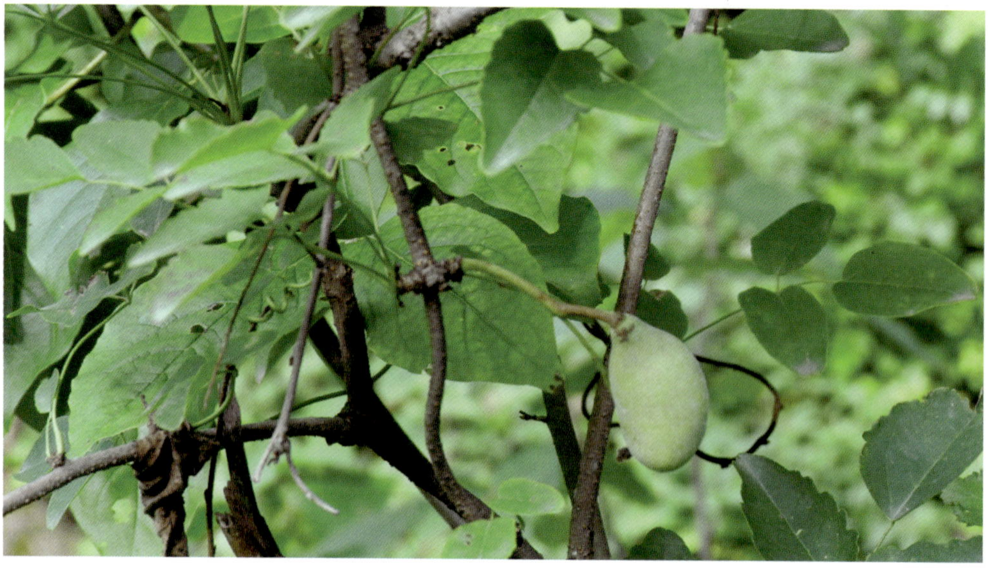

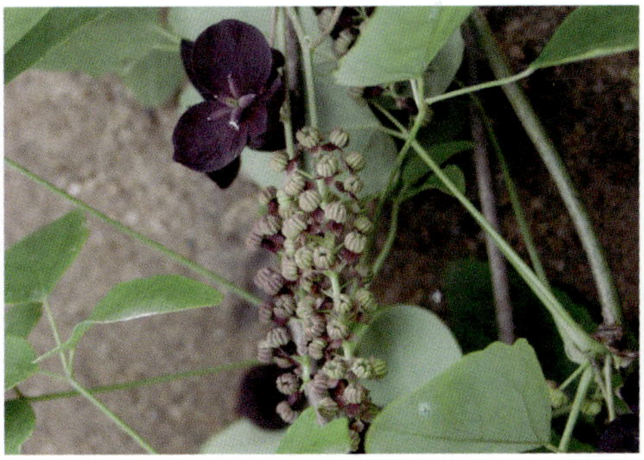

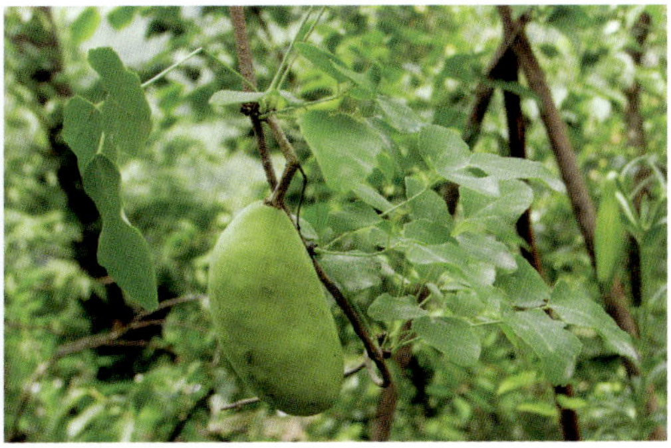

药材
性状

木通

圆柱形，常稍扭曲，长 30~70cm，直径 0.5~2cm。表面灰棕色至灰褐色，外皮粗糙而有许多不规则的裂纹或纵沟纹，具突起的皮孔。节部膨大或不明显，具侧枝断痕。体轻，质坚实，不易折断，断面不整齐，皮部较厚，黄棕色，可见淡黄色颗粒状小点，木部黄白色，射线呈放射状排列，髓小或有时中空，黄白色或黄棕色。气微，味微苦而涩。

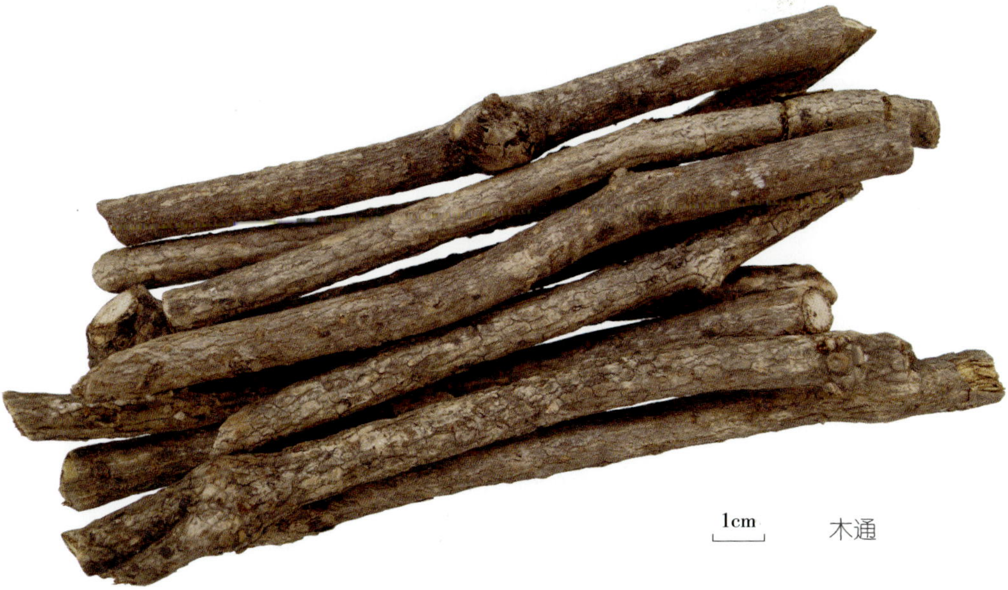

木通

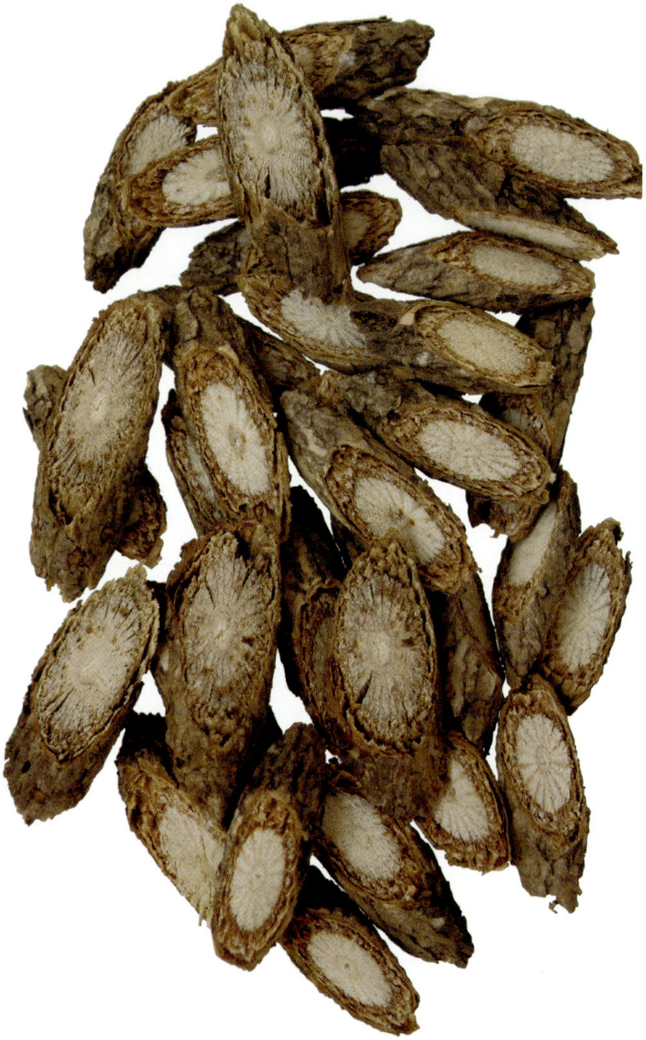

木通（饮片）

性味	苦，寒。
功效	利尿通淋，清心除烦，通经下乳。
主治	淋证，水肿，心烦尿赤，口舌生疮，经闭乳少，湿热痹痛。
用量用法	3~6g。

药材性状

预知子

肾形或长椭圆形，稍弯曲，长 3~9cm，直径 1.5~3.5cm。表面黄棕色或黑褐色，有不规则的深皱纹，顶端钝圆，基部有果梗痕。质硬，破开后，果瓤淡黄色或黄棕色。种子多数，扁长卵形，黄棕色或紫褐色，具光泽，有条状纹理。气微香，味苦。

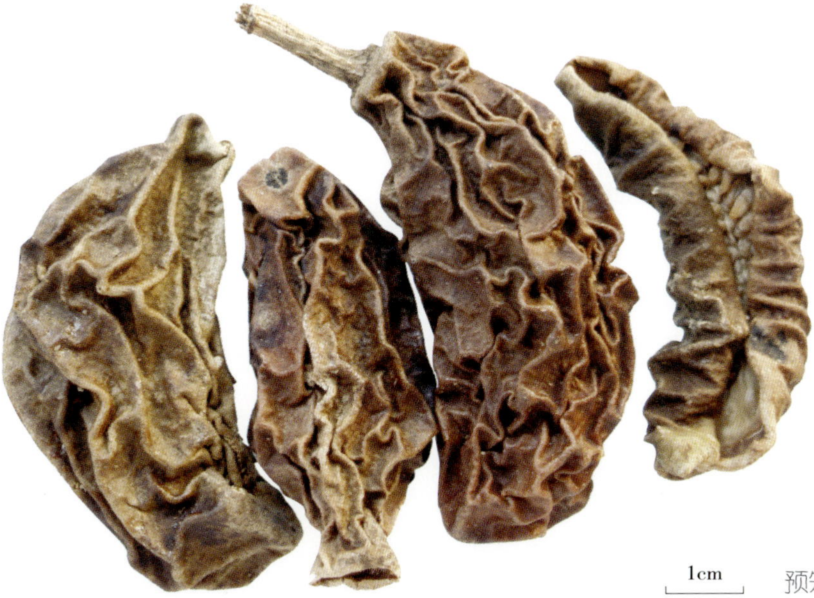

预知子

性味	苦，寒。
功效	疏肝理气，活血止痛，散结，利尿。
主治	脘胁胀痛，经闭痛经，痰核痞块，小便不利。
用量用法	3~9g。

附　注：《中国药典》2015 年版记载同属植物木通、白木通与三叶木通的干燥藤茎和干燥果实同等入药。

★野木瓜 *Stauntonia chinensis DC.*

别名：假荔枝、七叶莲、五爪金龙。| **药材名：**野木瓜（带叶茎枝）。

植物形态

常绿木质藤本。小叶（3）5~7（8）枚，革质，长圆形、长圆状披针形或倒卵状椭圆形，老叶下表面斑点明显。伞房花序，总花梗纤细，基部具大苞片，花序数个腋生；花淡黄色或乳白色，内面有紫斑。雄花退化花瓣椭圆形，有时无；雄蕊长 0.8~1cm，药隔角状体长 2~3mm，花丝合生；退化雌蕊小。雌花较大，无花瓣；雌蕊圆锥形，柱头乳头状。果椭圆形，橙黄色。花期 3~4 月，果期 9~10 月。

生境分布：生于海拔 300~1500m 的常绿阔叶林下、山谷或溪边灌木丛中。分布于福建、广东、香港、海南、广西，以及云南东南部等地。

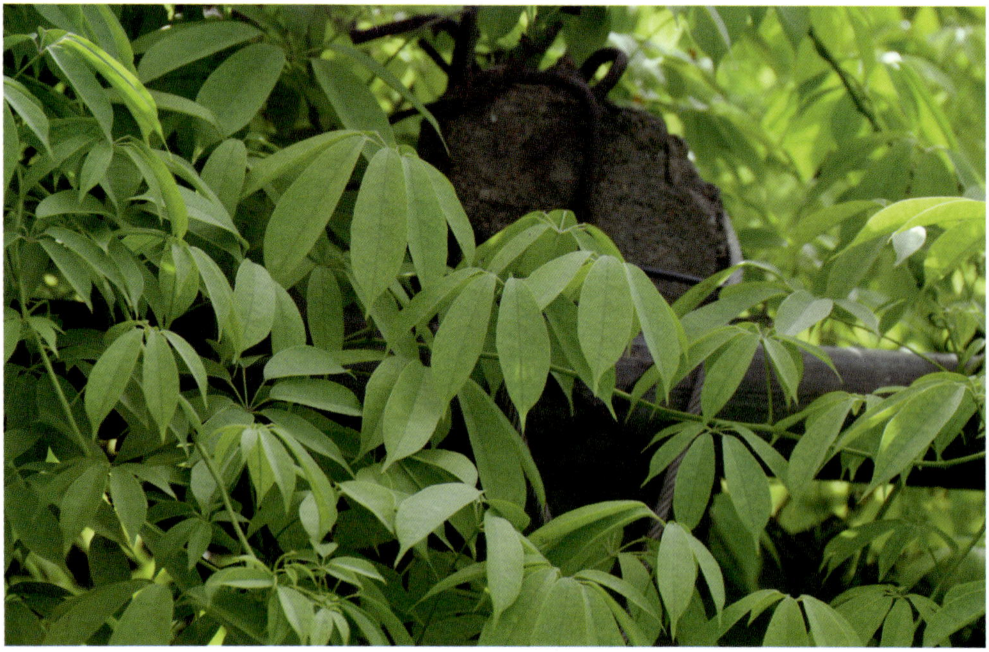

药材
性状

野木瓜

茎呈圆柱形，长 3~5cm，直径 0.2~3cm。粗茎表面灰黄色至灰棕色，有粗纵纹，外皮常块状脱落；细茎表面深棕色，具光泽，纵纹明显，可见小枝痕或叶痕。切面皮部狭窄，深棕色，木部宽广，浅棕黄色，有密集的放射状纹理及成行小孔，髓部明显。质硬或稍韧。掌状复叶互生；小叶片长椭圆形，革质，长 5~10cm，宽 2~4cm，先端尖，基部近圆形，全缘，上表面深棕绿色，有光泽，下表面浅棕绿色，网脉明显；小叶柄长约 1.5cm。气微，味微苦涩。

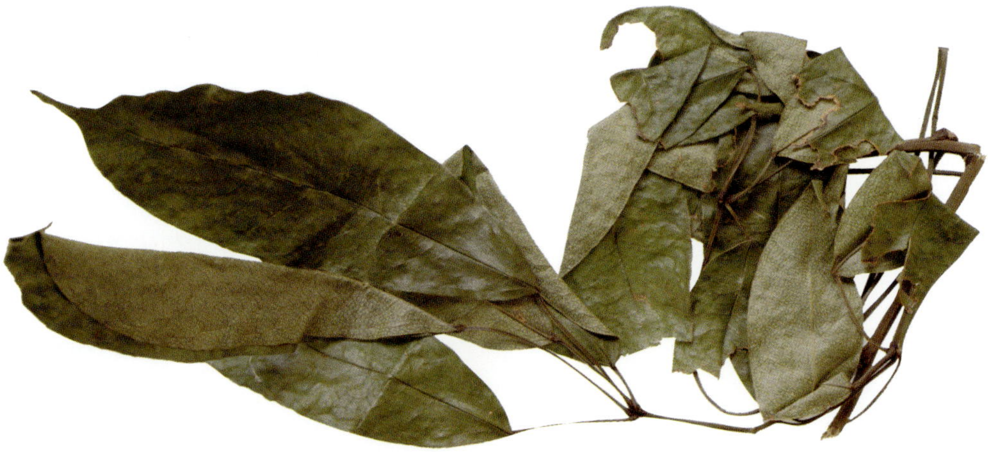

1cm 野木瓜

性味	微苦，平。
功效	舒筋活络，祛风止痛。
主治	风湿痹痛，腰腿疼痛，头痛，牙痛，痛经，跌打损伤。
用量用法	9~15g。

防己科

★ 青藤 *Sinomenium acutum* (Thunb.) Rehd. et Wils.

别名：风龙、毛青藤。| 药材名：青风藤（藤茎）。

植物形态

木质大藤本。老茎灰色，树皮不规则纵裂；枝圆柱状，有直线纹，被柔毛至近无毛。叶柄有条纹，无毛或被柔毛；叶片革质或纸质，心状卵圆形至阔卵形，边全缘，有角至 5~9 裂，嫩叶被绒毛，老叶常两表面无毛，掌状脉连同网状小脉均在下表面凸起。花序轴被柔毛或绒毛，苞片线状披针形。雄花紧贴花萼；萼片背面被柔毛，外轮长圆形至狭长圆形，内轮近卵形；花瓣稍肉质。雌花不育雄蕊丝状；心皮无毛。核果红色至暗紫色。花期夏季，果期秋季。

生境分布：生于林中、林缘、沟边或灌丛中，攀缘于树上或石山上。分布于长江流域及其以南各地，南至广东北部。

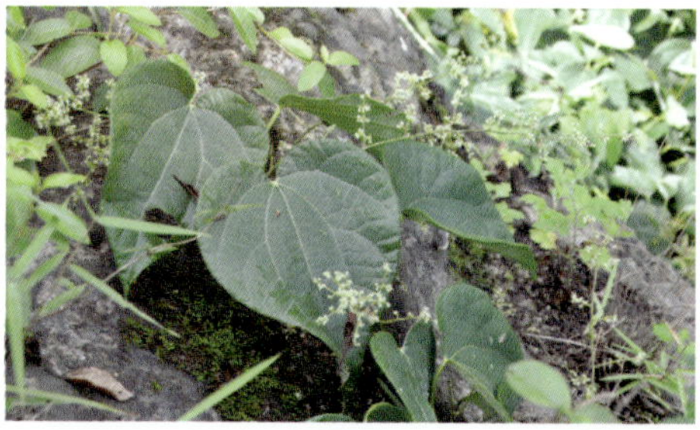

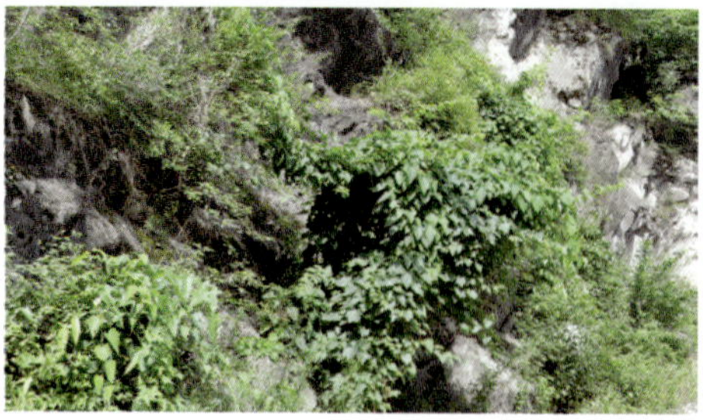

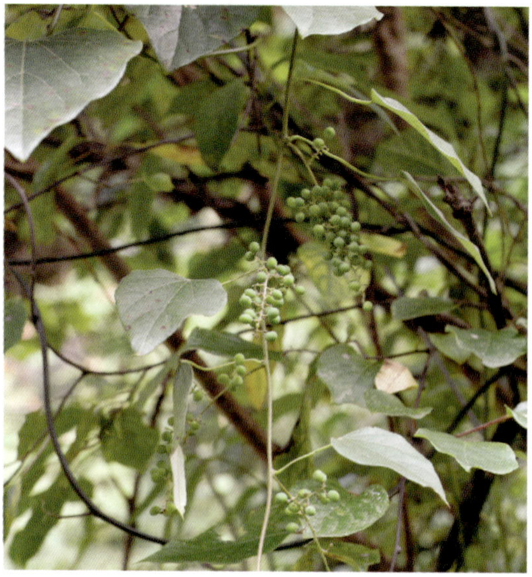

药材性状

青风藤

长圆柱形，常微弯曲，长 20~70cm 或更长，直径 0.5~2cm。表面绿褐色至棕褐色，有的灰褐色，有细纵纹及皮孔。节部稍膨大，有分枝。体轻，质硬而脆，易折断，断面不平坦，灰黄色或淡灰棕色，皮部窄，木部射线呈放射状排列，髓部淡黄白色或黄棕色。气微，味苦。

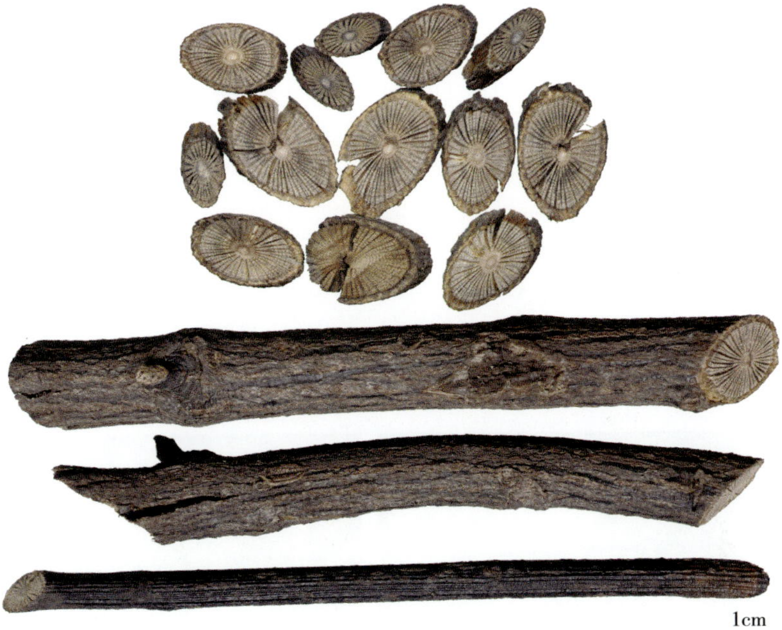

青风藤

性味	苦、辛，平。
功效	祛风湿，通经络，利小便。
主治	风湿痹痛，关节肿胀，麻痹瘙痒。
用量用法	6~12g。

附　注：《中国药典》2015 年版记载同属植物毛青藤与青藤的干燥藤茎同等入药。

★ 蝙蝠葛 *Menispermum dauricum* DC.

别名： 山地瓜秧、蝙蝠藤。| **药材名：** 北豆根（根茎）。

植物形态

缠绕藤本。根茎粗，黄褐色。茎木质化，无毛，圆形，具纵条纹。叶片盾状三角形至七角形，裂片钝圆或三角形，上表面绿色，下表面灰白色，两表面无毛；叶柄长 6~10cm。花单性异株，排成腋生圆锥花序。雄花黄绿色；萼片狭倒卵形，膜质；花瓣较萼片为小，卵圆形，带肉质；雄蕊 12~18 枚，花药球形。雌花退化雄蕊 6~12 枚；雌蕊群具长 0.5~1mm 的柄。核果扁球形，黑色。花期 5~6 月，果期 7~8 月。

生境分布： 生于山地、灌丛或攀缘于岩石上。分布于黑龙江、吉林、辽宁、河北、河南、山东、山西、内蒙古、江苏、安徽、浙江、江西、陕西、宁夏、四川等地。

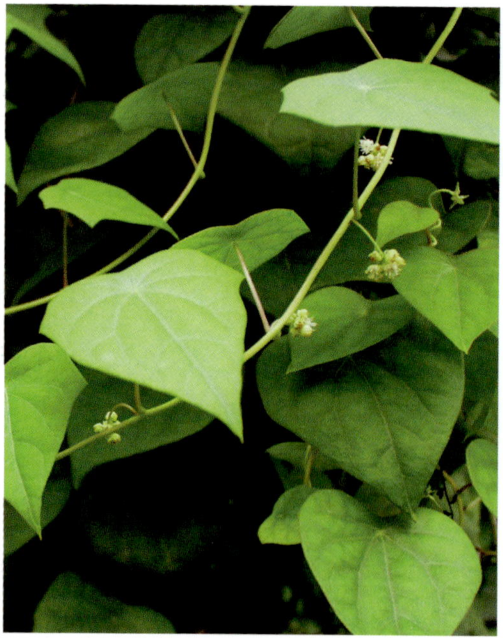
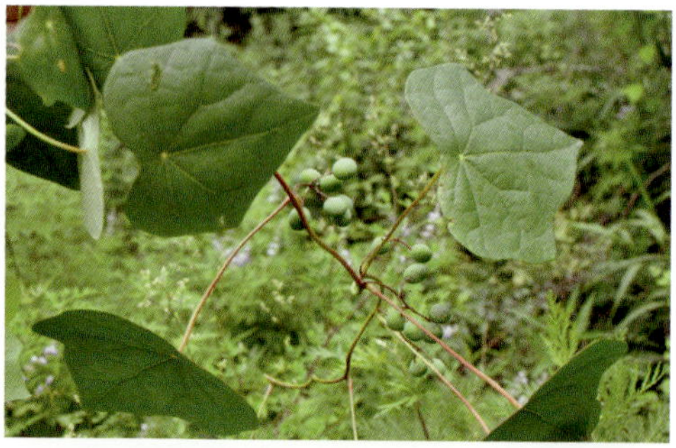
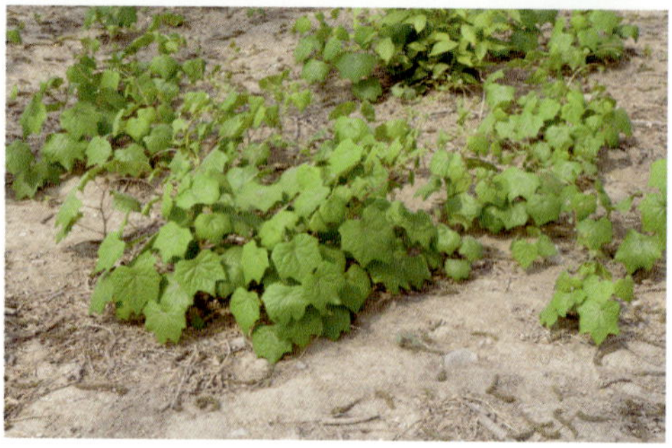

药材性状

北豆根

细长圆柱形，弯曲，有分枝，长可达50cm，直径0.3~0.8cm。表面黄棕色至暗棕色，多有弯曲的细根，并可见突起的根痕及纵皱纹，外皮易剥落。质韧，不易折断，断面不整齐，纤维细，木部淡黄色，呈放射状排列，中心有髓。气微，味苦。

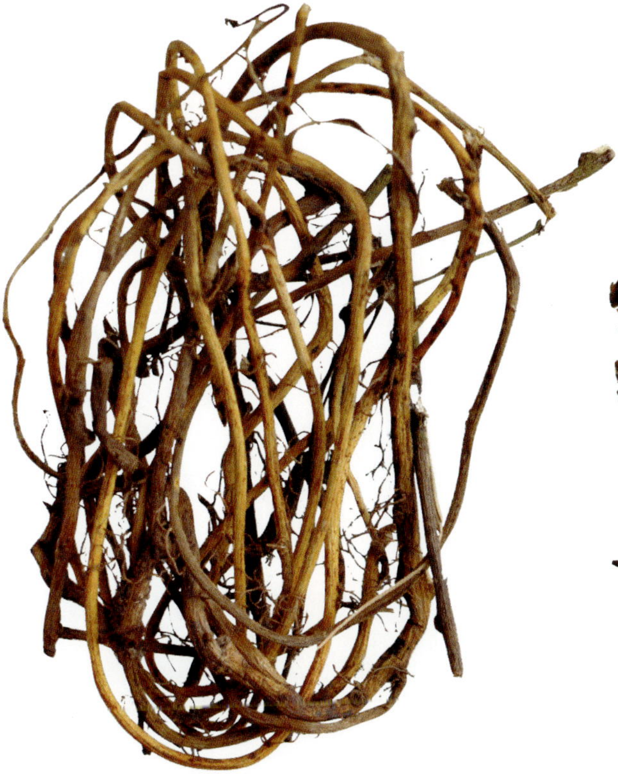

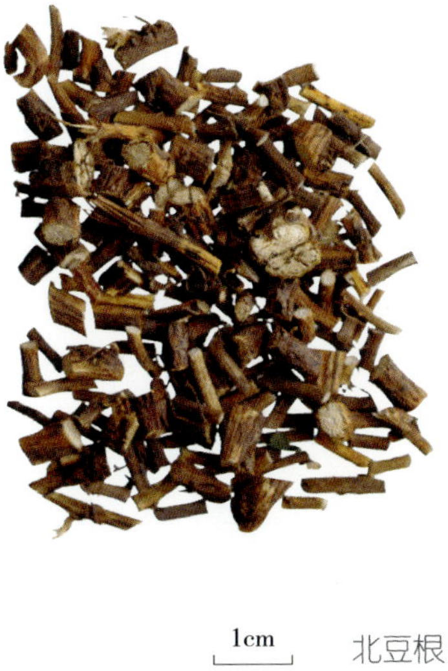

北豆根

性味	苦，寒；有小毒。
功效	清热解毒，祛风止痛。
主治	咽喉肿痛，热毒泻痢，风湿痹痛。
用量用法	3~9g。

金缕梅科

★ 枫香树 *Liquidambar formosana* Hance.

别名：枫树。| 药材名：路路通（果序）、枫香脂（树脂）。

植物形态

落叶乔木，高可达 40m。树皮幼时灰白色，平滑，老时褐色，粗糙，有皮孔。叶互生；托叶线形，早落；叶柄长 3~7cm；叶片掌状 3 裂，幼苗及发芽枝上的叶多为掌状 5 裂，先端渐尖，基部心形，边缘有锯齿。花单性，雌雄同株。雄花排成柔荑花序，无花被；雄蕊多数，花丝不等长。雌花排成球形头状花序，花序梗细长；萼齿钻形；无花瓣；子房半下位，2 室，胚珠多数，花柱 2 枚，先端常弯曲。头状果序具蒴果长椭圆形，下半部藏于花序轴内，成熟时顶孔开裂。花期 3~4 月，果熟期 9~10 月。

生境分布：喜生于气候温暖，土壤湿润、肥沃的平原及丘陵山区。分布于河南、陕西、青海、安徽、江苏、浙江、福建、台湾、湖北、湖南、广东、广西、云南、贵州、四川、西藏等地。

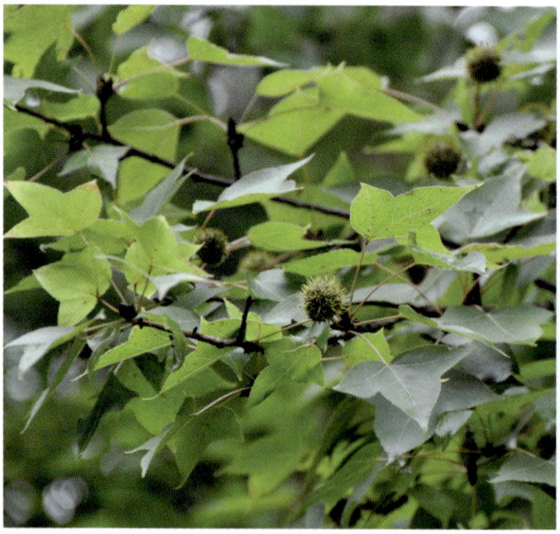

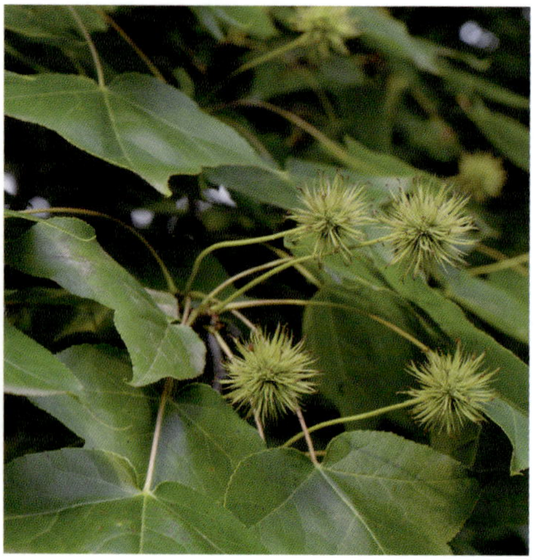

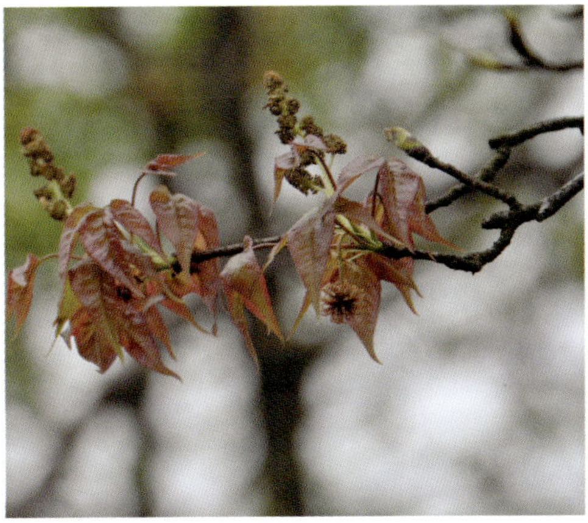

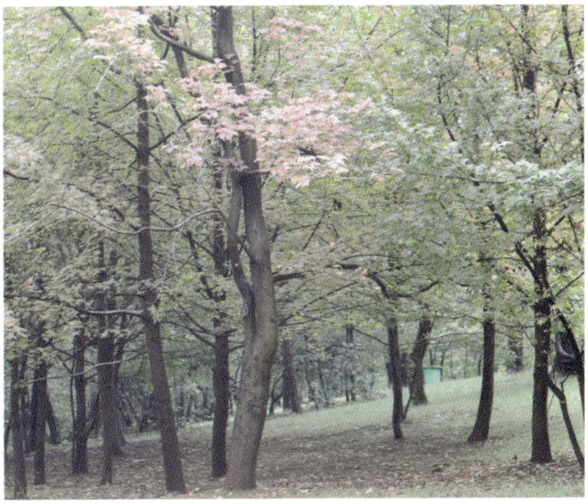

药材性状

路路通

本品为聚花果，由多数小蒴果集合而成，呈球形，直径2~3cm。基部有总果梗。表面灰棕色或棕褐色，有多数尖刺及喙状小钝刺，长0.5~1mm，常折断，小蒴果顶部开裂，呈蜂窝状小孔。体轻，质硬，不易破开。气微，味淡。

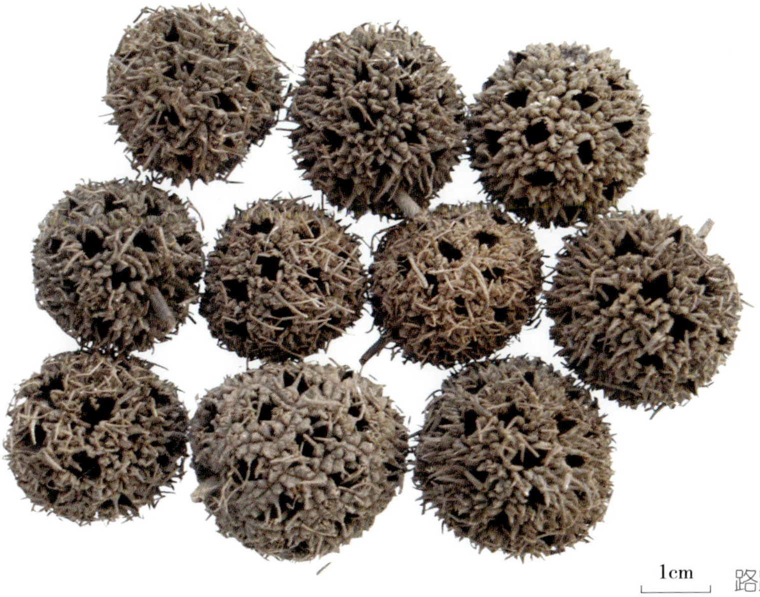

路路通

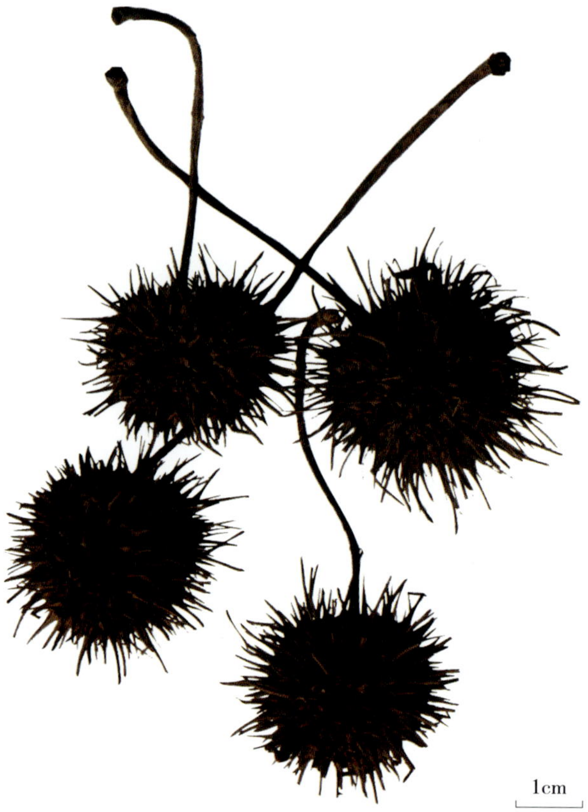

路路通

性味	苦，平。
功效	祛风活络，利水，通经。
主治	关节痹痛，麻木拘挛，水肿胀满，乳少，经闭。
用量用法	5~10g。

药材性状

枫香脂

不规则块状，淡黄色至黄棕色，半透明或不透明。质脆，断面具光泽。气香，味淡。

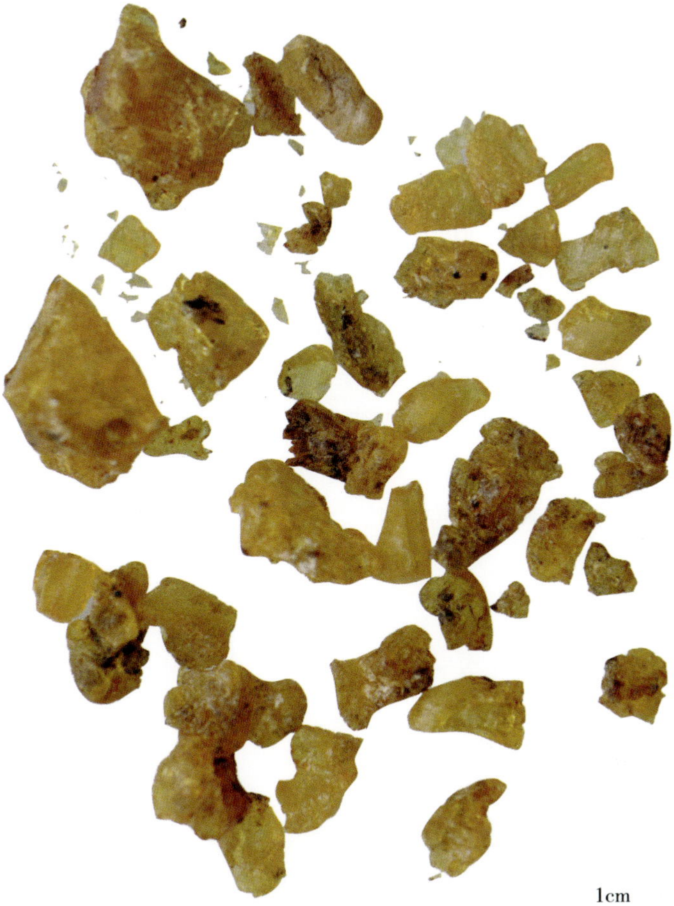

1cm 枫香脂

性味	辛、微苦，平。
功效	活血止痛，解毒生肌，凉血止血。
主治	跌扑损伤，痈疽肿痛，吐血，衄血，外伤出血。
用量用法	1~3g，宜入丸、散。外用适量。

附　注：原产于我国的枫香属植物有枫香树和缺萼枫香2种，《中国药典》2015年版收载的枫香属植物有枫香树和苏合香树。

★ 苏合香树 *Liquidambar orientalis* Mill.

别名：苏合香。| **药材名：**苏合香（树脂）。

植物形态

乔木。叶互生；叶片掌状5裂，偶为3或7裂，裂片卵形或长方卵形，先端急尖，基部心形，边缘有锯齿。花单性，雌雄同株，多数呈圆头状花序，小花黄绿色。雄花的花序呈总状排列；雄花仅有苞片；雄蕊多数，花药长圆形，花丝短。雌花的花序单生；花被细小；雄蕊多数，基部愈合；子房有胚珠数枚，花柱弯曲。果序圆球状，聚生多数蒴果，有宿存刺状花柱；蒴果先端喙状，成熟时顶端开裂。种子狭长圆形，扁平，顶端有翅。

生境分布：生于湿润、肥沃的土壤中，阳性树种。原产于小亚细亚南部，自土耳其至叙利亚北部地区，现我国广西等南方地区有少量引种栽培。

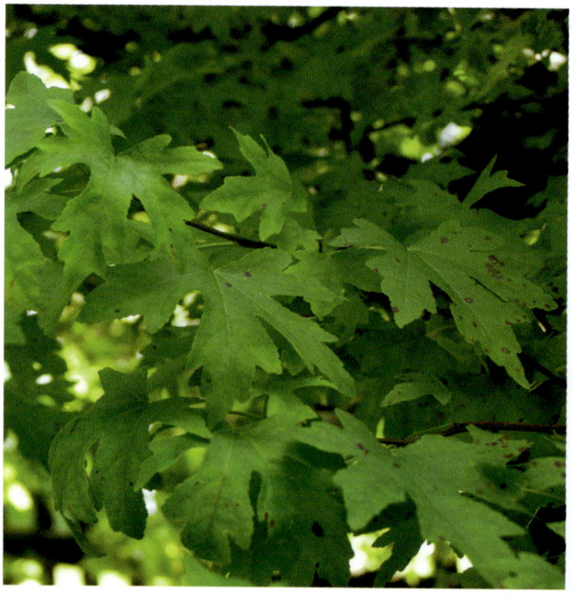

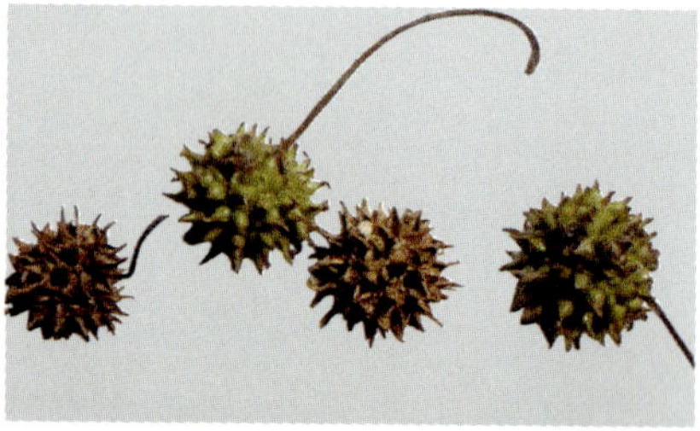

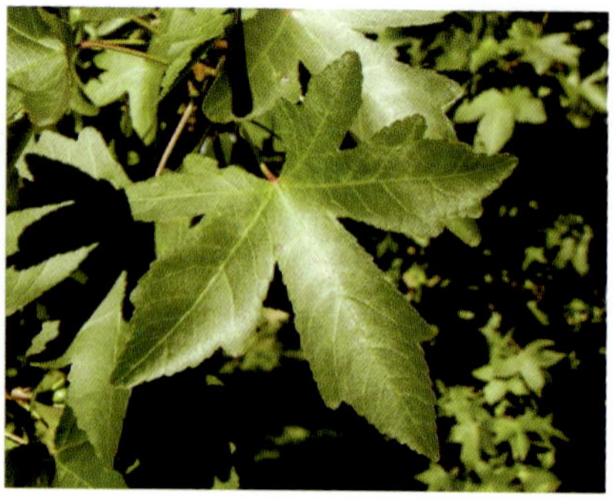

药材性状

苏合香

本品为半流动性的浓稠液体，棕黄色或暗棕色，半透明。质黏稠，气芳香。

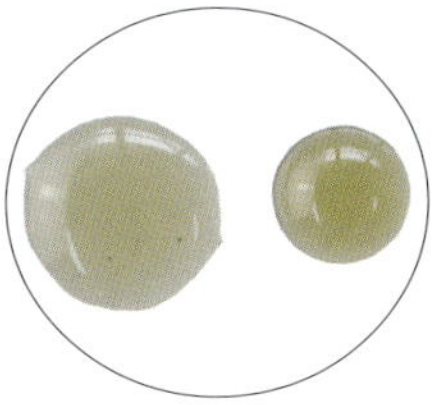

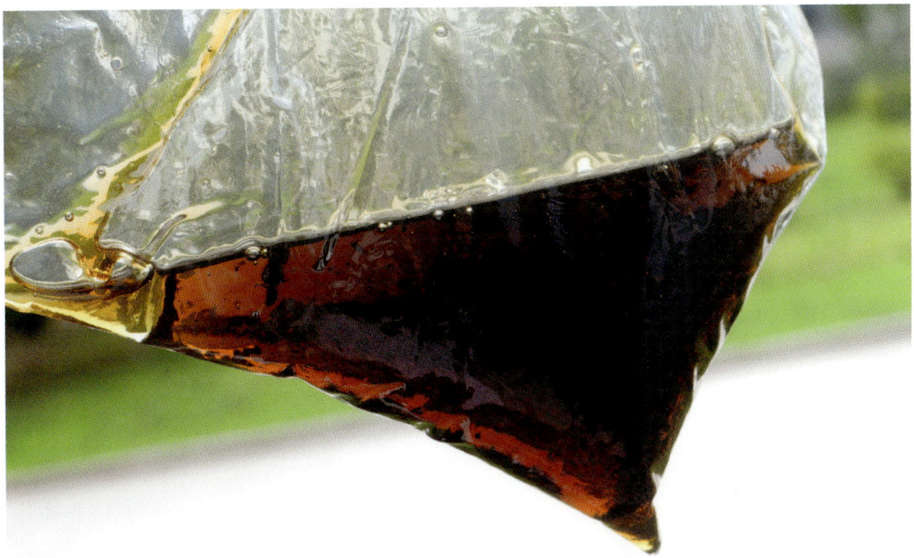

苏合香

性味	辛，温。
功效	开窍，辟秽，止痛。
主治	中风痰厥，猝然昏倒，胸痹心痛，胸腹冷痛，惊痫。
用量用法	0.3~1g，宜入丸、散。

附　注：《中国药典》2015 年版记载同属植物有枫香树与苏合香树的树脂同等入药。

檵木 *Loropetalum chinense* (R. Br.) Oliv.

别名： 清明花、坚漆。| **药材名：** 檵木叶（叶）。

植物形态

落叶灌木或小乔木。树皮深灰色。新枝密被褐色星状毛。叶互生；叶片革质，卵圆形或椭圆形，全缘或稍有齿，上表面叶深绿色，被疏毛，下表面浅绿色，密生星状柔毛。花两性，簇生；苞片条形；萼筒有星状毛，长卵形；花瓣淡黄色，线形；雄蕊 4 枚，花丝短，药隔伸出呈刺状；雌蕊子房半下位，2 室，花柱 2 枚，极短。蒴果倒圆锥形，木质，褐色，密生星状毛，顶端开裂，有 2 粒种子。种子长圆形，白色，稍有光泽。花期 4~5 月，果期 8~9 月。

生境分布： 生于山坡、疏林下或灌木丛中。分布于安徽、江苏、浙江、江西、福建、台湾、湖北、湖南等长江以南各地。

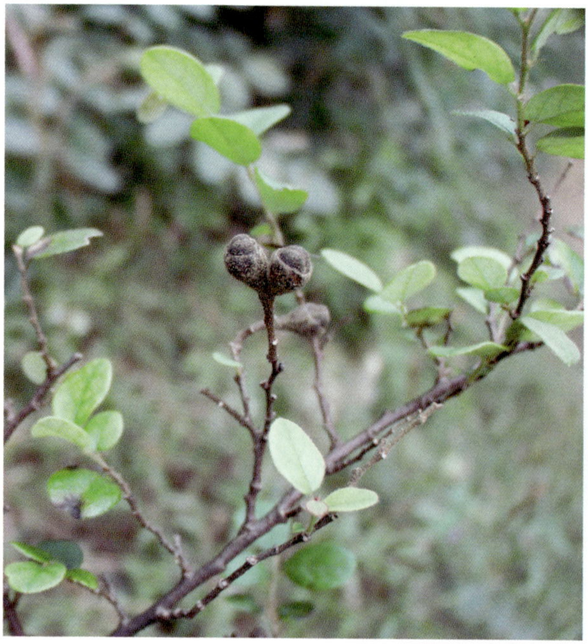

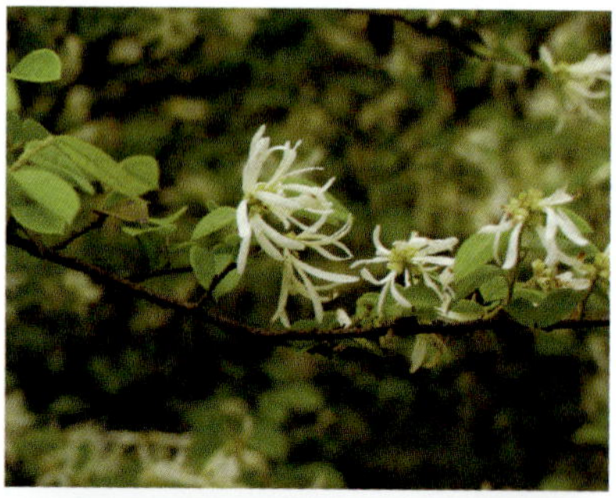

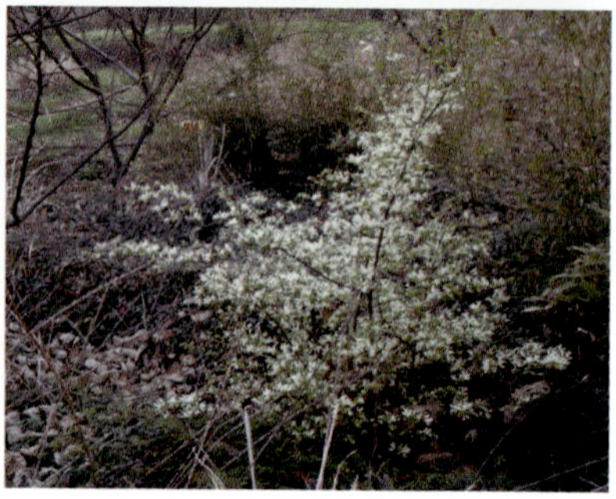

药材性状

檵木叶

叶片呈卵圆形或椭圆形，两侧常内卷成单卷状，有时带有枝梢，长 1.5~4.5cm，宽 1.2~2.5cm，先端锐尖，基部偏斜，全缘，间有小齿，革质，较粗糙，不易破碎，撕裂面纤维性，上表面绿色，有稀疏毛茸，下表面较浅，密被星状毛茸。叶柄短，密生棕色毛茸。气微，味涩、微苦。

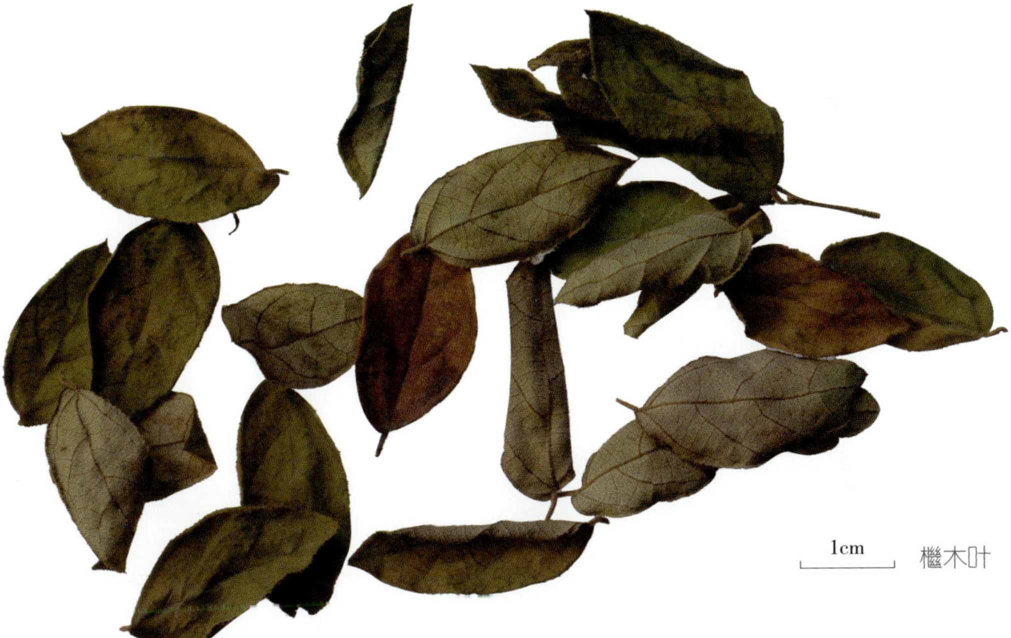

檵木叶

性味	苦、涩，平。
功效	收敛止血，解毒，涩肠。
主治	吐血，咯血，崩漏下血，泄泻，痢疾，烧烫伤。
用量用法	15~30g。

桑科

★ 构树 *Broussonetia papyrifera* (L.) Vent.

别名：野杨梅子。| 药材名：楮实子（果实）。

植物形态

落叶乔木。树皮暗灰色，平滑或浅裂。小枝粗壮，密生绒毛。叶片宽卵形或长圆状卵形，不裂或不规则的 3~5 深裂，叶缘具粗锯齿，上表面具粗糙伏毛，下表面被柔毛；叶柄长 2.5~8cm，密生柔毛。花单性，雌雄异株。雄花为柔荑花序，腋生，下垂；花被片，基部结合；雄蕊 4 枚。雌花为球形头状花序；雌花的苞片棒状；花被管状；花柱侧生，丝状。聚花果球形，成熟时肉质，橘红色。花期 5~6 月，果熟期 9~10 月。

生境分布：生于山地或平原，常为栽培。分布于河北、河南、山东、山西、江苏、安徽、浙江、江西、福建、台湾、湖北、湖南、广东、广西、陕西、甘肃、云南、贵州、四川等地。

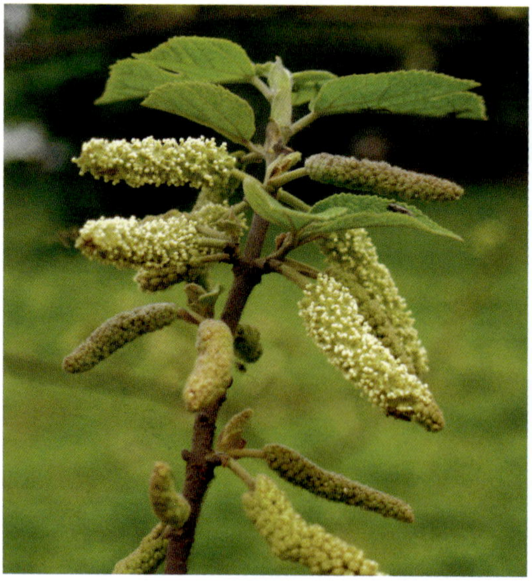

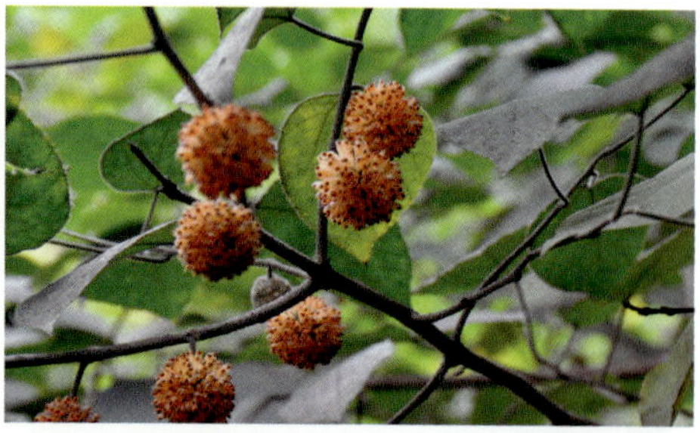

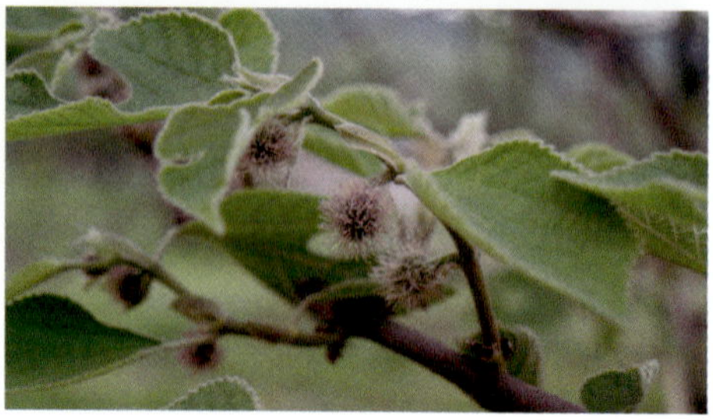

药材性状

楮实子

本品略呈球形或卵圆形，稍扁，直径约 1.5mm。表面红棕色，有网状皱纹或颗粒状突起，一侧有棱，一侧有凹沟，有的具果梗。质硬而脆，易压碎。胚乳类白色，富油性。气微，味淡。

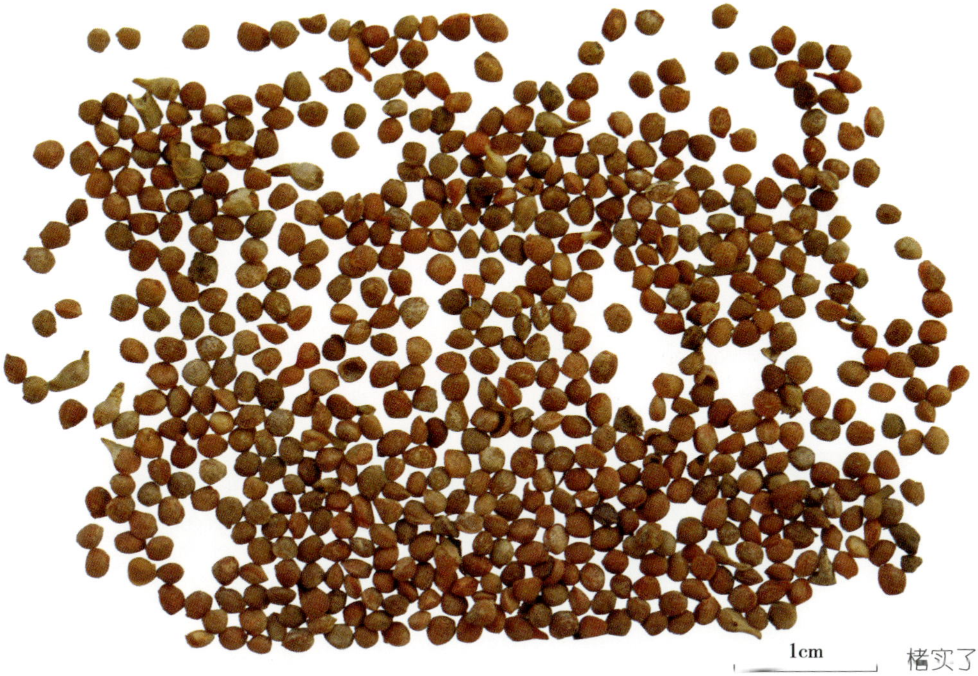

楮实了

性味	甘，寒。
功效	补肾清肝，明目，利尿。
主治	肝肾不足，腰膝酸软，虚劳骨蒸，头晕目昏，目生翳膜，水肿胀满。
用量用法	6~12g。

★ 柘树 *Cudrania tricuspidata* Bur.

别名：柘、柘刺、柘桑。| **药材名**：穿破石（根）。

植物形态

落叶灌木或小乔木。小枝黑绿褐色，具坚硬棘刺。单叶互生；叶柄略有毛；叶片近革质，卵圆形或倒卵形，全缘或 3 裂，幼时两表面均有毛，成长后除下表面主脉略有毛外，余均光滑无毛，基出三脉。花单性，雌雄异株，头状花序，单一或成对腋生。雄花花被片 4 裂；雄蕊 4 枚，花丝直立。雌花花被片 4 裂，花柱 1 枚。聚花果近球形，橙红色或橙黄色，瘦果被肉质宿存花被及苞片包裹。花期 6 月，果期 9~10 月。

生境分布：喜生于阳光充足的荒地、坡地、丘陵及溪旁。分布于河北、陕西、甘肃、河南、山东、安徽、江苏、浙江、江西、福建、湖北、湖南、广东、广西、贵州、四川、重庆、云南等地。

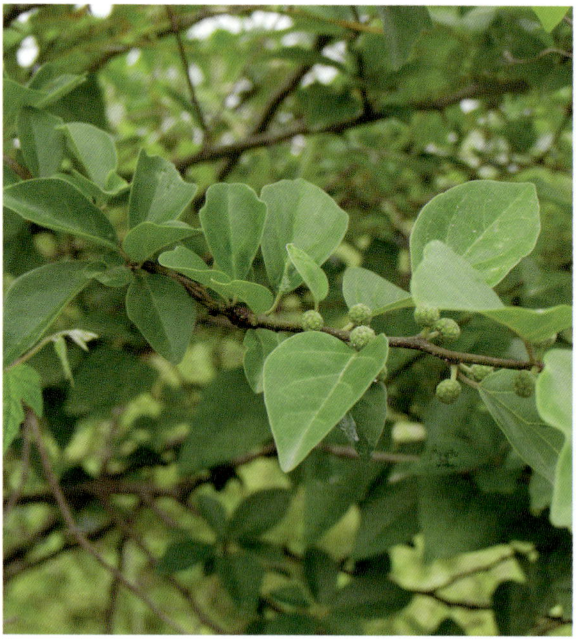
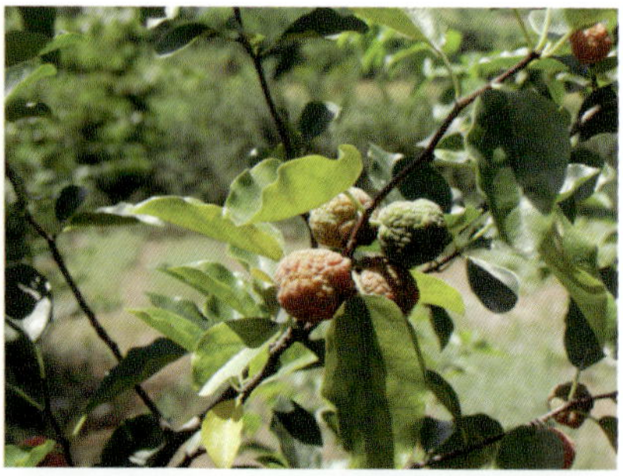
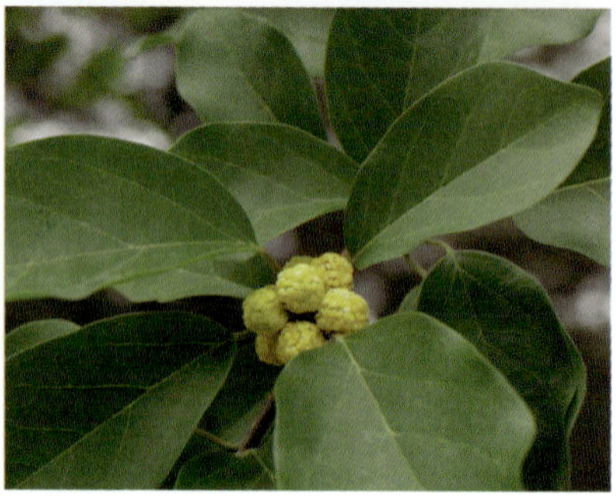

药材性状

穿破石

圆柱形，长短不一，直径 1.5~2.5cm，或已切成圆形厚片。外皮黄色或橙红色，具显著的纵皱纹及少数须根痕，栓皮薄而易脱落。质地坚硬，不易折断，断面皮部薄，灰黄色，具韧性纤维，木部占绝大部分，黄色，柴性，导管孔明显，有的中央部位有髓。气微，味淡。

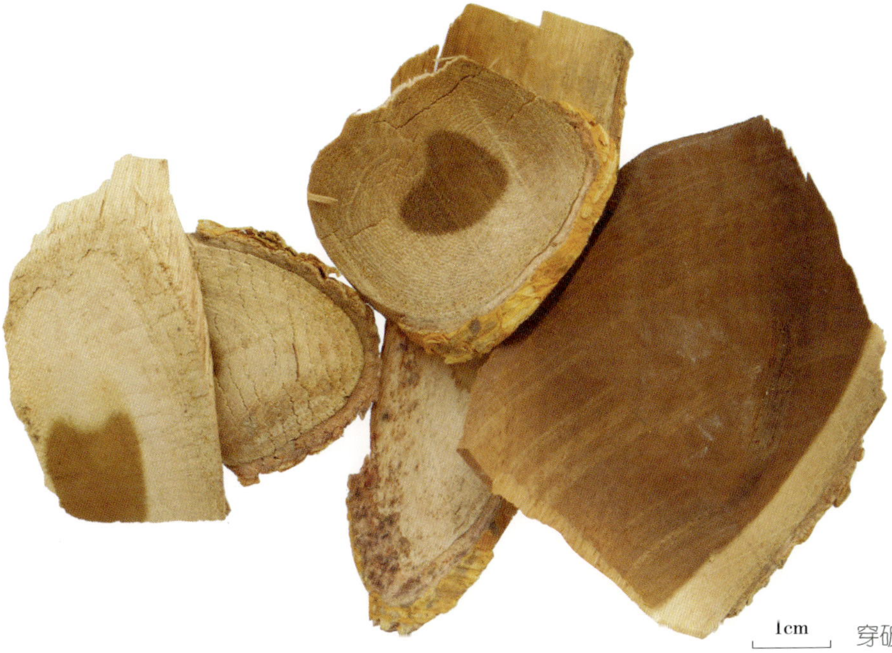

穿破石

性味	淡、微苦，凉。
功效	祛风利湿，活血通经。
主治	风湿关节疼痛，肺结核，湿热黄疸，淋浊，经闭，劳伤咯血，跌打损伤，疔疮痈肿。
用量用法	15~30g。外用适量。

五指毛桃 *Ficus simplicissima* Lour.

别名：五指榕、粗叶榕。| **药材名**：五指毛桃（根）。

植物形态

灌木或小乔木，全株具贴伏短硬毛且含白色乳汁。根浅黄色，皮柔韧，有香气。茎直立，嫩茎中空。叶互生；叶片纸质，长椭圆状披针形或宽卵形，常具3~5枚深裂片，边缘有锯齿或全缘，上表面粗糙；托叶卵状披针形。花序托球形，成对腋生；花小，黄绿色，单性。雄花生于花序内壁近顶部；萼片线状披针形；雄蕊1~2枚。雌花生另一花序内，花被片4片，子房球形或卵形。瘦果内藏，椭圆形，表面有瘤状突起。花期夏季，果期秋季。

生境分布：生于旷地、山坡、沟谷、路旁或灌丛中。分布于福建、广东、广西、贵州、云南等地。

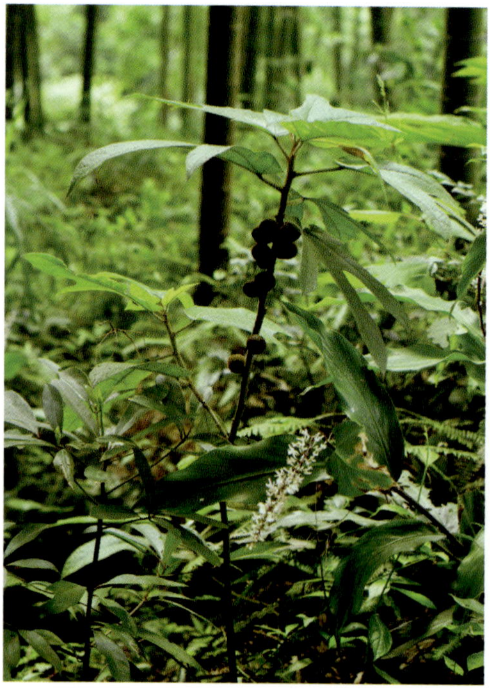

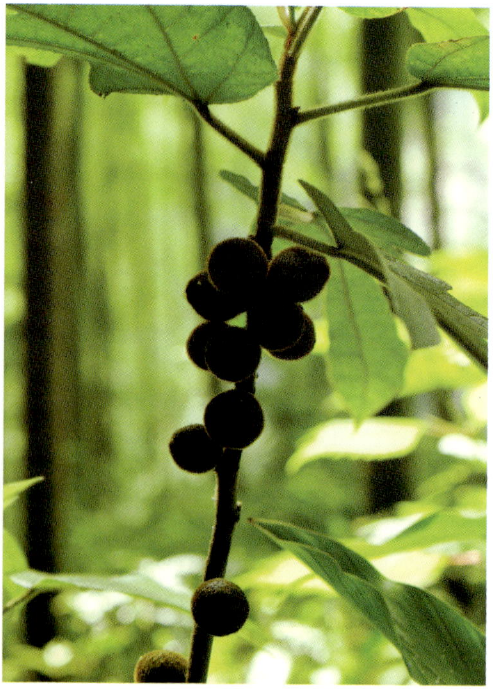

药材性状

五指毛桃

圆柱形，有分枝，长短不一，直径 0.5~3cm。表面灰黄色或黄棕色，有多数细纵皱纹及横向皮孔。质坚硬，不易折断，切面皮部狭窄，易撕裂，纤维性，木部宽广，淡黄色。商品为块片状。

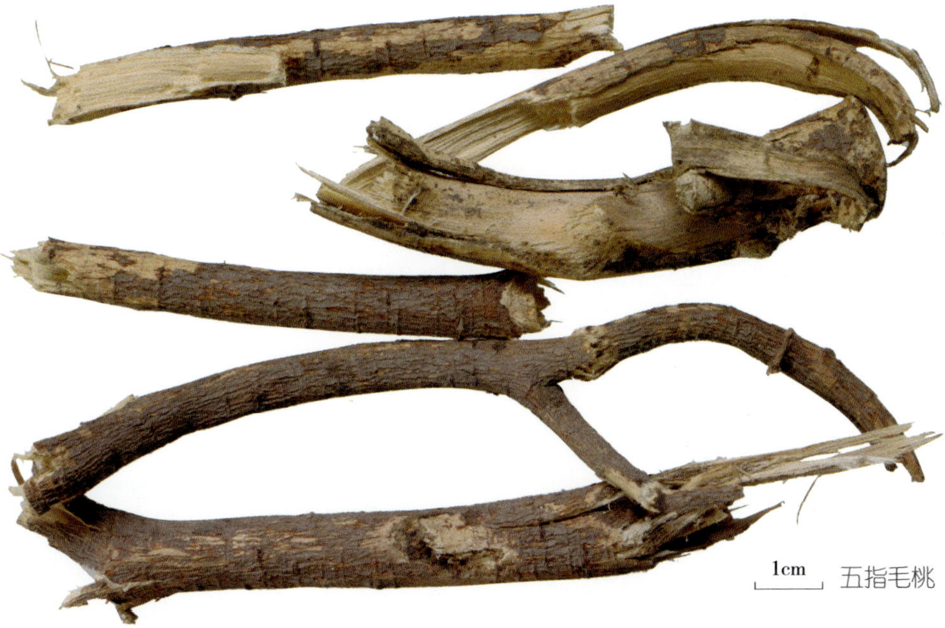

五指毛桃

性味	甘，平。
功效	健脾补肺，利湿舒筋。
主治	脾虚浮肿，食少无力，肺痨咳嗽，盗汗，风湿痹痛，肝炎，白带异常，产后缺乳。
用量用法	15~30g。

苋科

★ 川牛膝 *Cyathula officinalis* Kuan

别名：甜牛膝、大牛膝。| **药材名：**川牛膝（根）。

植物形态

多年生草本。主根圆柱形。茎直立，疏被糙毛。叶对生；叶片椭圆形至窄椭圆形，全缘，上表面密生倒伏糙毛，下表面毛较密。花绿白色，由多数复聚伞花序密集成花球团；苞片顶端刺状或钩状；聚伞花序能育花居中，不育花居两侧，不育花的花被片变成钩状芒刺，能育花的花被片 5 枚，2 枚长 3 枚短，较长的 2 枚先端常呈钩状；雄蕊 5 枚，与花被片对生，退化雄蕊 5 枚，长方形，基部与雄蕊花丝合生。胞果长椭圆状倒卵形，暗灰色。花期 6~7 月，果期 8~9 月。

生境分布：生于海拔 1500m 以上的山区，野生或栽培。分布于四川、云南、贵州等地。

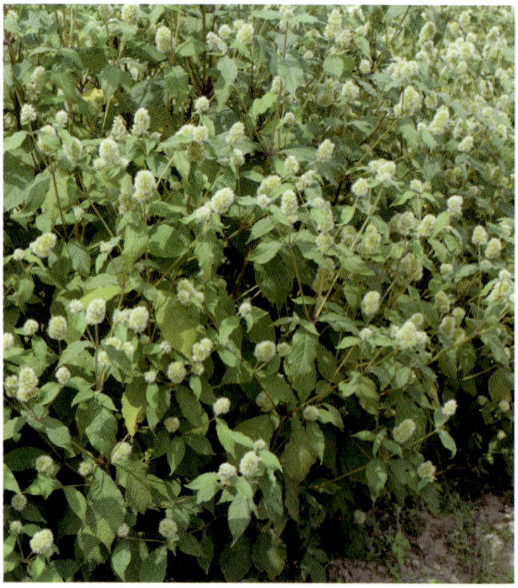

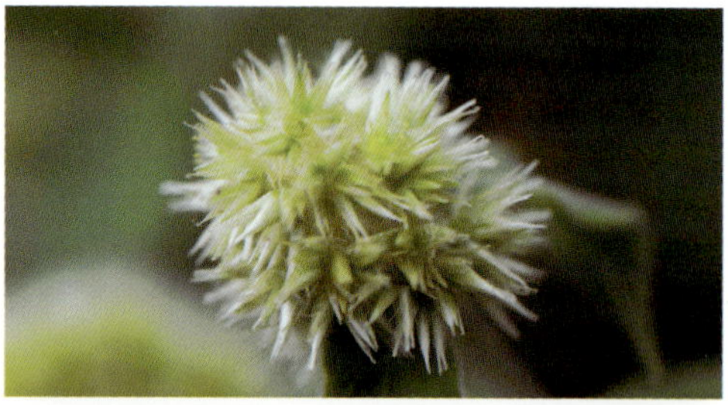

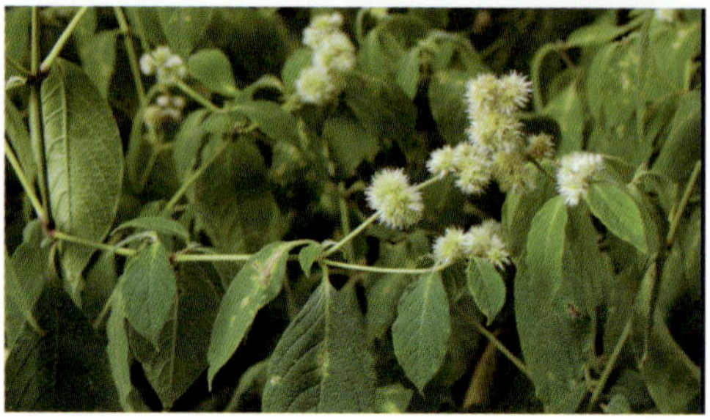

药材性状

川牛膝

近圆柱形，微扭曲，向下略细或有少数分枝，长 30~60cm，直径 0.5~3cm。表面黄棕色或灰褐色，具纵皱纹、支根痕和多数横长的皮孔样突起。质韧，不易折断，断面浅黄色或棕黄色，维管束点状，排列成数轮同心环。气微，味甜。

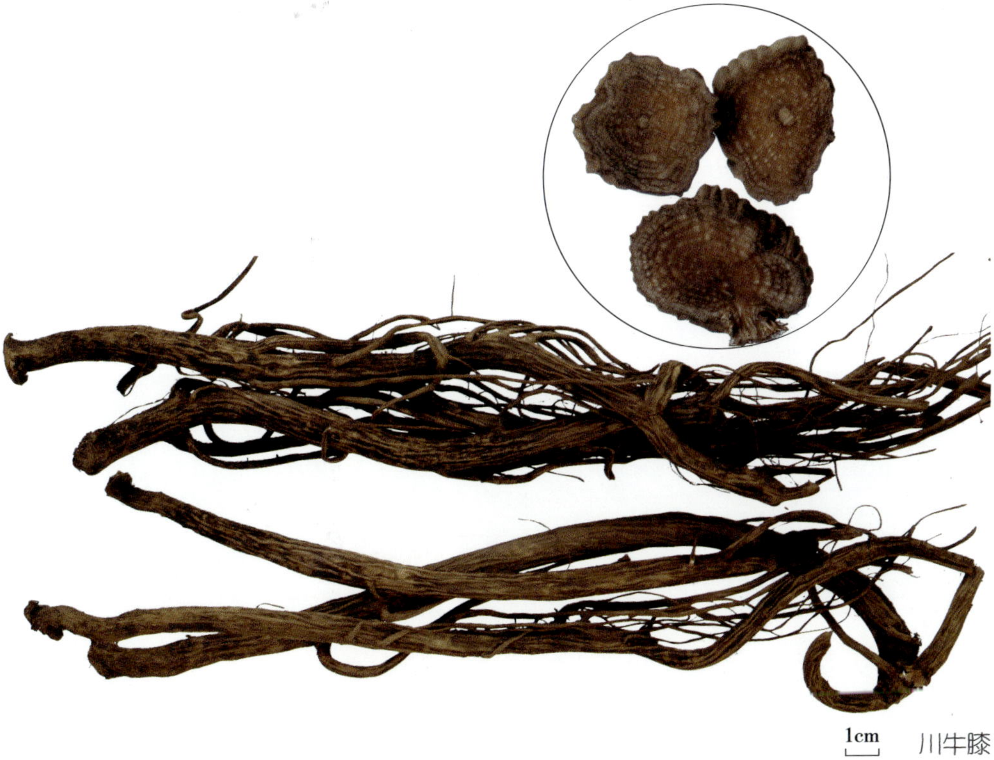

川牛膝

性味	甘、微苦，平。
功效	逐瘀通经，通利关节，利尿通淋。
主治	经闭癥瘕，胞衣不下，跌扑损伤，风湿痹痛，足痿筋挛，尿血血淋。
用量用法	5~10g。孕妇慎用。

空心莲子草 *Alternanthera philoxeroides* (C. Mart.) Griseb.

别名： 喜旱莲子草、革命草、水花生。| **药材名：** 空心莲子草（全草）。

植物形态

多年生草本。茎基部匍匐，上部上升，中空，多分枝，老时在两侧纵沟内可见毛茸。叶片长圆形、长圆状倒卵形或倒卵状披针形，两面均疏生短毛。头状花序单生于叶腋，球形；总花梗长 1~4cm；苞片及小苞片干膜质；花被片 5 片，白色；雄蕊 5 枚，花丝基部连合成杯状，退化雄蕊 5 枚，矩圆状条形，顶端裂成窄条；子房倒卵形，柱头头状。花期 5~11 月。

生境分布： 生于水边、田边、路边等潮湿地带。分布于河北、山东、江苏、浙江、江西、湖南、湖北、广西等地。

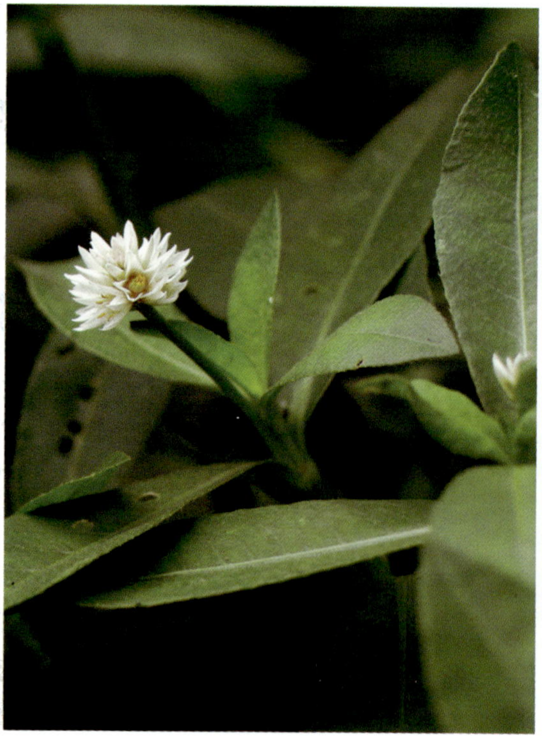

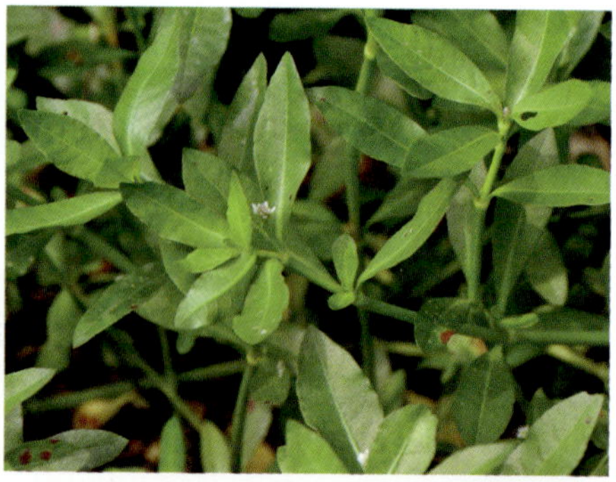

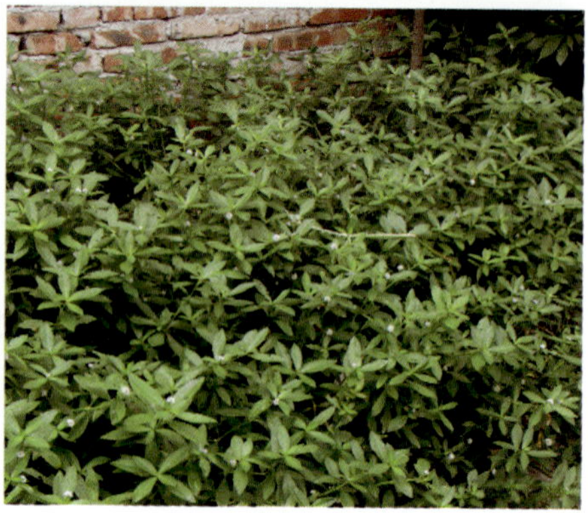

药材性状

空心莲子草

全草长短不一。茎呈扁圆柱形，直径 1~4mm，有纵直条纹，有的两侧沟内疏生毛茸；表面灰绿色，微带紫红色，有的粗茎节处簇生棕褐色须状根；断面中空。叶对生，皱缩，完整叶片平展呈矩圆形、矩圆状倒卵形或倒卵状披针形，长 2.5~5cm，宽 7~20mm，先端尖，基部楔形，全缘，缘黑色。头状花序单生于叶腋，总花梗长 1~4cm，花白色。气微，味微苦涩。

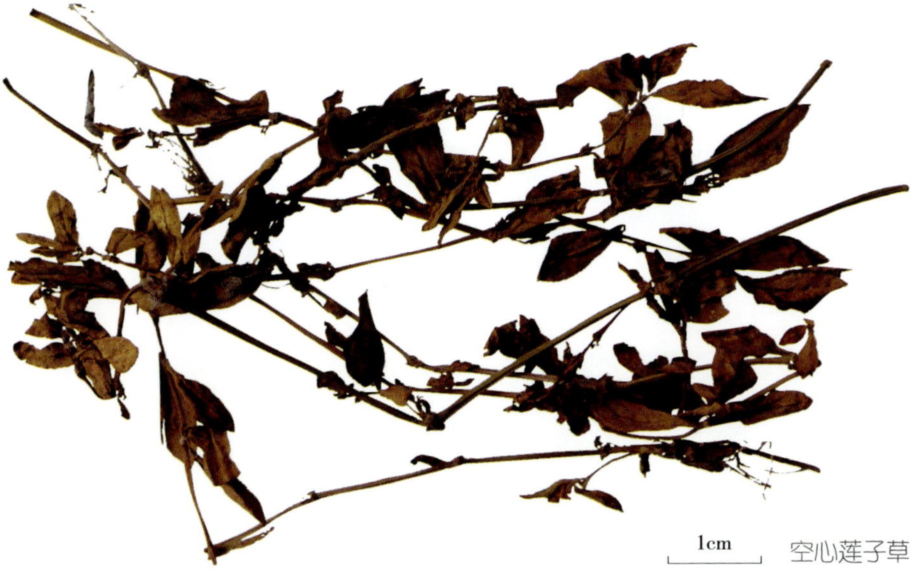

空心莲子草

性味	苦、甘，寒。
功效	清热利尿，凉血解毒。
主治	咯血，尿血，感冒发热，麻疹，流行性乙型脑炎，黄疸，淋浊，痄腮，湿疹，痈肿疖疮，毒蛇咬伤。
用量用法	30~60g；鲜品加倍，或捣汁。外用适量，捣敷或捣汁涂。

附　注：苋科植物莲子草易与空心莲子草混淆。

石竹科

★ 银柴胡 *Stellaria dichotoma* L. var. *lanceolata* Bge.

别名：披针叶繁缕、披针叶叉繁缕。| 药材名：银柴胡（根）。

植物形态

多年生草本，密被腺毛或柔毛。主根圆柱形。茎直立，细长，节略膨大，密被短柔毛。叶对生，披针形或线状披针形，全缘。花单生于叶腋；萼片绿色，边缘白膜质；花瓣 5 片，白色，全缘，顶端 2 裂；雄蕊 10 枚，排成 2 列，花丝基部连合，黄色。蒴果近球形，成熟时顶端 6 齿裂。种子常 1~2 粒，椭圆形，黑褐色。花期 6~7 月，果期 7~8 月。

生境分布： 生于干燥草原及山坡悬崖石缝中。分布于甘肃、陕西、内蒙古等地。

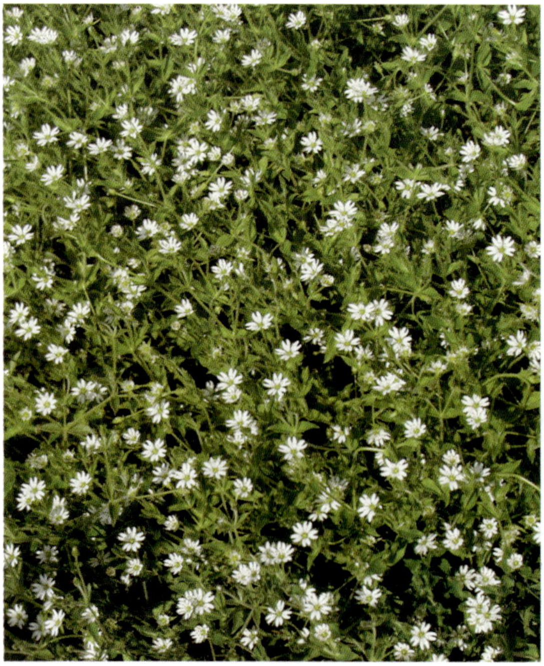

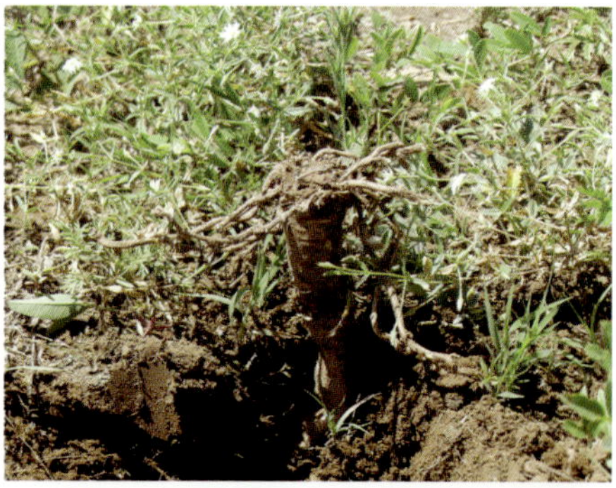

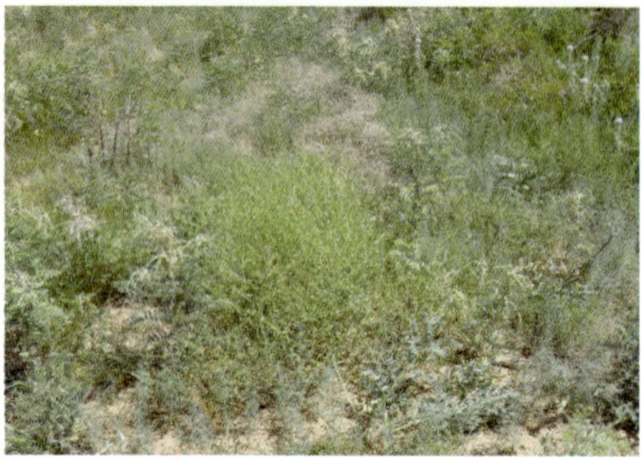

药材性状

银柴胡

类圆柱形，偶有分枝，长 15~40cm，直径 0.5~2.5cm。表面浅棕黄色至浅棕色，有扭曲的纵皱纹及支根痕，多具孔穴状或盘状凹陷，习称“砂眼”，从砂眼处折断可见棕色裂隙中有细砂散出。根头部略膨大，有密集的呈疣状突起的芽孢、茎或根茎的残基，习称“珍珠盘”。质硬而脆，易折断，断面不平坦，较疏松，有裂隙，皮部甚薄，木部有黄色、白色相间的放射状纹理。气微，味甘。

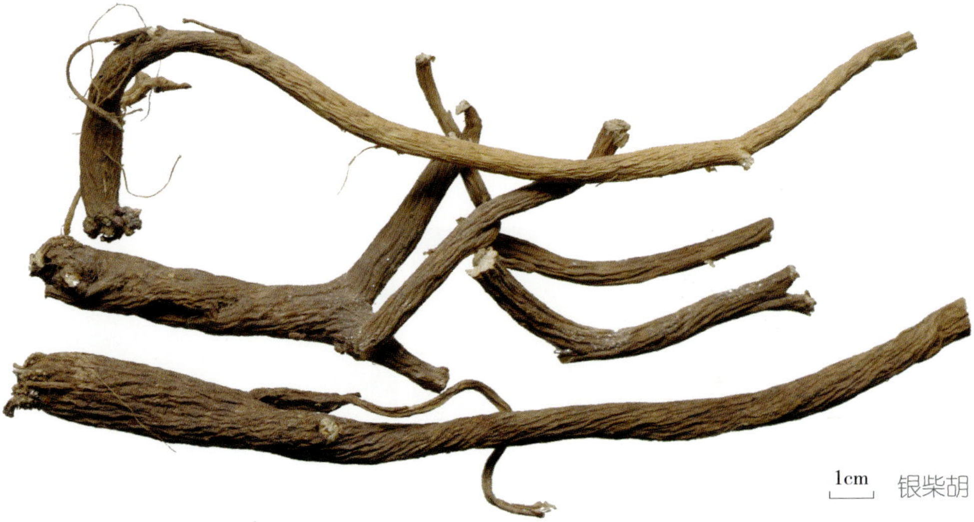

银柴胡

性味	甘，微寒。
功效	清虚热，除疳热。
主治	阴虚发热，骨蒸劳热，小儿疳热。
用量用法	3~10g。

附　注：《常用中药材品种整理和质量研究》（北方编）记载银柴胡资源已接近枯竭，仅有少量野生。

★石竹 *Dianthus chinensis* L.

别名：石柱花。| **药材名：**瞿麦（地上部分）。

植物形态

多年生草本。茎丛生，高 30~50cm。叶对生，无柄，线状披针形，先端渐尖，基部连合抱茎，全缘或有细齿。花单生或数朵生于茎顶，集成聚伞花序；花鲜红色、白色或粉红色，直径约 3cm；花瓣 5 片，顶端线裂成锯齿状。花期 5~6 月，果期 7~9 月。

生境分布：生于山坡旷野，亦有栽培。分布于东北、河北、河南、山东、江苏、浙江、安徽、江西、福建、湖北、广东、广西、陕西、宁夏、甘肃、云南等地。

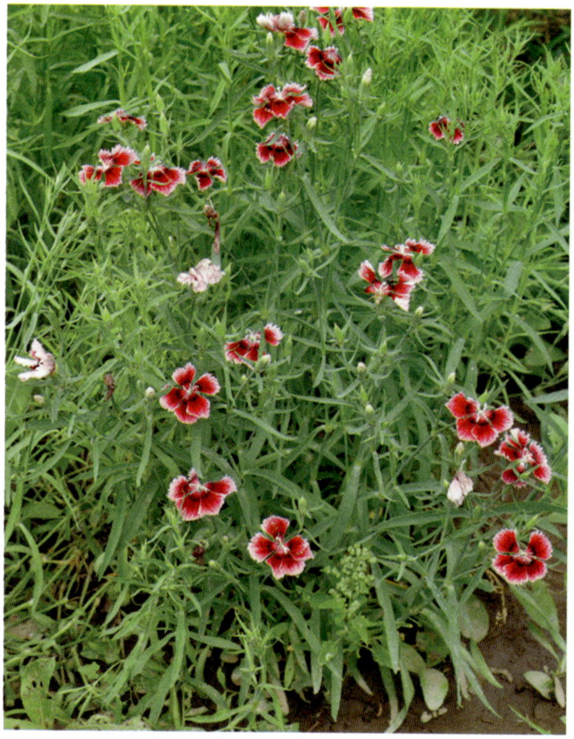

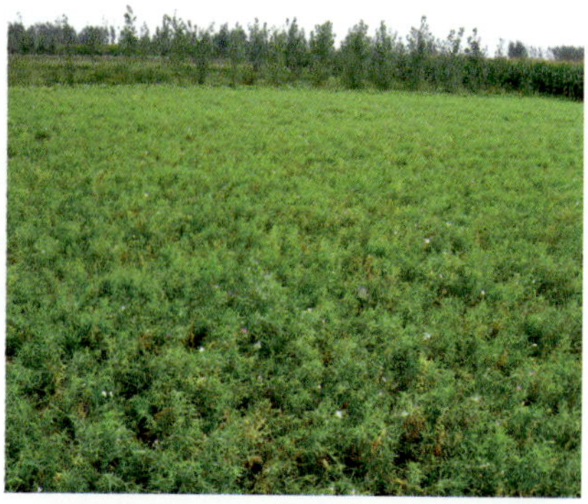

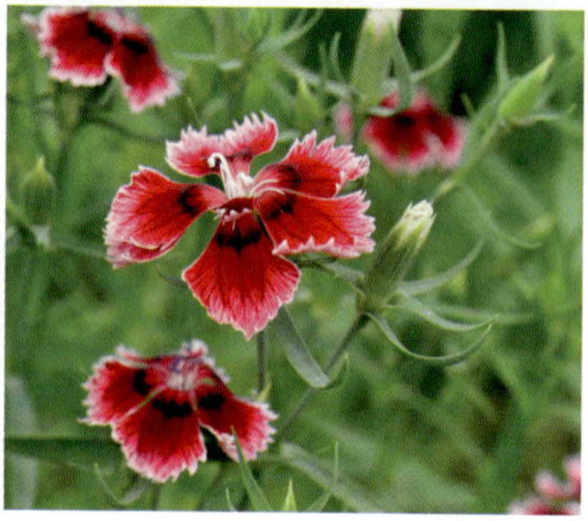

药材性状

瞿麦

茎圆柱形，上部有分枝，长 30~60cm；表面淡绿色或黄绿色，光滑无毛，节明显，略膨大，断面中空。叶对生，多皱缩，展平叶片呈条形至条状披针形。枝端具花及果实，花萼筒状，长 1.4~1.8cm；苞片长约为萼筒的 1/2；花瓣棕紫色或棕黄色，卷曲，先端浅齿裂。蒴果长筒形，与宿萼等长。种子细小，多数。气微，味淡。

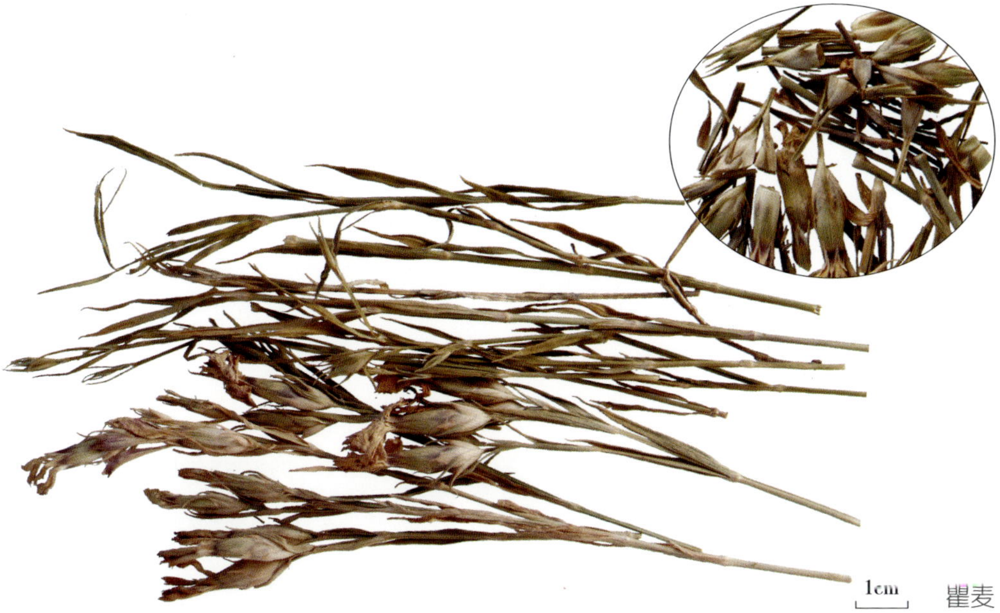

瞿麦

性味	苦，寒。
功效	利尿通淋，活血通经。
主治	热淋，血淋，石淋，小便不通，淋沥涩痛，经闭瘀阻。
用量用法	9~15g。孕妇慎用。

附　注：《中国药典》2015 年版记载同属植物瞿麦与石竹的干燥地上部分同等入药，同属植物长萼瞿麦容易与之混淆。

蓼科

★ 拳参 *Polygonum bistorta* L.

别名： 倒根草、虾参。| **药材名：** 拳参（根茎）。

植物形态

多年生草本。根茎粗大，黑褐色，内部紫色，近地面处常有残存的叶柄和纤维状破碎的托叶鞘。茎常单一。基生叶披针形或宽披针形，基部心形或截形，沿叶柄下延成翅；叶柄长20cm。茎生叶披针形或线形；托叶鞘膜质，棕色，开裂。穗状花序顶生，圆柱形，花密集；每苞片内常生4朵白色或粉红色的小花；花被5裂，裂至近花被的基部；雄蕊8枚。瘦果三棱形，红褐色，具光泽，上半部不包在宿存的花被内。花期6~7月，果期8~10月。

生境分布： 生于较高的山坡、草丛、林间。分布于辽宁、河北、山西、内蒙古、陕西、甘肃、新疆、山东、江苏、安徽、浙江、河南、湖北、湖南等地。

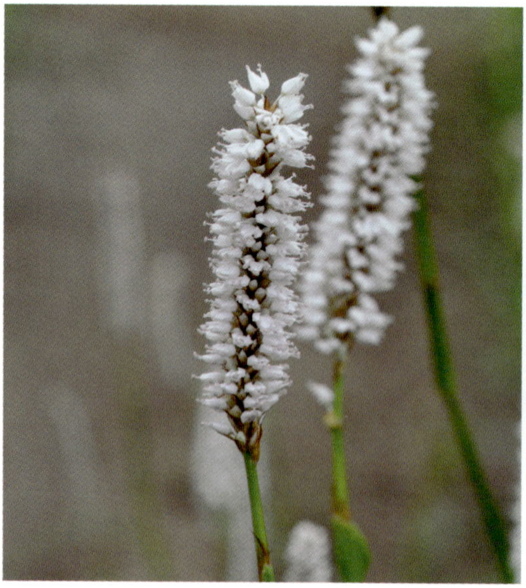

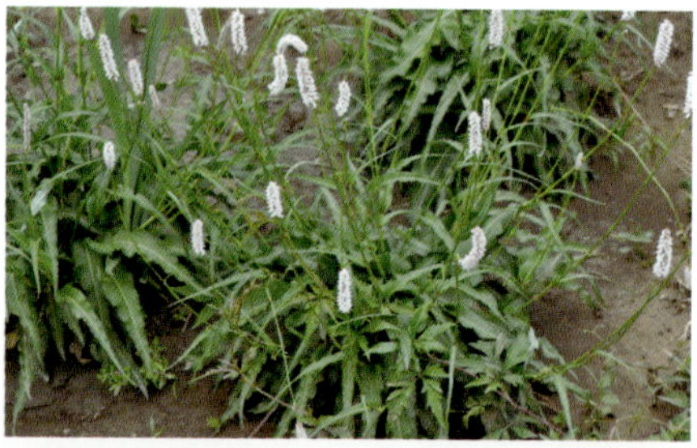

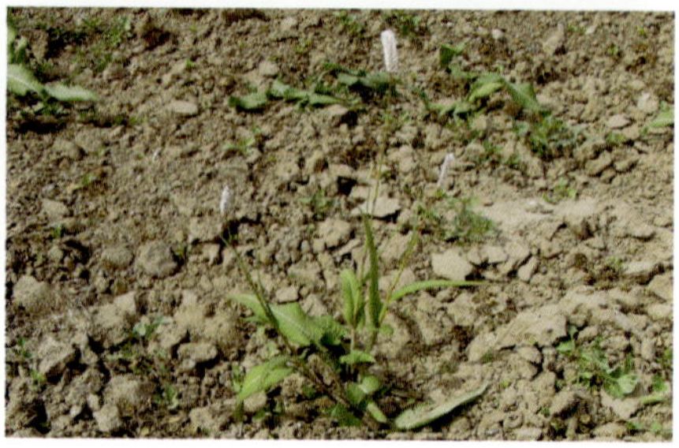

药材性状

拳参

本品呈扁长条形或扁圆柱形，弯曲，有的对卷弯曲，两端略尖，或一端渐细，长6~13cm，直径1~2.5cm。表面紫褐色或紫黑色，粗糙，一面隆起，一面稍平坦或略具凹槽，全体密具粗环纹，有残留须根或根痕。质硬，断面浅棕红色或棕红色，维管束呈黄白色点状，排列成环。气微，味苦、涩。

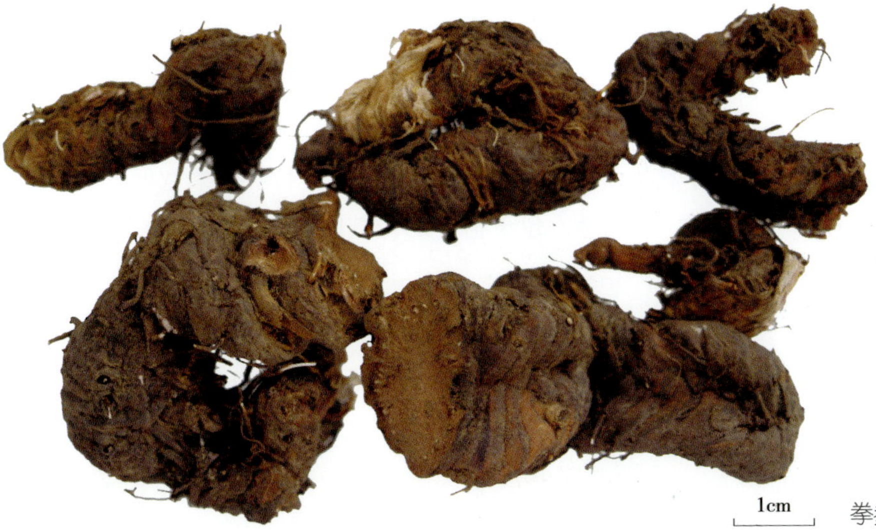

拳参

性味	苦、涩，微寒。
功效	清热解毒，消肿，止血。
主治	赤痢热泻，肺热咳嗽，痈肿瘰疬，口舌生疮，血热吐衄，痔疮出血，蛇虫咬伤。
用量用法	5~10g。外用适量。

附　注：拳参以根茎入药，同时具有相似性状（茎直立、粗大、黑褐色，根茎的内部紫色）的蓼属植物易与之混淆，如珠芽蓼、圆穗蓼、草血竭、支柱蓼较为常见。

火炭母 *Polygonum chinense* L.

别名：赤地利。| **药材名**：火炭母（全草）。

植物形态

多年生草本。基部近木质，根状茎粗壮。茎直立，通常无毛，具纵棱，多分枝，斜上。叶卵形或长卵形，全缘，两面无毛，有时下表面沿叶脉疏生短柔毛；下部叶具叶柄，通常基部具叶耳；上部叶近无柄或抱茎。托叶鞘膜质，无毛，具脉纹，无缘毛。花序头状，通常数个排成圆锥状，顶生或腋生，花序梗被腺毛；每苞片内具 1~3 朵花；花被 5 深裂，白色或淡红色，裂片卵形，果时增大，呈肉质，蓝黑色；雄蕊 8 枚。瘦果宽卵形，具 3 条棱，黑色，无光泽，包于宿存的花被内。花期 7~9 月，果期 8~10 月。

生境分布：生于海拔 30~2400m 的山谷湿地、山坡草地。分布于陕西南部、甘肃南部、华东、华中、华南和西南等地。

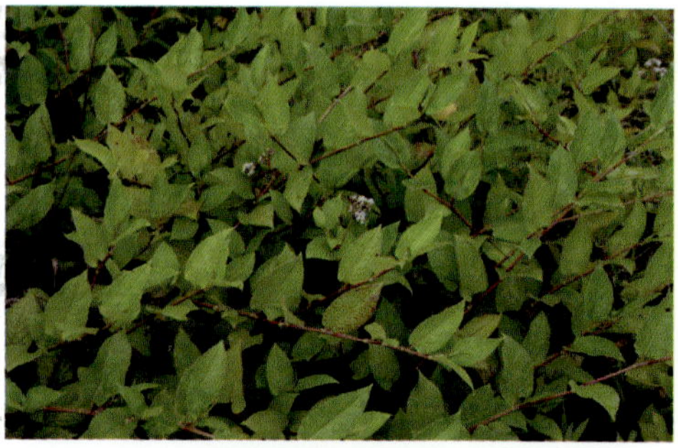
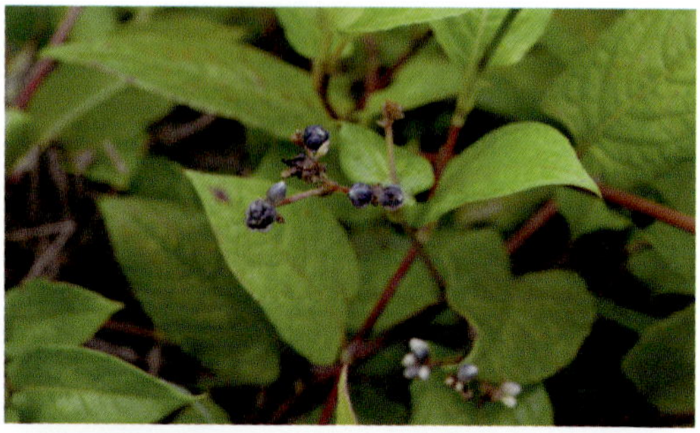
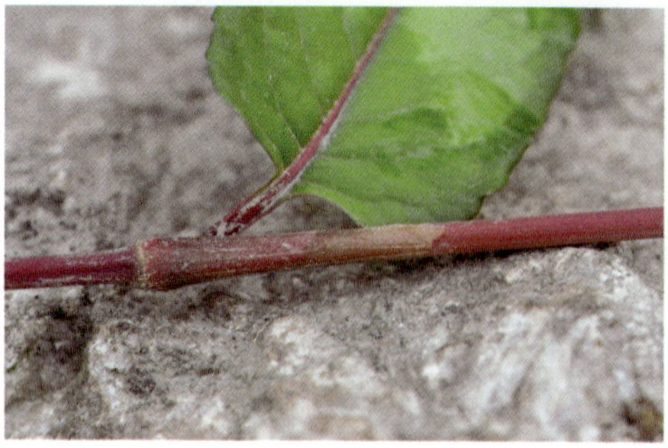
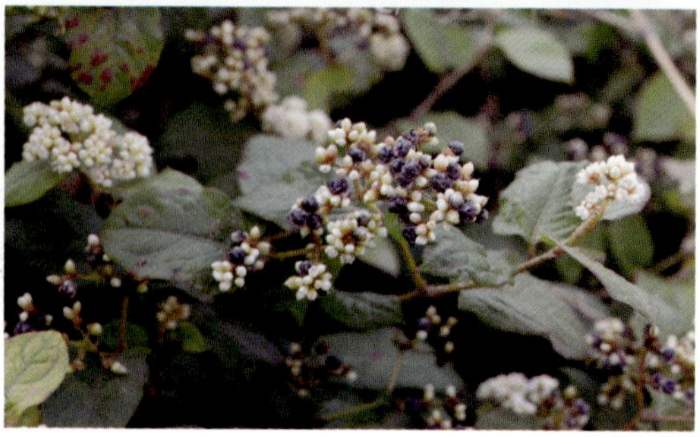

药材
性状

火炭母

根呈须状。茎细长，扁圆柱形，有分枝，长 30~100cm；表面淡绿色或棕褐色，节处稍膨大，节间 5~10cm，下部节上有须根。叶多皱缩，黄绿色或暗绿色，完整叶片展平后呈矩圆状卵形；托叶鞘筒状，膜质。气无，味酸、微涩。

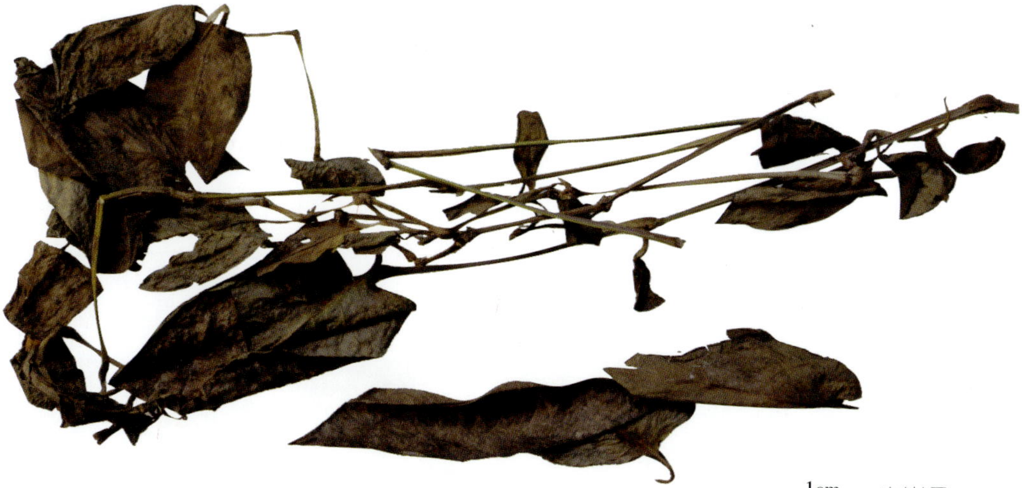

火炭母

性味	甘，凉。
功效	清热解毒，利湿消滞。
主治	痢疾，肠炎，消化不良，肝炎，感冒，扁桃体炎，咽喉炎，白喉，百日咳等。
用量用法	15~30g。

★ 虎杖 *Polygonum cuspidatum* Sieb. et Zucc.

别名：酸汤杆、斑杖。| 药材名：虎杖（根茎和根）。

植物形态

多年生草本或亚灌木。根粗壮，常横生，黄色。茎具分枝，表皮上具有紫红色斑点。叶卵形、卵状椭圆形或近圆形，全缘；叶柄常呈紫红色；托叶鞘筒状，早落。花单性，雌雄异株，排成腋生或顶生的圆锥花序；花梗近下部具关节，上部具翅；花被 2 轮，外轮 3 片在结果时增大，背部具翅；雄花具雄蕊 8 枚；雌花有花柱 3 枚，柱头头状。瘦果倒卵形，具 3 条棱，红棕色，具光泽，包于翅状宿存的花被内。花期 7~9 月，果期 8~10 月。

生境分布： 生于海拔 140~2000m 湿润深厚的土壤中，常见于山坡、溪谷、灌丛、路旁等处。分布于河北、河南、山东、江苏、安徽、浙江、江西、福建、台湾、湖北、湖南、广东、广西、贵州、云南、西藏等地。

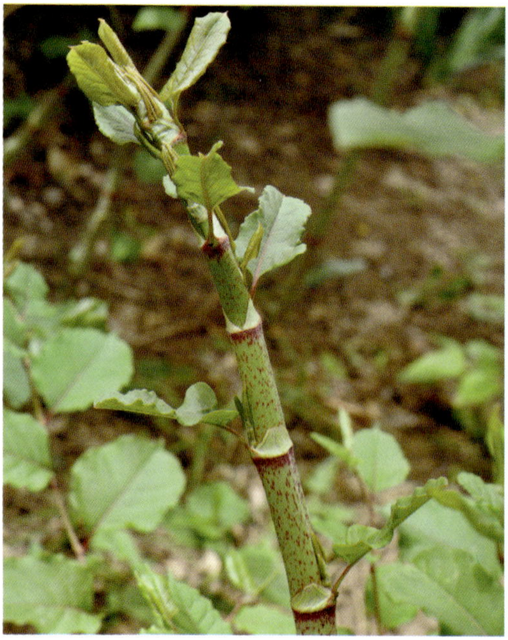

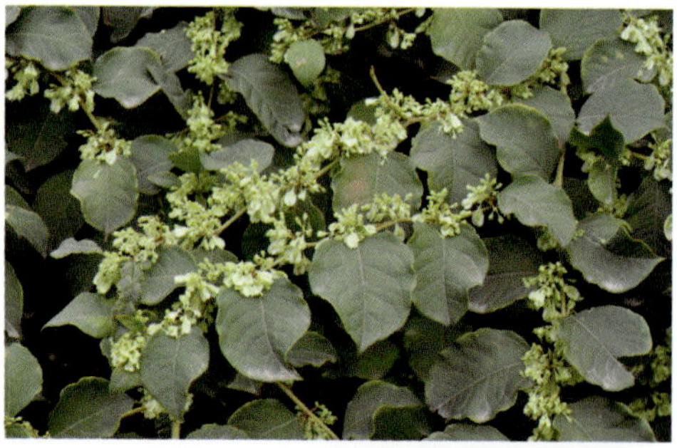

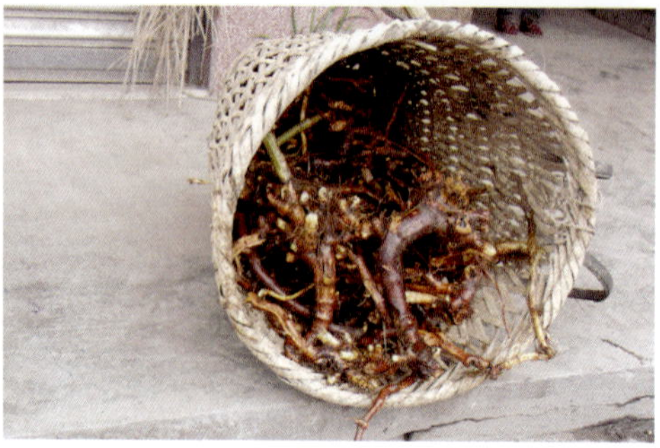

药材性状

虎杖

本品多为圆柱形短段或不规则厚片，长1~7cm，直径0.5~2.5cm。外皮棕褐色，有纵皱纹及须根痕，切面皮部较薄，木部宽广，棕黄色，射线放射状，皮部与木部较易分离。根茎髓中有隔或呈空洞状。质坚硬。气微，味微苦、涩。

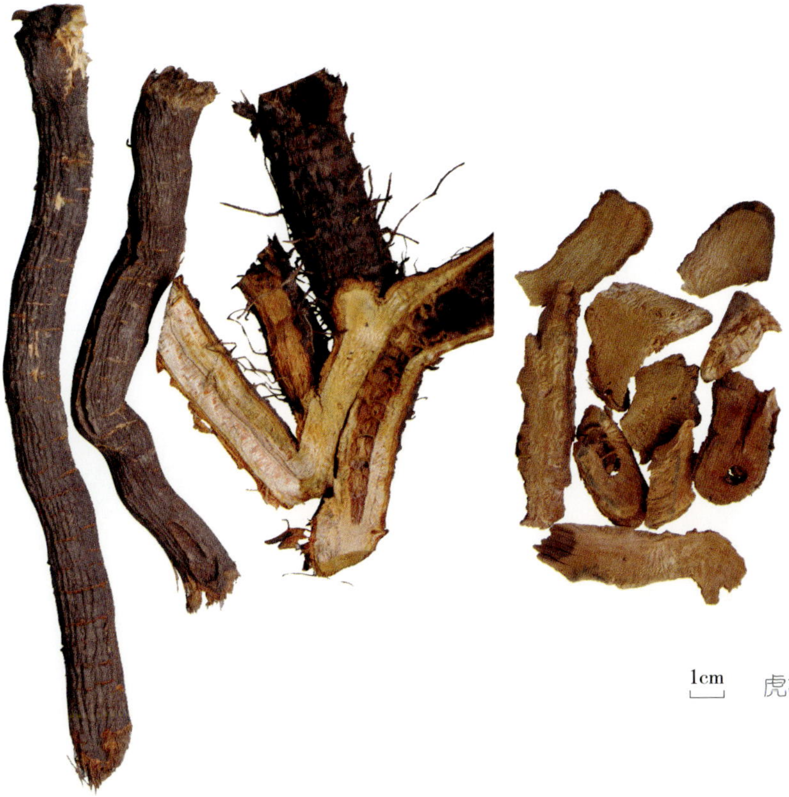

虎杖

性味	微苦，微寒。
功效	利湿退黄，清热解毒，散瘀止痛，止咳化痰。
主治	湿热黄疸，淋浊，带下，风湿痹痛，痈肿疮毒，水火烫伤，经闭，癥瘕，跌打损伤，肺热咳嗽。
用量用法	9~15g。外用适量，制成煎液或油膏涂敷。孕妇慎用。

★ 红蓼 *Polygonum orientale* L.

别名：荭蓼。| 药材名：水红花子（果实）。

植物形态

一年生草本。茎直立，粗壮，节部稍膨大，中空，上部分枝多，密生柔毛。叶宽椭圆形、宽披针形或近圆形，全缘，有时呈浅波状，两面被毛，脉上毛较密；托叶鞘筒状，扩大成开展或向外反卷的绿色环状小片，具缘毛。圆锥花序顶生或腋生；苞片卵形，具长缘毛，每苞片内生多数相继开放的白色或粉红色花，花开时下垂；花被片椭圆形；雄蕊伸出花被；具花盘，成齿状裂；花柱 2 枚，柱头球形。瘦果近圆形，黑色，具光泽，包在宿存的花被内。花期 7~9 月，果期 9~10 月。

生境分布：生于田间、路旁湿地。几乎遍布全国。

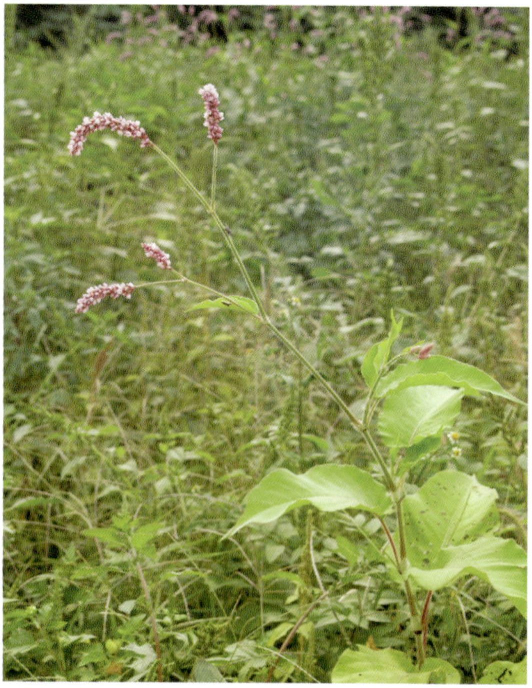

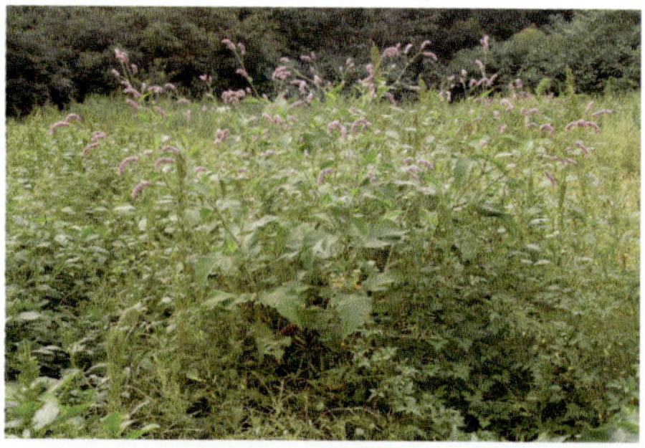

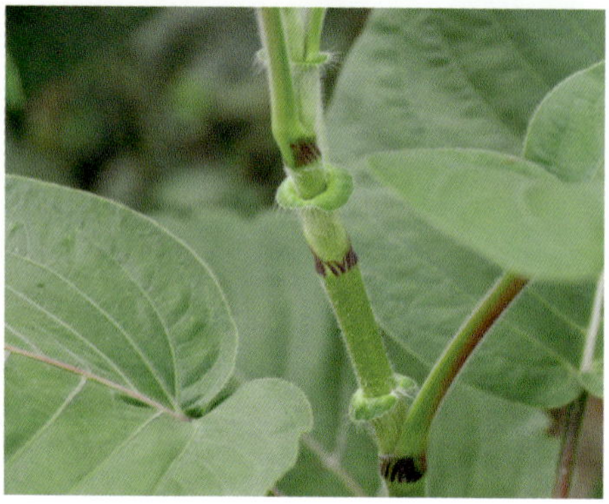

药材性状

水红花子

扁圆形，直径 2~3.5mm，厚 1~1.5mm。表面棕黑色，有的红棕色，有光泽，两面微凹，中部略有纵向隆起。顶端有突起的柱基，基部有浅棕色略突起的果梗痕，有的有膜质花被残留。质硬。气微，味淡。

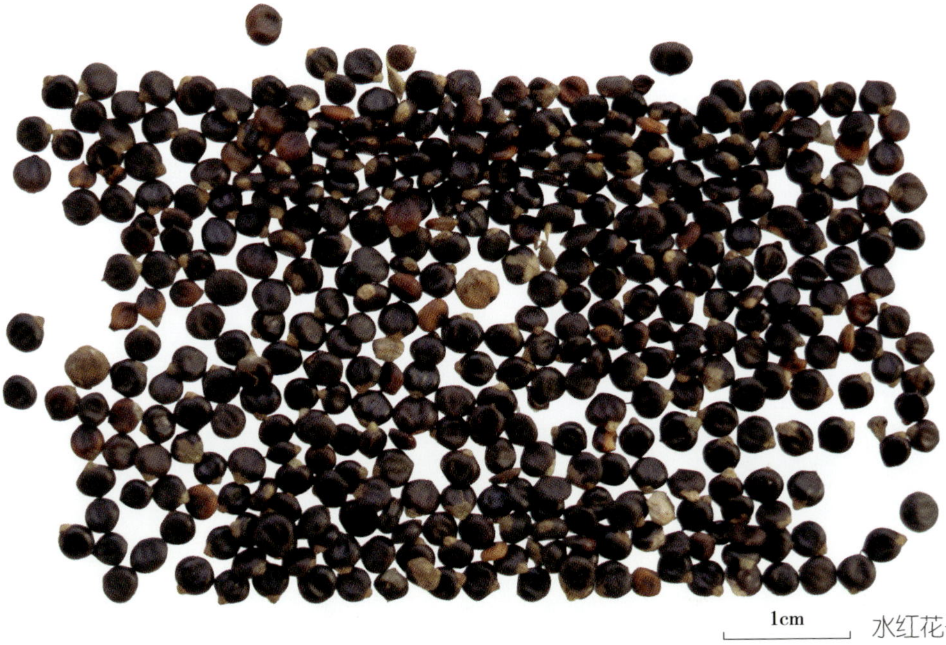

水红花子

性味	咸，微寒。
功效	散血消癥，消积止痛，利水消肿。
主治	癥瘕痞块，瘿瘤，食积不消，胃脘胀痛，水肿腹水。
用量用法	15~30g。外用适量，熬膏敷患处。

附　注：蓼科植物酸模叶蓼与红蓼的瘦果形态相近，易被混淆采收。

皱叶酸模 *Rumex crispus* L.

别名：土大黄、牛耳大黄、羊蹄。| **药材名：**牛耳大黄（根）。

植物形态

多年生草本，高 40~80cm。茎直立，通常不分枝，有浅沟槽。基生叶披针形或狭披针形，宽 2~5cm，基部楔形，边缘有波状皱折，两面无毛；托叶鞘筒状，膜质。花序为数个腋生的总状花序合成一狭长的圆锥状花序；花两性；花被片排成 2 轮，在果期时内轮花被片，全缘或有不明显的齿，有网纹，全部有瘤状突起；雄蕊 6 枚；柱头 3 枚，画笔状。瘦果椭圆形，有 3 条棱，褐色，有光泽。花期 5~6 月，果期 6~7 月。

生境分布：生于田边、路旁、湿地或水边。分布于吉林、辽宁、内蒙古、河北、陕西、青海、四川、广西、福建和台湾等地。

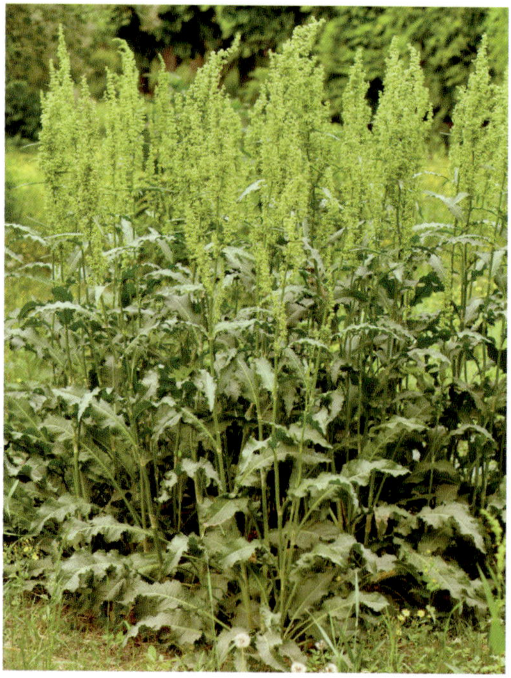

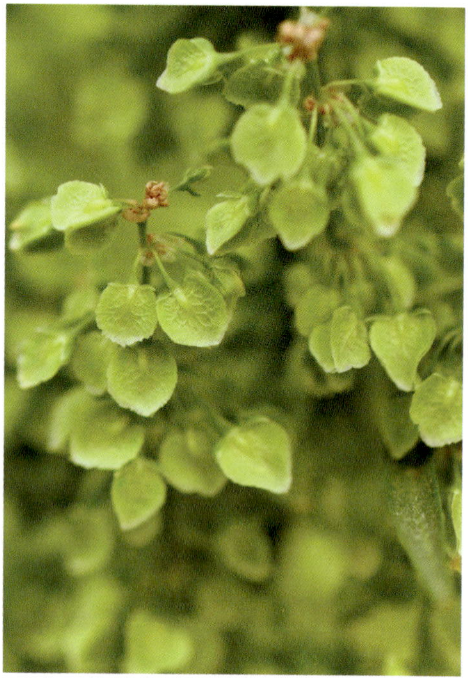

药材性状

牛耳大黄

不规则圆锥状条形，长 10~20cm，直径可达 2.5cm，单根或于根中段有数个分枝。根头顶端具干枯的茎基，其周围可见多数片状棕色的干枯叶基。表面棕色至深棕色，有不规则纵皱纹及多数近圆形的须根痕。质硬，断面黄棕色，纤维性。气微，味苦。

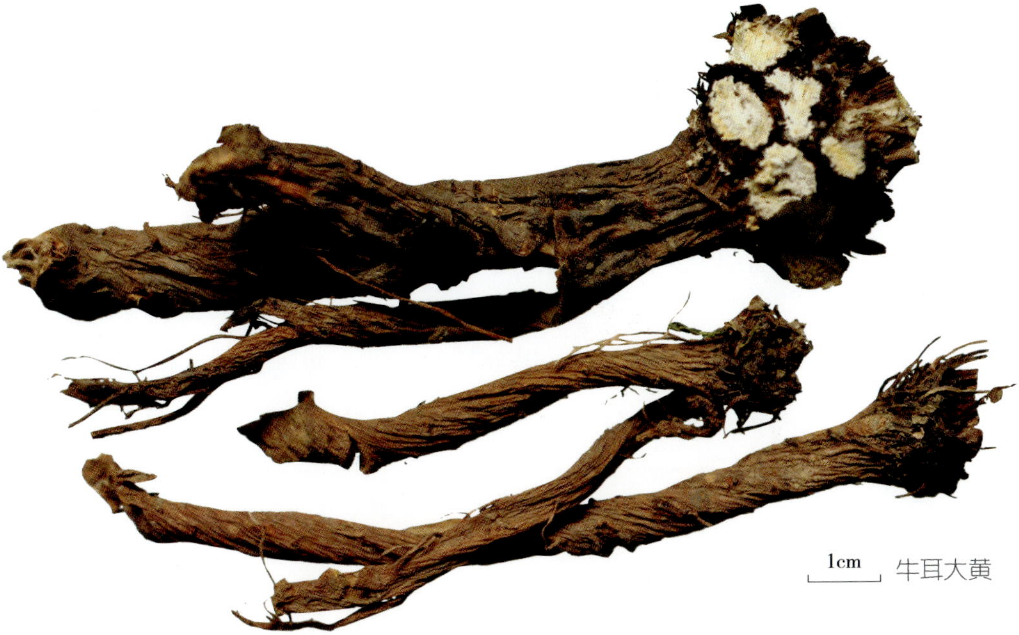

1cm 牛耳大黄

性味	苦，寒。
功效	清热解毒，凉血止血，通便杀虫。
主治	急、慢性肝炎，肠炎，痢疾，慢性气管炎，吐血，衄血，便血，崩漏，热结便秘，痈疽肿毒，疥癣，秃疮。
用量用法	10~15g。外用适量，捣敷或研末调搽。

木棉科

★ 木棉 *Gossampinus malabarica* (DC.) Merr.

别名：木棉树。| 药材名：木棉花（花）。

植物形态

落叶大乔木，高达 25m。树皮灰褐色。幼树干或老树的枝条有短粗圆锥状短刺。掌状复叶互生；小叶 5~7 枚，长圆形、长卵形或椭圆状披针形，全缘；托叶小。花簇生于枝端，先叶开放，花大，红色，直径约 12cm；花萼杯状，内被丝毛；花瓣肉质，长圆状倒卵形，两面被星状柔毛；花丝合生成短管，排成 3 轮，最外轮集成 5 束；子房上位，5 室。蒴果长圆形，木质，熟时 5 裂，内有绵毛。种子多数，藏于绵毛内。花期 2~5 月，果期 4~6 月。

生境分布：生于向阳坡地、村边、路旁或栽培于庭园。分布于福建、台湾、广东、海南、广西、贵州、四川、云南等地。

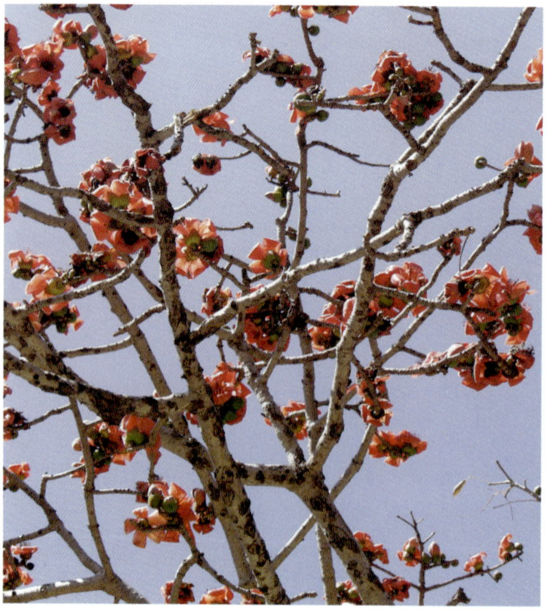

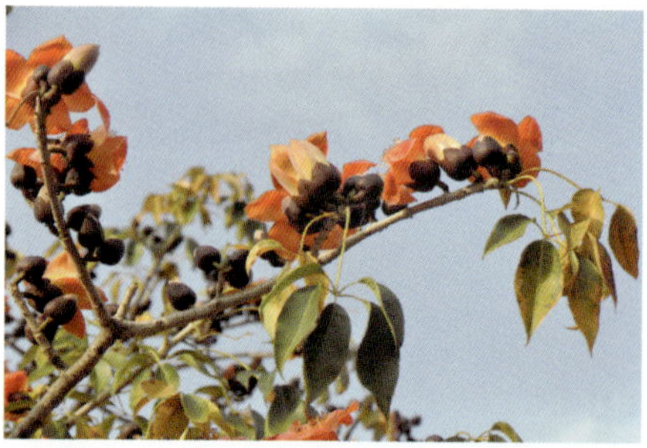

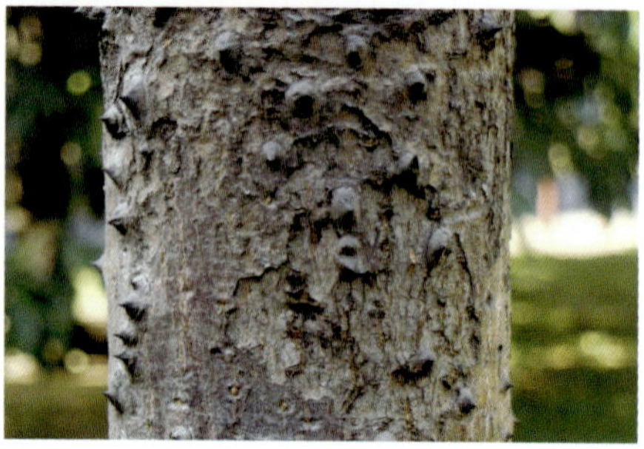

药材
性状

木棉花

常皱缩成团。花萼杯状，厚革质，长2~4cm，直径1.5~3cm，顶端3或5裂，裂片钝圆形，反曲；外表面棕褐色，有纵皱纹，内表面被棕黄色短绒毛。花瓣5片，椭圆状倒卵形或披针状椭圆形，长3~8cm，宽1.5~3.5cm；外表面浅棕黄色或浅棕褐色，密被星状毛，内表面紫棕色，有疏毛。雄蕊多数，基部合生，呈筒状，最外轮集生成5束，柱头5裂。气微，味淡、微甘、涩。

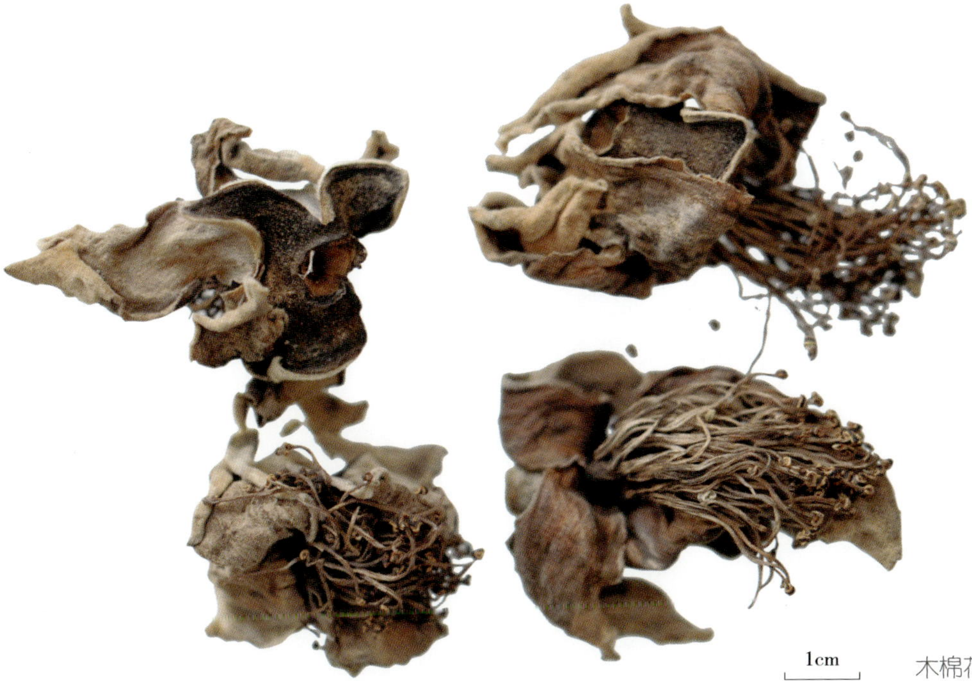

木棉花

性味	甘、淡，凉。
功效	清热利湿，解毒。
主治	泄泻，痢疾，痔疮出血。
用量用法	6~9g。

锦葵科

★ 黄蜀葵 *Abelmoschus manihot* (L.) Medicus.

别名：秋葵、野芙蓉、黄芙蓉。| 药材名：黄蜀葵花（花冠）。

植物形态

一年生或多年生草本，全株被疏长硬毛。叶片近圆形，掌状 5~9 裂，裂片长圆状披针形，具粗钝锯齿；叶柄长 6~10cm；托叶披针形。花单生；花梗长 1~3cm；花萼佛焰苞状，近全缘，被柔毛，果时脱落；花冠黄色，内面基部紫色；雄蕊柱长 1.2~2cm，花药近无柄；柱头紫黑色，匙状盘形。蒴果卵状椭圆形，被硬毛。种子多数，肾形，被多条由短柔毛组成的纵条纹。花期 7~10 月。

生境分布： 常生于山谷草丛中、田边或沟旁灌丛中，亦有栽培。分布于河北、山西、陕西、河南、山东、江苏、浙江、福建、江西、湖北、湖南、广东、广西、贵州、云南、四川、西藏等地。

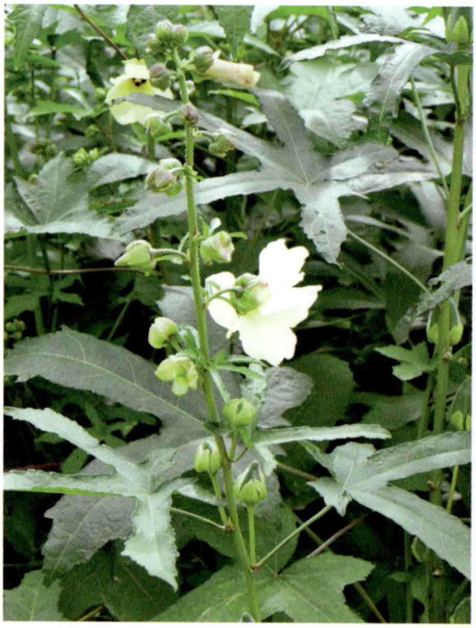

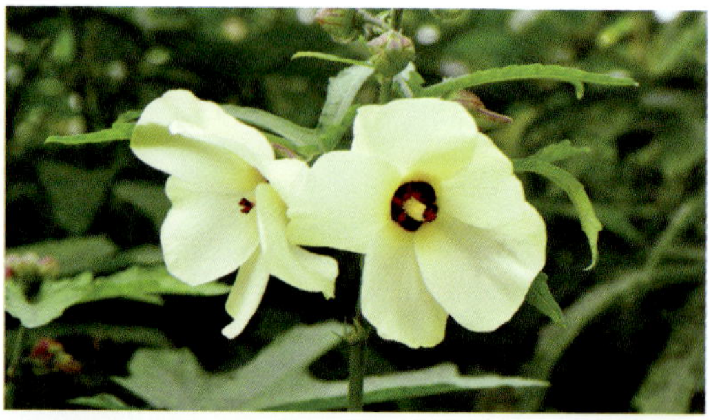

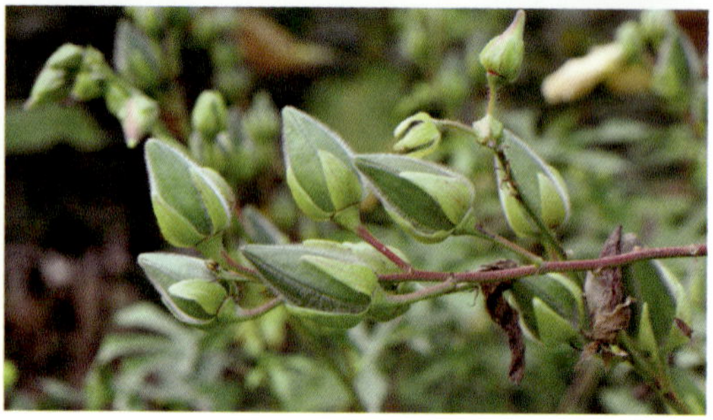

药材性状

黄蜀葵花

多皱缩破碎，完整的花瓣展开呈三角状阔倒卵形，长7~10cm，宽7~12cm，表面有纵向脉纹，呈放射状，淡棕色，边缘浅波状，内面基部紫褐色。雄蕊多数，连合成管状，长1.5~2.5cm，花药近无柄。柱头紫黑色，匙状盘形，5裂。气微香，味甘淡。

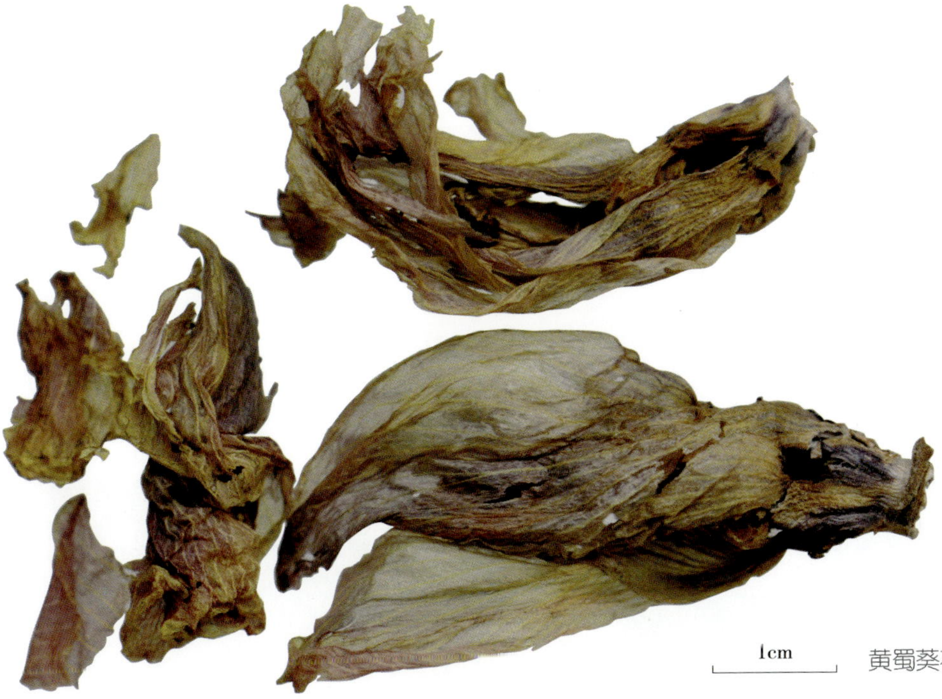

黄蜀葵花

性味	甘，寒。
功效	清利湿热，消肿解毒。
主治	湿热壅遏，淋浊水肿，痈疽肿毒，水火烫伤。
用量用法	10~30g；3~5g，研末内服。外用适量，研末调敷。孕妇慎用。

★ 木芙蓉 *Hibiscus mutabilis* L.

别名： 芙蓉花。| **药材名：** 木芙蓉叶（叶）。

植物形态

落叶灌木或小乔木。树皮灰白色。茎被星状毛及短柔毛。叶互生；叶柄密被短柔毛；叶片宽卵形，边缘有钝锯齿，掌状3~7分裂，裂片三角形，两面被疏星状柔毛，尤以下表面较多。花单生于叶腋或簇生于枝端；小苞片线形，密被黄褐色绒毛；花萼钟形，裂片卵状三角形，密被黄褐色绒毛；花瓣5片或重瓣，宽倒卵圆形，边缘微波状，初开时白色或淡红色变为玫瑰红色；单体雄蕊，花药生于柱顶；雌蕊1枚，子房5室，花柱5裂。蒴果扁球形，被黄色粗毛及绵毛，果瓣5枚。种子多数，肾形，被长毛。花期8~10月，果期9~11月。

生境分布： 生于山坡、路旁、水边沙质地。分布于陕西、河南及长江以南各地。

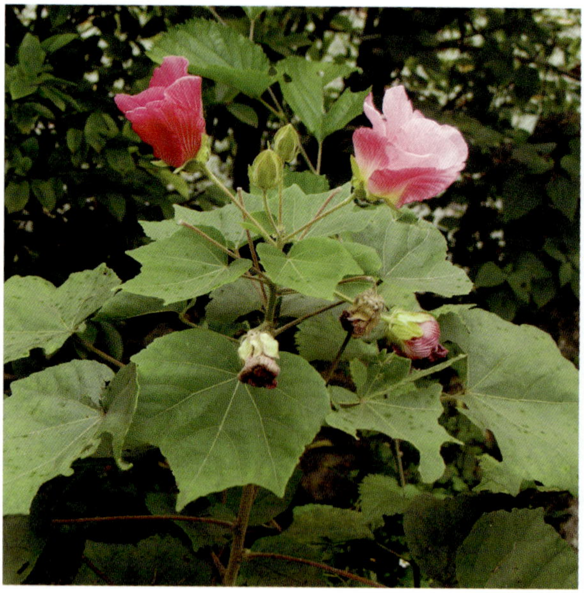

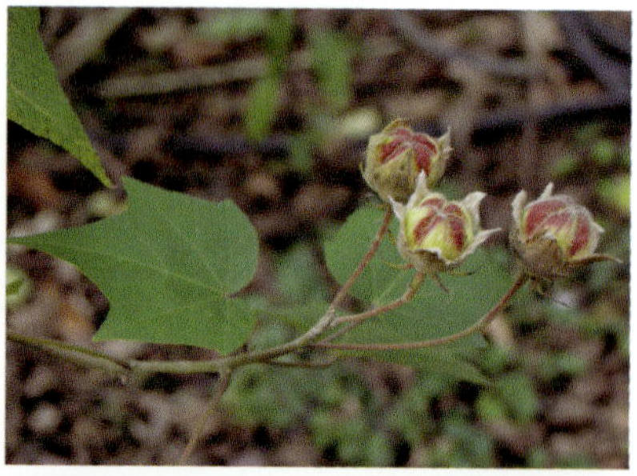

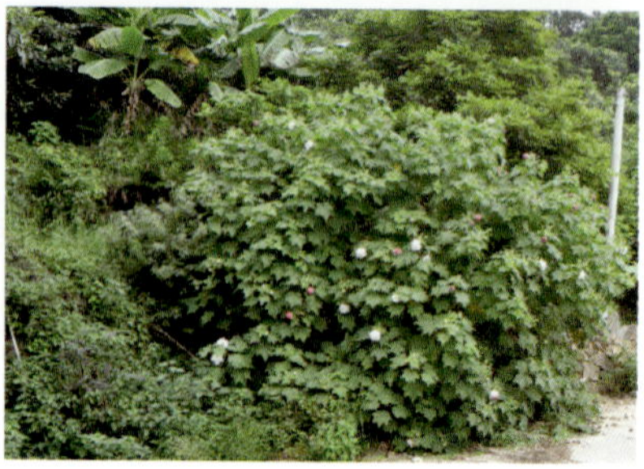

药材性状

木芙蓉叶

多卷缩、破碎，全体被毛。完整叶片展平后呈卵圆状心形，宽 10~20cm，掌状 3~7 浅裂，裂片三角形，边缘有钝齿。上表面暗黄绿色，下表面灰绿色，叶脉 7~11 条，于两面凸起。叶柄长 5~20cm。气微，味微辛。

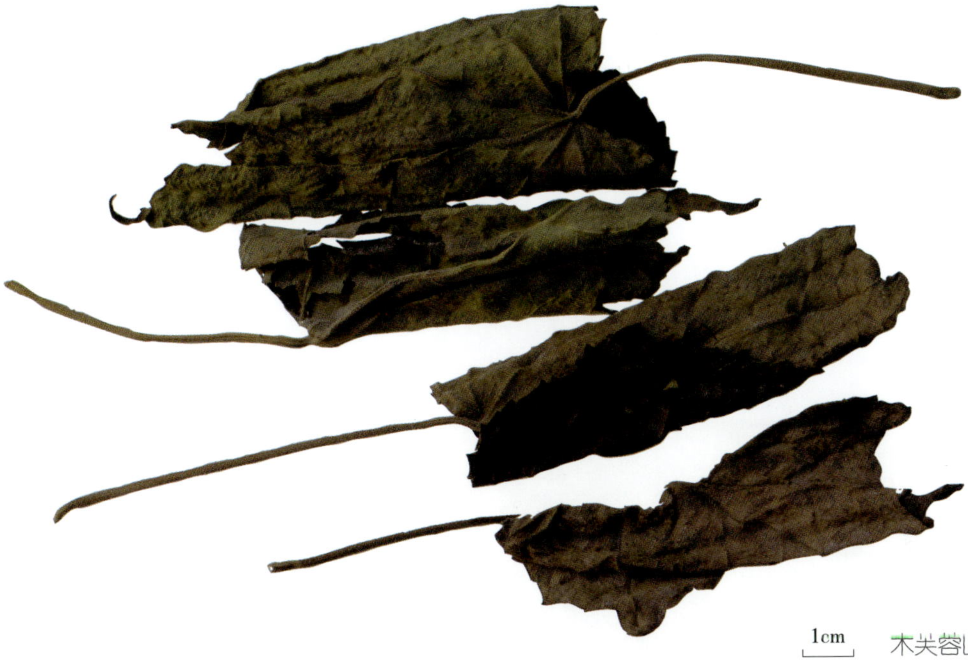

木芙蓉叶

性味	辛，平。
功效	凉血，解毒，消肿，止痛。
主治	痈疽焮肿，缠身蛇丹，烫伤，目赤肿痛，跌打损伤。
用量用法	10~30g。外用适量。

旌节花科

★ 喜马山旌节花 *Stachyurus himalaicus* Hook. f. et Thoms.

别名：西域旌节花。| 药材名：小通草（茎髓）。

植物形态

小乔木或灌木，高 2~5m。树皮褐栗色。单叶互生，在开花后发出；叶片卵形、矩圆形或矩圆状披针形，长 6~13cm，宽 3.5~5.5cm，先端尾状渐尖或渐尖，基部圆形或近心形，边缘有密而细的锐锯齿，齿端有加厚小尖头。穗状花序腋生，长 5~10cm，直立或下垂；花黄色，花萼、花瓣均为 4 片；雄蕊 8 枚，短于花瓣。浆果圆球形，绿色，直径约 8mm，几无梗或有短梗。花期 3~4 月，果期 5~8 月。

生境分布：生于山坡丛林中。分布于江西、台湾、湖北、湖南、广西、广东、四川、贵州、云南、西藏等地。

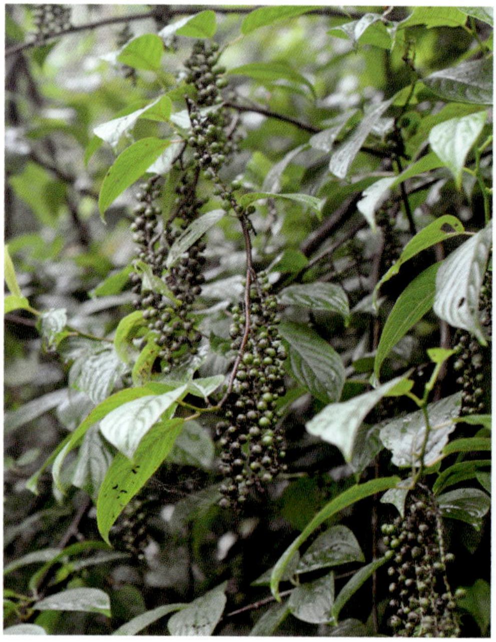

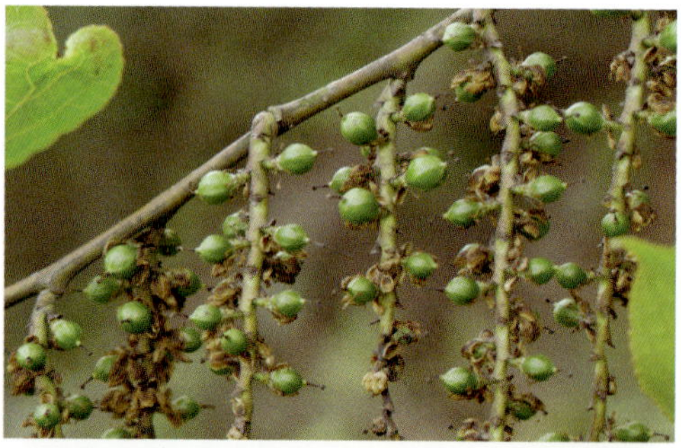

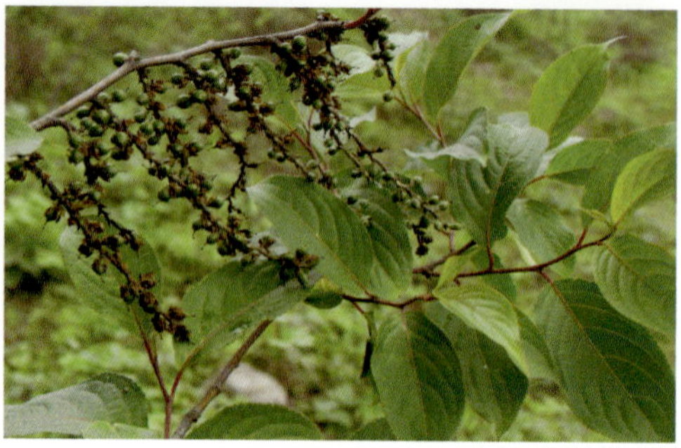

药材性状

小通草

本品呈圆柱形，长 30~50cm，直径 0.5~1cm。表面白色或淡黄色，无纹理。体轻，质松软，捏之能变形，有弹性，易折断，断面平坦，无空心，显银白色光泽。水浸后有黏滑感。气微，无味。

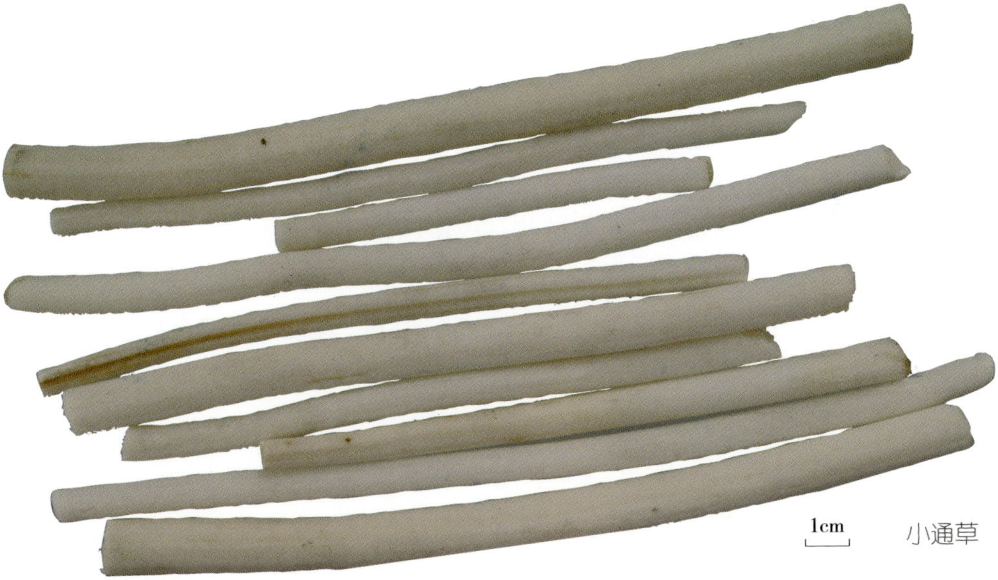

小通草

性味	甘、淡，寒。
功效	清热，利尿，下乳。
主治	小便不利，淋证，乳汁不下。
用量用法	3~6g。

附　注：《中国药典》2015 年版记载旌节花科植物中国旌节花、山茱萸科植物青荚叶与喜马山旌节花的干燥茎髓同等入药。

葫芦科

★ 木鳖 *Momordica cochinchinensis* (Lour.) Spreng.

别名：木别子、木鳖瓜。| 药材名：木鳖子（种子）。

植物形态

多年生草质藤本。块根粗壮，近圆柱形。茎几无毛，有棱线，卷须单一。叶互生；叶柄长 5~10cm；叶片三角形，掌状 3~5 浅裂至深裂，长 8~22cm，宽近等于长，近叶柄两侧处有腺体，中裂片菱状卵形，侧裂片三角状卵形，边缘有波状三角形齿。花雌雄异株或同株，单生，每花有 1 枚绿色圆肾形苞片；花萼具暗紫色条纹；花冠钟状，浅黄色，5 裂，裂片倒卵状椭圆形；雄蕊 3 枚；子房下位。果实宽椭圆形至卵状球形，长 12~15cm，密口生刺尖突起。种子大，35~50 粒。花期 5~9 月，果期 9~11 月。

生境分布： 生于山坡灌丛中、林缘、河岸，亦有栽培。分布于四川、江西、湖南、广东、广西、海南等地。

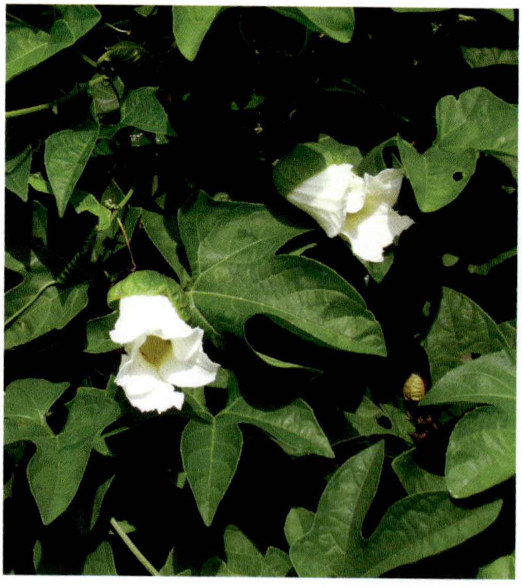

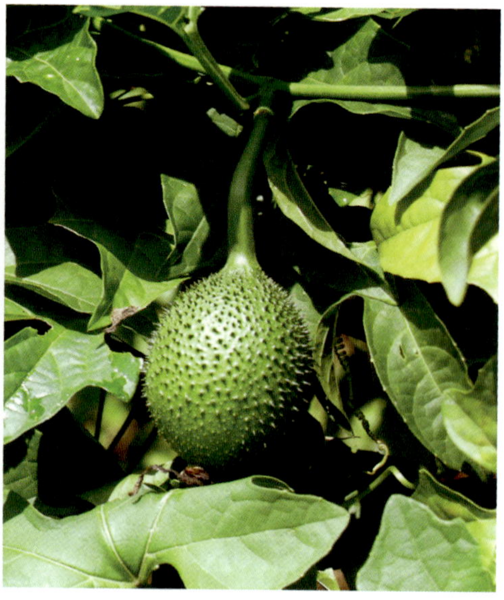

药材性状

木鳖子

扁平圆板状，中间稍隆起或微凹陷，直径2~4cm，厚约0.5cm。表面灰棕色至黑褐色，有网状花纹，在边缘较大的一个齿状突起上有浅黄色种脐。外种皮质硬而脆，内种皮灰绿色，绒毛样。子叶2枚，黄白色，富油性。有特殊的油腻气，味苦。

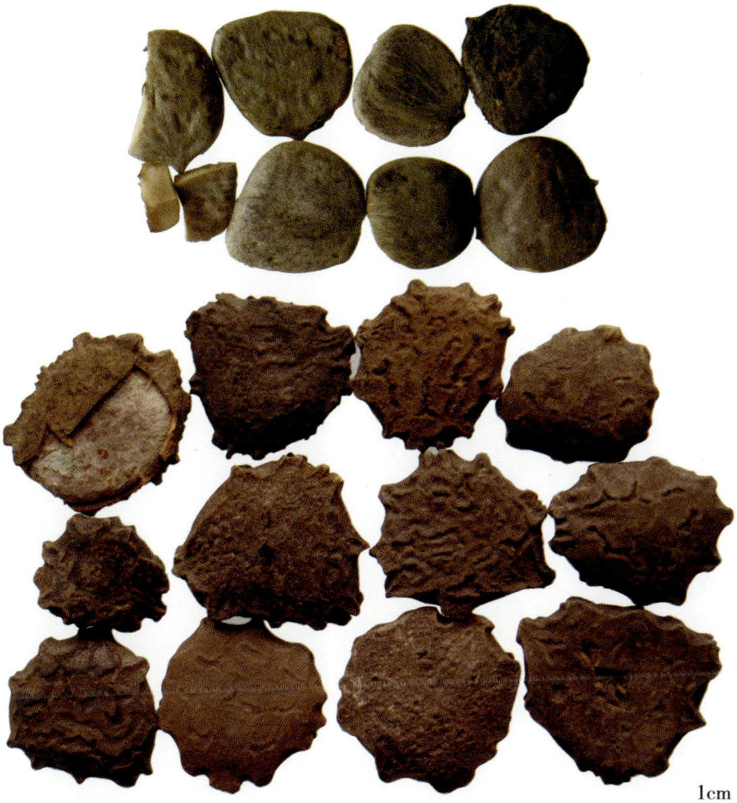

木鳖子

性味	苦、微甘，凉；有毒。
功效	散结消肿，攻毒疗疮。
主治	疮疡肿毒，乳痈，瘰疬，痔瘘，干癣，秃疮。
用量用法	0.9~1.2g。外用适量，研末，用油或醋调涂患处。孕妇慎用。

★ 丝瓜 *Luffa cylindrica* (L.) Roem.

别名：菜瓜。| **药材名：**丝瓜络（成熟果实的维管束）。

植物形态

一年生攀缘草本。卷须稍被毛，2~4 叉。叶片三角形、近圆形或宽卵形，掌状 5 裂，裂片常呈三角形，边缘有小锯齿；叶柄长 5~8cm。花单性，雌雄同株。雄花排成总状花序，花生于总花梗的顶端。雌花单生；花萼裂片卵状披针形；花冠黄色，辐射状，裂片长圆形；雄蕊 3 枚；子房长圆柱形，柱头 3 个，膨大。果圆柱状，无棱，有纵向浅槽或条纹，嫩时肉质，成熟后干燥，里面有网状纤维，完全成熟后由顶端开裂。种子黑色，边缘狭翼状。花期 7~8 月，果期 8~10 月。

生境分布：全国各地均有栽培。

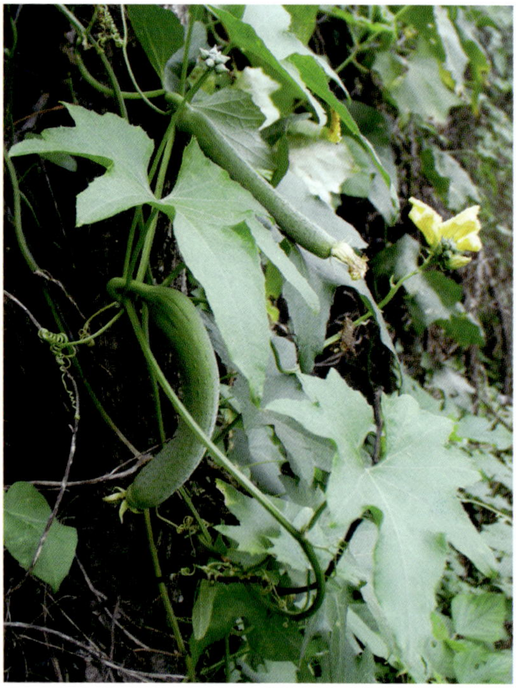

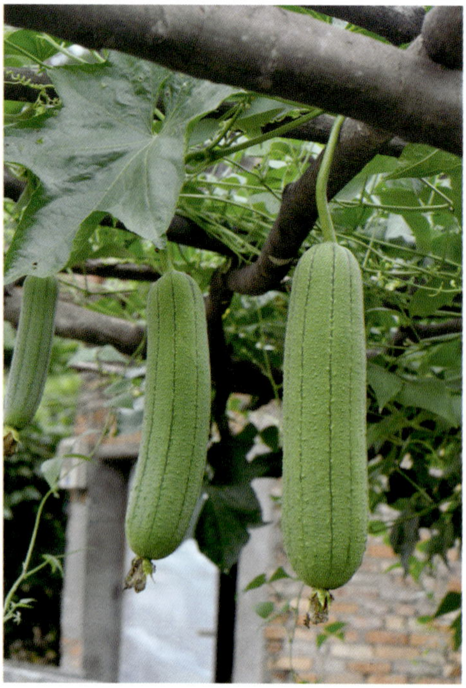

药材性状

丝瓜络

本品为丝状维管束交织而成，多呈长棱形或长圆筒形，略弯曲，长 30~70cm，直径 7~10cm。表面淡黄白色。体轻，质韧，有弹性，不能折断。横切面可见子房 3 室，呈空洞状。气微，味淡。

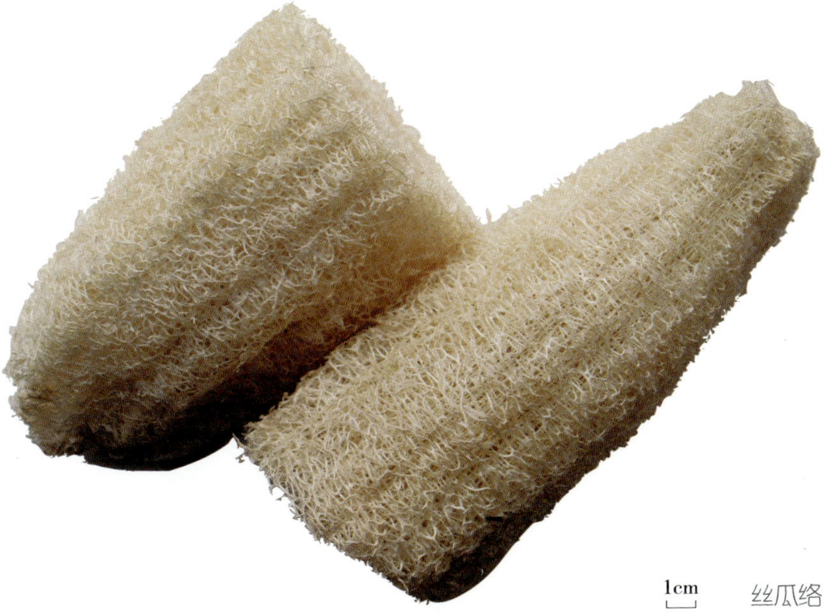

1cm　丝瓜络

性味	甘，平。
功效	祛风，通络，活血，下乳。
主治	痹痛拘挛，胸胁胀痛，乳汁不通，乳痈肿痛。
用量用法	5~12g。

附　注：葫芦科植物广东丝瓜成熟果实的维管束在广东、广西常被当作丝瓜络使用。

★ 西瓜 *Citrullus lanatus* (Thunb.) Matsum. et Nakai

药材名：西瓜霜（果实与皮硝的加工制成品）、西瓜皮（外层果皮）。

植物形态

一年生蔓生草本。茎长达 4m。叶互生；叶柄有长柔毛；叶片广卵形或三角状卵形，羽状分裂，两面均有短柔毛。花单性，雌雄同株，均单生；花冠合生成漏斗状，淡黄色，5 深裂，外具长毛；雄花有雄蕊 3 枚，药室“S”字形折曲；雌花较小，子房密被白色柔毛，柱头肾形。瓠果大型，球状或椭圆状；果皮表面光滑，多具深浅不等的相间条纹；果瓤肉质，多浆汁。种子多数，扁平，略呈卵形，稍有光泽。花期 4~7 月，果期 7~8 月。

生境分布：全国各地均有栽培。

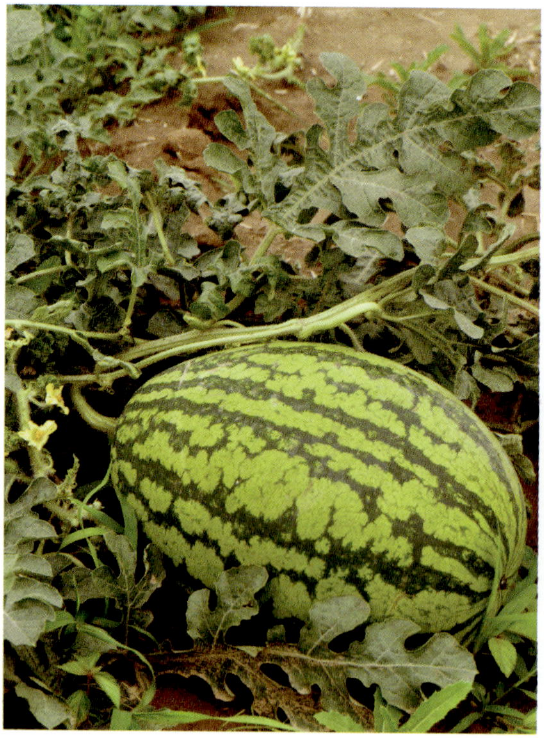

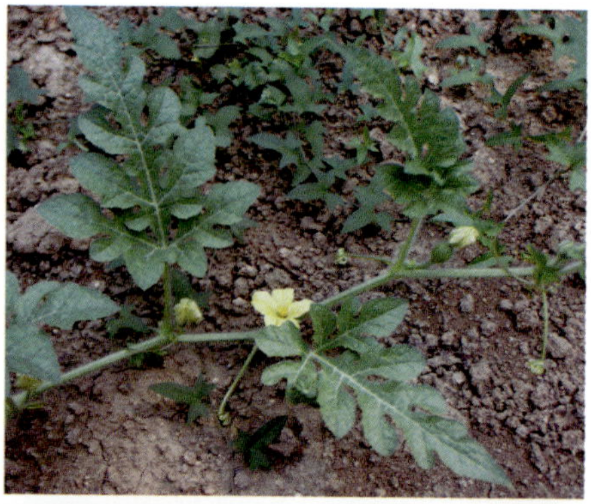

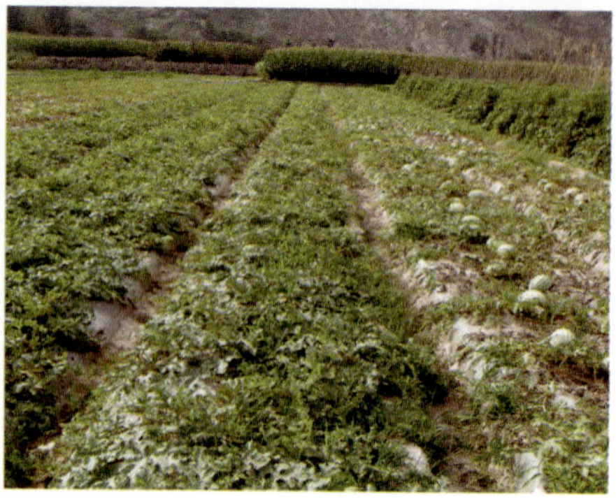

药材性状

西瓜霜

本品为类白色至黄白色的结晶性粉末。气微，味咸。

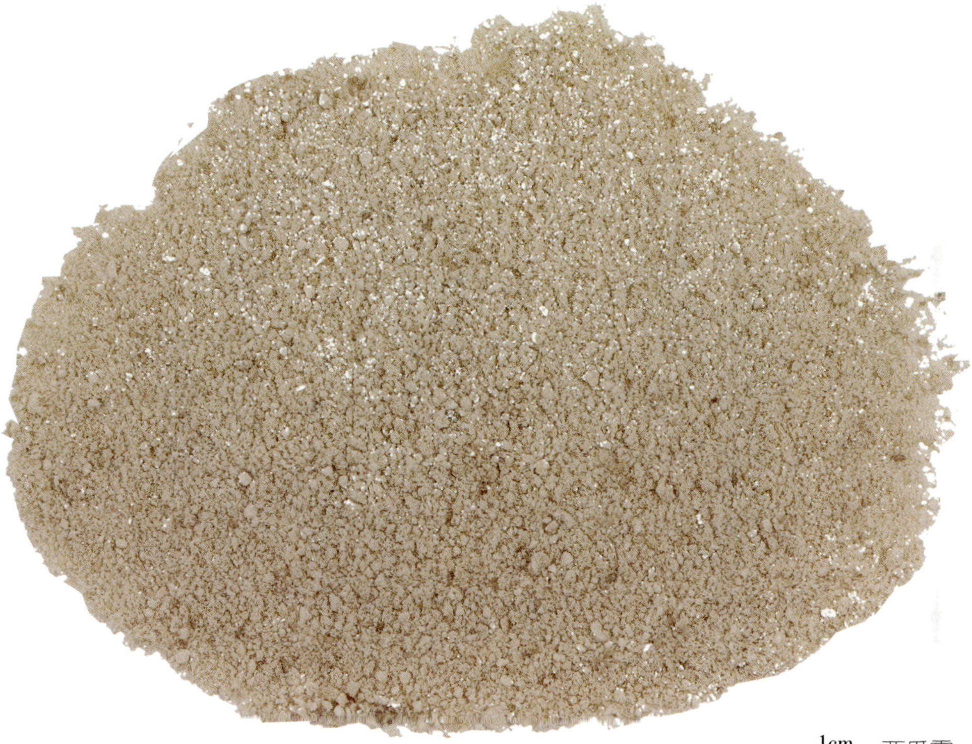

1cm 西瓜霜

性味	咸，寒。
功效	清热泻火，消肿止痛。
主治	咽喉肿痛，喉痹，口疮。
用量用法	0.5~1.5g。外用适量，研末吹敷患处。

药材性状

西瓜皮

外层果皮常卷成管状、纺锤状、不规则片块，大小不一。外表面深绿色、黄绿色或淡黄白色；内表面稍淡，黄白色至黄棕色，有网状筋脉，常带有果柄。质脆、易碎，无臭，味淡。

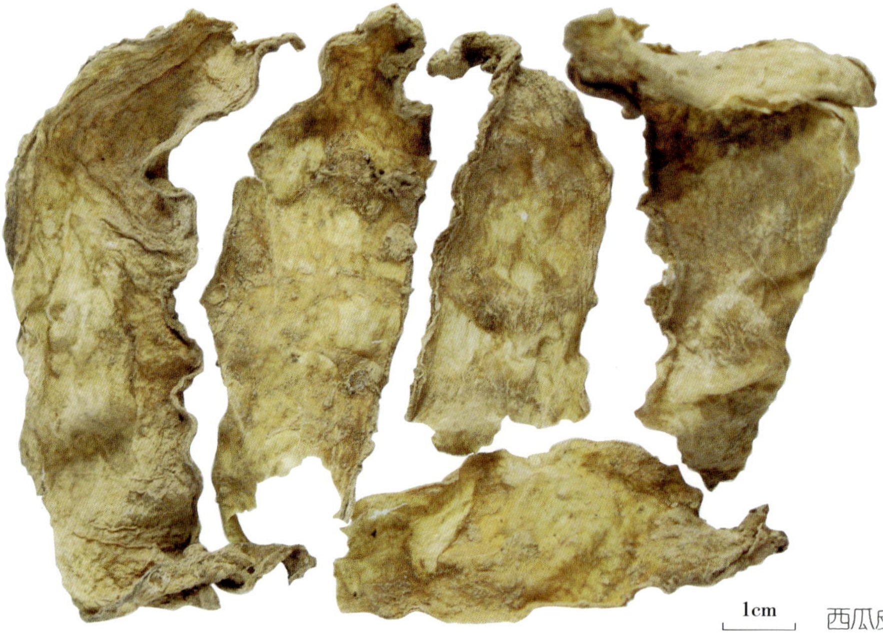

西瓜皮

性味	甘，凉；无毒。
功效	清热，解渴，利尿。
主治	暑热烦渴，小便短少，水肿，口舌生疮。
用量用法	9~30g。

附　注： 西瓜霜收载于《中国药典》2015 年版，西瓜皮收载于《中国药典》1977 年版。

★栝楼 *Trichosanthes kirilowii* Maxim.

别名：瓜蒌。| 药材名：瓜蒌（果实）、瓜蒌子（种子）、瓜蒌皮（果皮）、天花粉（根）。

植物形态

多年生攀缘草本。块根肥厚。茎多分枝，无毛，有棱槽，卷须 2~5 个分枝。叶片近圆形，常掌状 3~7 中裂或浅裂，裂片长圆形或长圆状披针形，边缘有较大的疏齿或缺刻状，表面散生微硬毛；叶柄长 3~7cm。花单性，雌雄异株；雄花有时具单花；雌花单生；苞片倒卵形或宽卵形，边缘有齿；花萼全缘；花冠白色，顶端和边缘分裂成流苏状；雄蕊 5 枚；雌花子房下位，卵形，花柱 3 裂。果卵圆形至近球形，黄褐色，光滑，果瓤橙黄色。种子多数，扁平，长椭圆形。花期 7~8 月，果期 9~10 月。

生境分布：生于山坡、草丛、林缘。分布于全国大部分地区。

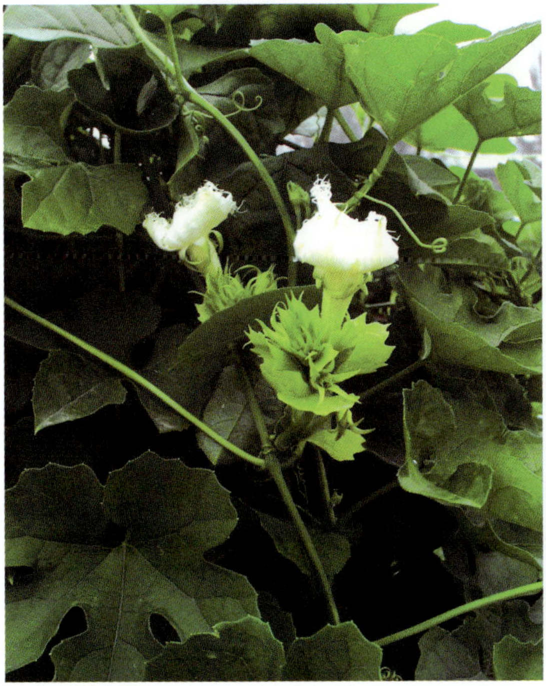

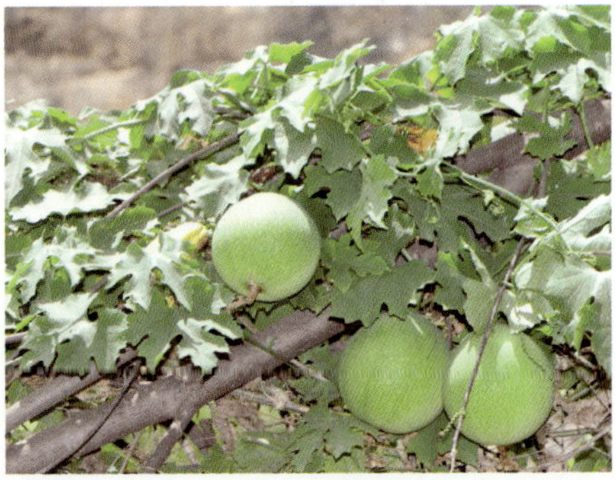

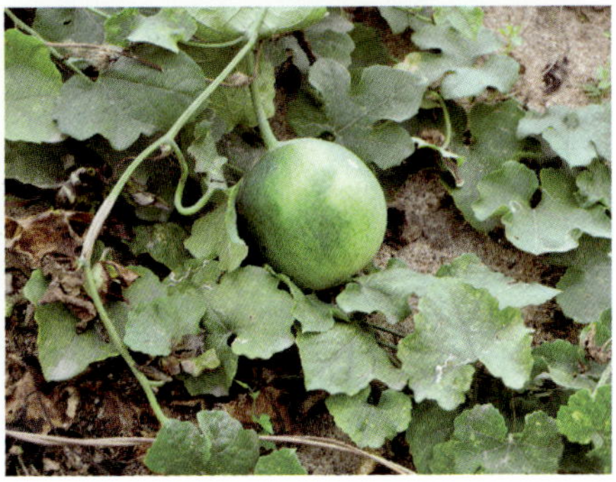

药材性状

瓜蒌

类球形或宽椭圆形，长 7~15cm，直径 6~10cm。表面橙红色或橙黄色，皱缩或较光滑，顶端有圆形的花柱残基，基部略尖，具残存的果梗。轻重不一。质脆，易破开，内表面黄白色，有红黄色丝络，果瓤橙黄色，黏稠，与多数种子黏结成团。具焦糖气，味微酸、甜。

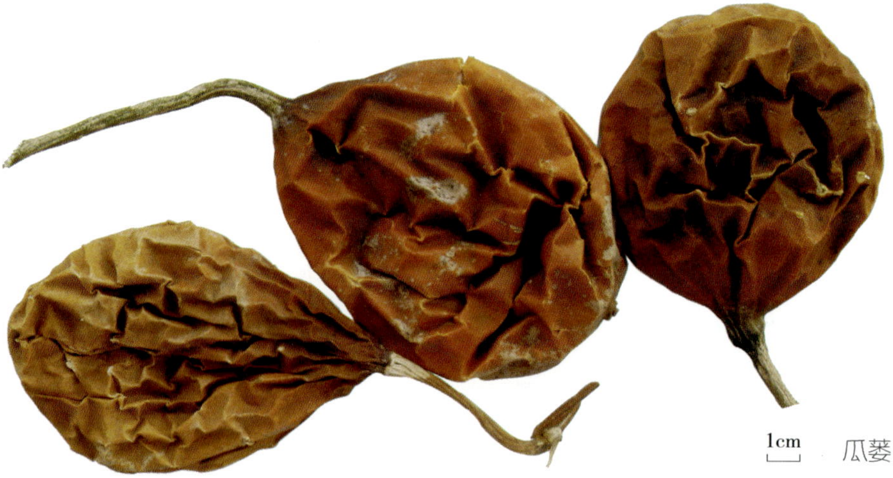

1cm 瓜蒌

性味	甘、微苦，寒。
功效	清热涤痰，宽胸散结，润燥滑肠。
主治	肺热咳嗽，痰浊黄稠，胸痹心痛，结胸痞满，乳痈，肺痈，肠痈，大便秘结。
用量用法	9~15g。不宜与川乌、制川乌、草乌、制草乌、附子同用。

药材性状

瓜蒌子

扁平椭圆形，长 12~15mm，宽 6~10mm，厚约 3.5mm。表面浅棕色至棕褐色，平滑，沿边缘有 1 圈沟纹。顶端较尖，有种脐，基部钝圆或较狭。种皮坚硬；内种皮膜质，灰绿色；子叶 2 枚，黄白色，富油性。气微，味淡。

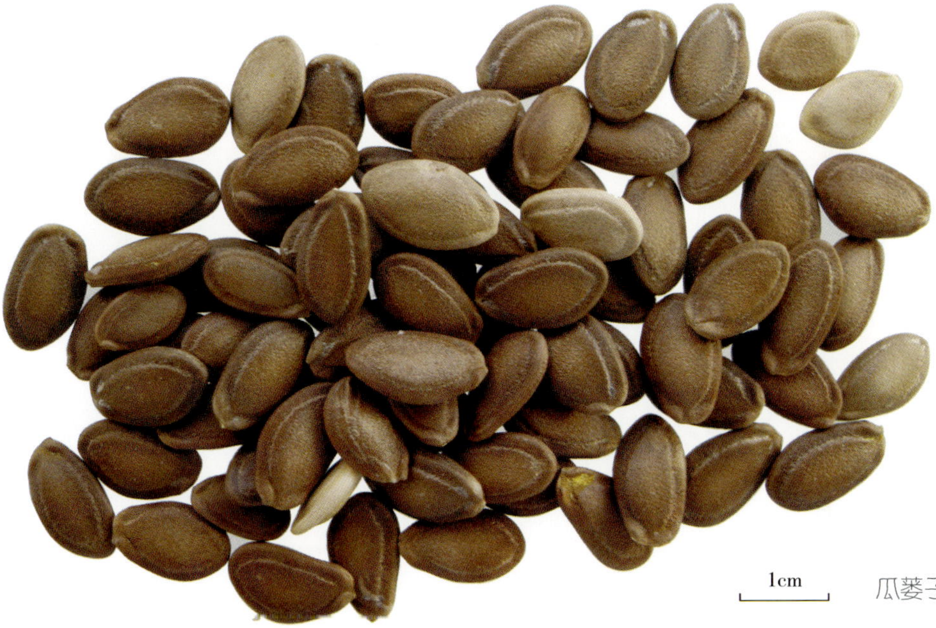

瓜蒌子

性味	甘，寒。
功效	润肺化痰，滑肠通便。
主治	燥咳痰黏，肠燥便秘。
用量用法	9~15g。不宜与川乌、制川乌、草乌、制草乌、附子同用。

药材性状

瓜蒌皮

本品常切成 2 至数瓣，边缘向内卷曲，长 6~12cm。外表面橙红色或橙黄色，皱缩，有的有残存果梗；内表面黄白色。质较脆，易折断。具焦糖气，味淡、微酸。

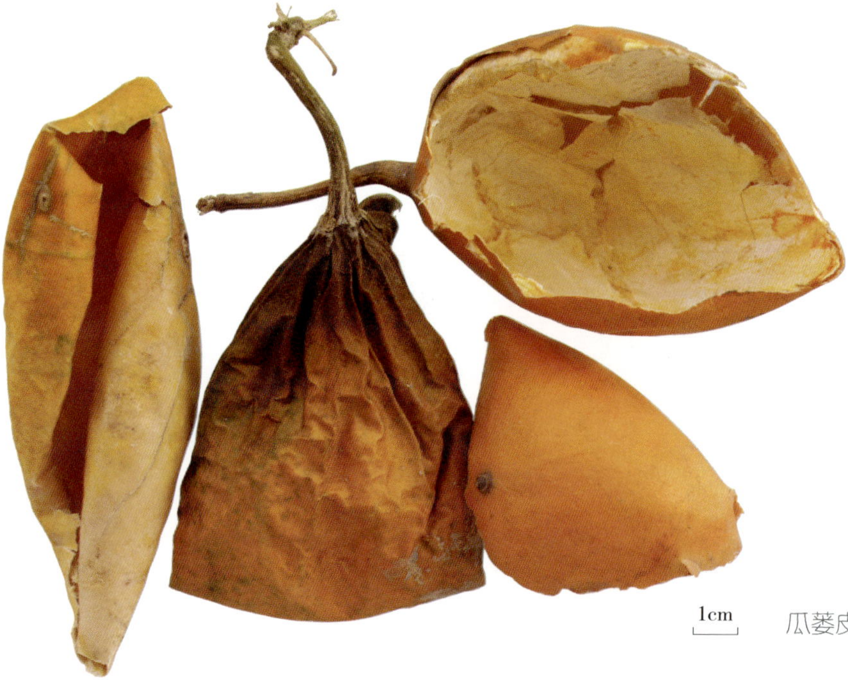

瓜蒌皮

性味	甘，寒。
功效	清热化痰，利气宽胸。
主治	痰热咳嗽，胸闷胁痛。
用量用法	6~10g。不宜与川乌、制川乌、草乌、制草乌、附子同用。

药材性状

天花粉

不规则圆柱形、纺锤形或瓣块状，长8~16cm，直径1.5~5.5cm。表面黄白色或淡棕黄色，有纵皱纹、细根痕及略凹陷的横长皮孔，有的有黄棕色外皮残留。质坚实，断面白色或淡黄色，富粉性，横切面可见黄色木质部，略呈放射状排列，纵切面可见黄色条纹状木质部。气微，味微苦。

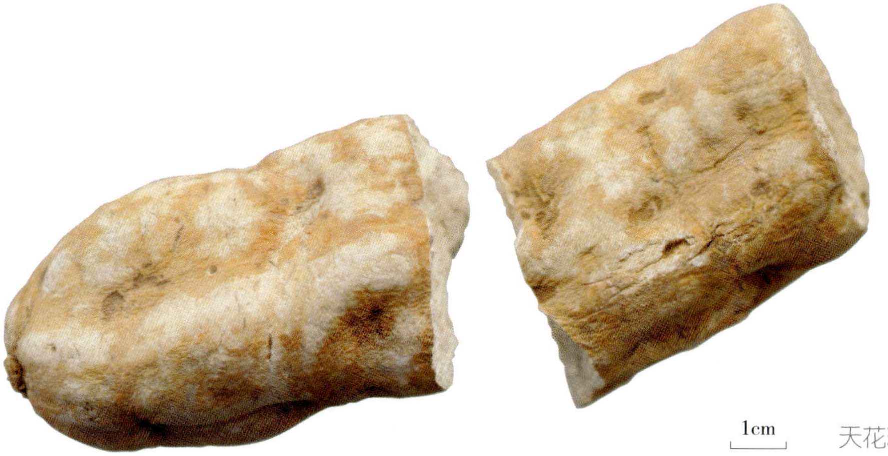

1cm 天花粉

性味	甘、微苦，微寒。
功效	清热泻火，生津止渴，消肿排脓。
主治	热病烦渴，肺热燥咳，内热消渴，疮疡肿毒。
用量用法	10~15g。孕妇慎用；不宜与川乌、制川乌、草乌、制草乌、附子同用。

附　注：《中国药典》2015年版记载同属植物双边栝楼与栝楼的干燥果实、种子、果皮、根同等入药。

白花菜科

白花菜 *Cleome gynandra* L.

别名：羊角菜、白花草。| 药材名：白花菜子（种子）。

植物形态

一年生草本，全株有恶臭。茎直立、分枝，有纵槽纹，通常淡紫色，幼枝稍被腺毛。掌状复叶具 5 枚小叶，或上部的具 3 枚小叶；叶柄稍被柔毛；小叶膜质，倒卵形或长方倒卵形，全缘或稍有小锯齿，叶脉稍被柔毛。总状花序顶生，延长，被腺毛；苞片叶状；萼片披针形，绿色，外被腺毛；花瓣白色带淡紫色，倒卵形，有长爪；雄蕊着生于雌雄蕊柄顶端，开放后不等长；子房圆柱状，密被腺毛，柱头盾状。长角果圆柱状，无毛。种子数极多，棕黑色，有皱纹。夏季开花，有些地区几乎全年开花。

生境分布： 生于田埂、路旁、沟边等处，常栽培于庭园。分布于河北、河南、山东、江苏、安徽、台湾、广西、广东、四川、贵州及云南等地。

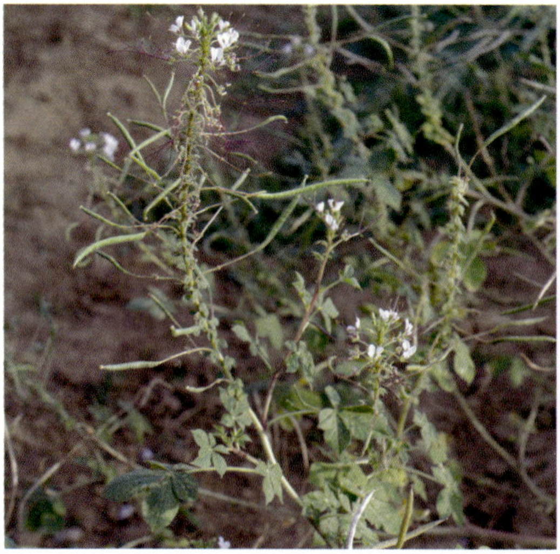

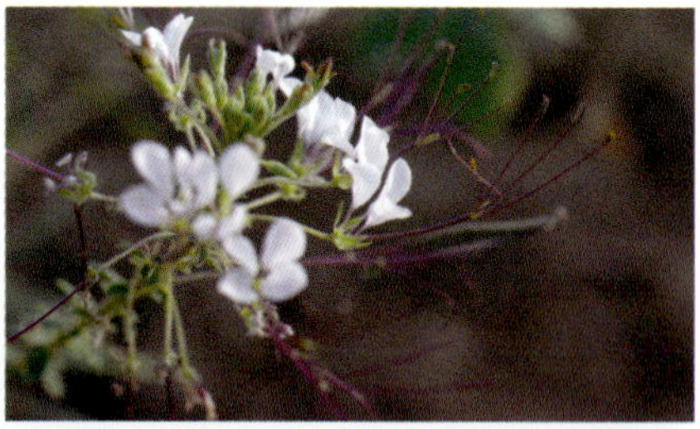

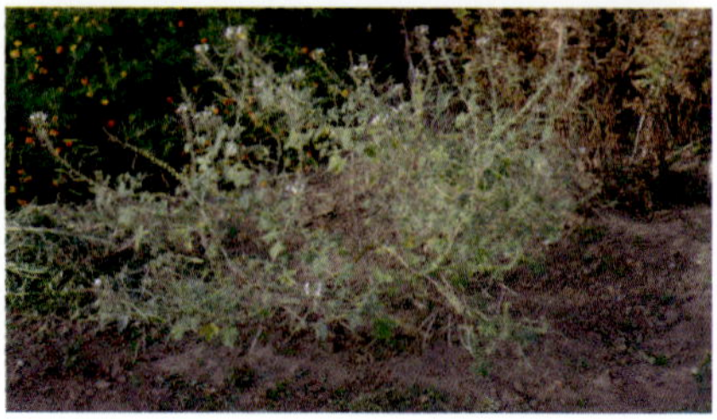

药材
性状

白花菜子

扁圆形，直径 1~1.5mm，厚约 1mm，边缘有一深沟。表面棕色至棕黑色，粗糙不平。在放大镜下观察，可见种子表面有细密网纹突起，网孔方形或多角形，排列较规则或呈同心环状。纵切面可见“U”字形弯曲的胚，胚根深棕色，子叶与胚根等长，淡棕色，胚乳包于胚外，淡黄色，油质。气无，味苦。

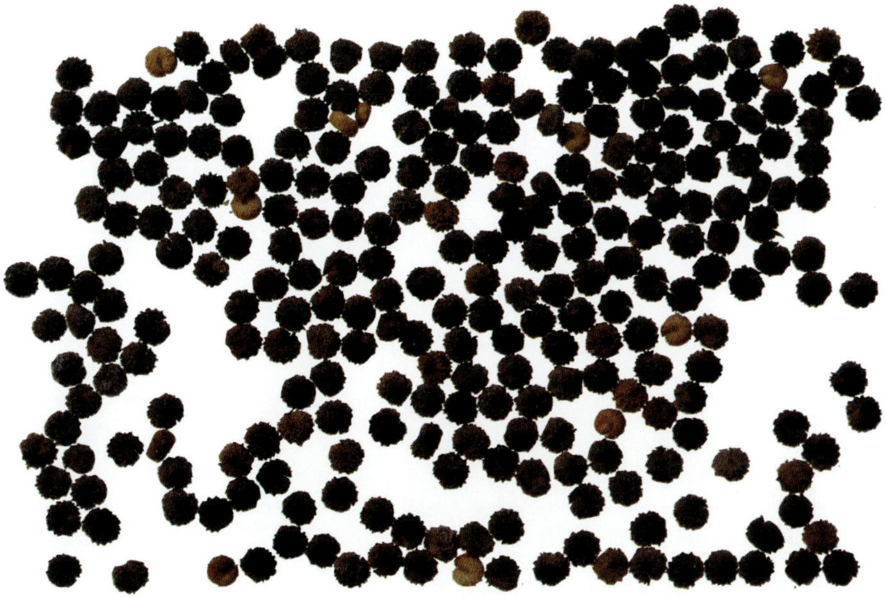

白花菜子

性味	苦、辛，温；有小毒。
功效	祛风散寒，活血止痛。
主治	风湿疼痛，腰痛，跌打损伤，痔疮。
用量用法	外用适量，捣烂外敷或煎水洗患处。

附　注：同属植物醉蝶花易与白花菜混淆。

十字花科

★ 白芥 *Sinapis alba* L.

药材名： 芥子（种子）。

植物形态

一年生或二年生草本。茎较粗壮，全体被稀疏粗毛。叶互生；茎基部的叶具长柄，叶片宽大，倒卵形，琴状深裂或近全裂，裂片 5~7 枚；茎上部的叶具短柄，叶片较小，近花序的叶常小裂。总状花序顶生；花黄色；萼片绿色，直立；花瓣长方卵形，基部有直立长爪；雄蕊 6 枚，4 枚长 2 枚短；子房长方形，密被白毛，花柱细长，柱头小。长角果广条形，长 2~3cm，密被粗白毛，顶端有喙。种子圆形，淡黄白色。花、果期 6~8 月。

生境分布： 我国部分地区有栽培。

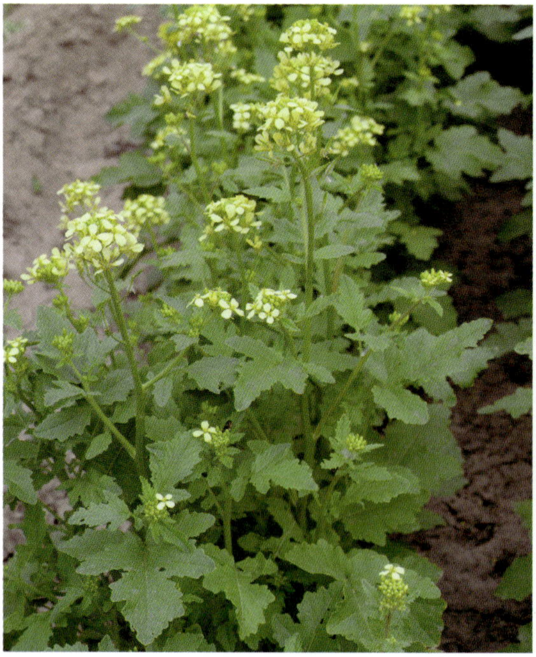

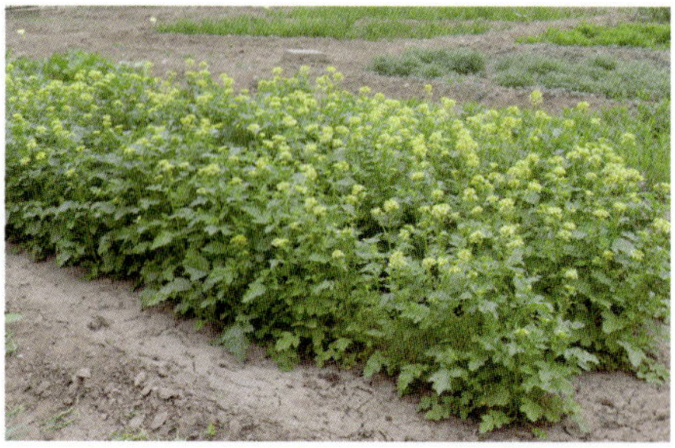

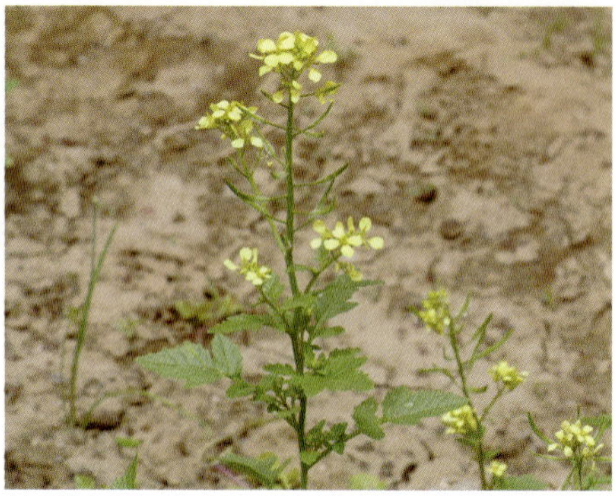

药材性状

芥子

球形，直径1.5~2.5mm。表面灰白色至淡黄色，具细微的网纹，有明显的点状种脐。种皮薄而脆，破开后内有白色折叠的子叶，有油性。气微，味辛辣。

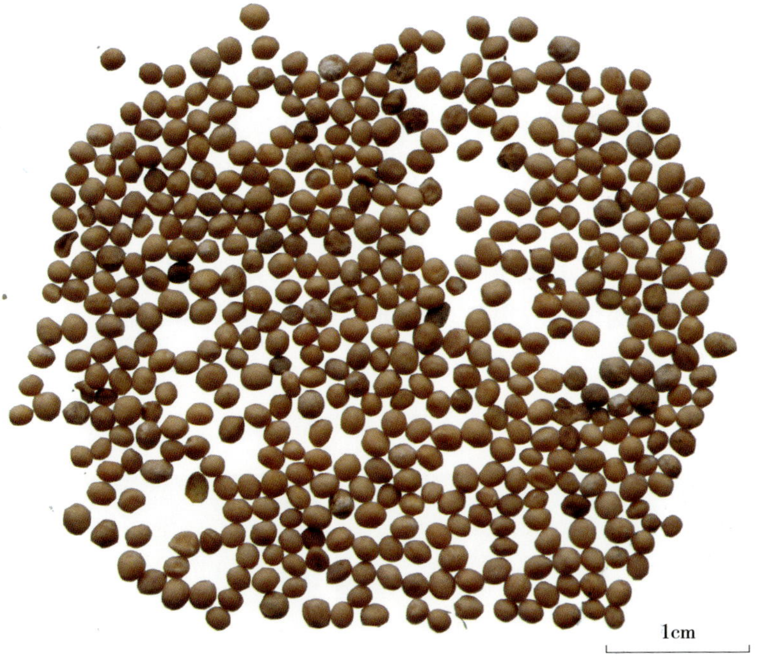

芥子

性味	辛，温。
功效	温肺豁痰利气，散结通络止痛。
主治	寒痰咳嗽，胸胁胀痛，痰滞经络，关节麻木、疼痛，痰湿流注，阴疽肿毒。
用量用法	3~9g。外用适量。

附　注：《中国药典》2015年版记载十字花科植物芥与白芥的干燥种子同等入药。

★ 萝卜 *Raphanus sativus* L.

别名： 莱菔。| **药材名：** 莱菔子（种子）。

植物形态

一年生或二年生草本。根肉质，形状、大小及色泽因品种不同而多变化。茎粗壮，分枝，具纵棱。基生叶丛生，大头状羽裂，疏生白色糙毛；茎生叶亦为大头状羽裂；茎上部叶长椭圆形至披针形，边缘有锯齿或缺刻。总状花序顶生，常组成圆锥状；花淡紫红色或白色；萼片线状长椭圆形；花瓣宽倒卵形，具爪，有明显脉纹。长角果圆柱形，肉质，种子间常缢缩，成熟时果瓣肥厚而呈海绵状，顶端具细长尖喙。种子近圆形，稍扁，红褐色或灰褐色。花期 4~5 月，果期 5~6 月。

生境分布： 全国各地普遍栽培。

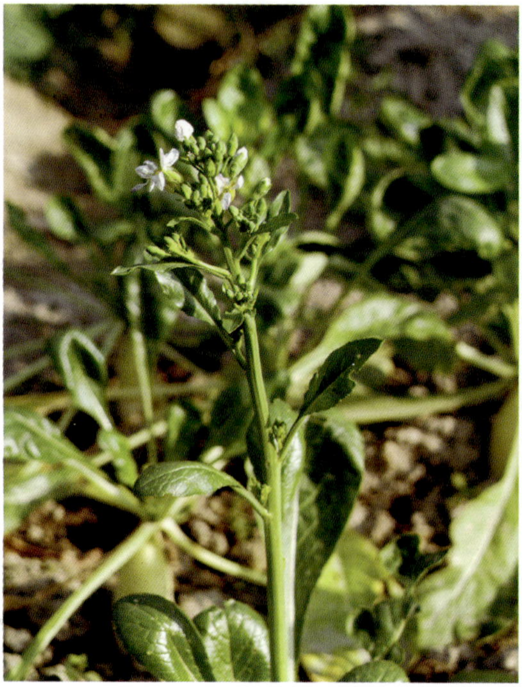

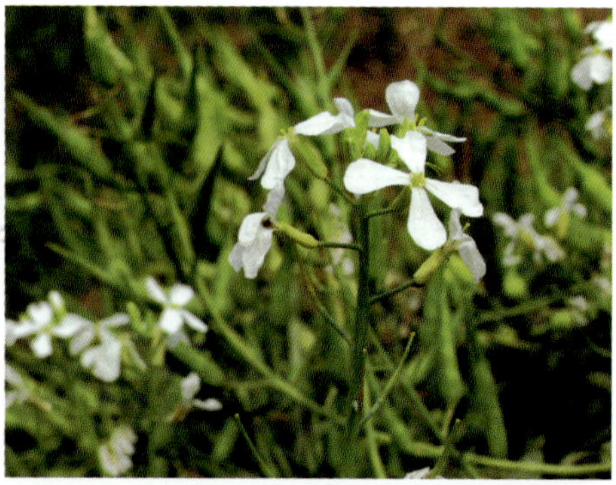

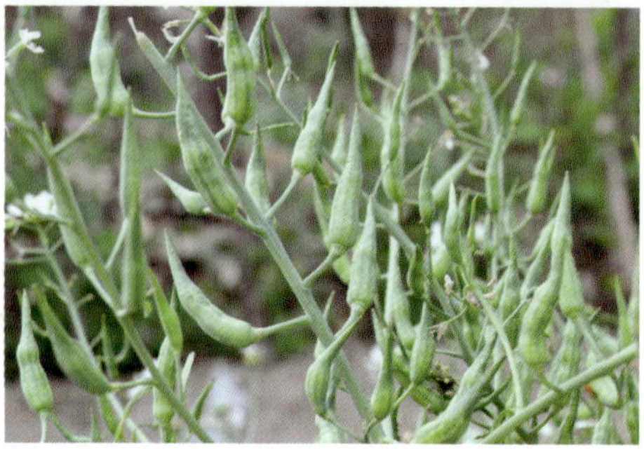

药材性状

莱菔子

类卵圆形或椭圆形，稍扁，长 2.5~4mm，宽 2~3mm。表面黄棕色、红棕色或灰棕色。一端有深棕色圆形种脐，一侧有数条纵沟。种皮薄而脆，子叶 2 枚，黄白色，有油性。气微，味淡、微苦辛。

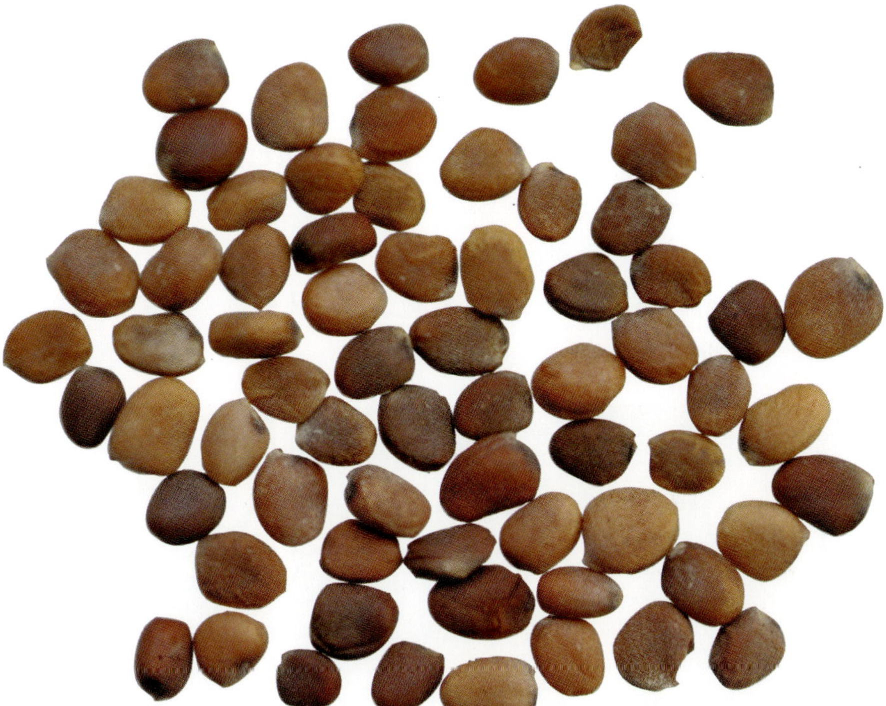

莱菔子

性味	辛、甘，平。
功效	消食除胀，降气化痰。
主治	饮食停滞，脘腹胀痛，大便秘结，积滞泻痢，痰壅喘咳。
用量用法	5~12g。

★ 菥蓂 *Thlaspi arvense* L.

别名：遏蓝菜、败酱草。| **药材名：**菥蓂（地上部分）。

植物形态

一年生草本，全株光滑无毛。茎直立，有分枝，表面粉绿色。单叶互生；基生叶有短柄；叶片椭圆形、倒卵形或披针形，边缘具稀疏浅齿或粗齿，两面粉绿色。总状花序腋生及顶生；花萼卵形，绿色，边缘呈白色膜质；花瓣白色；雄蕊 6 枚，四强，花药卵形；雌蕊 1 枚，子房卵圆形而扁，绿色。短角果扁平，卵圆形，具宽翅，先端深裂，熟时淡黄色。种子小，卵圆形而扁。花期 4~7 月，果期 5~8 月。

生境分布：生于山坡、草地、路旁或田畔。我国大部分地区均有分布。

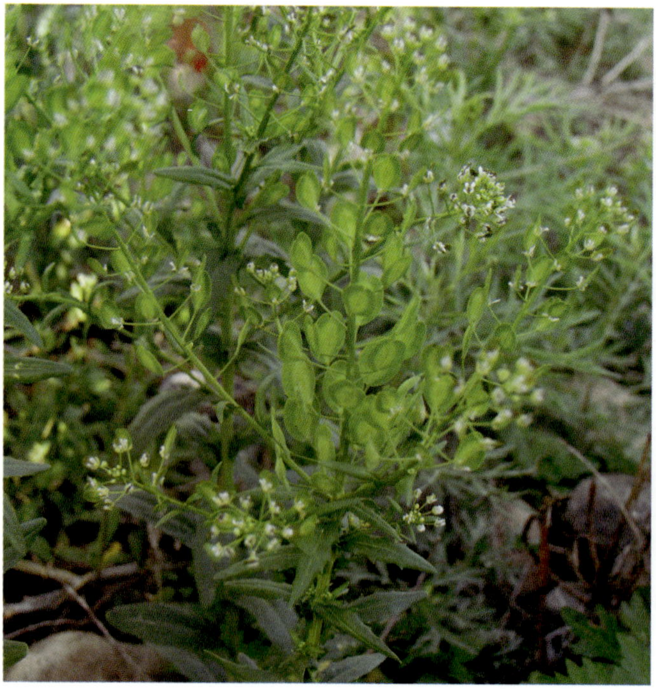

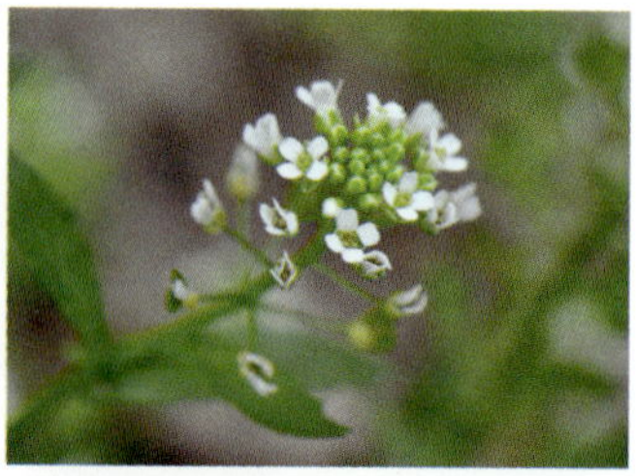

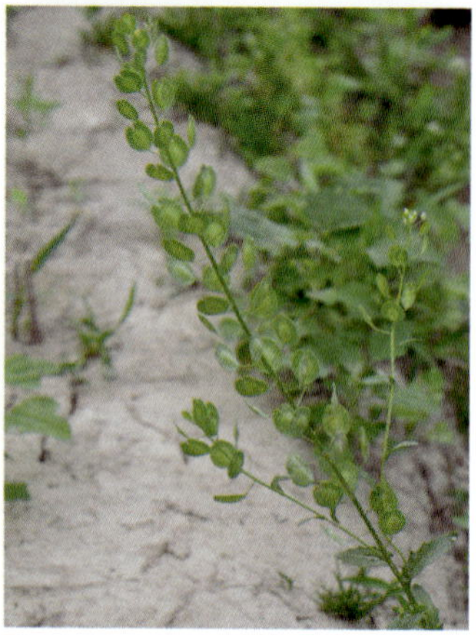

药材性状

菥蓂

茎呈圆柱形，长20~40cm，直径0.2~0.5cm；表面黄绿色或灰黄色，有细纵棱线；质脆，易折断，断面髓部白色。叶互生，披针形，基部叶多为倒披针形，多脱落。总状果序生于茎枝顶端和叶腋，果实卵圆形而扁平，直径0.5~1.3cm；表面灰黄色或灰绿色，中心略隆起，边缘有翅，宽约0.2cm，两面中间各有1条纵棱线，先端凹陷，基部有细果梗，长约1cm；果实内分2室，中间有纵隔膜，每室种子5~7粒。种子扁卵圆形。气微，味淡。

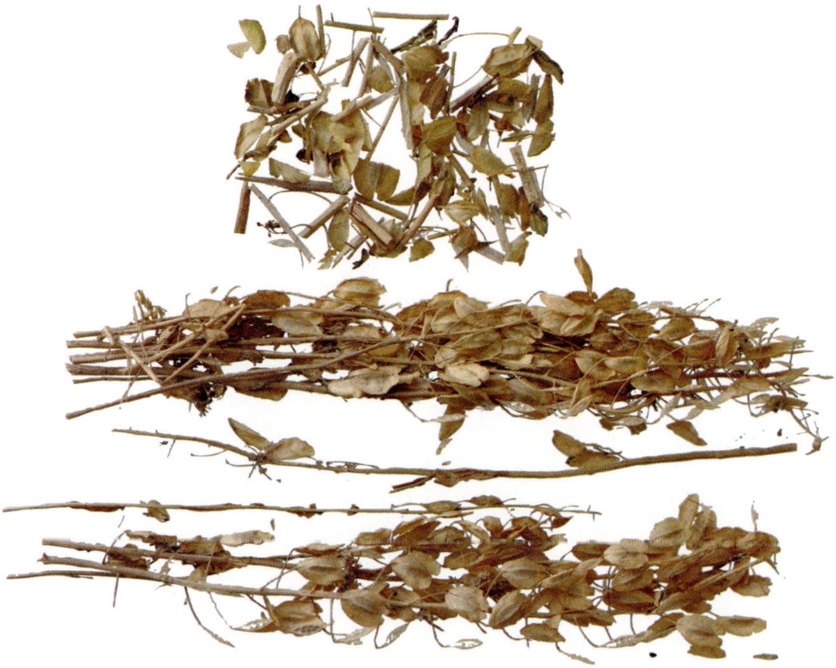

1cm 菥蓂

性味	辛，微寒。
功效	清肝明目，和中利湿，解毒消肿。
主治	目赤肿痛，脘腹胀痛，胁痛，肠痈，水肿，带下，疮疖痈肿。
用量用法	9~15g。

鹿蹄草科

★ 鹿蹄草 *Pyrola calliantha* H. Andres

别名：鹿含草。| 药材名：鹿衔草（全草）。

植物形态

多年生常绿草本。有长而横生的根状茎。基生叶 4~7 枚，革质，卵状圆形至圆形，边缘有疏圆齿，上表面深绿色，下表面常有白霜或有时带紫色。总状花序有花 8~15 朵；花白色或稍带紫色；花葶长 12~20cm；苞片长舌形；花梗长 5~8mm；萼片舌形；花瓣卵状圆形，先端内凹；雄蕊 10 枚，花柱长 4~6mm，倾斜，顶端有不明显的环状突起。蒴果扁球形。花期 6~7 月，果期 8~9 月。

生境分布：生于林下及灌丛中。分布于陕西、甘肃、青海、山西、山东、安徽、浙江、江西、湖南、湖北、贵州、四川、西藏等地。

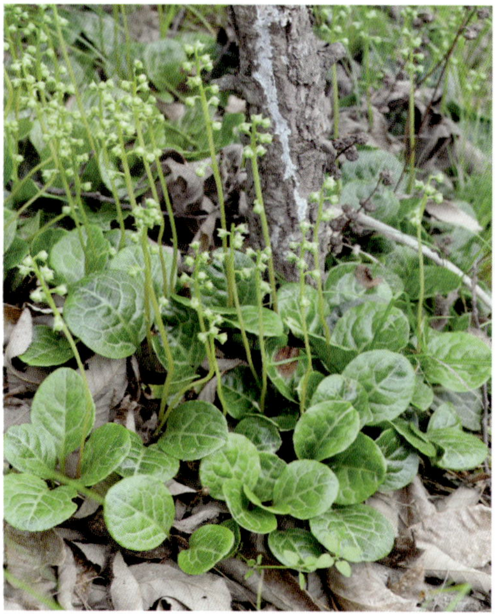

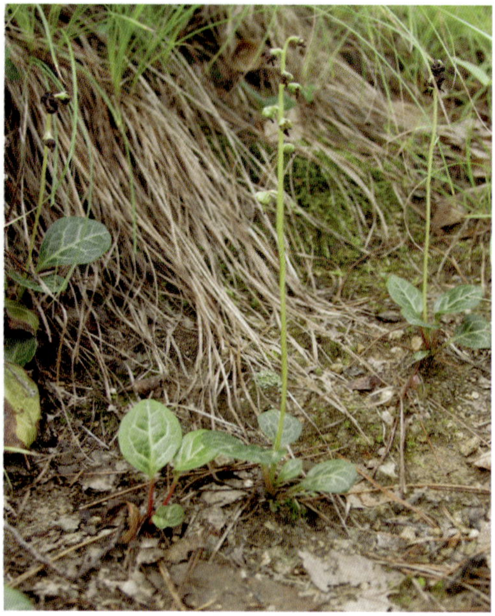

药材性状

鹿衔草

根茎细长。茎圆柱形或具纵棱，长10~30cm。叶基生，长卵圆形或近圆形，长2~8cm，暗绿色或紫褐色，先端圆或稍尖，全缘或有稀疏的小锯齿，边缘略反卷，上表面有时沿脉具白色的斑纹，下表面有时具白粉。总状花序有花4~10余朵；花半下垂，萼片5枚，舌形或卵状长圆形；花瓣5片，早落；雄蕊10枚，花药基部有小角，顶孔开裂；花柱外露，有环状突起的柱头盘。蒴果扁球形，直径7~10mm，5纵裂，裂瓣边缘有蛛丝状毛。气微，味淡、微苦。

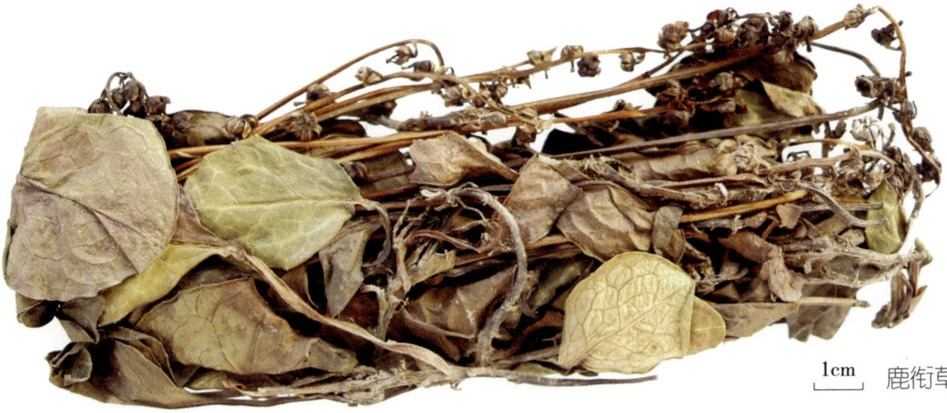

1cm 鹿衔草

性味	甘、苦，温。
功效	祛风湿，强筋骨，止血，止咳。
主治	风湿痹痛，肾虚腰痛，腰膝无力，月经过多，久咳劳嗽。
用量用法	9~15g。

附　注：《中国药典》2015年版记载同属植物普通鹿蹄草与鹿蹄草的干燥全草同等入药。

紫金牛科

★ 朱砂根 *Ardisia crenata* Sims

别名： 铁凉伞、大罗伞。| **药材名：** 朱砂根（根）。

植物形态

常绿灌木。有匍匐根状茎，根柔软肉质，多分枝，外皮微红色，断面有小血点。茎直立，不分枝。单叶互生；叶片革质或坚纸质，狭椭圆形或倒披针形，边缘有疏波状圆齿，齿间有黑色腺点，具稀疏而大的腺点，下表面淡绿色。伞形花序顶生；总花梗细长；花小，淡紫白色，有深色腺点；花萼5裂；花瓣卵形，基部连合；雄蕊5枚；子房上位，1室。核果球形，熟时红色，有稀疏黑腺点，有宿存花萼和细长花柱。花期5~7月，果期9~12月。

生境分布： 生于山坡、林下或灌木丛中。分布于长江以南各地。

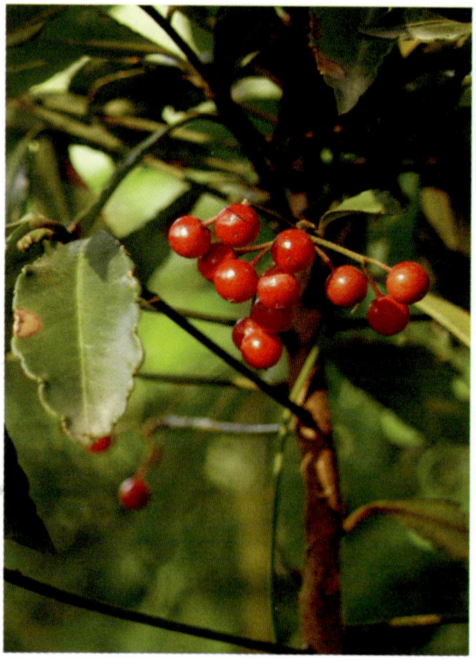

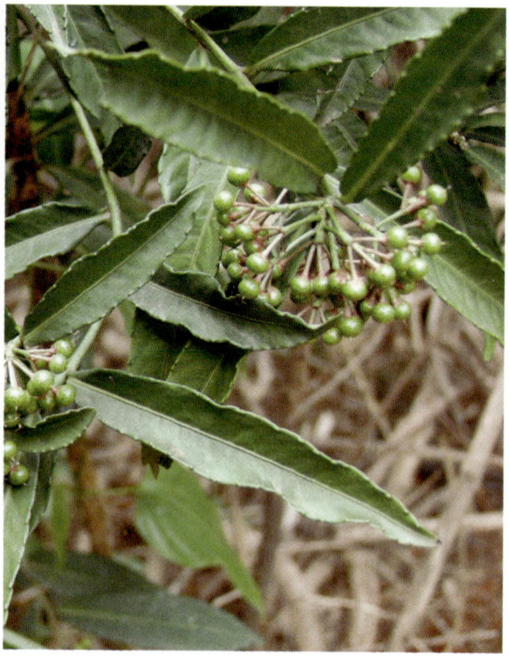

药材性状

朱砂根

根簇生于略膨大的根茎上，呈圆柱形，略弯曲，长5~30cm，直径0.2~1cm。表面灰棕色或棕褐色，可见多数纵皱纹，有横向或环状断裂痕，皮部与木部易分离。质硬而脆，易折断，断面不平坦，皮部厚，占断面的1/3~1/2，类白色或粉红色，外侧有紫红色斑点散在，习称"朱砂点"；木部黄白色，不平坦。气微，味微苦，有刺舌感。

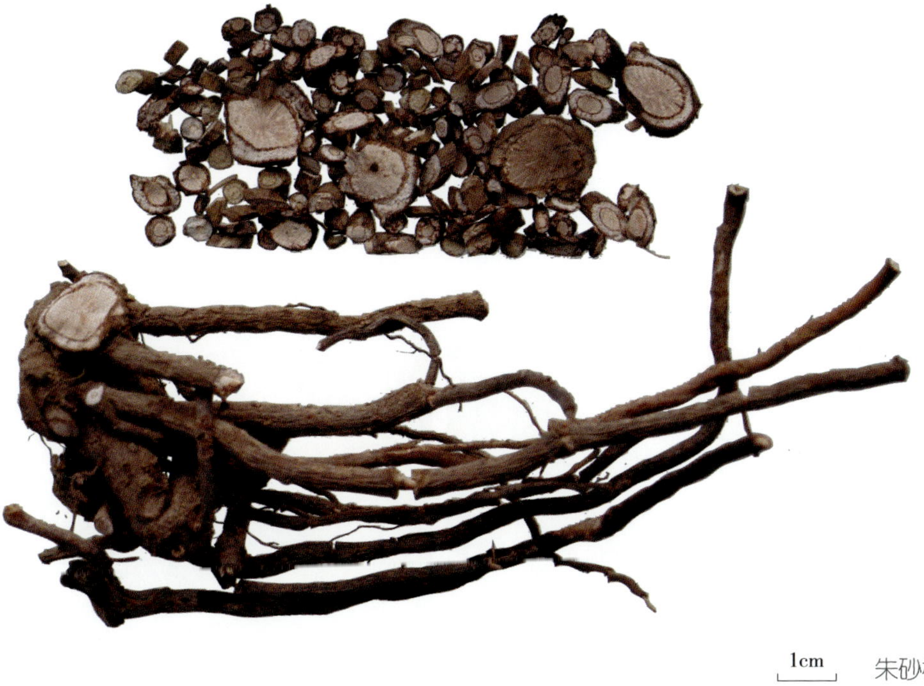

朱砂根

性味	微苦、辛，平。
功效	解毒消肿，活血止痛，祛风除湿。
主治	咽喉肿痛，风湿痹痛，跌打损伤。
用量用法	3~9g。

★紫金牛 *Ardisia japonica* (Thunb.) Blume

别名：矮茶。| 药材名：矮地茶（全草）。

植物形态

常绿小灌木，高 10~30cm。根状茎长而横走，暗红色，下面生根。地上茎直立，表面紫褐色，有细条纹，具短腺毛，幼嫩时毛密而明显。单叶互生；柄短，有毛；叶片近革质，常成对或 3~4（~7）枚集生于茎端，窄椭圆形至宽椭圆形，边缘具尖锯齿，两面中脉有微毛，腺点多集中于近叶缘部分。花通常 2~6 朵，组成腋生短总状花序；花冠辐射状展开，青白色，有赤色小点；雄蕊着生于花冠喉部；子房上位。核果球形，熟时红色，有宿存花萼和花柱。花期夏季，果期 11~12 月。

生境分布： 生于低山区较稀疏的林下或竹林下。分布于陕西及华东、中南、西南等地。

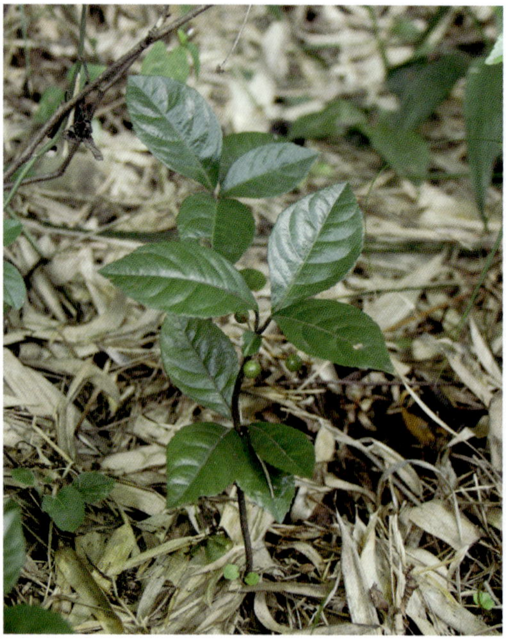

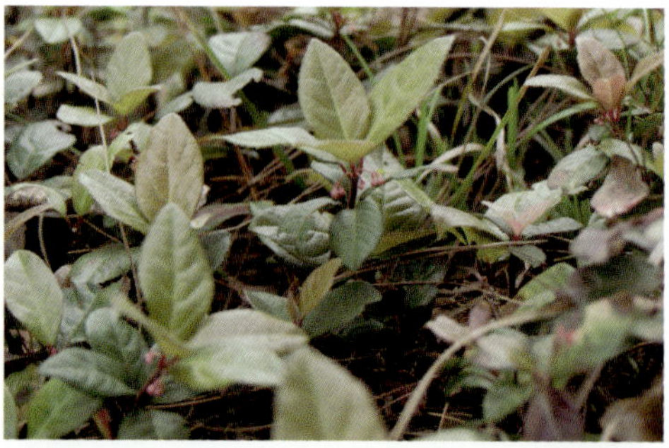

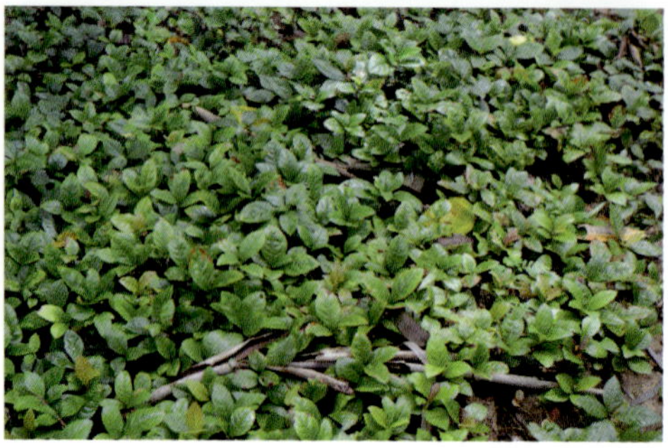

药材性状

矮地茶

根茎呈圆柱形，疏生须根。茎略呈扁圆柱形，稍扭曲，长10~30cm，直径0.2~0.5cm；表面红棕色，有细纵纹、叶痕及节；质硬，易折断。叶互生，集生于茎梢；叶片近革质，略卷曲或破碎，完整者展平后呈椭圆形，长3~7cm，宽1.5~3cm，灰绿色、棕褐色或浅红棕色，先端尖，基部楔形，边缘具细锯齿。茎顶偶有红色球形核果。气微，味微涩。

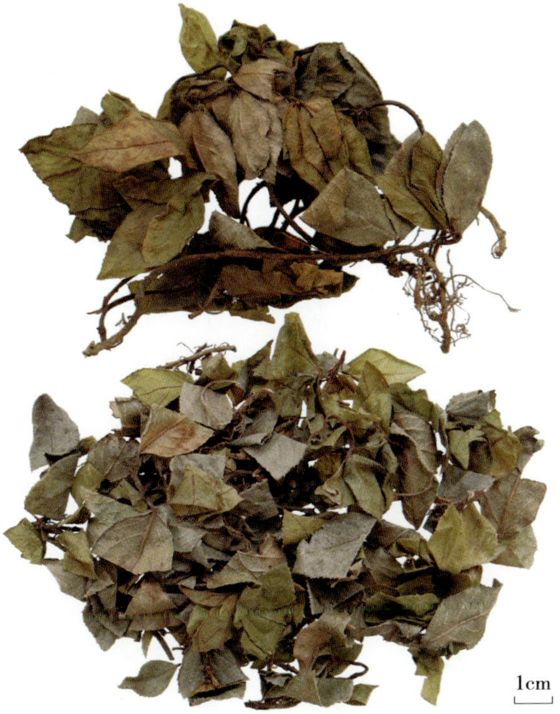

矮地茶

性味	辛、微苦，平。
功效	化痰止咳，清利湿热，活血化瘀。
主治	新久咳嗽，喘满痰多，湿热黄疸，经闭瘀阻，风湿痹痛，跌打损伤。
用量用法	15~30g。

景天科

★ 垂盆草 *Sedum sarmentosum* Bunge

别名：狗牙齿、鼠牙半支。| **药材名：**垂盆草（全草）。

植物形态

多年生肉质草本。茎平卧或上部直立，不育枝和花枝细弱，匍匐生根。3 枚叶轮生，无柄；叶片倒披针形至矩圆形，全缘，肉质。花序聚伞状，有 3~5 个分枝；花无梗；萼片 5 枚，披针形至矩圆形，花瓣 5 片，淡黄色，披针形至矩圆形，顶端有较长的短尖头；雄蕊较花瓣短；心皮 5 个，略叉开。蓇葖果。花期 4~5 月，果期 6~7 月。

生境分布：生于海拔 1600m 以下的低山坡岩石上、山谷阴湿处，也有栽培。分布于吉林、辽宁、河北、河南、山西、陕西、山东、江苏、安徽、浙江、江西、福建、湖北、四川、贵州等地。

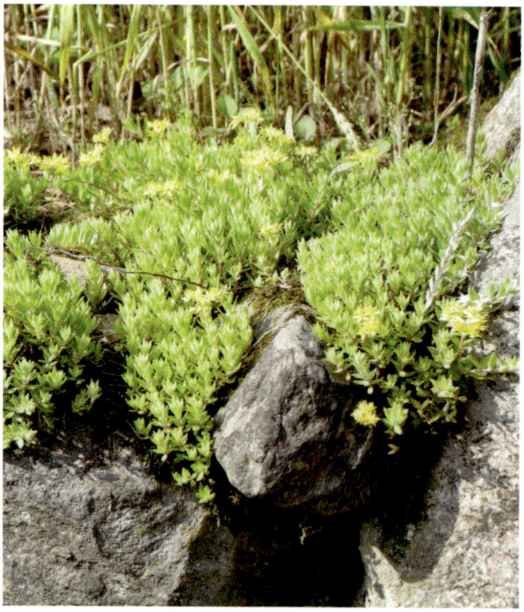

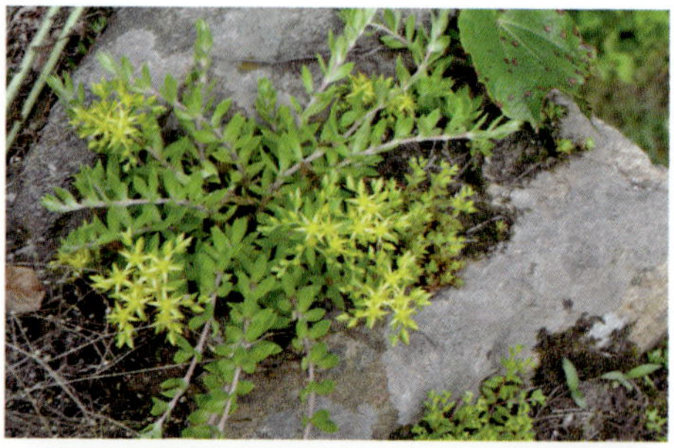

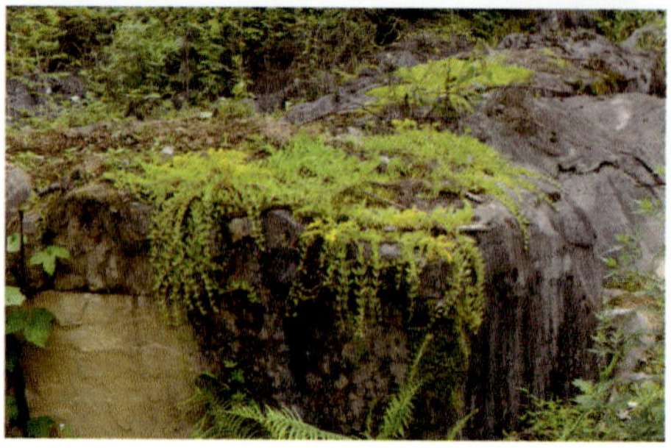

药材性状

垂盆草

茎纤细，长可达 20cm 以上，部分节上可见纤细的不定根。3 片叶轮生，叶片倒披针形至矩圆形，绿色，肉质，长 1.5~2.8cm，宽 0.3~0.7cm，先端近急尖，基部急狭，有距。气微，味微苦。

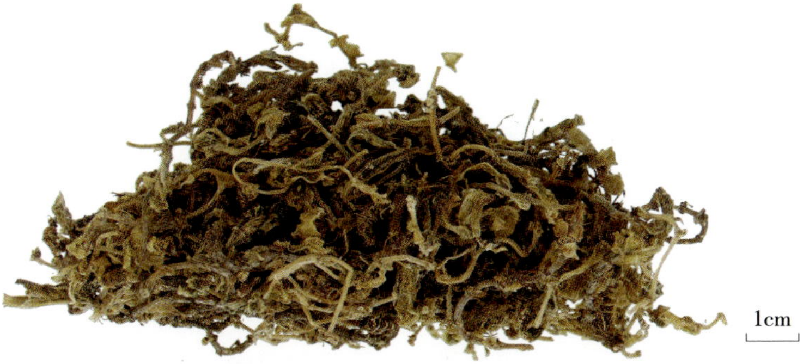

垂盆草

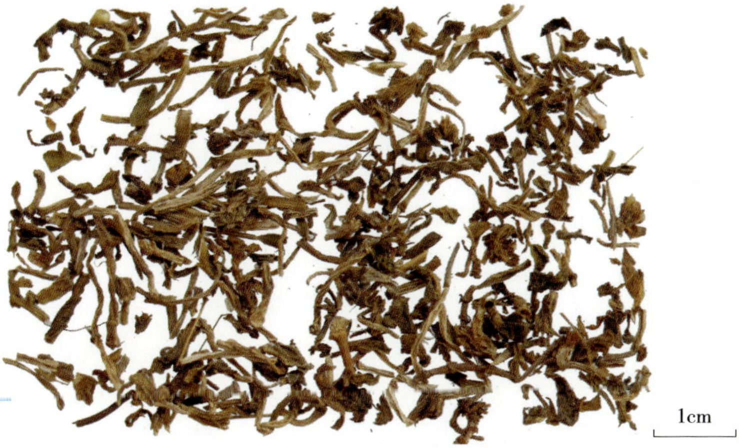

垂盆草（饮片）

性味	甘、淡，凉。
功效	利湿退黄，清热解毒。
主治	湿热黄疸，小便不利，痈肿疮疡。
用量用法	15~30g。

附　注：同属植物佛甲草易与垂盆草混淆。

★ 大花红景天 *Rhodiola crenulata* (Hook. f. et Thoms.) H. Ohba

别名： 宽瓣红景天、宽叶景天。| **药材名：** 红景天（根和根茎）。

植物形态

多年生草本。地上根茎短，残存茎少数，干后黑色。花茎多，直立或扇状排列，稻秆色或红色。叶为椭圆状长圆形或近圆形，全缘、波状或有圆齿，有短的假柄。花序伞房状，多花，有苞片；花大，有长梗，雌雄异株；雄花萼片 5 枚，窄三角形或披针形；花瓣红色，倒披针形；雄蕊与花瓣等长；鳞片近正方形或长方形，顶端微缺；心皮 5 个，披针形，不育。蓇葖直立，干后红色。种子倒卵形，两端有翅。花期 6~7 月，果期 7~8 月。

生境分布： 生于海拔 2800~5600m 的山坡、草地、灌丛或石缝中。分布于西藏、云南、四川及青海等地。

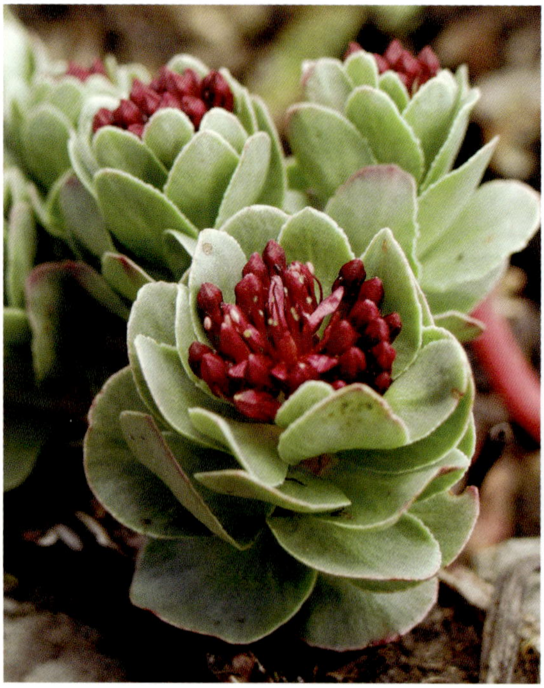

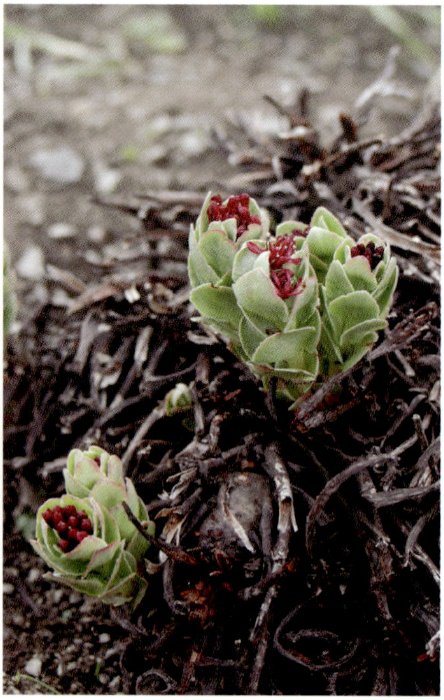

药材
性状

红景天

根茎呈圆柱形，粗短，略弯曲，少数有分枝，长 5~20cm，直径 2.9~4.5cm；表面棕色或褐色，粗糙有褶皱，剥开外表皮有一层膜质黄色表皮且具粉红色花纹；宿存部分老花茎，花茎基部被三角形或卵形膜质鳞片；节间不规则，断面粉红色至紫红色，有一环纹，质轻，疏松。主根呈圆柱形，粗短，长约 20cm，上部直径约 1.5cm，侧根长 10~30cm；断面橙红色或紫红色，有时具裂隙。气芳香，味微苦涩，后甜。

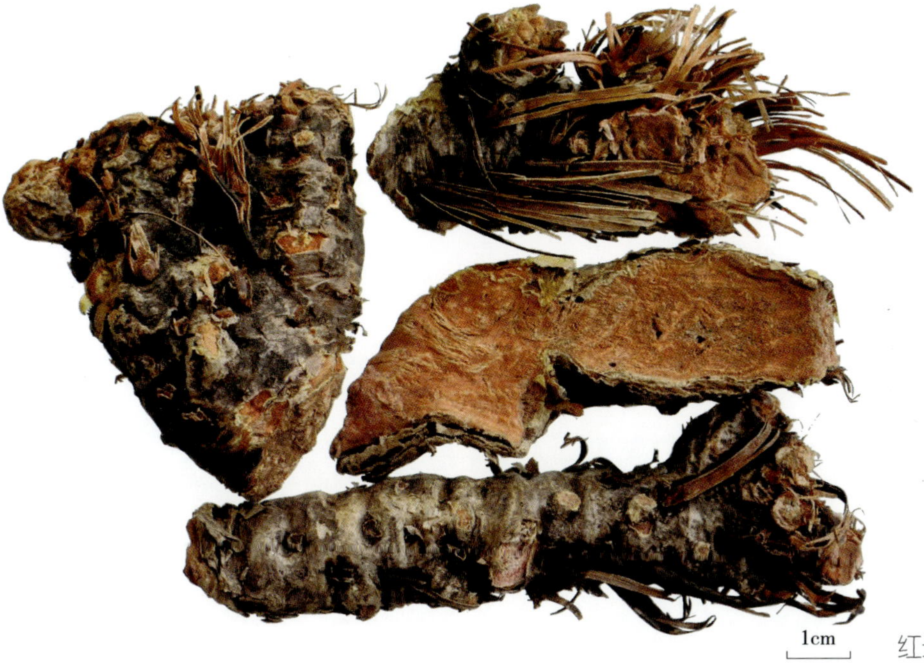

红景天

性味	甘、苦，平。
功效	益气活血，通脉平喘。
主治	气虚血瘀，胸痹心痛，中风偏瘫，倦怠气喘。
用量用法	3~6g。

蔷薇科

★ 山楂 *Crataegus pinnatifida* Bge.

别名：北山楂。| 药材名：山楂（果实）、山楂叶（叶）。

植物形态

落叶乔木，高达 6m。小枝紫褐色，无毛或近无毛，有刺，有时无刺。叶片宽卵形或三角状卵形，基部截形至宽楔形，有 3~5 枚羽状深裂片，边缘有尖锐重锯齿，下表面沿叶脉有疏柔毛，侧脉有的伸至裂片先端，有的伸至裂片分裂处；叶柄长 2~6cm，无毛。伞房花序有柔毛；花白色。梨果近球形，深红色。花期 5~6 月，果期 8~9 月。

生境分布：生于海拔 100~1500m 的山坡、林边或灌木丛中。分布于黑龙江、吉林、辽宁、河北、山西、内蒙古、陕西、河南、江苏、山东、浙江等地。

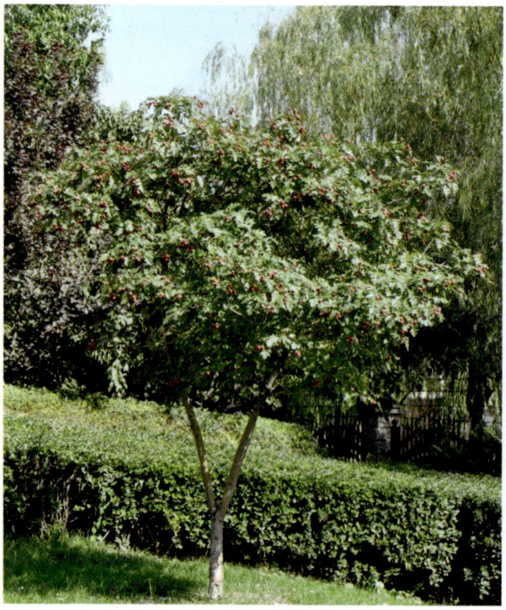

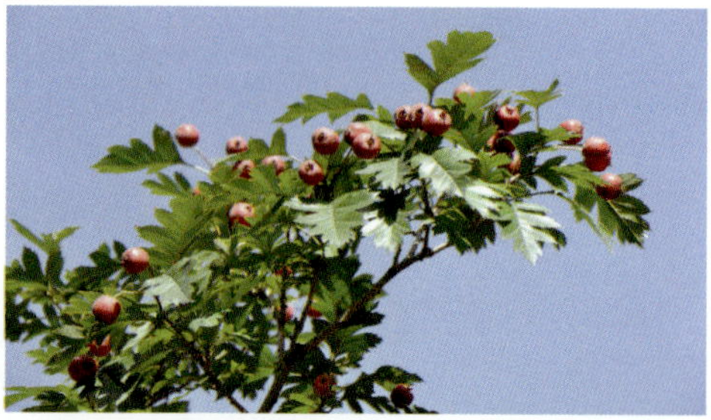

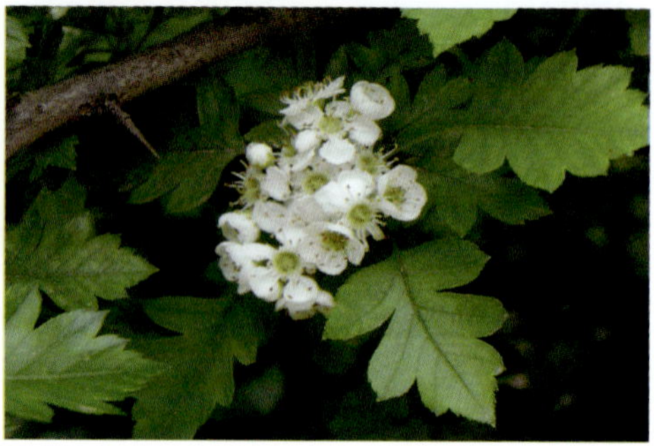

药材
性状

山楂

本品为圆形片，皱缩不平，直径1~1.5cm，厚0.2~0.4cm。外皮红色，具皱纹，有灰白色小斑点。果肉深黄色至浅棕色。中部横切片具5粒浅黄色果核，但核多脱落而中空。有的片上可见短而细的果梗或花萼残迹。气微清香，味酸、微甜。

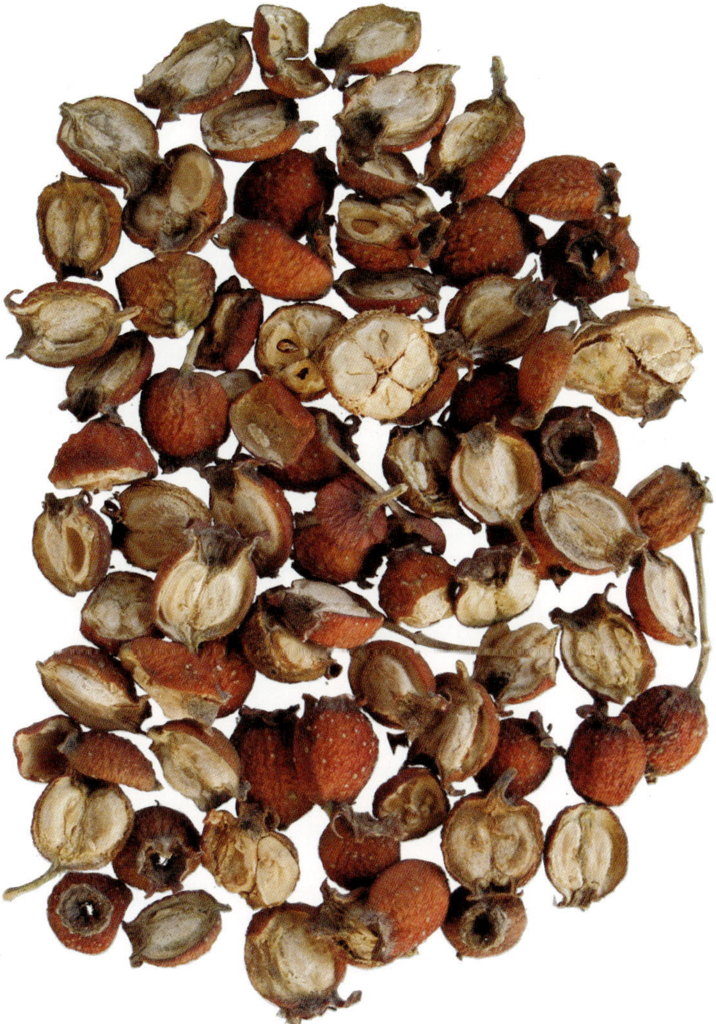

1cm 山楂

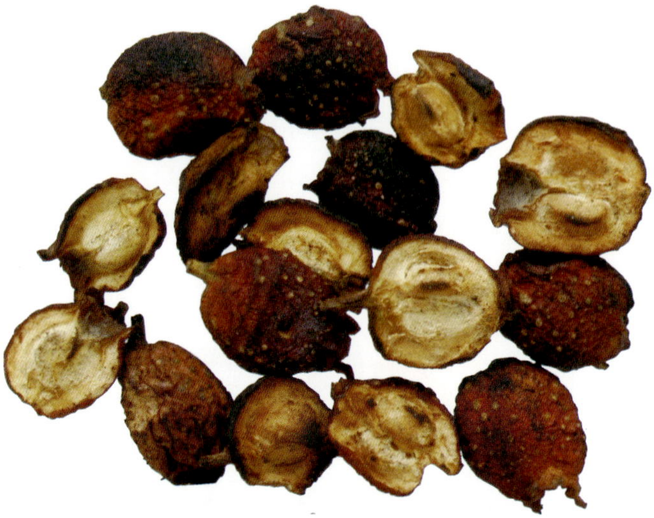

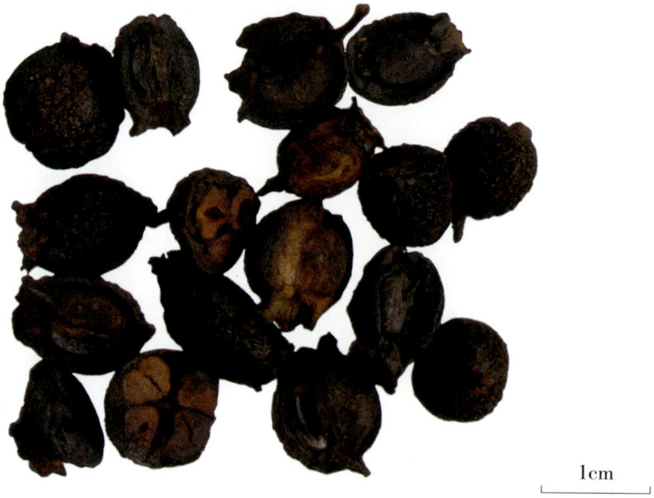

炒山楂

焦山楂

性味	酸、甘，微温。
功效	消食健胃，行气散瘀，化浊降脂。
主治	肉食积滞，胃脘胀满，泻痢腹痛，瘀血经闭，产后瘀阻，心腹刺痛，胸痹心痛，疝气疼痛，高脂血症。焦山楂消食导滞作用增强。用于肉食积滞，泻痢不爽。
用量用法	9~12g。

药材性状

山楂叶

多已破碎，完整者展开后呈宽卵形，长5~10cm，宽4~7.5cm，绿色至棕黄色，先端渐尖，基部宽楔形，具2~6枚羽状裂片，边缘具尖锐重锯齿；叶柄长2~6cm；托叶卵圆形至卵状披针形。气微，味涩、微苦。

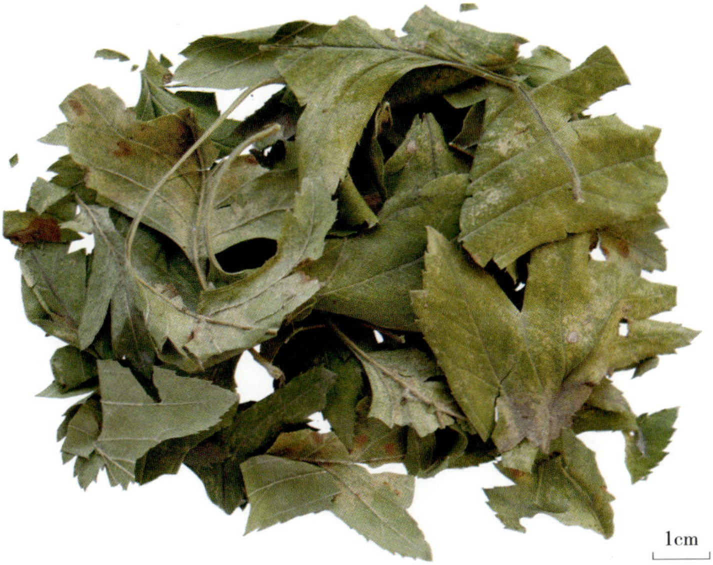

1cm　山楂叶

性味	酸，平。
功效	活血化瘀，理气通脉，化浊降脂。
主治	气滞血瘀，胸痹心痛，胸闷憋气，心悸健忘，眩晕耳鸣，高脂血症。
用量用法	3~10g；或泡茶饮。

附　注：《中国药典》2015年版记载同属植物山里红与山楂的干燥果实及叶片同等入药。

★ 枇杷 *Eriobotrya japonica* (Thunb.) Lindl.

别名： 卢橘。| **药材名：** 枇杷叶（叶）。

植物形态

常绿小乔木。小枝粗壮，被锈色绒毛。叶互生，有短柄或近无柄；托叶三角形；叶片革质，长椭圆形或倒卵状披针形，边缘有疏锯齿，上表面有光泽，下表面密被锈色绒毛。圆锥花序顶生，密被锈色绒毛；花密集；苞片披针状，被褐色绒毛；萼筒壶形，黄绿色，密被绒毛；花瓣白色，倒卵形，内面近基部被毛；雄蕊 20~25 枚；子房下位，被长绒毛，柱头头状。浆果状梨果卵形、椭圆形或近球形，黄色或橙色；果核数个，圆形或扁圆形，棕褐色。花期 9~11 月，果期翌年 4~5 月。

生境分布： 多栽培于村边、平地或坡地。分布于陕西及长江以南各地。

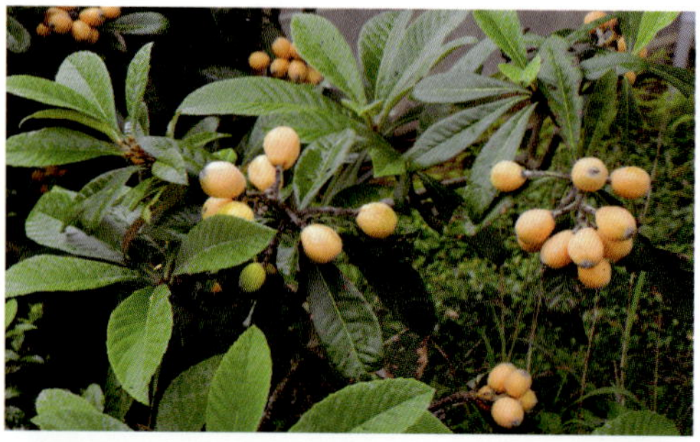
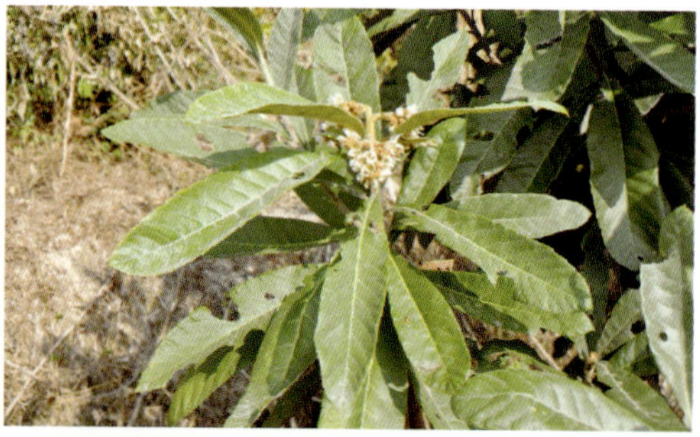
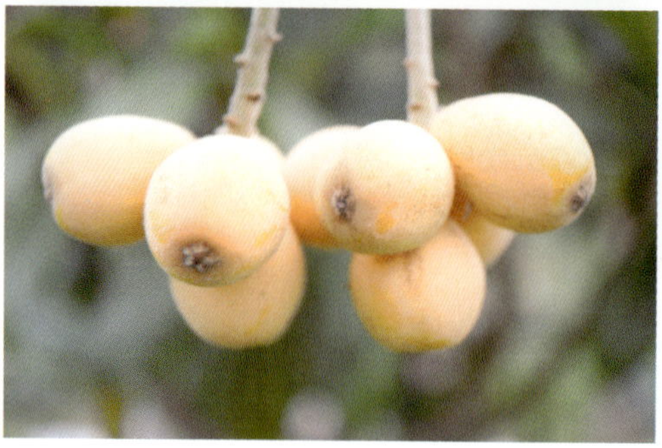
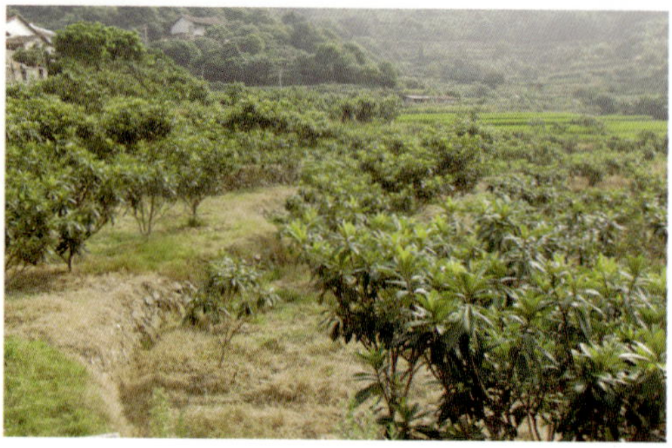

药材性状

枇杷叶

长圆形或倒卵形，长12~30cm，宽4~9cm。先端尖，基部楔形，边缘有疏锯齿，近基部全缘。上表面灰绿色、黄棕色或红棕色，较光滑；下表面密被黄色绒毛，主脉于下表面显著突起，侧脉羽状。叶柄极短，被棕黄色绒毛。革质而脆，易折断。气微，味微苦。

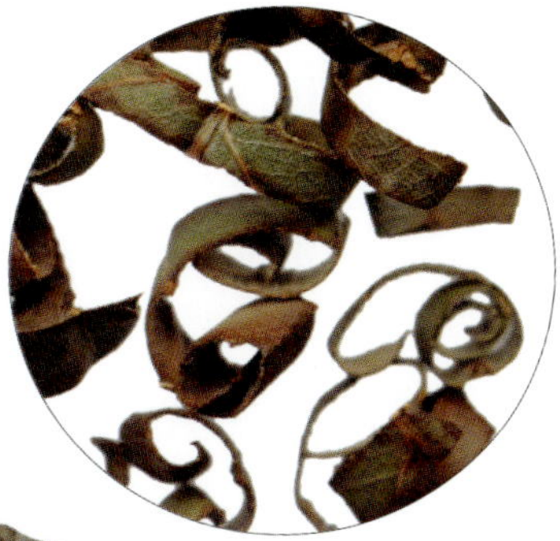

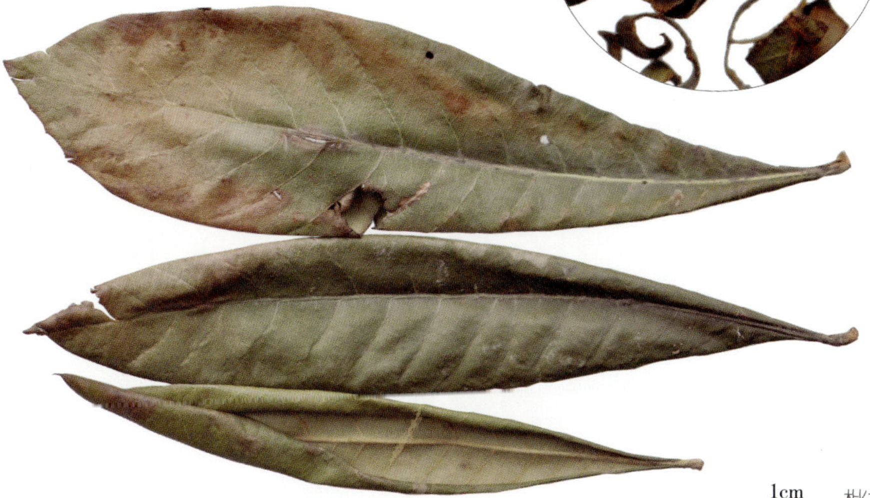

1cm 枇杷叶

性味	苦，微寒。
功效	清肺止咳，降逆止呕。
主治	肺热咳嗽，气逆喘急，胃热呕逆，烦热口渴。
用量用法	6~10g。

★ 华东覆盆子 *Rubus chingii* Hu

别名：掌叶覆盆子。| 药材名：覆盆子（果实）。

植物形态

灌木。茎直立，枝条细长，红棕色；幼枝绿色具稀疏倒生皮刺。单叶互生；托叶条形；叶柄长 2~4cm；叶片近圆形，掌状 5 深裂，稀有 3 或 7 裂，中裂片菱状卵形，两侧的裂片较小，边缘有重锯齿，两面脉上有白色短柔毛，主脉 5 出。花单生于短枝顶端；花梗细；萼片有短柔毛，宿存；花瓣白色；雄蕊多数；雌蕊多数，生于凸起的花托上。聚合果卵球形，红色；小核果密生灰白色柔毛。花期 4~5 月，果期 6~7 月。

生境分布：生于海拔 500~1000m 以下的溪旁或山坡灌丛及路边。分布于安徽、江苏、浙江、江西、福建、广西等地。

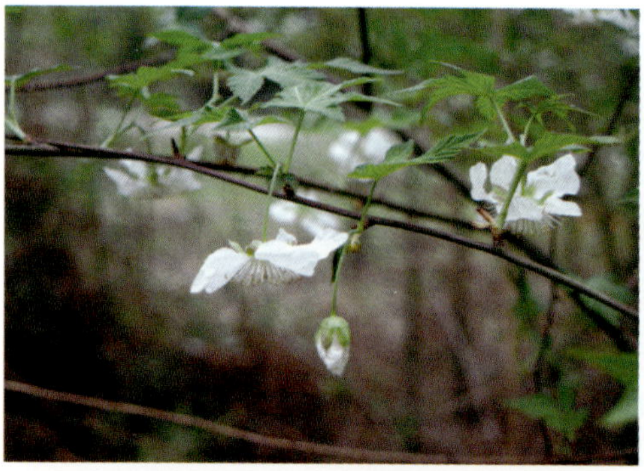
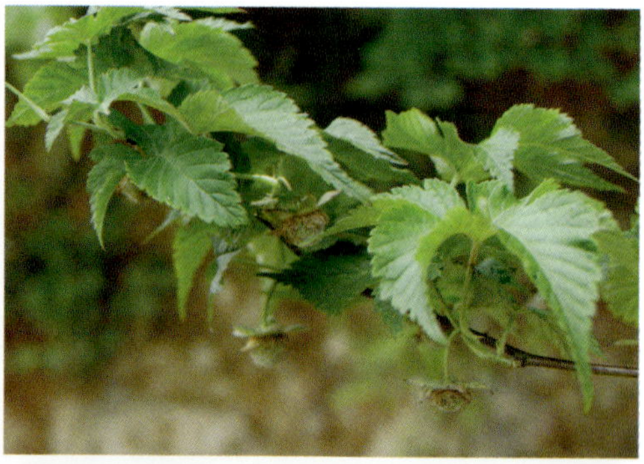
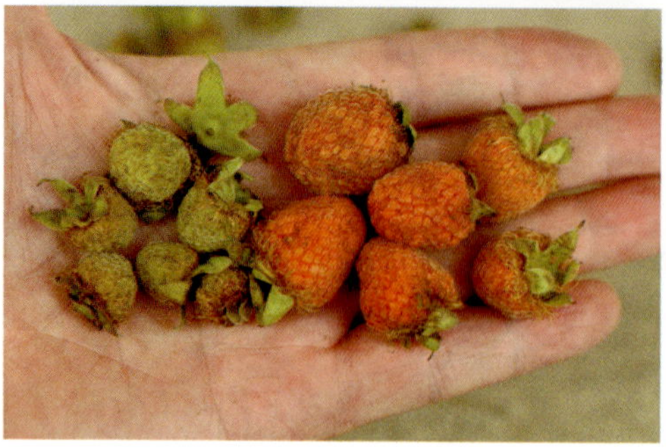
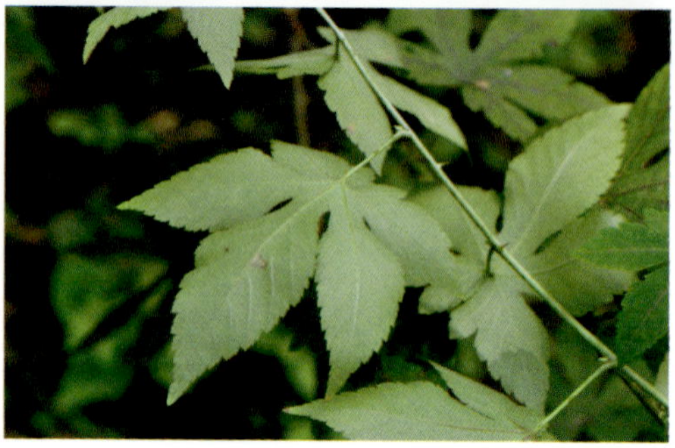

药材性状

覆盆子

本品为聚合果，由多数小核果聚合而成，呈圆锥形或扁圆锥形，高0.6~1.3cm，直径0.5~1.2cm。表面黄绿色或淡棕色，顶端钝圆，基部中心凹入。宿萼棕褐色，下有果梗痕。小果易剥落，每个小果呈半月形，背面密被灰白色茸毛，两侧有明显的网纹，腹部有突起的棱线。体轻，质硬。气微，味微酸涩。

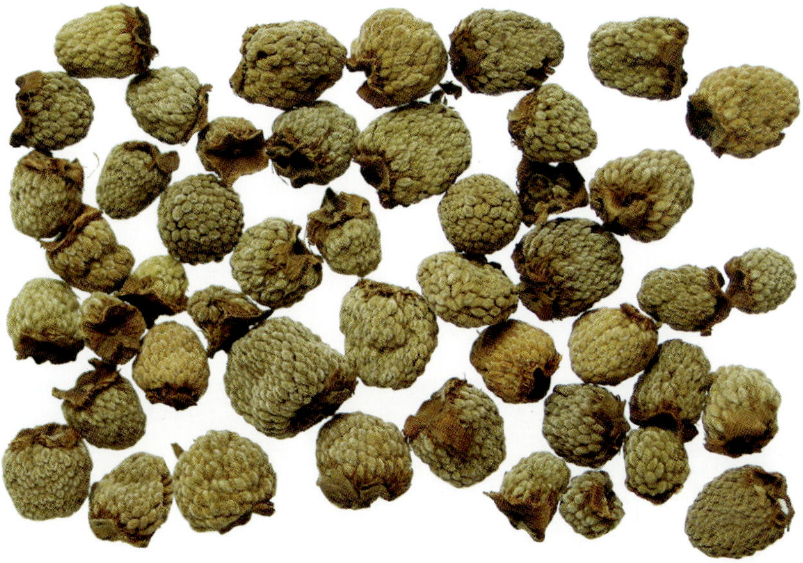

1cm 覆盆子

性味	甘、酸，温。
功效	益肾固精缩尿，养肝明目。
主治	遗精滑精，遗尿尿频，阳痿早泄，目暗昏花。
用量用法	6~12g。

附　注：《常用中药材品种整理和质量研究》（南方协作组）记载华东地区为我国覆盆子主产区，除正品掌叶覆盆子外，山莓、蓬蘽、插田泡的果实也在当地民间使用。

★ 柔毛路边青 *Geum japonicum* Thunb. var. *chinense* F. Bolle

别名：柔毛水杨梅。| 药材名：蓝布正（全草）。

植物形态

基生叶为大头羽状复叶，有1~2对小叶，侧生小叶呈附片状，顶生小叶卵形或宽卵形，长3~8cm，先端钝圆，基部宽心形或宽楔形，浅裂或不裂，有粗齿，两面绿色，疏被糙伏毛；上部茎生叶为单叶。花序疏散；花瓣黄色，近圆形。聚合果圆卵形或椭球形；果托被长硬毛，毛长2~3mm。花、果期5~10月。

生境分布：生于海拔200~2300m的山坡草地、田边、河边、灌丛或疏林下。分布于山东、河南、安徽、江苏、浙江、福建、江西、湖北、湖南、广东、广西、贵州、云南、西藏、四川、陕西、甘肃、新疆等地。

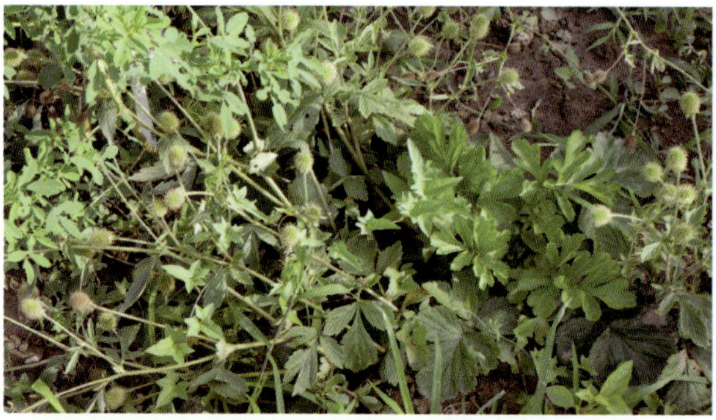

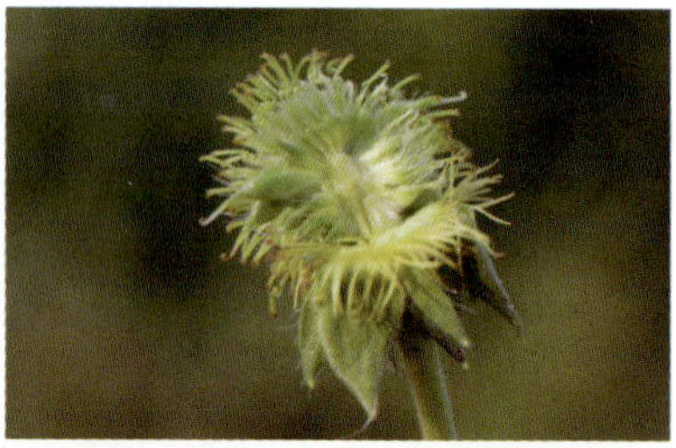

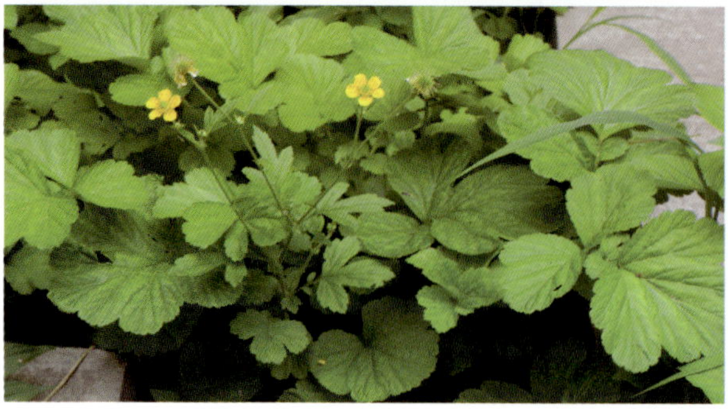

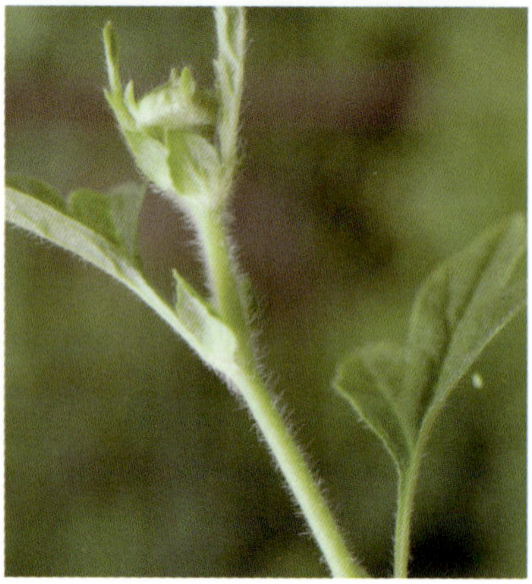

药材性状

蓝布正

本品长20~100cm。主根短，有多数细根，褐棕色。茎圆柱形，被毛或近无毛。基生叶有长柄，羽状全裂或近羽状复叶；顶生裂片较大，卵形或宽卵形，边缘有大锯齿，两面被毛或几无毛；侧生裂片小，边缘有不规则的粗齿。茎生叶互生，卵形，3浅裂或羽状分裂。花顶生，常脱落。聚合瘦果近球形。气微，味辛、微苦。

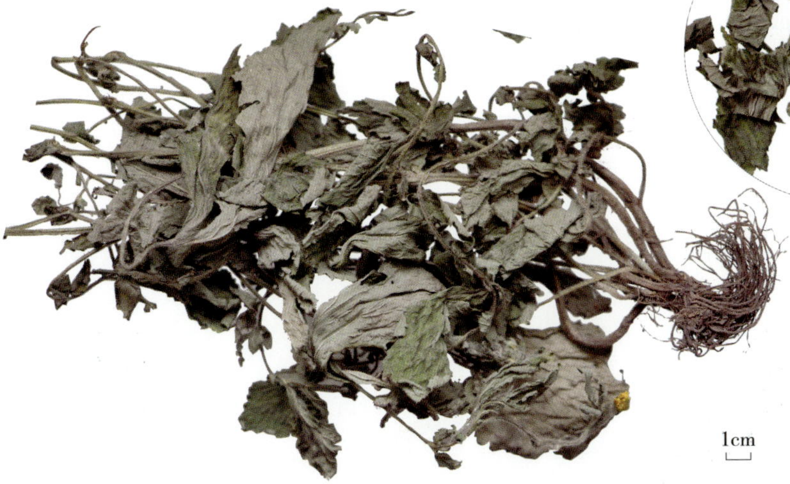

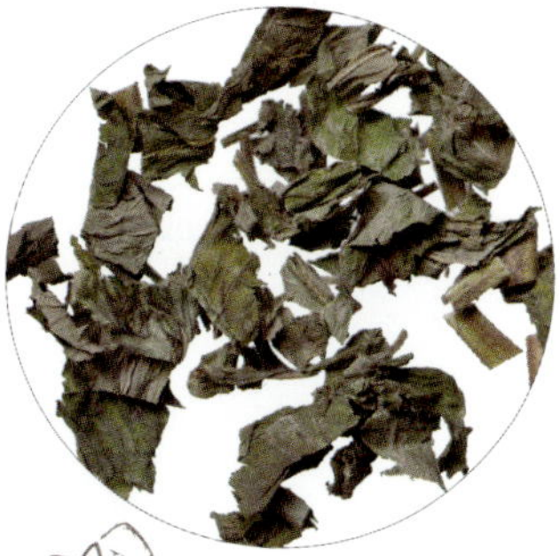

1cm 蓝布正

性味	甘、微苦，凉。
功效	益气健脾，补血养阴，润肺化痰。
主治	气血不足，虚痨咳嗽，脾虚带下。
用量用法	9~30g。

附　注：《中国药典》2015年版记载同属植物路边青与柔毛路边青的干燥全草同等入药。

蛇莓 *Duchesnea indica* Focke

别名：蛇泡、三匹风、地莓。| **药材名：**蛇莓（全草）。

植物形态

多年生草本，全株有柔毛。茎匍匐，长达 1m，于节处生根。三出复叶基生或互生；叶柄长 5~8cm，基部有 2 枚广披针形托叶；小叶近无柄，菱状卵形或倒卵形，边缘有钝锯齿。花单生于叶腋；花托扁平，果期膨大成半圆形，海绵质，红色；萼片 5 枚，广披针形；花瓣黄色，长圆形或倒卵形，顶端稍凹，雄蕊多数。瘦果小，呈长圆形卵状，多数，生在膨大的球形花托上，聚合成卵状球形的聚合果，红色。花期 4~5 月，果期 5~6 月。

生境分布：生于山坡、路旁、草丛及阴湿处。分布于陕西、甘肃、宁夏、河南、山东及长江流域各地。

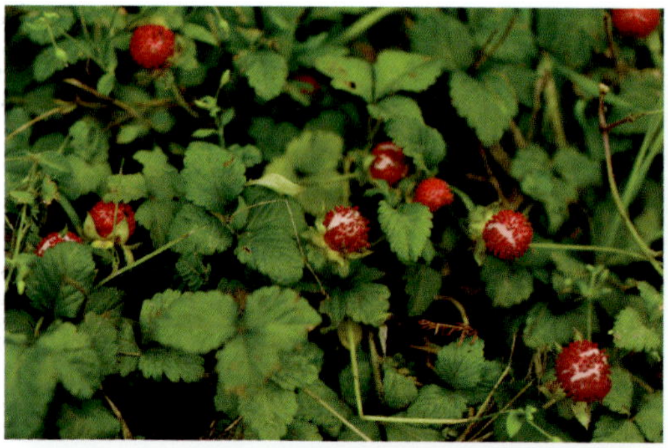

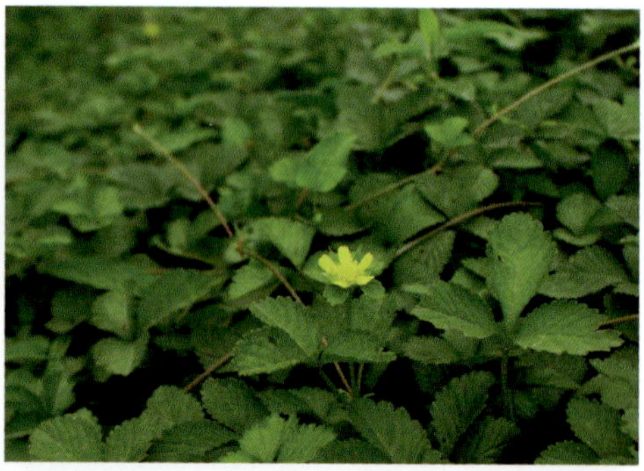

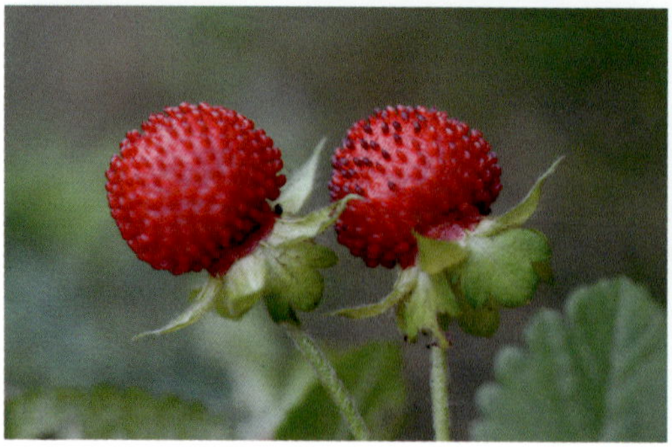

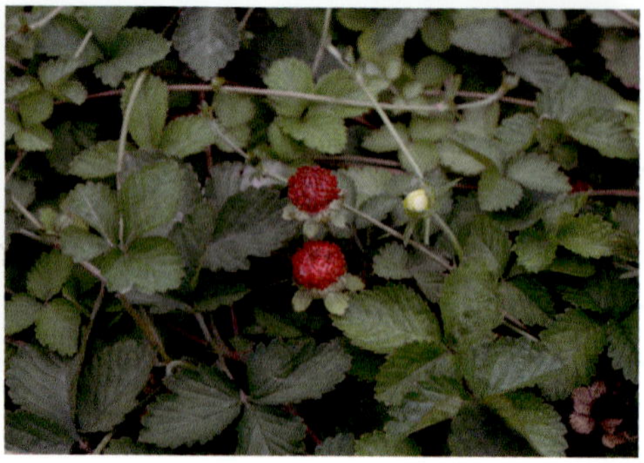

药材性状

蛇莓

茎为圆形，有节，节上生有须根；质脆。叶卷曲皱缩，有柔毛，为三出复叶；叶柄长 5~8cm；托叶 2 枚，广披针形；小叶片菱状卵形或倒卵形，先端钝，基部宽楔形，边缘有钝锯齿。花单生于叶腋，花梗长 3~6cm。

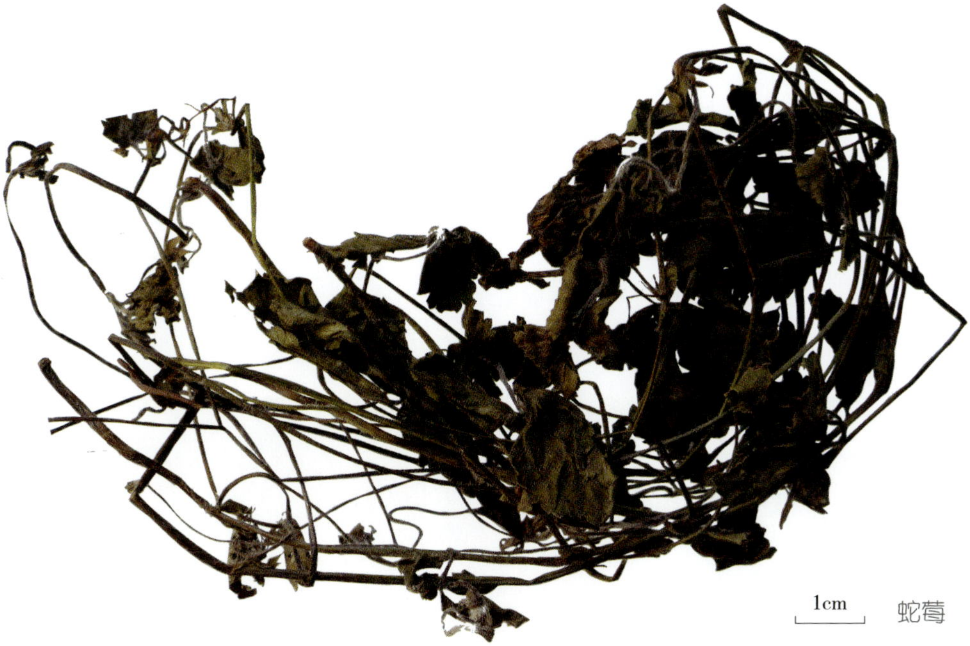

蛇莓

性味	甘、酸，寒；有小毒。
功效	清热解毒，散瘀消肿。
主治	感冒发热，咳嗽，咽喉肿痛，白喉，细菌性痢疾，阿米巴痢疾，月经过多等。
用量用法	9~30g。外用适量，鲜品捣烂外敷。

★ 龙芽草 *Agrimonia pilosa* Ledeb.

别名：地仙草、九龙牙。| **药材名：**仙鹤草（地上部分）。

植物形态

多年生草本。茎常分枝，有长柔毛。奇数羽状复叶；小叶无柄，椭圆状卵形、宽卵形或近圆形，边缘具粗锯齿，两面被柔毛，下表面叶脉上柔毛较密，并有稀疏的银白色腺体；托叶亚心形，边缘有尖锐锯齿或裂片，稀全缘。顶生总状花序，具多花，被长柔毛；苞片细小，常 3 裂；花萼倒圆锥形，萼片卵状三角形，外生短柔毛，萼筒上部有一圆圈钩状刺毛；花瓣黄色，比萼片长。瘦果椭圆形，包于宿存的萼筒内。花期 6~9 月，果期 8~10 月。

生境分布：生于溪边、路旁、草地、林下、林缘及河边草地。分布于全国大部分地区。

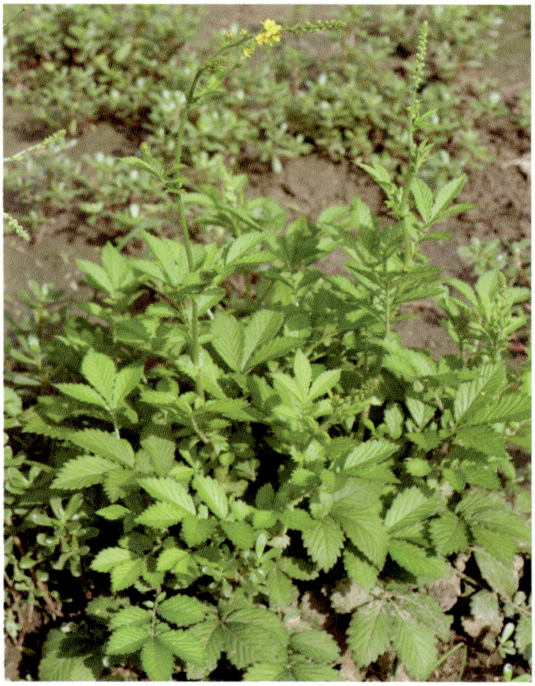

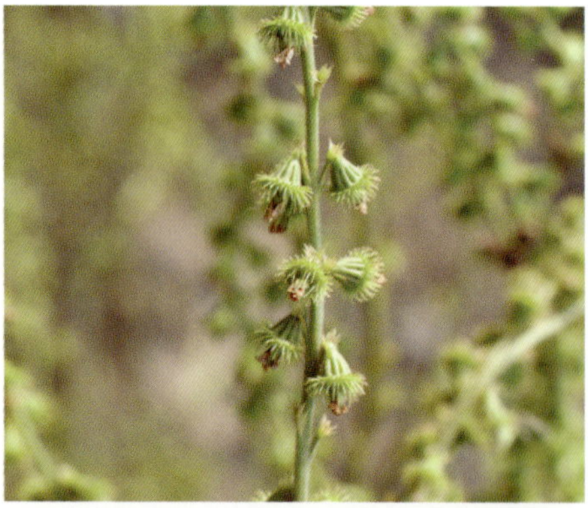

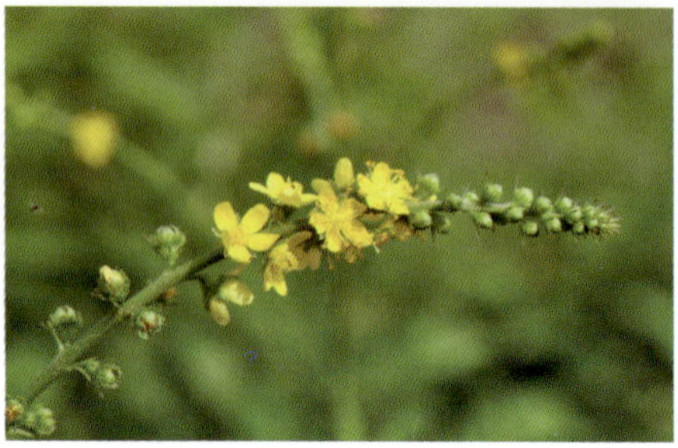

药材性状

仙鹤草

本品长50~100cm，全体被白色柔毛。茎下部呈圆柱形，直径4~6mm，红棕色，上部呈方柱形，四面略凹陷，绿褐色，有纵沟及棱线，有节；体轻，质硬，易折断，断面中空。单数羽状复叶互生，暗绿色，皱缩卷曲；质脆，易碎；叶片有大小2种，相间生于叶轴上，顶端小叶较大，完整小叶片展平后呈卵形或长椭圆形，先端尖，基部楔形，边缘有锯齿；托叶2枚，抱茎，斜卵形。总状花序细长；花萼下部呈筒状，萼筒上部有钩刺，先端5裂；花瓣黄色。气微，味微苦。

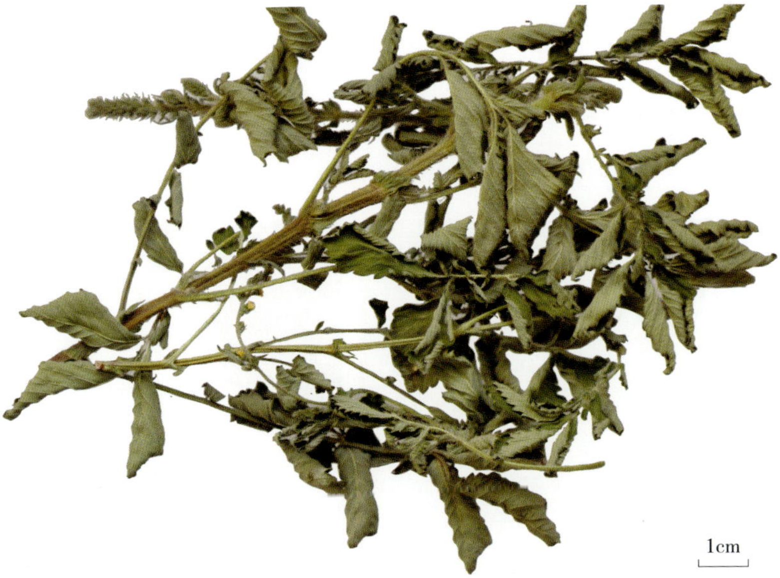

仙鹤草

性味	苦、涩，平。
功效	收敛止血，截疟，止痢，解毒，补虚。
主治	咯血，吐血，崩漏下血，疟疾，血痢，痈肿疮毒，阴痒带下，脱力劳伤。
用量用法	6~12g。外用适量。

★ 蕤核 *Prinsepia uniflora* Batal.

别名： 扁核木。| **药材名：** 蕤仁（果核）。

植物形态

灌木。小枝无毛或有极短柔毛；枝刺无毛，刺无叶。叶互生或丛生，近无柄；叶长圆披针形或窄披针形，全缘，有时浅波状或有不明显锯齿，下表面淡绿色，两面无毛。花单生或2~3朵簇生叶丛内；花梗无毛；花径0.8~1cm；萼筒陀螺状，萼片短三角状卵形或半圆形，全缘，萼片外面无毛；花瓣白色，有紫色脉纹，倒卵形；雄蕊10枚；心皮1个，无毛，柱头短。核果球形，熟后红褐色或黑褐色，无毛，有光泽。花期5月，果期6~9月。

生境分布： 生于海拔900~1100m的阳坡或山麓。分布于甘肃、河南、内蒙古、陕西、山西、四川等地。

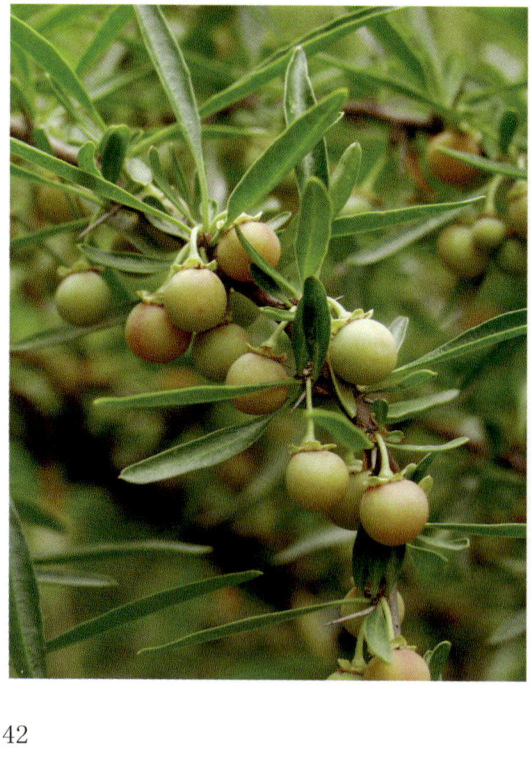

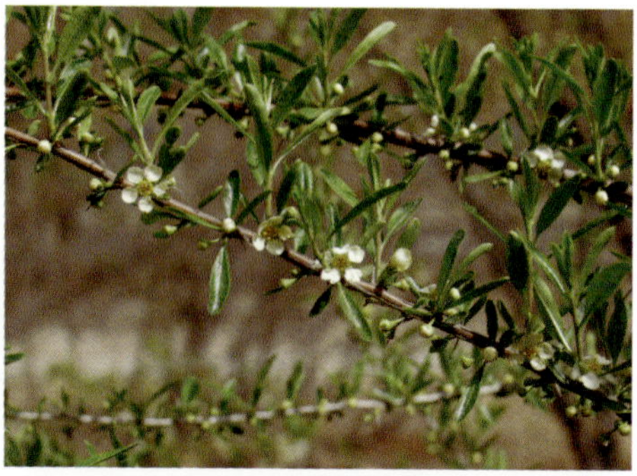

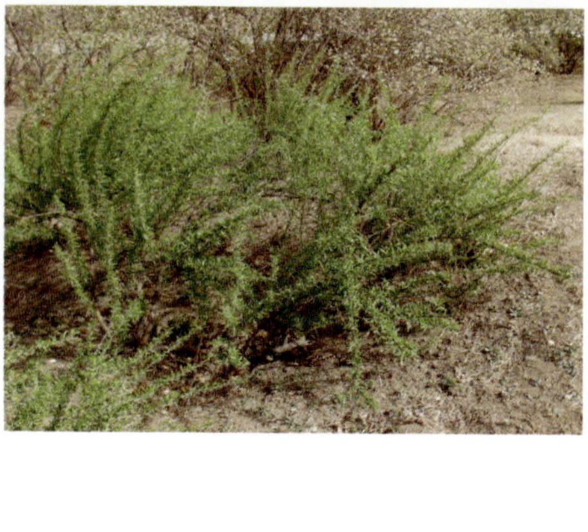

药材性状

蕤仁

类卵圆形，稍扁，长 7~10mm，宽 6~8mm，厚 3~5mm。表面淡黄棕色或深棕色，有明显的网状沟纹，间有棕褐色果肉残留，顶端尖，两侧略不对称。质坚硬。种子扁平卵圆形，种皮薄，浅棕色或红棕色，易剥落；子叶 2 枚，乳白色，有油脂。气微，味微苦。

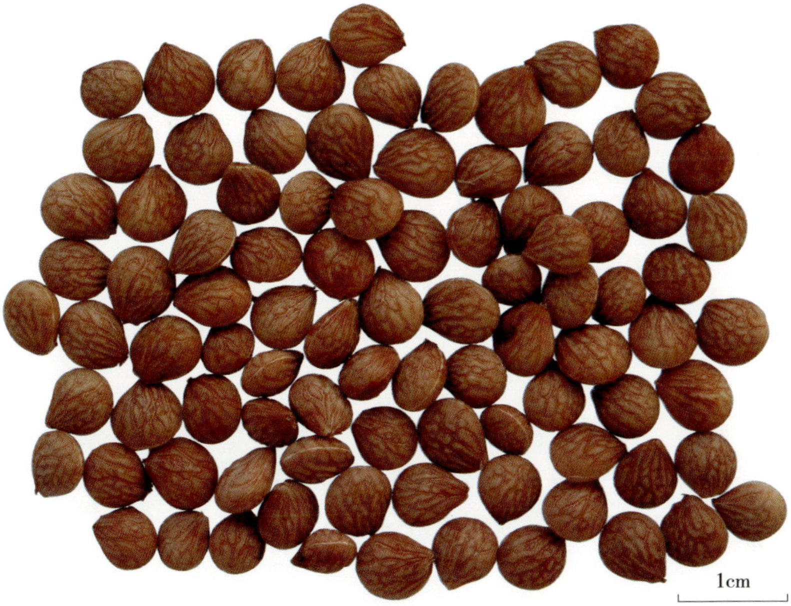

蕤仁

性味	甘，微寒。
功效	疏风散热，养肝明目。
主治	目赤肿痛，睑弦赤烂，目暗羞明。
用量用法	5~9g。

附　注：《中国药典》2015 年版记载同属植物齿叶扁核木与蕤核的干燥果核同等入药。

★ 山杏 *Prunus armeniaca* L. var. *ansu* Maxim.

别名：野杏。| **药材名**：苦杏仁（种子）。

植物形态

落叶乔木。小枝褐色或红紫色，有光泽，通常无毛。叶片卵圆形或近圆形，基部楔形或宽楔形，边缘具钝锯齿，两面无毛或仅在脉腋处具毛；叶柄近顶端处常有腺体。花无梗或具极短梗，先叶开放；萼筒圆筒形，基部被短柔毛，紫红色或绿色；萼片卵圆形至椭圆形，花后反折；花瓣淡红色；雄蕊 20~50 枚。核果近球形，红色，微被短柔毛；果核卵球形，离肉，表面粗糙而有网纹，腹棱常锐利。种子扁球形。花期 4 月，果期 6~7 月。

生境分布：生于海拔 1000~1500m 的溪谷或丘陵山地，也有栽培。分布于辽宁、内蒙古、河北、山西、陕西、甘肃、宁夏、青海、河南、山东、江苏、四川等地。

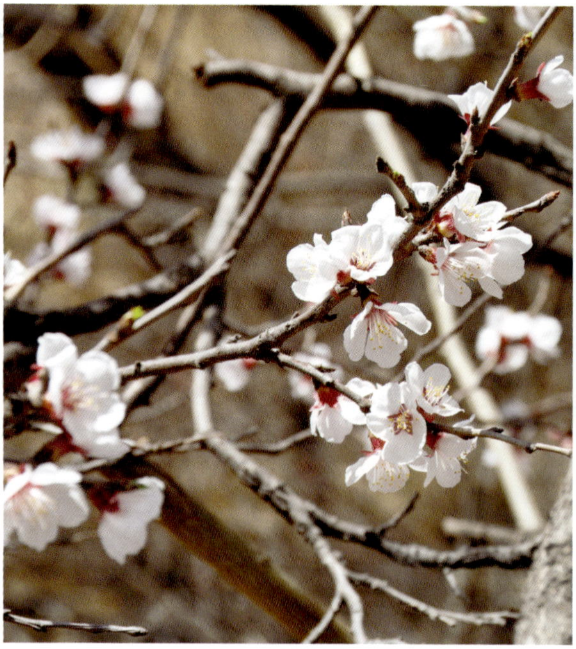

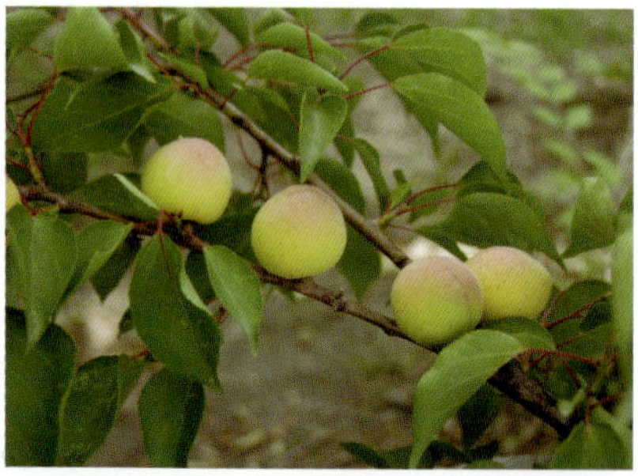

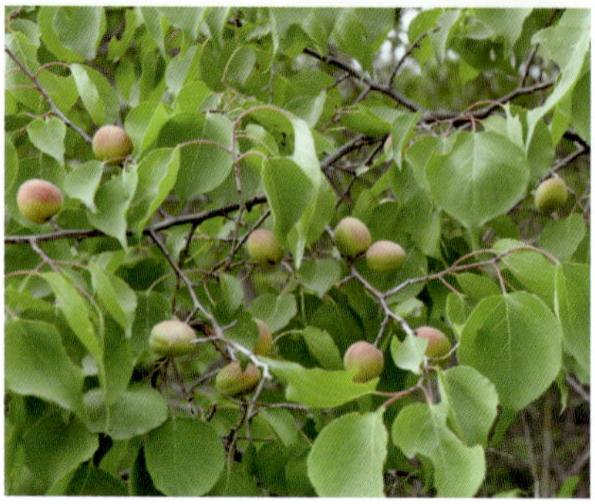

药材
性状

苦杏仁

扁心形，长 1~1.9cm，宽 0.8~1.5cm，厚 0.5~0.8cm。表面黄棕色至深棕色，一端尖，另一端钝圆，肥厚，左右不对称，尖端一侧有短线形种脐，圆端合点处向上具多数深棕色的脉纹。种皮薄，子叶 2 枚，乳白色，富油性。气微，味苦。

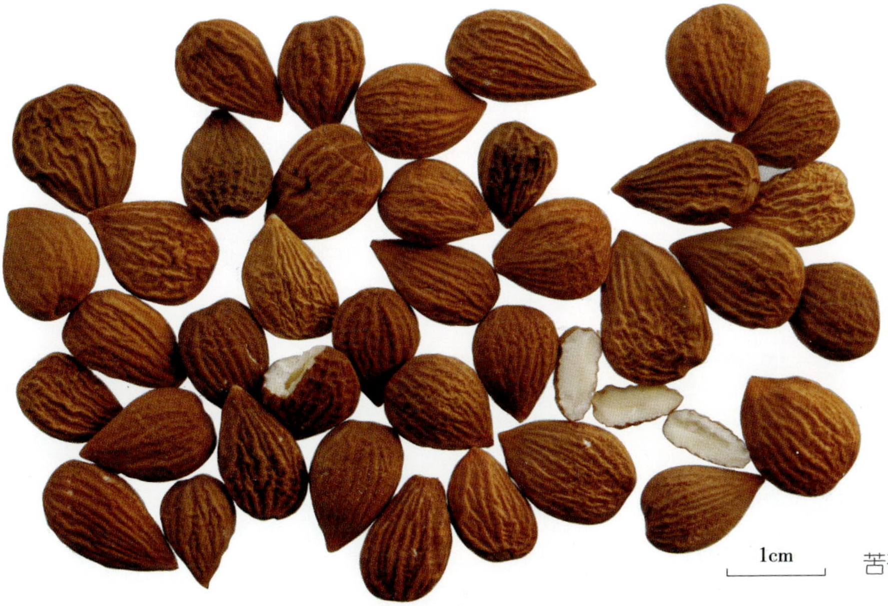

苦杏仁

性味	苦，微温；有小毒。
功效	降气止咳平喘，润肠通便。
主治	咳嗽气喘，胸满痰多，肠燥便秘。
用量用法	5~10g，生品入煎剂后下。内服不宜过量，以免中毒。

附　注：《中国药典》2015 年版记载同属植物杏、西伯利亚杏、东北杏与山杏的干燥种子同等入药。

★ 长柄扁桃 *Prunus pedunculata* Maxim.

别名：长梗扁桃。| **药材名：**郁李仁（种子）。

植物形态

灌木。枝开展，具大量短枝；小枝浅褐色至暗灰褐色，幼时被短柔毛。叶片椭圆形、近圆形或倒卵形，两面疏生短柔毛，边缘具不整齐粗锯齿；叶柄被短柔毛。花单生；花梗具短柔毛；萼筒宽钟形；花瓣近圆形，粉红色。果实近球形或卵球形，成熟时暗紫红色，密被短柔毛；果梗长 4~8mm；果肉薄而干燥，成熟时开裂，离核；果核宽卵形。花期 5 月，果期 7~8 月。

生境分布：生于丘陵地区的向阳石质山坡、干旱草原及荒漠草原。分布于内蒙古、陕西、宁夏等地。

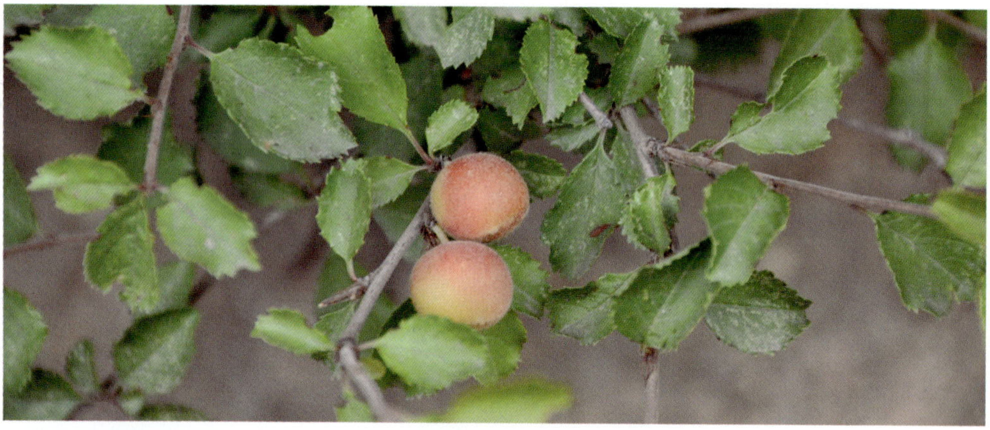

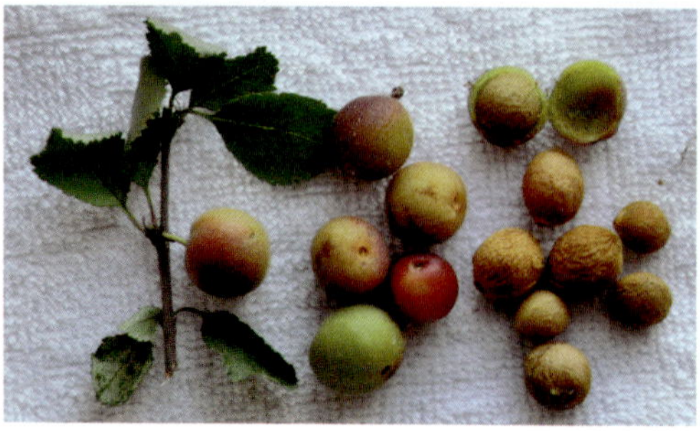

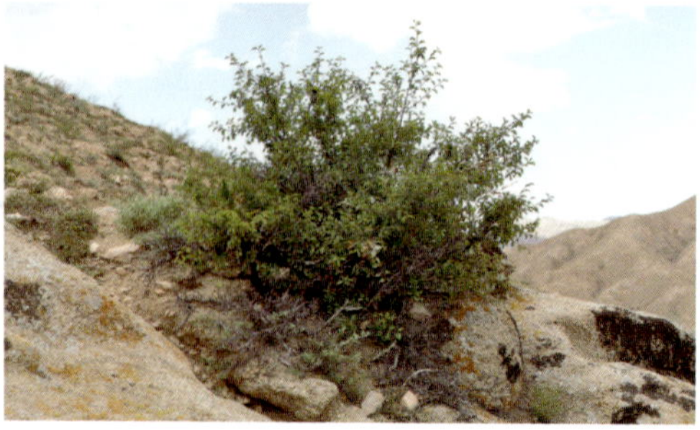

药材性状

郁李仁

卵形，长6~10mm，直径5~7mm。表面黄棕色，一端尖，另端钝圆。尖端一侧有线形种脐，圆端中央有深色合点，自合点处向上具多条纵向维管束脉纹。种皮薄，子叶2，乳白色，富油性。气微，味微苦。

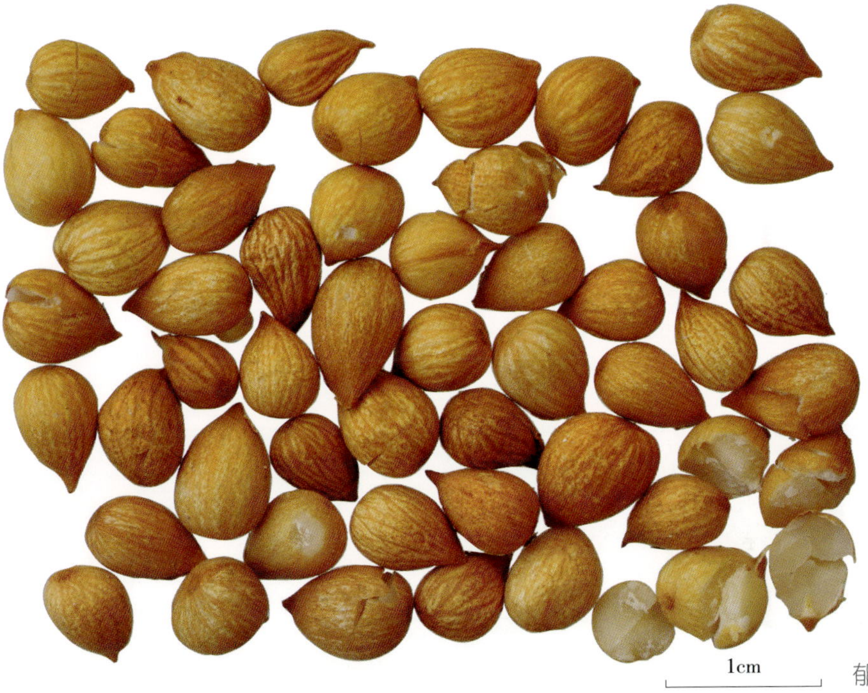

郁李仁

性味	辛、苦、甘，平。
功效	润肠通便，下气利水。
主治	津枯肠燥，食积气滞，腹胀便秘，水肿，脚气，小便不利。
用量用法	6~10g。孕妇慎用。

附　注：《中国药典》2015年版记载同属植物欧李、郁李与长柄扁桃的干燥种子同等入药。

樱桃 *Prunus pseudocerasus* Lindl.

别名：中国樱桃。| **药材名：**樱桃核（果核）。

植物形态

落叶灌木或乔木。树皮灰褐色，有皮孔。幼枝无毛或被白色短毛。叶互生；叶柄被短毛；叶片卵圆形或卵状椭圆形，常有腺体，边缘有不整齐重锯齿，齿尖有腺点，下表面脉上被疏柔毛。花先叶开放，簇生或为总状花序；花梗被短柔毛，总苞早落；花白色；萼筒外被短柔毛，萼片花后反折；花瓣卵圆形；雄蕊多数。核果近球形，有长柄。种子1粒。花期3~4月，果期5月。

生境分布：多为栽培。生于海拔300~600m的山坡向阳处或沟边。分布于河北、山西、河南、山东、江苏、安徽、浙江、江西、福建、湖北、广西、贵州、四川等地。

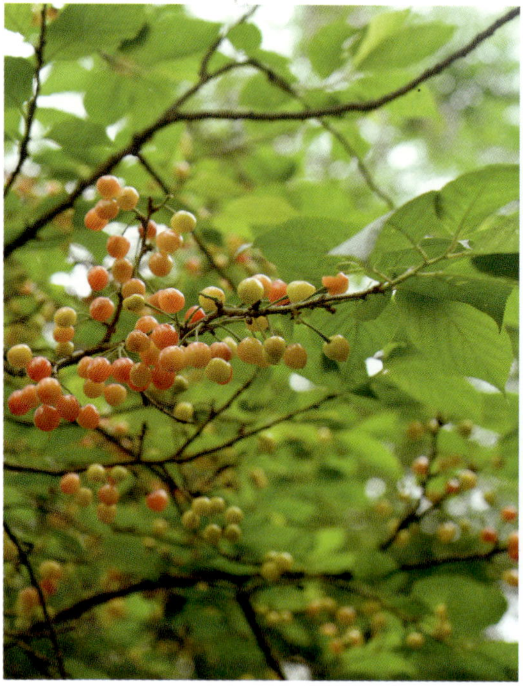

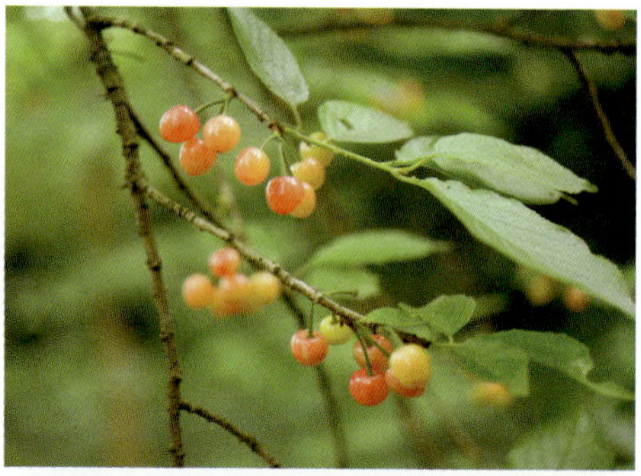

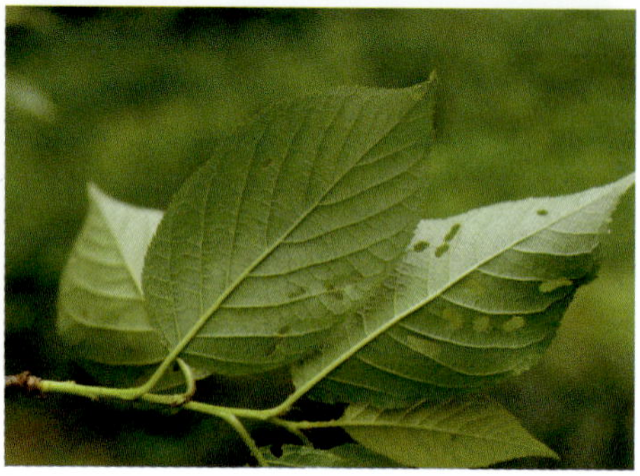

药材性状

樱桃核

卵圆形或长圆形，长 8~10mm，直径约 5mm。先端微尖，略偏斜，基部钝圆凹陷。表面黄白色或淡黄色，有网状纹理，两侧各有 1 条明显棱线。质坚硬，不易破碎。果核内有种子 1 粒，种皮黄棕色或黄白色，皱缩。气无，味微甘。

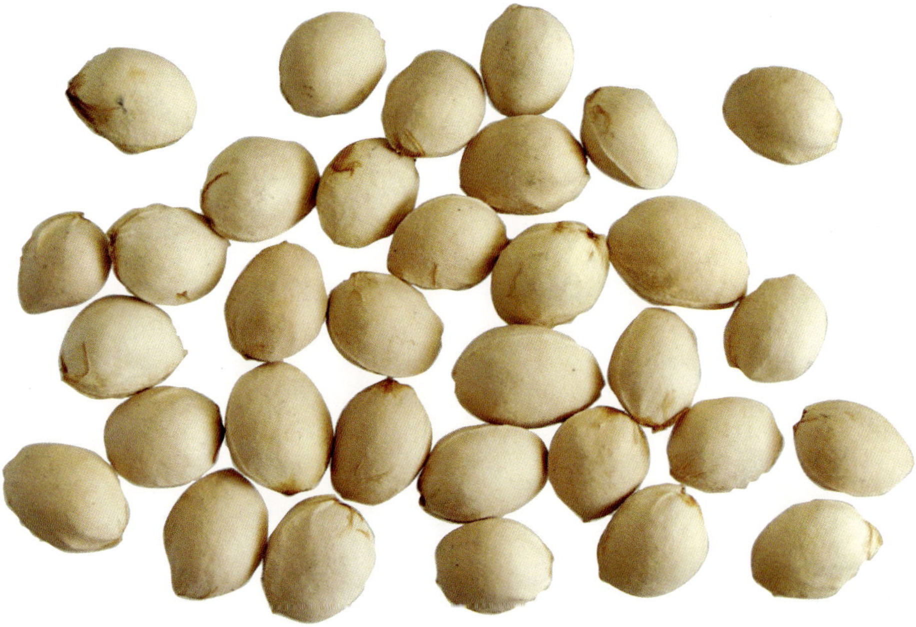

1cm 樱桃核

性味	辛，平。
功效	清热透疹，解毒消疽。
主治	麻疹透发不畅，消疽瘤，灭瘢痕。
用量用法	3~9g。

★ 梅 *Prunus mume* (Sieb.) Sieb. et Zucc.

别名：酸梅。| 药材名：乌梅（果实）、梅花（花蕾）。

植物形态

落叶乔木，稀为灌木，株高 4~10m。树皮灰色或稍带绿色，光滑无毛。叶狭卵形至宽卵圆形，边缘具细锯齿，两面微被柔毛；叶柄近顶端处有 2 个腺体。花 1~2 朵，具极短花梗，有香味；萼筒广钟形，被短柔毛，萼片近卵圆形；花瓣白色至淡红色；雄蕊多数，子房密被柔毛。核果近球形，有沟，黄色或淡绿色，具柔毛，味酸；果核卵圆形。花期早春，果期 5~6 月。

生境分布： 长江以南各地有野生或栽培。分布于浙江、江西、福建、湖南、广东、广西、四川、云南等地。

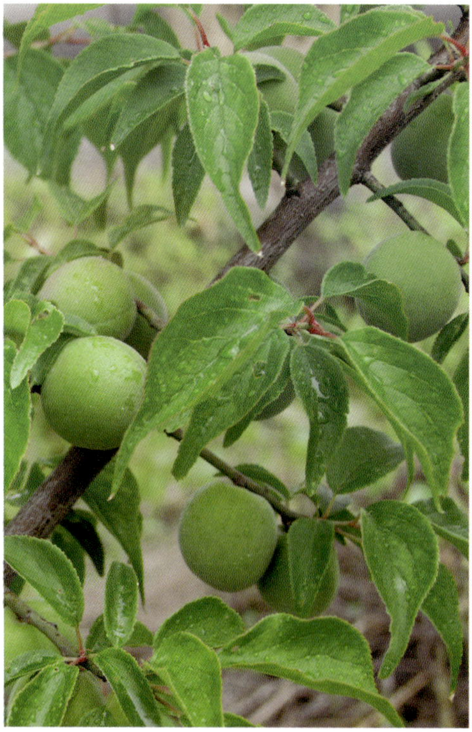

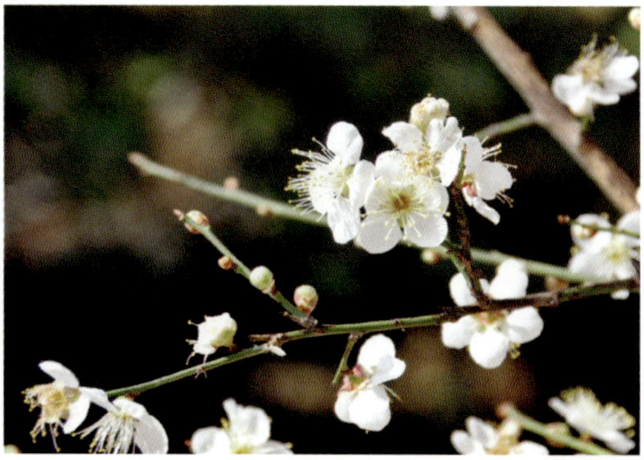

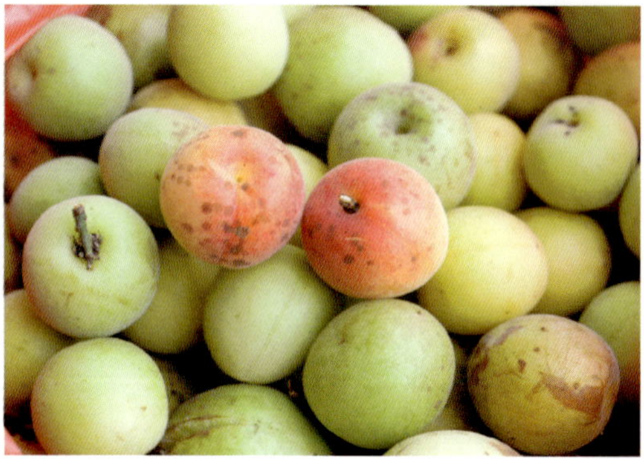

药材
性状

乌梅

类球形或扁球形，直径 1.5~3cm。表面乌黑色或棕黑色，皱缩不平，基部有圆形果梗痕。果核坚硬，椭圆形，棕黄色，表面有凹点。种子扁卵形，淡黄色。气微，味极酸。

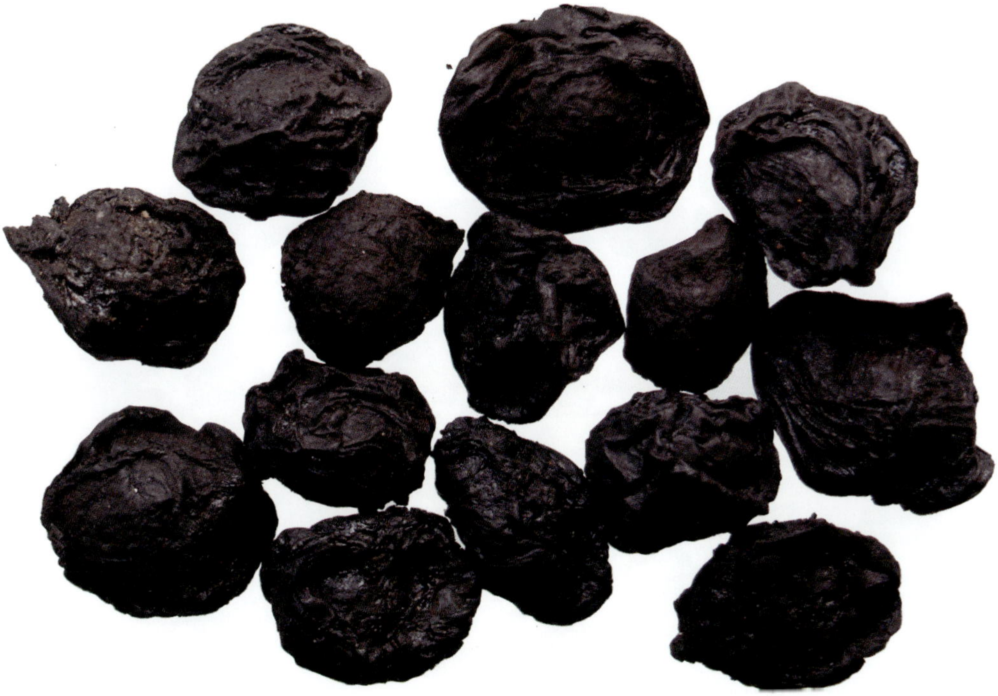

1cm 乌梅

性味	酸、涩，平。
功效	敛肺，涩肠，生津，安蛔。
主治	肺虚久咳，久泻久痢，虚热消渴，蛔厥呕吐腹痛。
用量用法	6~12g。

药材性状

梅花

类球形，直径3~6mm，有短梗。苞片数层，鳞片状，棕褐色。花萼5枚，灰绿色或棕红色。花瓣5片或多数，黄白色或淡粉红色。雄蕊多数；雌蕊1枚，子房密被细柔毛。体轻。气清香，味微苦、涩。

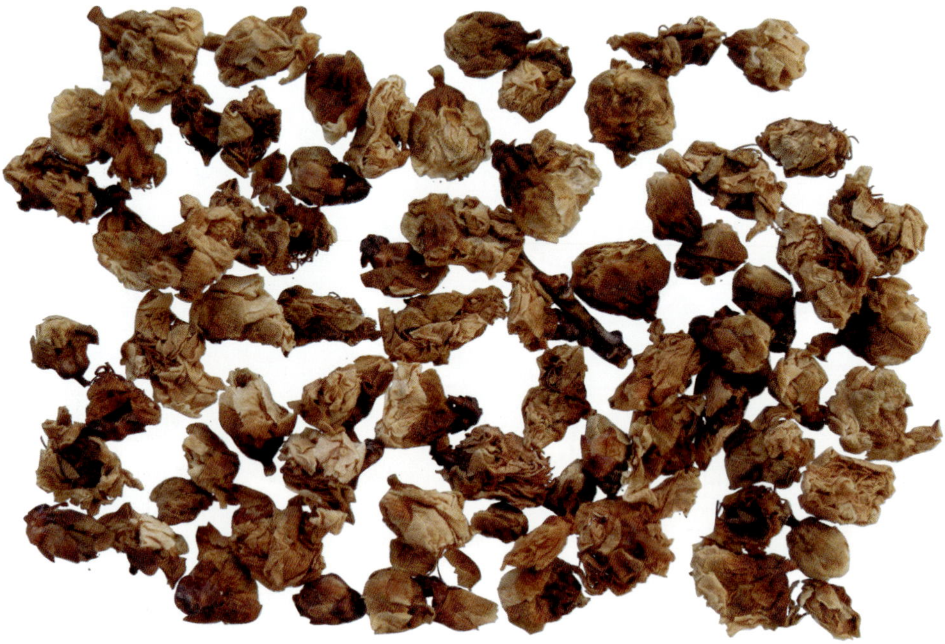

1cm 梅花

性味	微酸，平。
功效	疏肝和中，化痰散结。
主治	肝胃气痛，郁闷心烦，梅核气，瘰疬疮核。
用量用法	3~5g。

豆科

★槐 *Sophora japonica* L.

别名：槐树。| 药材名：槐花（花及花蕾）、槐角（果实）。

植物形态

落叶乔木，株高可达25m。树皮暗灰色或黑褐色，呈块状裂。小枝绿色，有明显的黄褐色皮孔。小叶卵状长圆形或卵状披针形，下表面有伏毛及白粉；托叶镰刀状，早落。圆锥花序顶生，有柔毛；花黄白色，有短梗；萼具柔毛；蝶形花冠，旗瓣近圆形，基部具短爪，有紫脉纹；翼瓣与龙骨瓣近等长，同形，具2个耳。荚果连珠状，果皮肉质不裂。种子肾形，黑褐色。花期7~8月，果期10月。

生境分布：全国各地有种植。

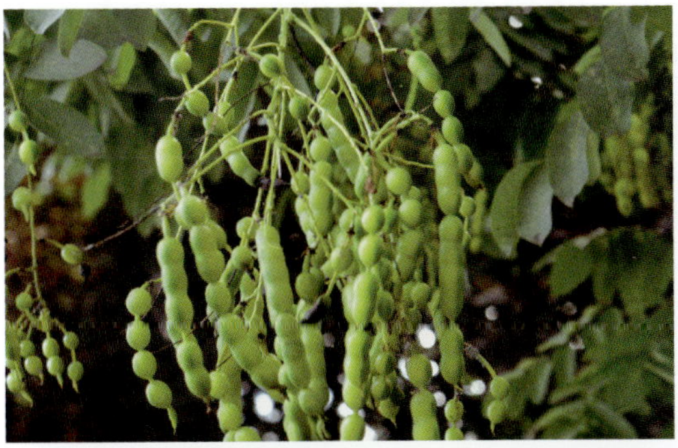

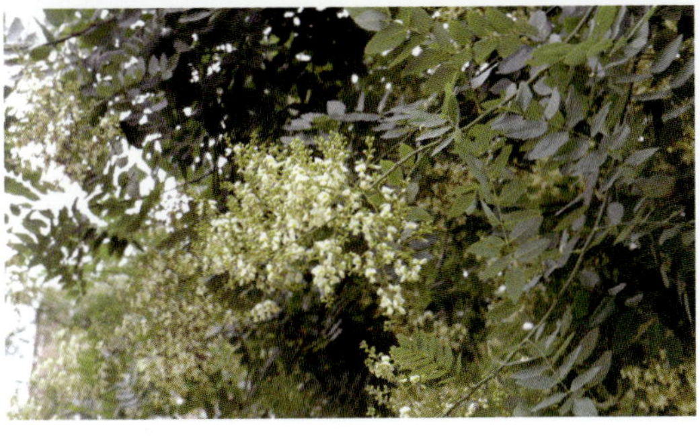

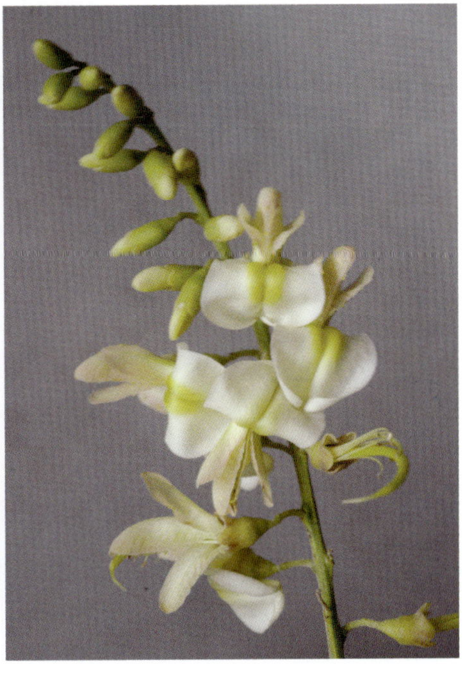

药材性状

槐花

花（槐花）皱缩而卷曲，花瓣多散落。完整者花萼钟状，黄绿色，先端 5 浅裂。花瓣 5 片，黄色或黄白色，1 片较大，近圆形，顶端微凹，其余 4 片长圆形。雄蕊 10 枚，其中 9 枚基部连合，花丝细长。雌蕊圆柱形，弯曲。体轻。气微，味微苦。花蕾（槐米）卵形或椭圆形，长 2~6mm，直径约 2mm。花萼下部有数条纵纹，萼的上方为黄白色未开放的花瓣。花梗细小。体轻，手捻即碎。气微，味微苦、涩。

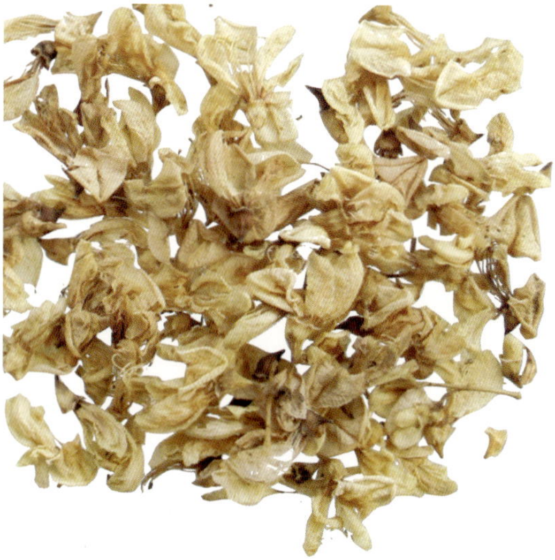

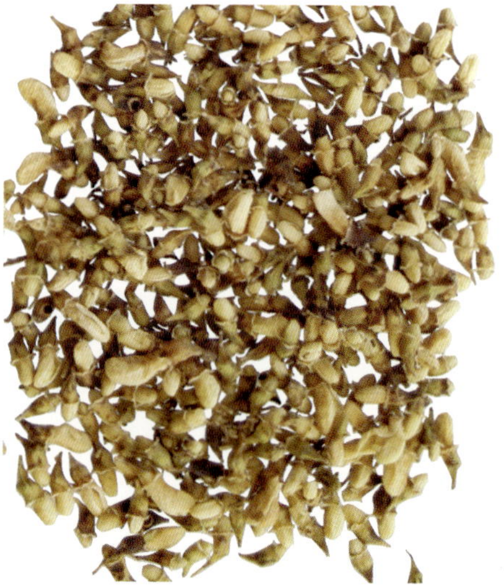

槐花 | 槐米

性味	苦，微寒。
功效	凉血止血，清肝泻火。
主治	便血，痔血，血痢，崩漏，吐血，衄血，肝热目赤，头痛眩晕。
用量用法	5~10g。

药材性状

槐角

连珠状，长 1~6cm，直径 0.6~1cm。表面黄绿色或黄褐色，皱缩而粗糙，背缝线一侧呈黄色。质柔润，干燥皱缩，易在收缩处折断，断面黄绿色，有黏性。种子 1~6 粒，肾形，长约 8mm，表面光滑，棕黑色，一侧有灰白色圆形种脐；质坚硬，子叶 2 枚，黄绿色。果肉气微，味苦。种子嚼之有豆腥味。

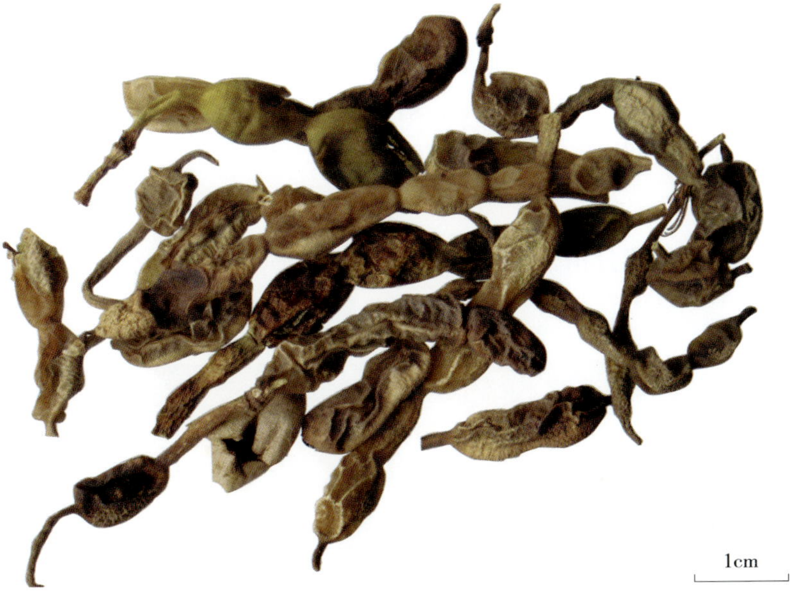

槐角

性味	苦，寒。
功效	清热泻火，凉血止血。
主治	肠热便血，痔肿出血，肝热头痛，眩晕目赤。
用量用法	6~9g。

附　注：豆科（蝶形花科）植物刺槐的性状与槐相近，且资源量大，各地也引种作行道树或栽培于庭园，两者易混淆。

★ 榼藤子 *Entada phaseoloides* (Linn.) Merr.

别名：榼藤、榼子藤、过江龙。| **药材名**：榼藤子（种子）。

植物形态

常绿木质大藤本。茎扭旋，枝无毛。2 回羽状复叶；羽片通常 2 对，顶生 1 对羽片变为卷须；小叶革质，长椭圆形或长倒卵形。穗状花序，单生或排成圆锥花序，被疏柔毛；苞片被毛；花略有香味；花萼宽钟状，具 5 齿；花瓣长圆形，无毛，顶端尖，基部稍连合；雄蕊稍长于花冠；子房无毛，花柱丝状。荚果弯曲，扁平。种子近圆形，扁平，暗褐色，成熟后种皮有光泽，木质。花期 3~6 月，果期 8~11 月。

生境分布：生于海拔 200~1300m 的林中。分布于福建、广东、海南、广西、贵州、云南及西藏等地。

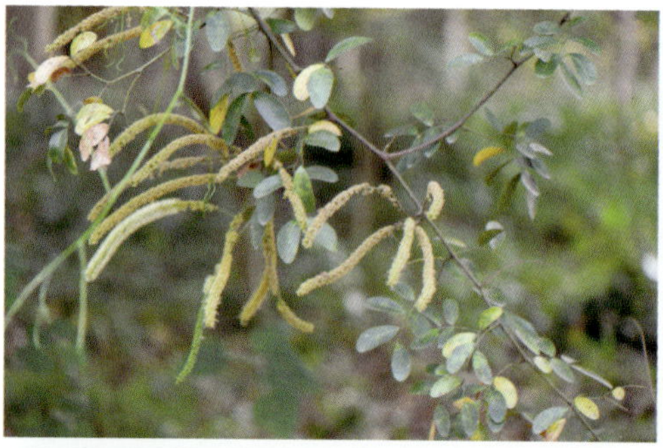

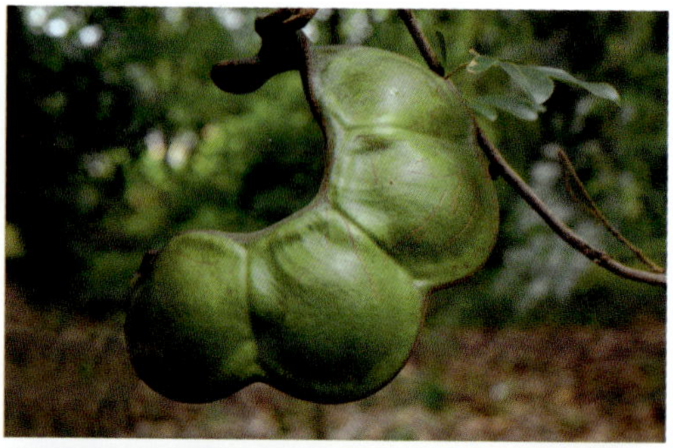

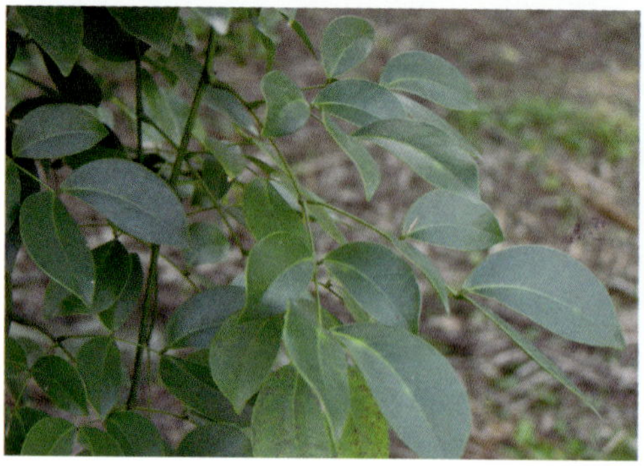

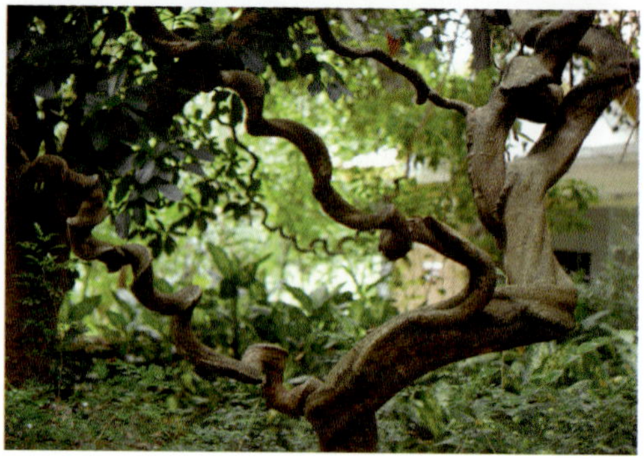

药材
性状

榼藤子

扁圆形或扁椭圆形，直径 4~6cm，厚 1cm。表面棕红色至紫褐色，具光泽，有细密的网纹，有的被棕黄色细粉，一端有略凸出的种脐。质坚硬。种皮厚约 1.5mm，种仁乳白色，子叶 2 枚。气微，味淡，嚼之有豆腥味。

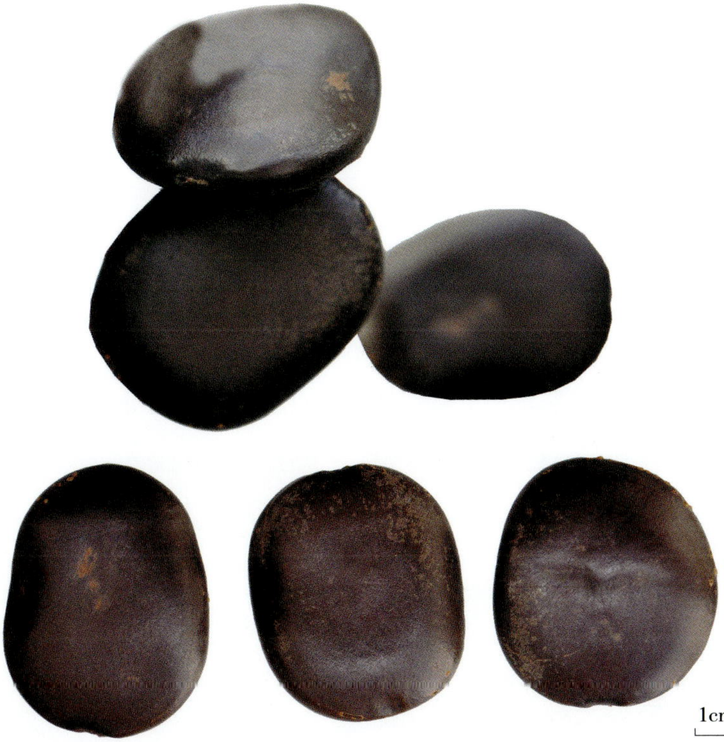

1cm 榼藤子

性味	微苦，凉；有小毒。
功效	补气补血，健胃消食，除风止痛，强筋健骨。
主治	水血不足，面色苍白，四肢无力，脘腹疼痛，纳呆食少，风湿肢体关节痿软疼痛，性冷淡。
用量用法	10~15g。不宜生用。

★ 皂荚 *Gleditsia sinensis* Lam.

别名： 皂角、天丁。| **药材名：** 大皂角（果实）、猪牙皂（不育果实）、皂角刺（棘刺）。

植物形态

落叶乔木。树干有坚硬的棘刺，常分枝。偶数羽状复叶，近革质。小叶对生或互生，有短柄；小叶片长卵形或卵形，边缘有小波状细锯齿，两面均有短柔毛，下表面网脉明显。总状花序顶生或腋生，花杂性；花梗被短柔毛；花萼钟状；花瓣椭圆形；雄蕊 6~8 枚；子房扁平，有短柄，胚株多数。荚果肥厚，长条状，紫黑色，质坚硬，有光泽，边缘平滑，有灰色粉霜。种子长椭圆形，棕褐色，光滑而有光泽，质坚硬。花期 5 月，果期 10 月。

生境分布： 生于海拔 200~2500m 的山坡、林中、山谷。分布于华北、华东、中南、西南，以及陕西、甘肃等地。

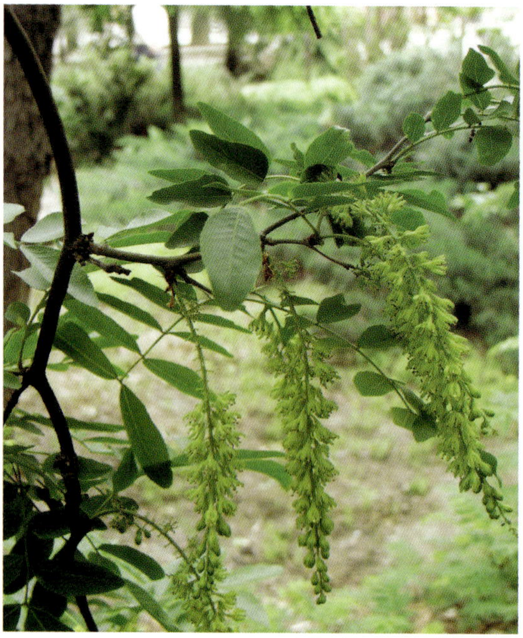

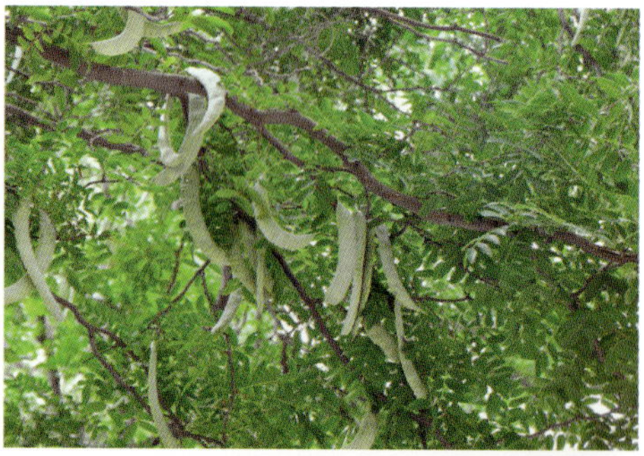

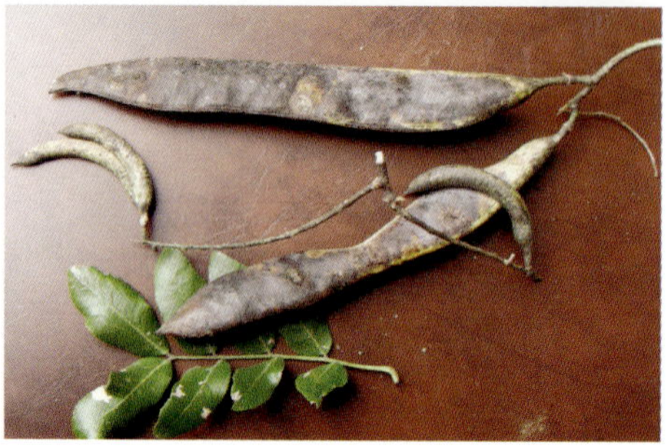

药材性状

大皂角

扁长的剑鞘状，有的略弯曲，长15~40cm，宽2~5cm，厚0.2~1.5cm。表面棕褐色或紫褐色，被灰色粉霜，擦去后有光泽，种子所在处隆起。基部渐窄而弯曲，有短果柄或果柄痕，两侧有明显的纵棱线。质硬，摇之有声，易折断，断面黄色，纤维性。种子多数，扁椭圆形，黄棕色至棕褐色，光滑。气特异，有刺激性，味辛辣。

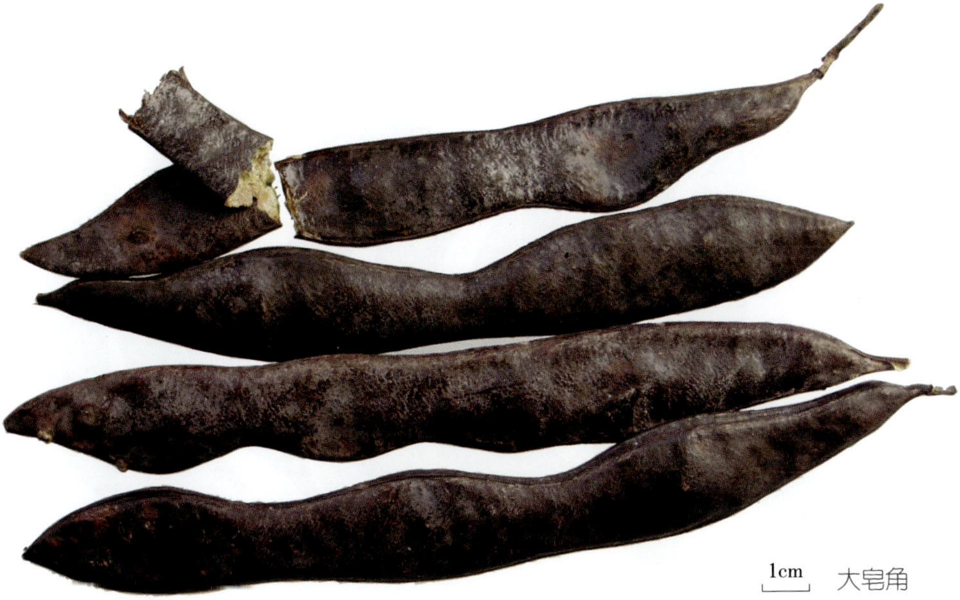

大皂角

性味	辛、咸，温；有小毒。
功效	祛痰开窍，散结消肿。
主治	中风口噤，昏迷不醒，癫痫痰盛，关窍不通，喉痹痰阻，顽痰喘咳，咳痰不爽，大便燥结，痈肿。
用量用法	1~1.5g，多入丸、散。外用适量，研末吹鼻取嚏或研末调敷患处。孕妇及咯血、吐血患者忌服。

药材性状

猪牙皂

圆柱形，略扁而弯曲，长 5~11cm，宽 0.7~1.5cm。表面紫棕色或紫褐色，被灰白色蜡质粉霜，擦去后有光泽，并有细小的疣状突起及线状或网状的裂纹。顶端有鸟喙状花柱残基，基部具果梗残痕。质硬而脆，易折断，断面棕黄色，中间疏松，有淡绿色或淡棕黄色的丝状物，偶有发育不全的种子。气微，有刺激性，味先甜而后辣。

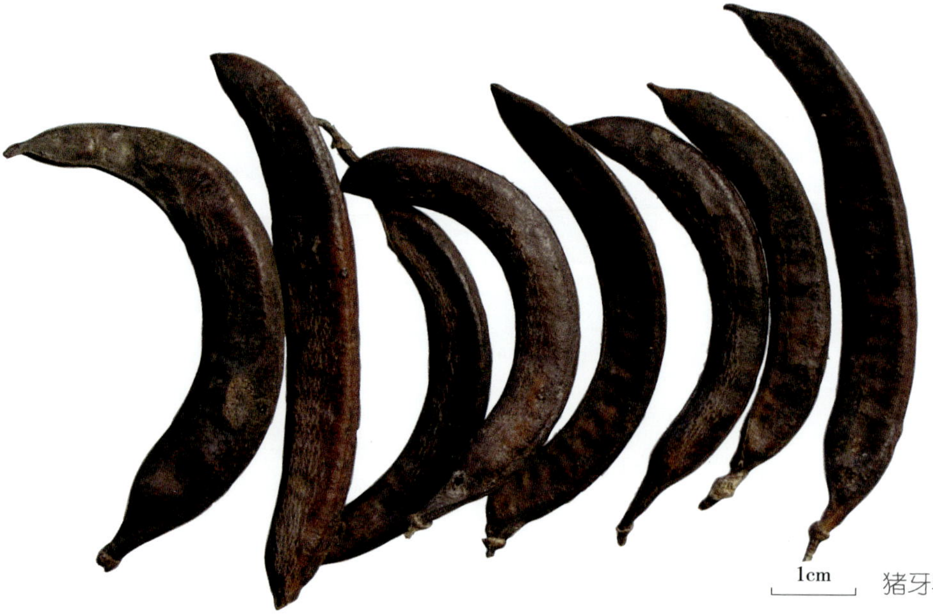

猪牙皂

性味	辛、咸，温；有小毒。
功效	祛痰开窍，散结消肿。
主治	中风口噤，昏迷不醒，癫痫痰盛，关窍不通，喉痹痰阻，顽痰喘咳，咯痰不爽，大便燥结，痈肿。
用量用法	1~1.5g，多入丸、散。外用适量，研末吹鼻取嚏或研末调敷患处。孕妇及咯血、吐血患者禁用。

药材性状

皂角刺

本品为主刺及1~2次分枝的棘刺。主刺长圆锥形，长3~15cm或更长，直径0.3~1cm；分枝刺长1~6cm，刺端锐尖。表面紫棕色或棕褐色。体轻，质坚硬，不易折断。切片厚0.1~0.3cm，常带有尖细的刺端；木部黄白色，髓部疏松，淡红棕色。质脆，易折断。气微，味淡。

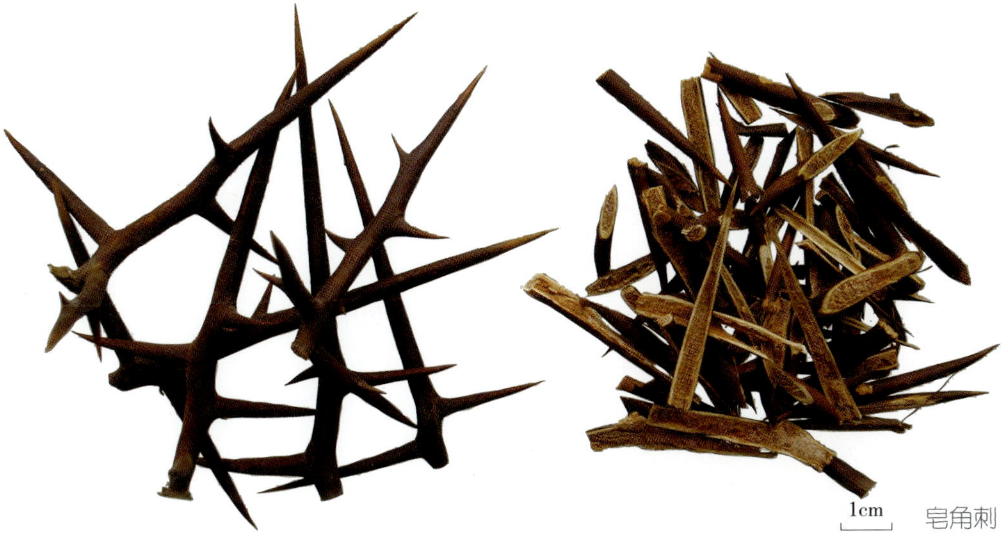

皂角刺

性味	辛，温。
功效	消肿托毒，排脓，杀虫。
主治	痈疽初起或脓成不溃，疥癣麻风。
用量用法	3~10g。外用适量，醋蒸取汁涂患处。

附　注：《常用中药材品种整理和质量研究》（南方协作组）记载皂角刺药材除正品外，个别地区发现将山皂荚（日本皂角）的棘刺和蔷薇科植物插田泡的茎混作皂角刺使用。

紫荆 *Cercis chinensis* Bunge.

别名：满条红。| 药材名：紫荆皮（茎皮）。

植物形态

落叶灌木，野生者可成乔木。树皮幼时暗灰色，有光泽，老时粗糙，有片裂。小枝灰白色，幼枝被细柔毛。单叶互生；托叶长椭圆形，早落；叶片近革质，近圆形或三角状圆形，全缘，两面无毛或沿叶脉被柔毛。花先叶开放，幼枝上的花则与叶同时开放，花簇生于老枝上或主茎上；小苞片宽椭圆形；花萼钟状，深紫红色，花冠假蝶形，紫红色或粉红色；雄蕊 10 枚，分离。荚果扁长椭圆形或狭倒披针形，沿腹缝线有狭翅，顶端有喙，不裂。花期 4~5 月，果期 8~10 月。

生境分布： 野生于溪边或栽培于庭园、寺庙。分布于辽宁、陕西、甘肃及华北、华东、中南、西南等地。

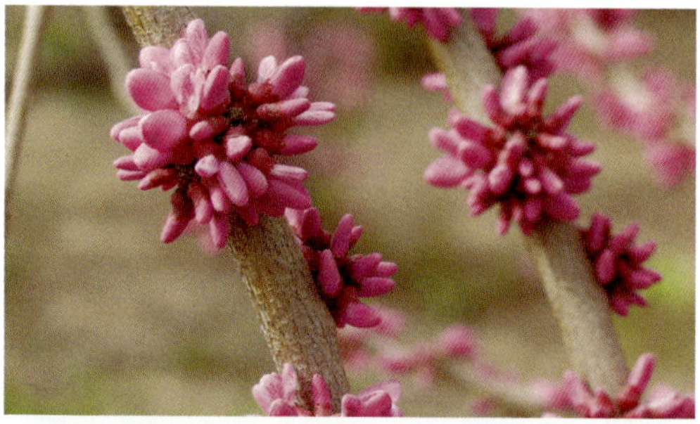

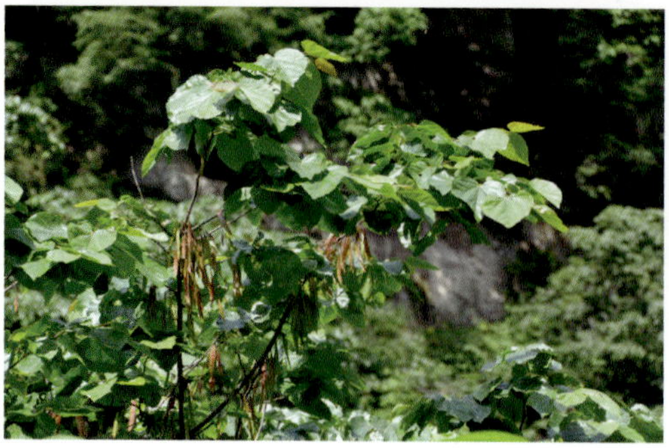

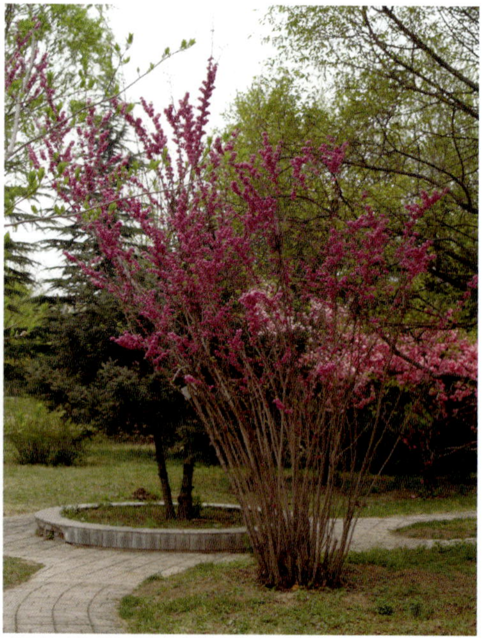

药材性状

紫荆皮

长筒状或槽状，内卷，长短不等，厚2~4mm。外表面锈灰色，粗糙，常现鳞甲状；内面红棕色，有细纵纹。断面不平坦，红棕色。气无，味淡而涩。

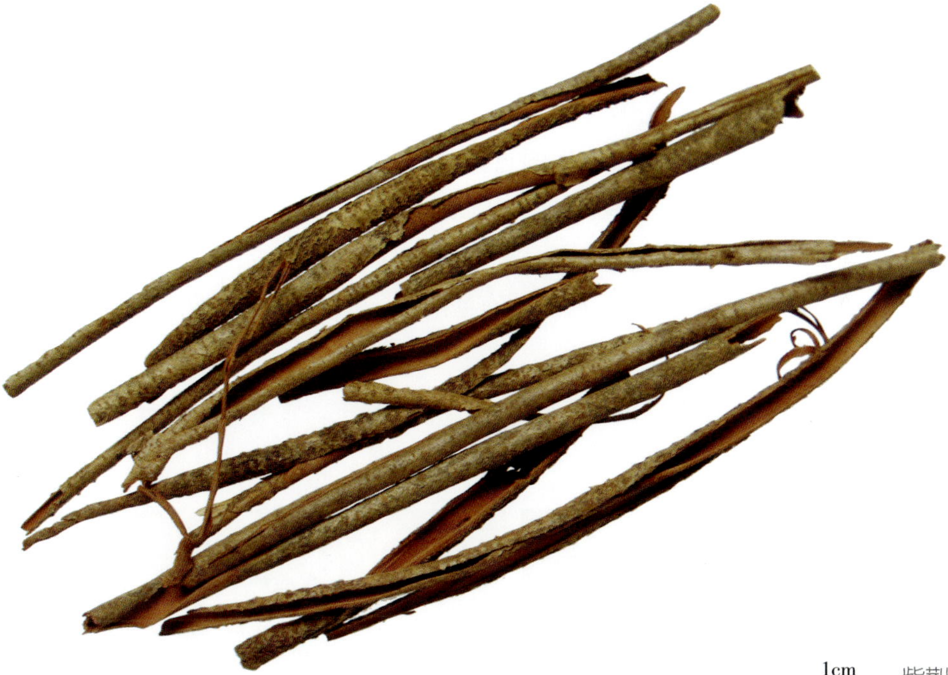

1cm　紫荆皮

性味	苦，平。
功效	活血通经，消肿止痛，清热解毒。
主治	经闭腹痛，月经不调，痛经，淋病，风湿性关节炎，跌打损伤，咽喉肿痛，牙痛，痔疮肿痛，虫蛇咬伤，狂犬咬伤。
用量用法	6~9g。外用适量，煎水洗或研粉调敷患处。

望江南 *Cassia occidentalis* Linn.

别名：羊角豆、野扁豆。| **药材名：**望江南（种子）。

植物形态

一年生半灌木状草本或多年生小灌木。茎有分枝，基部木质化。叶柄近基部有 1 个腺体；托叶膜质，卵状披针形；小叶 4~5 对，膜质，卵形至卵状披针形，长 4~9cm，宽 2~3.5cm。花数朵，组成伞房状总状花序，腋生和顶生；苞片线状披针形或长卵形；萼片外生的近圆形，内生的卵形；花瓣黄色，外生的卵形，均有短狭的瓣柄；雄蕊 10 枚，上面 3 枚不育。荚果带状镰形，褐色，压扁，长 10~13cm，稍弯曲，边较淡色，加厚，有尖头。种子 30~40 粒，种子间有薄隔膜。花期 4~8 月，果期 6~10 月。

生境分布：生于路旁、草丛或灌丛中，常有栽培。分布于华东、华南及四川等地。

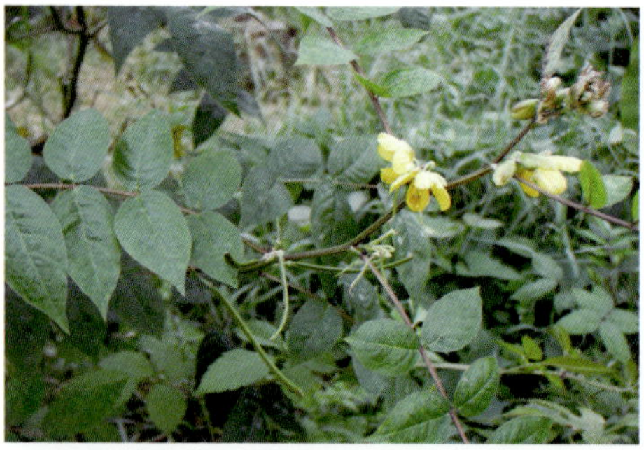

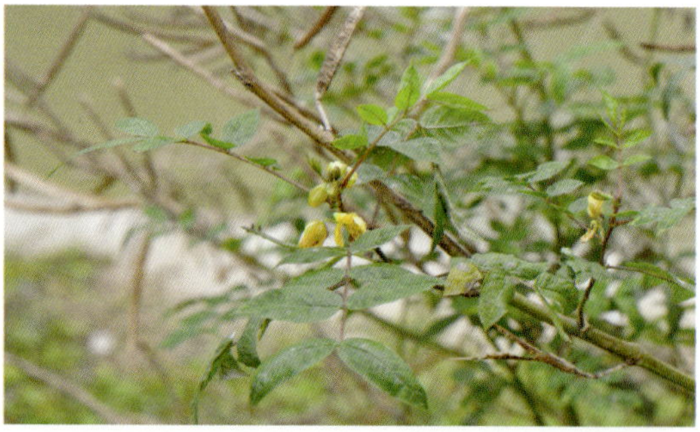

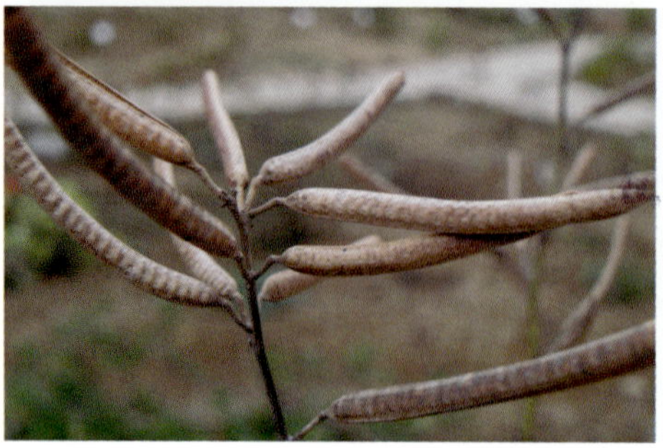

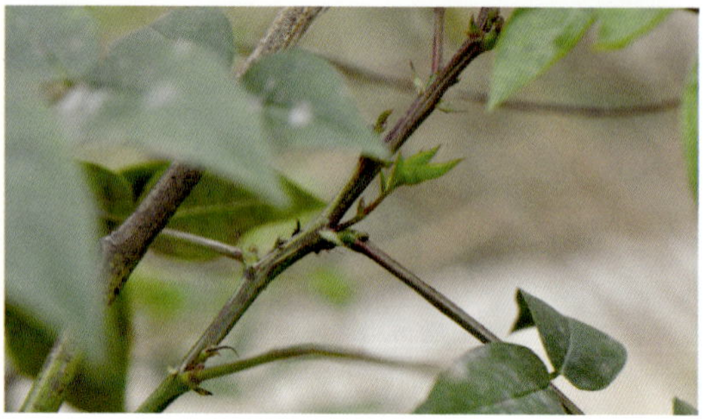

药材性状

望江南

扁卵形，一端渐尖，向一侧偏斜，具种脐，另一端微凹陷，长3~5.5mm，宽3~5mm，厚1~2mm。表面深棕色或紫棕色，稍光滑，中央凹陷部分圆形，边缘有白色网状或放射状条纹。味微苦。

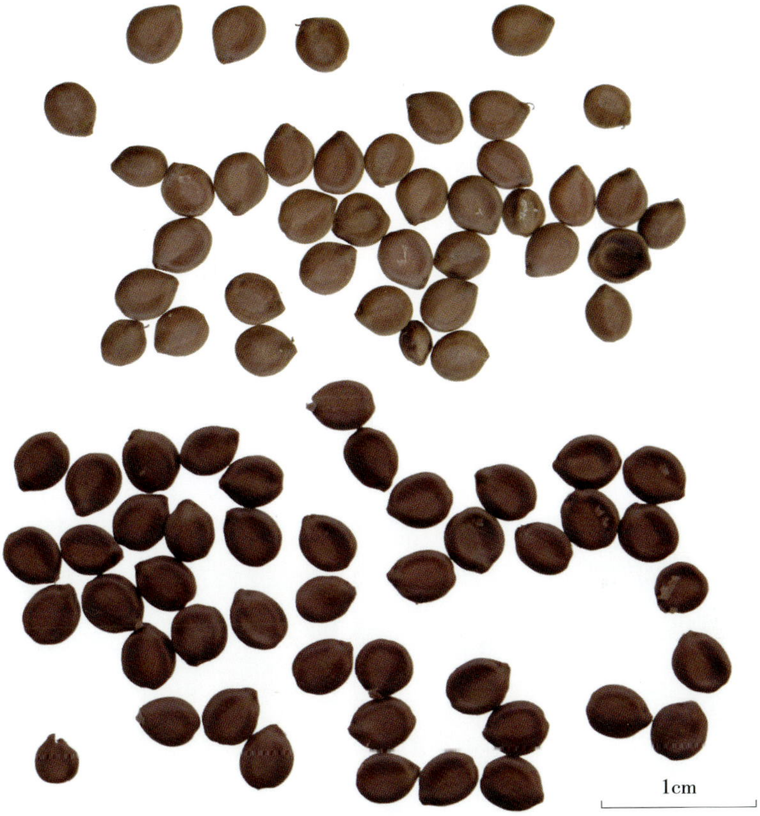

望江南

性味	甘、苦，凉；有毒。
功效	清肝明目，健胃润肠，解毒。
主治	高血压头痛，目赤肿痛，口腔糜烂，习惯性便秘，痢疾腹痛，慢性肠炎。
用量用法	6~9g。

★ 广金钱草 *Desmodium styracifolium* (Osb.) Merr.

别名：大金钱草、铜钱草。| 药材名：广金钱草（地上部分）。

植物形态

半灌木状草本。茎直立或平卧，基部木质，枝与叶柄均密被黄色短柔毛。叶互生。托叶披针形。小叶 1~3 枚，中间小叶大，圆形，侧生小叶长圆形，较小，全缘，下表面密被银白色丝毛，而呈浅灰绿色，侧脉羽状，平行；小托叶钻形。总状花序腋生或顶生；苞片卵状三角形，每枚苞片内有花 2 朵，花小；花萼被粗毛，萼齿披针形；花冠蝶形，紫色，有香气；雄蕊 10 枚，二体。荚果线状长圆形，有荚节 3~6 个，每节有肾形种子 1 粒。花期 6~9 月，果期 7~10 月。

生境分布：生于山坡草地或丘陵灌丛中。分布于福建、湖南、广西、广东和海南等地。

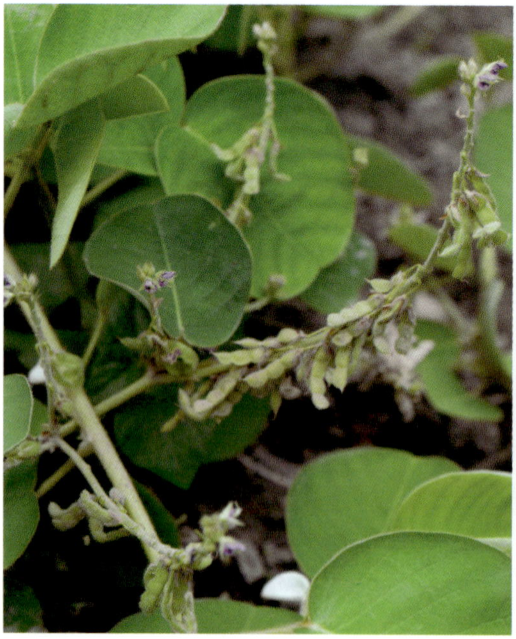

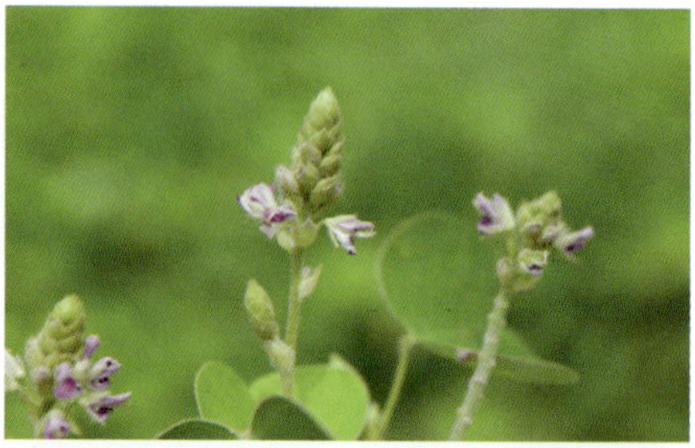

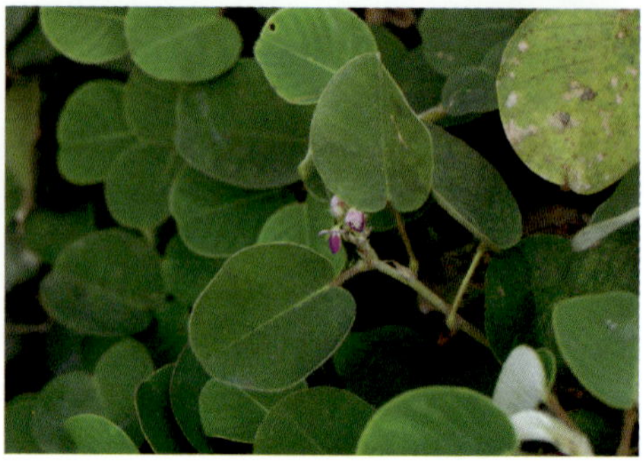

药材性状

广金钱草

茎呈圆柱形，长可达 1m；密被黄色伸展的短柔毛；质稍脆，断面中部有髓。叶互生；小叶 1 或 3 枚，圆形或矩圆形，直径 2~4cm，先端微凹，基部心形或钝圆，全缘，上表面黄绿色或灰绿色，无毛，下表面具灰白色紧贴的绒毛，侧脉羽状；叶柄长 1~2cm；托叶 1 对，披针形，长约 0.8cm。气微香，味微甘。

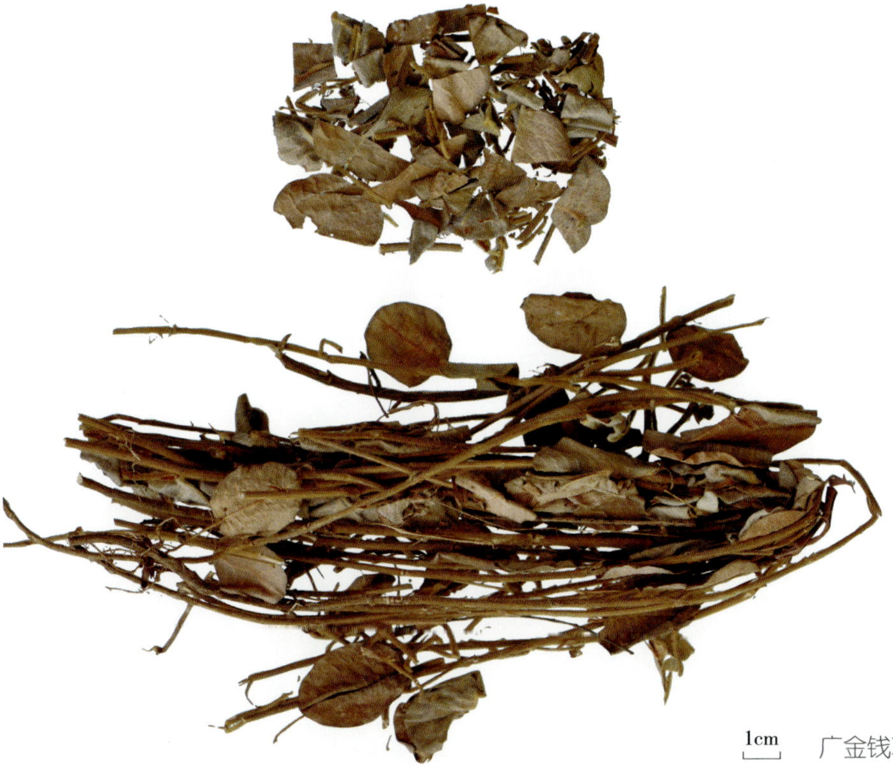

广金钱草

性味	甘、淡，凉。
功效	利湿退黄，利尿通淋。
主治	黄疸尿赤，热淋，石淋，小便涩痛，水肿尿少。
用量用法	15~30g。

★ 赤小豆 *Vigna umbellata* Ohwi et Ohashi

别名：米豆、饭豆。| 药材名：赤小豆（种子）。

植物形态

一年生草本。茎直立或上部缠绕状，高 20~70cm。三出羽状复叶。托叶披针形，基部以上着生。叶柄长 5~7cm。顶生小叶披针形或长圆状披针形，侧生小叶比顶生小叶略小；小托叶线形。总状花序腋生或顶生，有 2~3 朵花；萼钟状，萼齿披针形；花冠黄色。荚果细圆柱形，无毛。种子 6~10 粒，长圆形，暗红色，种脐凹陷。花期 6~7 月，果期 8~9 月。

生境分布：全国各地均有栽培。

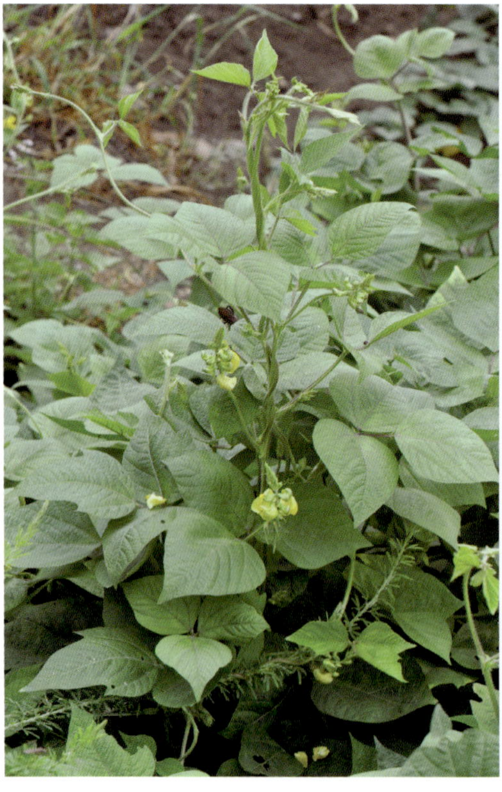

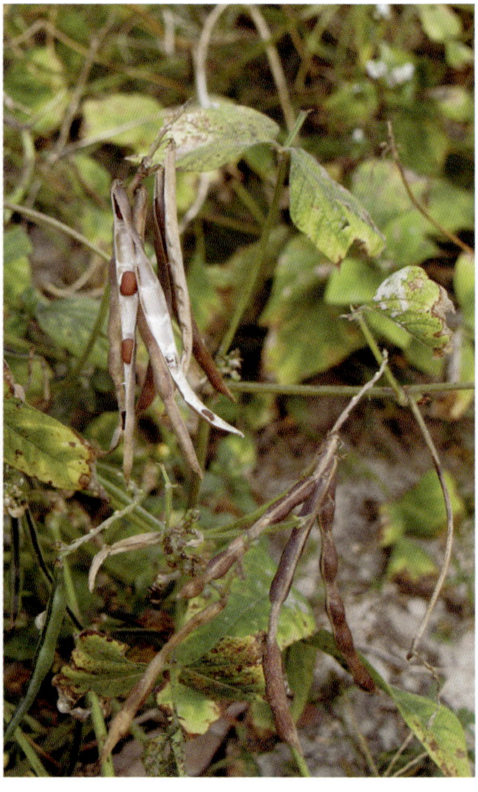

药材性状

赤小豆

长圆形而稍扁，长5~8mm，直径3~5mm。表面紫红色，无光泽或微有光泽；一侧有线形突起的种脐，偏向一端，白色，约为全长2/3，中间凹陷成纵沟；另侧有1条不明显的棱脊。质硬，不易破碎。子叶2枚，乳白色。气微，味微甘。

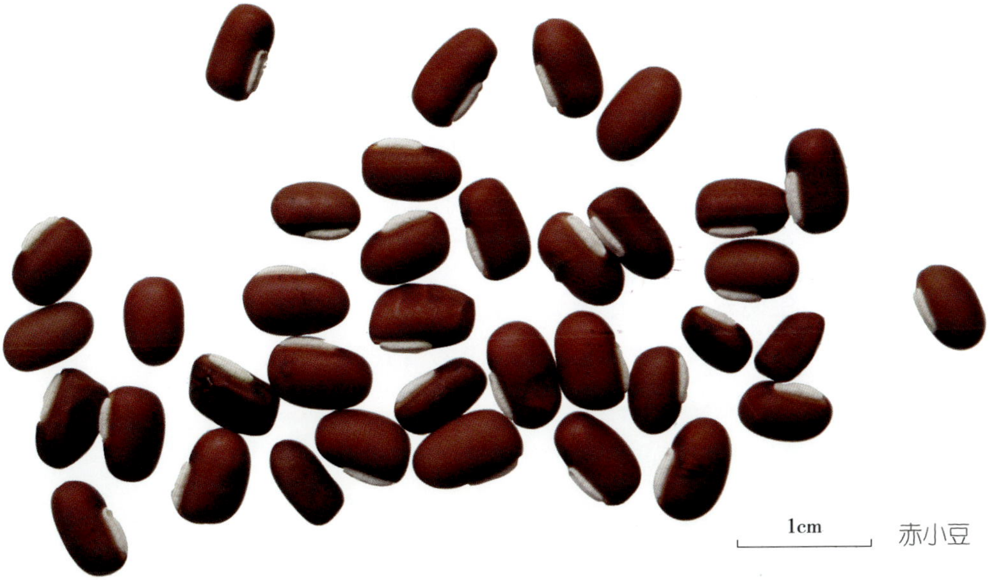

赤小豆

性味	甘、酸，平。
功效	利水消肿，解毒排脓。
主治	水肿胀满，脚气浮肿，黄疸尿赤，风湿热痹，痈肿疮毒，肠痈腹痛。
用量用法	9~30g。外用适量，研末调敷。

附　注：《中国药典》2015年版记载同属植物赤豆与赤小豆的干燥种子同等入药。

★ 扁茎黄芪 *Astragalus complanatus* R. Br.

别名：蔓黄芪、背扁膨果豆。| **药材名**：沙苑子（种子）。

植物形态

多年生草本。茎丛生，稍扁，常平卧，长达 1m 以上，有白色柔毛。奇数羽状复叶；小叶 9~21 枚，椭圆形或卵状椭圆形，长 7~20mm，下表面有白色短柔毛；托叶披针形，与叶柄离生。总状花序腋生；苞片锥形，萼下有小苞片 2 枚；萼钟状，有黑色和白色短硬毛，萼齿披针形，与萼筒近等长；花冠白色或带淡紫色，旗瓣近圆形，顶端凹，基部有短爪。荚果纺锤形或长圆状，膨胀，背腹扁，顶端有尖喙。花期 7~8 月，果期 8~10 月。

生境分布：生于山坡、草地及路旁。分布于吉林、辽宁、河北、山西、内蒙古、陕西、宁夏、甘肃等地。

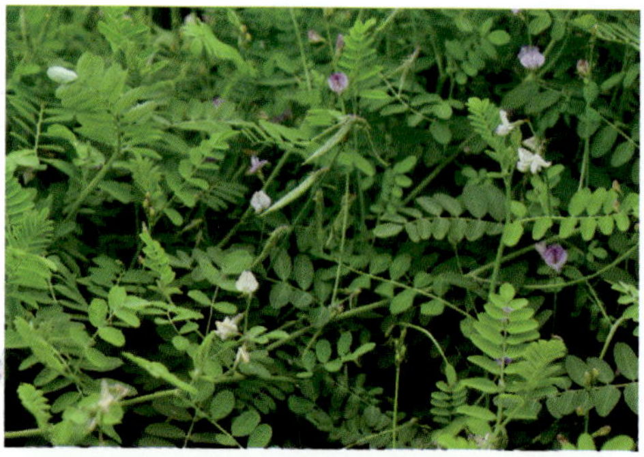

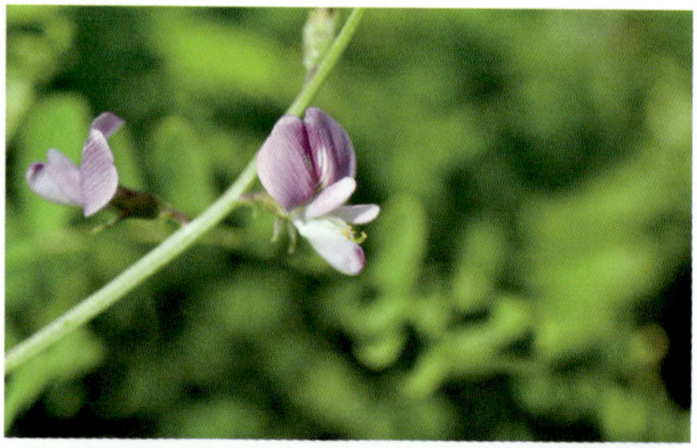

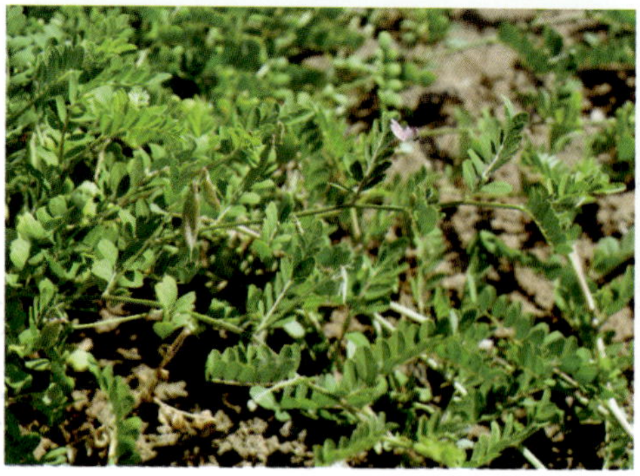

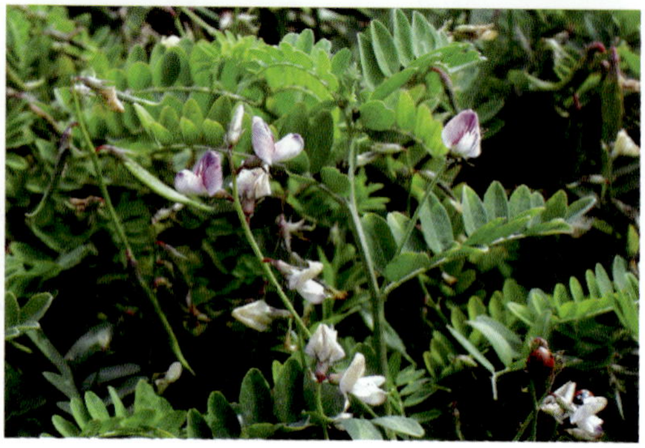

药材
性状

沙苑子

本品略呈肾形而稍扁，长 2~2.5mm，宽 1.5~2mm，厚约 1mm。表面光滑，褐绿色或灰褐色，边缘一侧微凹处具圆形种脐。质坚硬，不易破碎。子叶 2 枚，淡黄色，胚根弯曲，长约 1mm。无臭，味淡，嚼之有豆腥味。

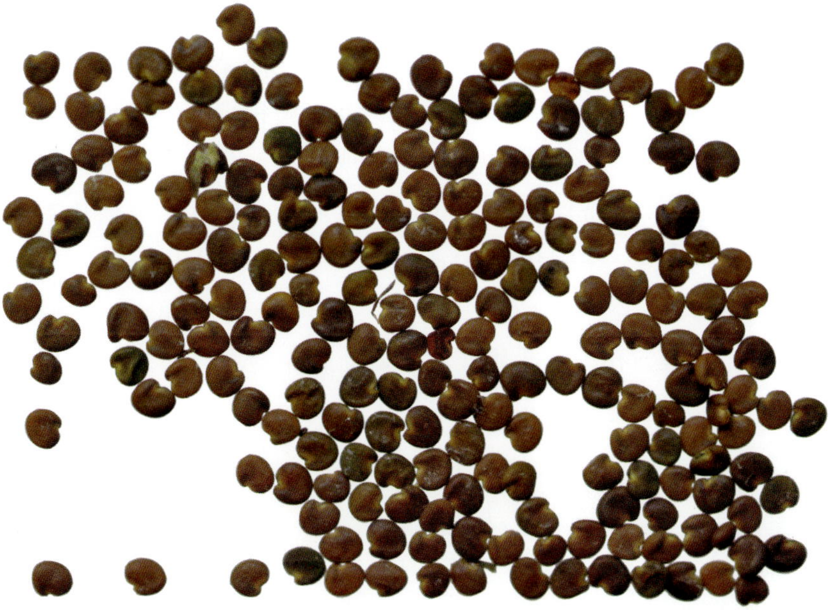

1cm

沙苑子

性味	甘，温。
功效	补肾助阳，固精缩尿，养肝明目。
主治	肾虚腰痛，遗精早泄，遗尿尿频，白浊带下，眩晕，目暗昏花。
用量用法	9~15g。

附　注：目前沙苑子药材商品主要为扁茎黄芪和华黄芪的干燥成熟种子。

★胀果甘草 *Glycyrrhiza inflata* Bat.

药材名： 甘草（根及根茎）。

植物形态

多年生草本。根与根状茎有甜味。小叶 3~7（~9）枚，卵形、椭圆形或长圆形，两面被黄褐色腺点，沿脉疏被短柔毛，边缘波卷状。总状花序腋生，具疏生的花；总花梗、苞片、花萼密被橙黄色腺点及柔毛，花冠紫色或淡紫色，旗瓣长椭圆形，顶端圆，翼瓣与旗瓣近等大，龙骨瓣稍短，均具瓣柄和耳。荚果椭圆形或长圆形，较短，直或微弯，两种子间胀膨或与侧面不同程度下隔，被褐色的腺点和刺毛状腺体，疏被长柔毛。花期 5~7 月，果期 6~10 月。

生境分布： 生于海拔约 1000m 的河边、溪边和荒地上。分布于甘肃、青海、新疆等地。

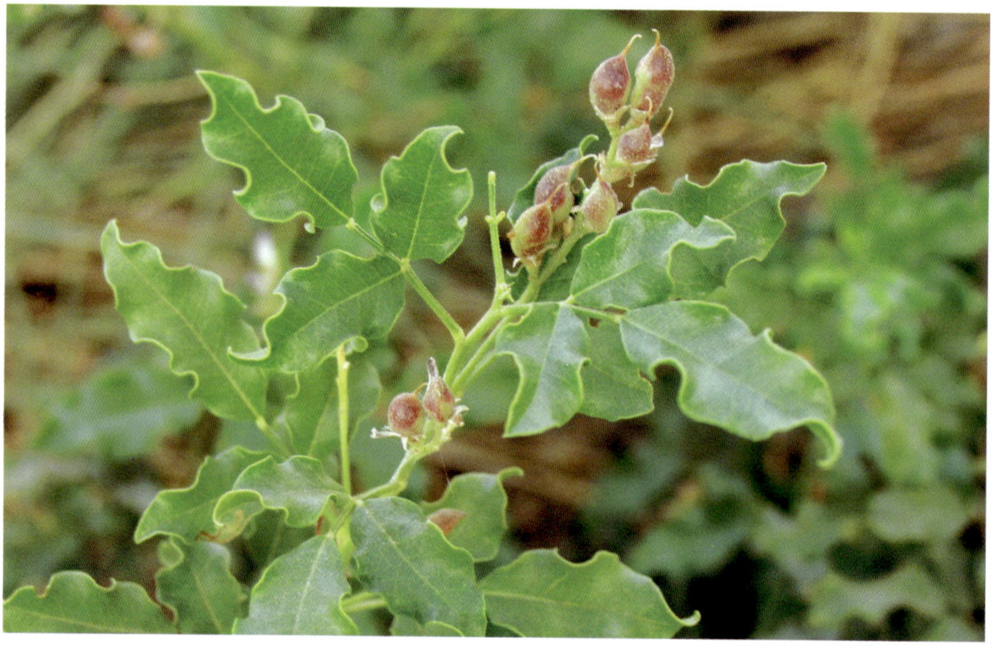

药材性状

甘草

根呈圆柱形，有的分枝，长25~100cm，直径0.6~3.5cm。外皮粗糙。表面多灰棕色或灰褐色，具显著的纵皱纹、沟纹、皮孔及稀疏的细根痕。质坚硬，断面纤维性，粉性小，黄白色，形成层环明显，射线放射状，有的有裂隙。根茎呈圆柱形，表面不定芽多而粗大。气微，味甜而特殊。

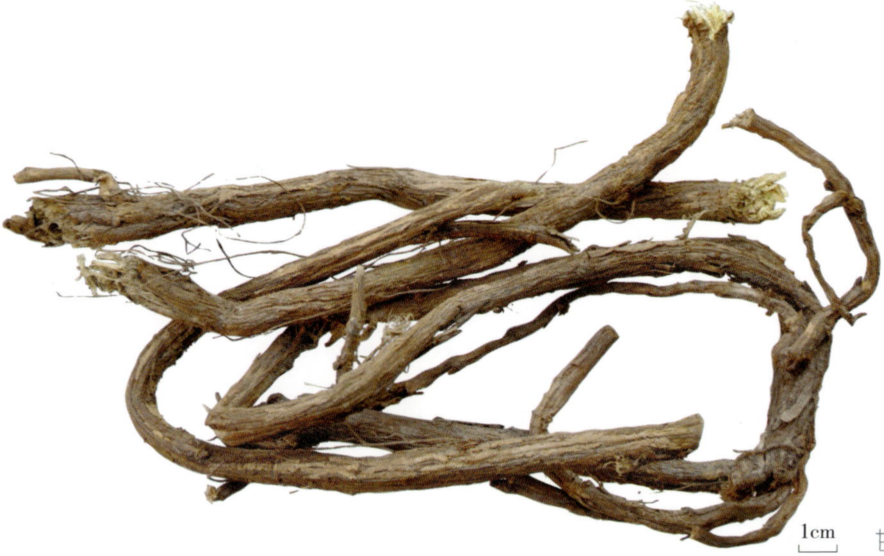

甘草

性味	甘，平。
功效	补脾益气，清热解毒，祛痰止咳，缓急止痛，调和诸药。
主治	脾胃虚弱，倦怠乏力，心悸气短，咳嗽痰多，脘腹、四肢挛急疼痛，痈肿疮毒。
用量用法	2~10g。不宜与海藻、京大戟、红大戟、甘遂、芫花同用。

附　注：《中国药典》2015年版记载同属植物甘草、光果甘草与胀果甘草的干燥根及根茎同等入药。

★ 胡芦巴 *Trigonella foenum-graecum* L.

别名：芦巴子、香豆子。| 药材名：胡芦巴（种子）。

植物形态

一年生草本，全株有香气。茎直立，多丛生，被疏毛。叶互生，三出羽状复叶，具柄。托叶与叶柄相连合，宽三角形，全缘。小叶 3 枚；小叶柄短；小叶片长卵形或卵状披针形，上部边缘有锯齿，下部全缘，两面均生疏柔毛。花生于叶腋，淡黄白色或白色；花萼筒状；花冠蝶形，旗瓣长圆形，翼瓣狭长圆形，龙骨瓣长方倒卵形；雄蕊 10 枚，9 枚合生成束，1 枚分离。荚果条状圆筒形，顶端呈尾状。种子长圆形，黄棕色。花期 4~7 月，果期 7~9 月。

生境分布：耐干旱，喜生于气候温和、土壤肥沃和排水良好的环境中，多为栽培。分布于黑龙江、吉林、辽宁、河北、河南、安徽、浙江、湖北、广东、广西、陕西、甘肃、新疆、四川、贵州、云南等地。

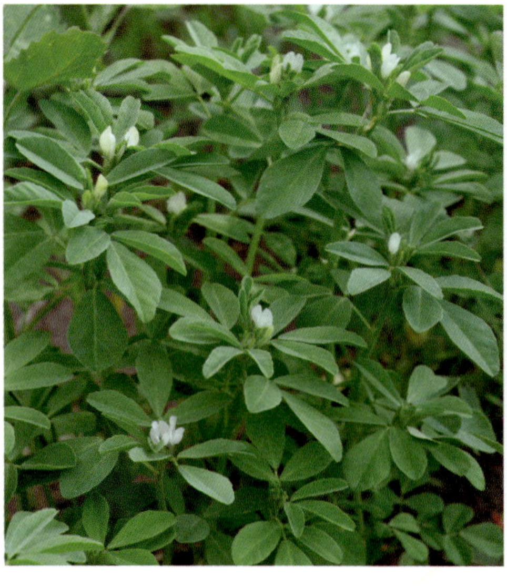

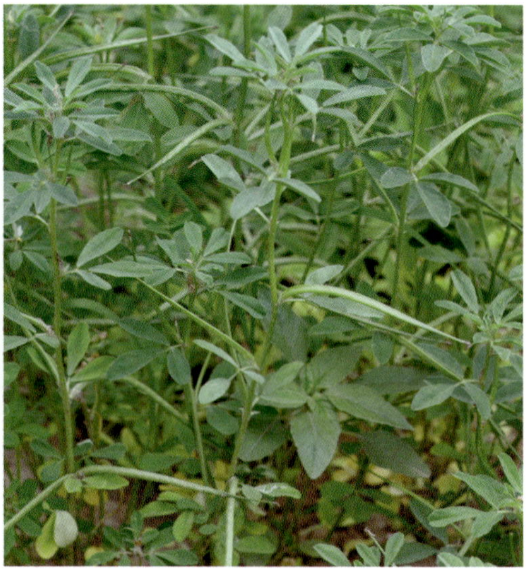

药材性状

胡芦巴

本品略呈斜方形或矩形，长 3~4mm，宽 2~3mm，厚约 2mm。表面黄绿色或黄棕色，平滑，两侧各具一深斜沟，相交处有点状种脐。质坚硬，不易破碎。种皮薄，胚乳呈半透明状，具黏性。子叶 2 枚，淡黄色，胚根弯曲，肥大而长。气香，味微苦。

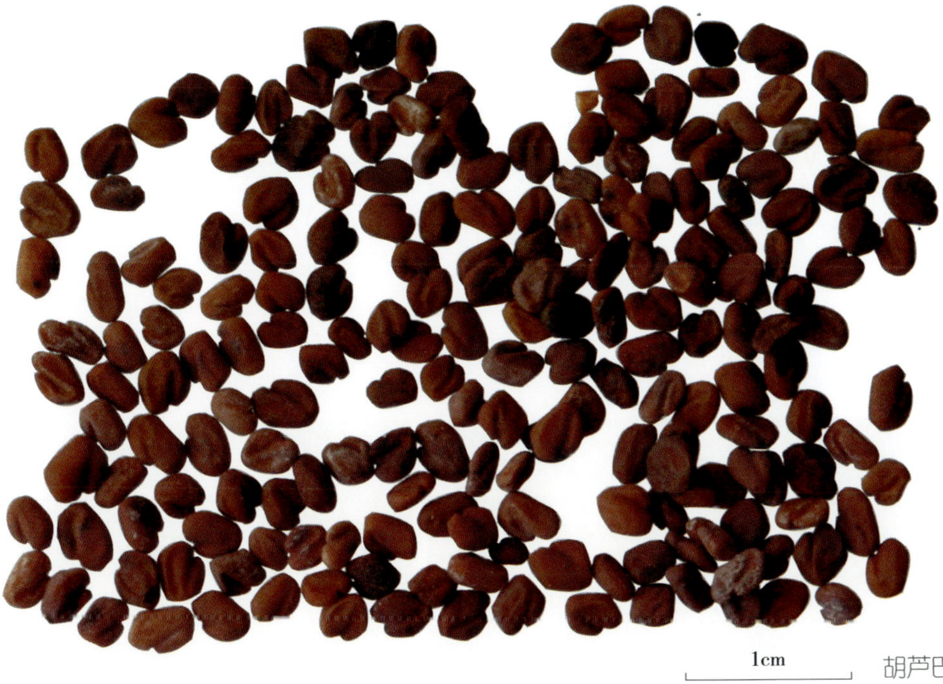

胡芦巴

性味	苦，温。
功效	温肾助阳，祛寒止痛。
主治	肾阳不足，下元虚冷，小腹冷痛，寒疝腹痛，寒湿脚气。
用量用法	5~10g。

胡颓子科

沙枣 *Elaeagnus angustifolia* L.

别名：银柳、桂香柳。| **药材名：**沙枣叶（叶）。

植物形态

落叶灌木或小乔木。茎无刺或有刺，幼枝被银白色鳞片，老枝栗褐色，光滑无毛，皮孔明显。叶互生；叶柄长 0.5~1cm；叶片长圆状披针形或狭披针形，全缘或稍呈微波形，上表面灰绿色，被白色鳞片，下表面银白色，密被白色鳞片，有光泽。花生于小枝下部叶腋内，有短梗；花外面银白色，被鳞斑，内面黄色，芳香；花被管状钟形，顶端 4 裂，裂片长三角形；雄蕊离生。浆果黄色，长圆状椭圆形或近圆形，密被银白色星状鳞片。花期 6~7 月，果期 8~9 月。

生境分布：常生于沙漠地区。分布于东北、华北及西北等地。

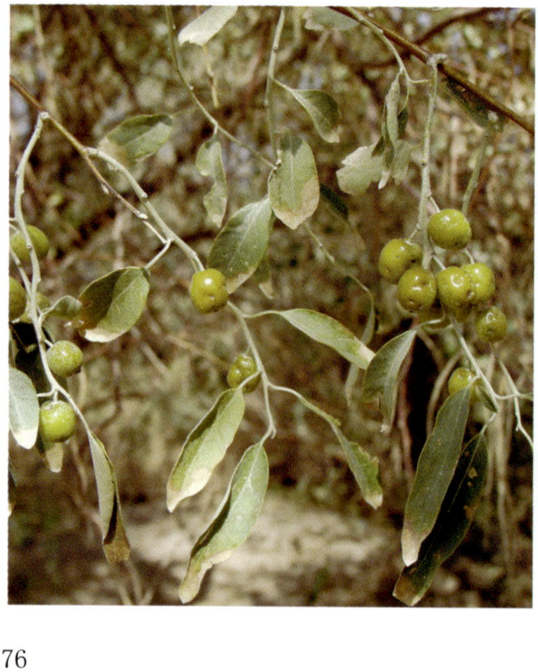

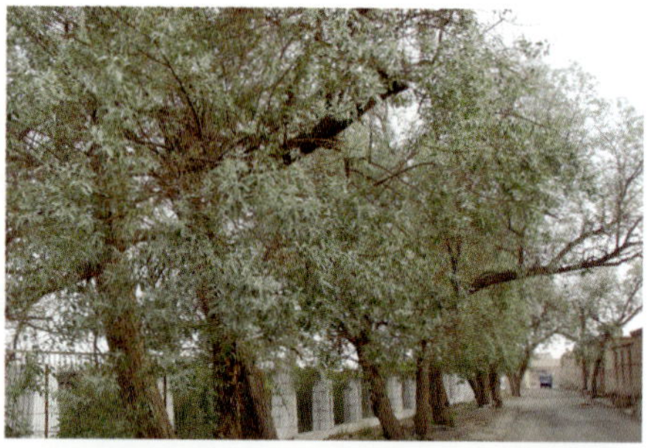

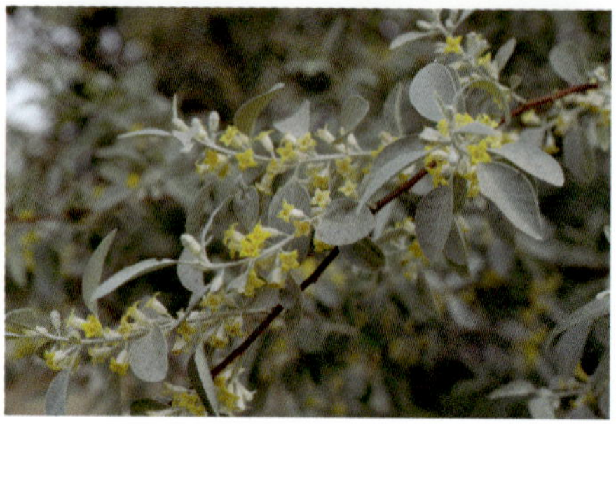

药材性状

沙枣叶

略卷曲，上表面灰绿色，下表面银白色，两面均被银白色鳞片，下表面较密，主脉明显，侧脉不明显。叶片软化后展开呈长圆状披针形或狭披针形，长3~8cm，宽1~2cm，先端渐尖，基部楔形，全缘或稍呈不规则微波形。质脆易碎。气清香，味微辛、涩。

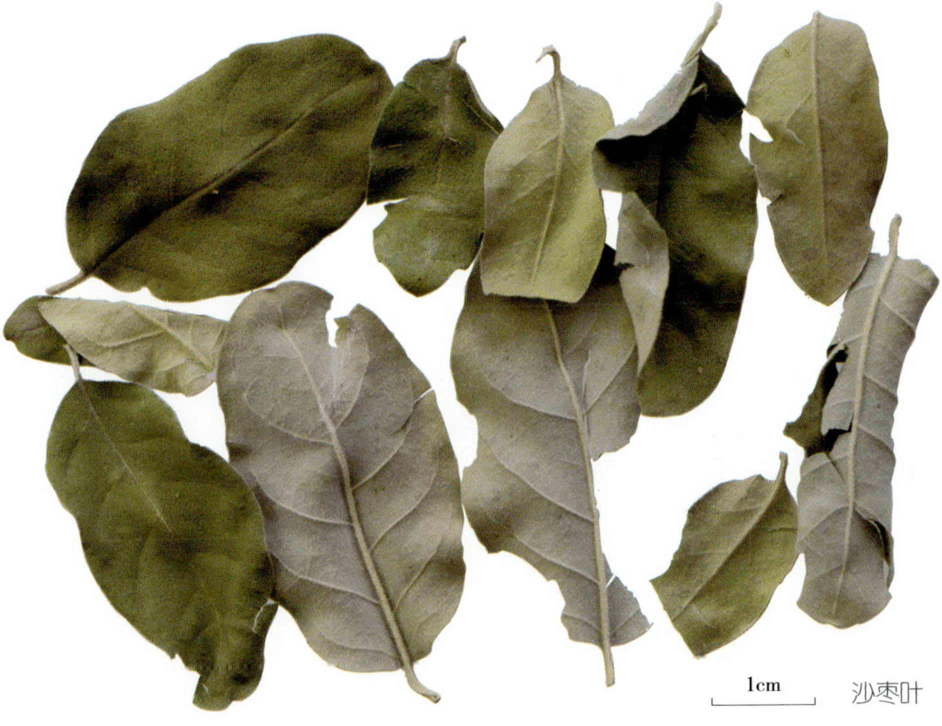

沙枣叶

性味	辛、涩，凉。
功效	清热解毒，抗菌消炎，活血。
主治	细菌性痢疾，肠炎腹泻，慢性支气管炎，冠心病等。
用量用法	15~30g。

★ 沙棘 *Hippophae rhamnoides* L.

别名：醋柳、酸柳柳。| **药材名**：沙棘（果实）。

植物形态

落叶灌木或小乔木，高 1~5m，棘刺较多。叶互生或近对生，无柄或几无柄；叶纸质，狭披针形或长圆状披针形，全缘，上表面被星状柔毛，下表面被白色鳞片。花小，淡黄色，先叶开放；总状花序短，腋生于小枝基部；花单性，雌雄异株；花被短筒状，顶端 2 裂。雄花无梗；雄蕊 4 枚。雌花单生，具短梗；花萼囊状，先端 2 齿裂。果实肉质，近球形或卵球形，橙黄色或橘红色，被肉质的管包围。花期 4~5 月，果期 9~10 月。

生境分布：生于高山、河流两岸及草原上。分布于辽宁、河北、内蒙古、陕西、山西、甘肃、青海、四川等地。

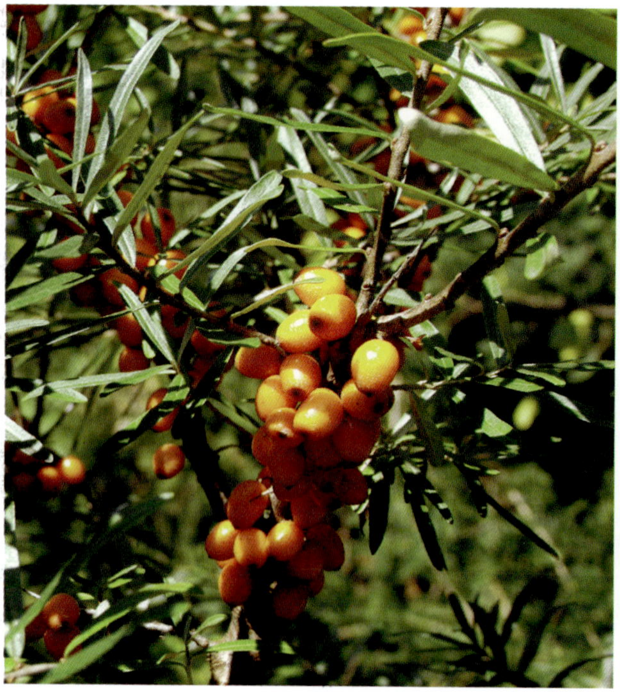

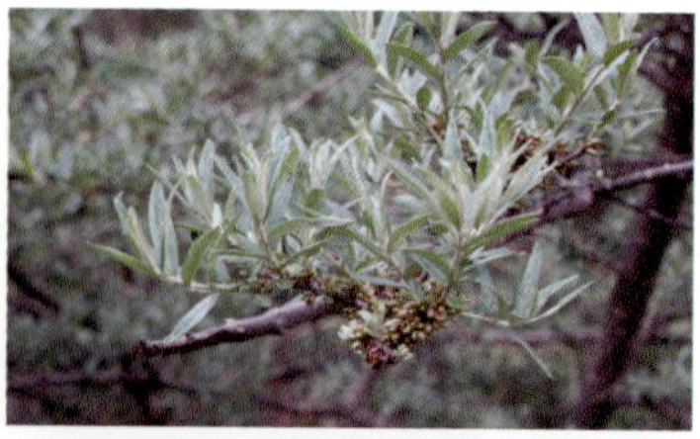

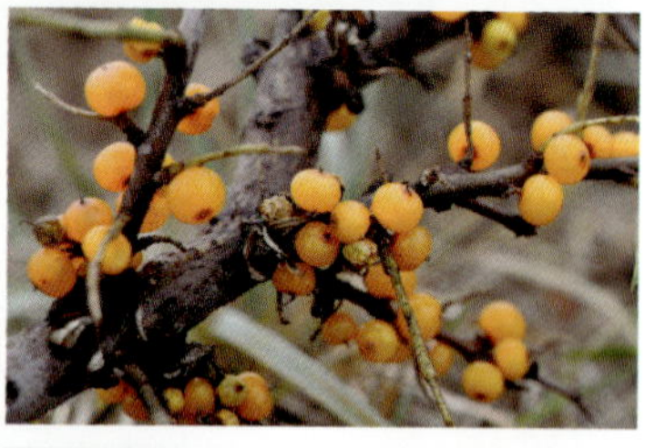

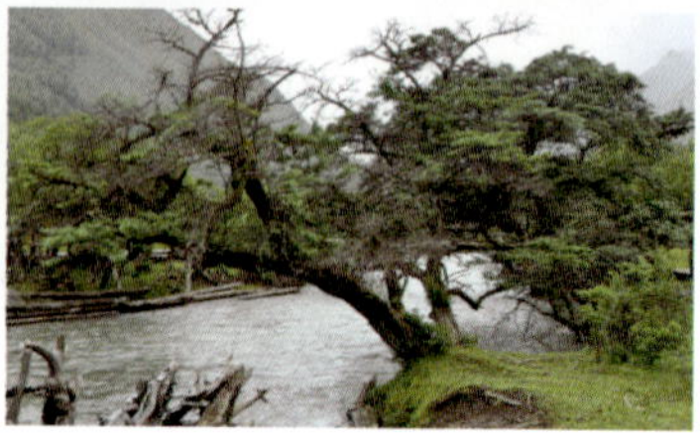

药材
性状

沙棘

类球形或扁球形，有的数个粘连，单个直径5~8mm。表面橙黄色或棕红色，皱缩，顶端有残存花柱，基部具短小果梗或果梗痕。果肉油润，质柔软。种子斜卵形，长约4mm，宽约2mm；表面褐色，有光泽，中间有一纵沟；种皮较硬，种仁乳白色，有油性。气微，味酸、涩。

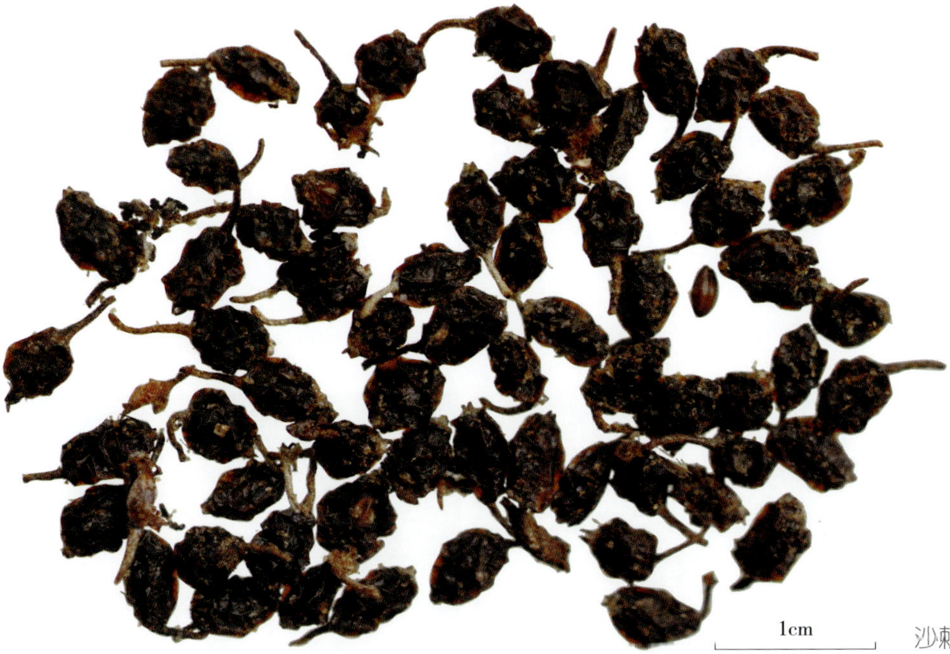

沙棘

性味	酸、涩，温。
功效	健脾消食，止咳祛痰，活血散瘀。
主治	脾虚食少，食积腹痛，咳嗽痰多，胸痹心痛，瘀血经闭，跌扑瘀肿。
用量用法	3~10g。

野牡丹科

地菍 *Melastoma dodecandrum* Lour.

别名：地石榴、地茄子。| **药材名**：地菍（全草）。

植物形态

披散或匍匐状半灌木。茎分枝，下部伏地。叶对生；叶片卵形或椭圆形，仅上表面边缘和下表面脉上生极疏的糙伏毛；叶柄有毛。花两性，生于枝端，淡紫色；萼筒疏生糙伏毛；花瓣 5 片；雄蕊 10 枚，花药顶端单孔开裂，二型，5 枚较大，紫色，有延长且二裂的药隔，5 枚较小，黄色，基部有 2 个小瘤体。果实稍肉质，不开裂，生疏糙伏毛。种子多数，弯曲。花期 5~7 月，果期 7~9 月。

生境分布：常生在酸性土壤上。分布于长江以南各地。

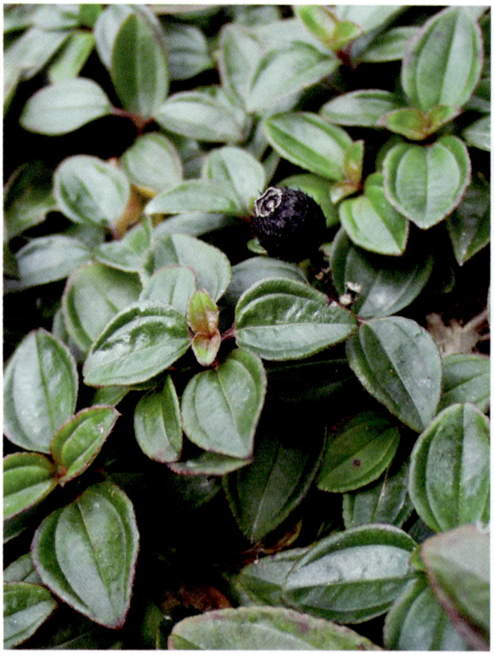

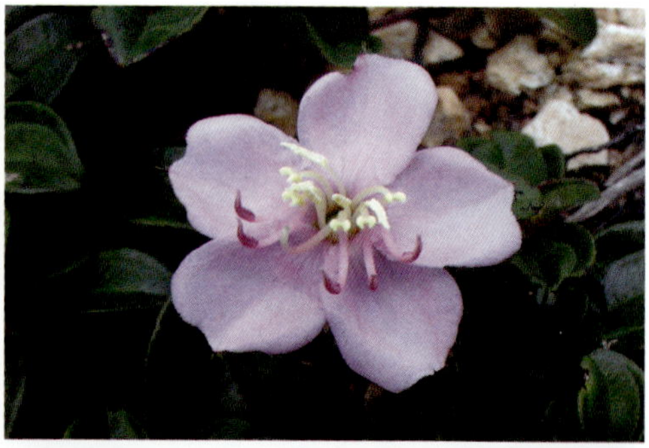

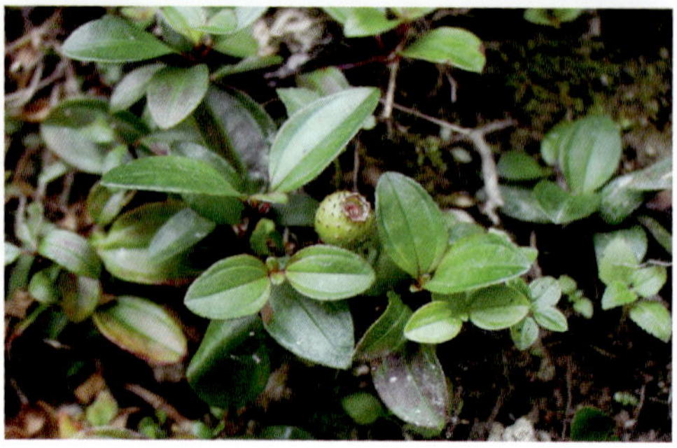

药材性状

地菍

茎呈四棱形，多分枝，长 10~25cm，直径 1~2mm；表面灰褐色或棕褐色，扭曲，有纵条纹，节处有细须根。叶对生，深绿色，多皱缩破碎，完整者展开后呈卵形或椭圆形，长 1~4cm，宽 0.8~3cm，仅上表面边缘和下表面脉上生极疏的糙伏毛。花棕褐色，萼筒 5 裂，花瓣 5 片。气微，味微酸、涩。

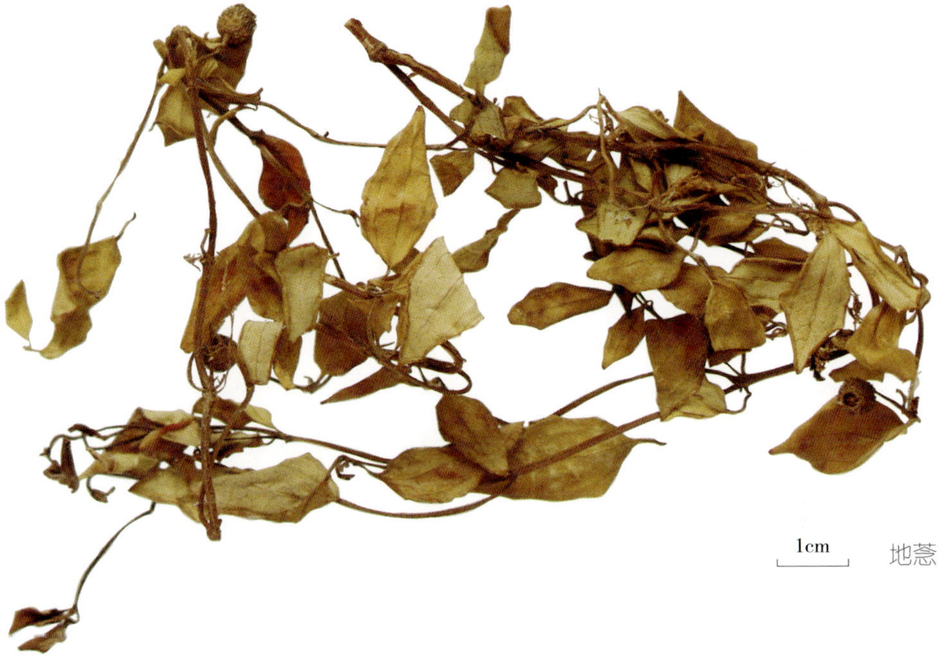

地菍

性味	甘、涩，凉。
功效	清热解毒，活血止血。
主治	高热，肺痈，咽肿，牙痛，赤白痢疾，黄疸，水肿，痛经，崩漏，带下，产后腹痛，瘰疬，痈肿，疔疮，痔疮，毒蛇咬伤。
用量用法	15~30g；鲜品用量加倍。外用适量，捣敷或煎汤洗。

檀香科

★ 檀香 *Santalum album* L.

别名：真檀。| 药材名：檀香（心材）。

植物形态

常绿乔木。树皮棕灰色，粗糙或有纵裂，多分枝。枝柔软，开展，幼枝圆形，光滑无毛。单叶对生；叶柄长0.7~1cm；叶片革质，椭圆状卵形或卵状披针形，全缘，上表面绿色，下表面苍白色。聚伞状圆锥花序，花小，初为淡黄色后变为紫黄色；花被钟形；蜜腺略呈圆形，着生于花被管中部与花被片互生；雄蕊4枚，花药纵裂，花丝线形。核果球形，成熟时黑色，肉质多汁，内果皮坚硬，具3条短棱。种子圆形，光滑无毛。花期6~7月，果期7~9月。

生境分布： 在印度、澳大利亚、印度尼西亚，以及南亚其他地区有野生或栽培，我国广东、海南、云南等地有引种。

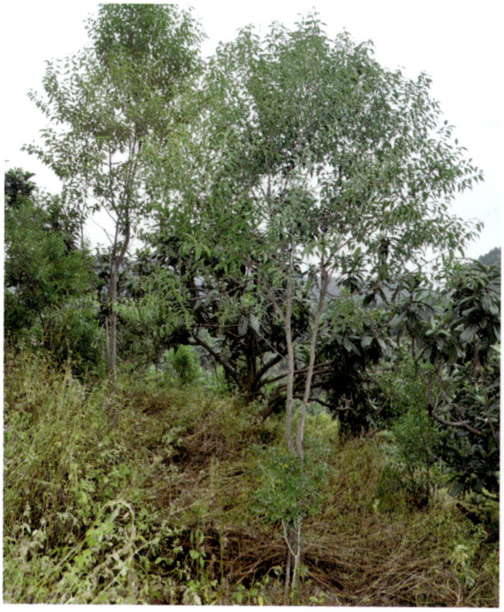

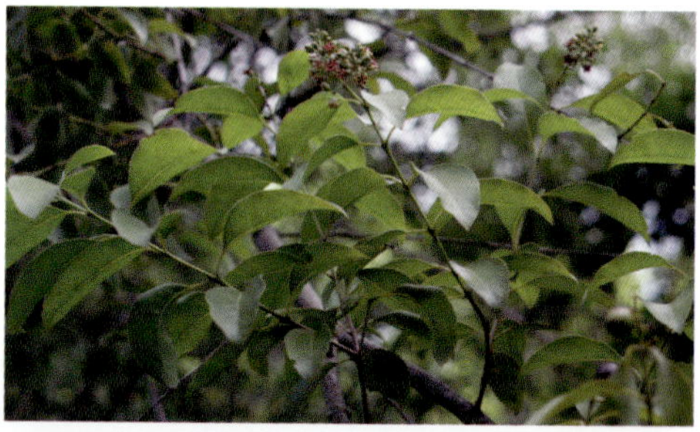

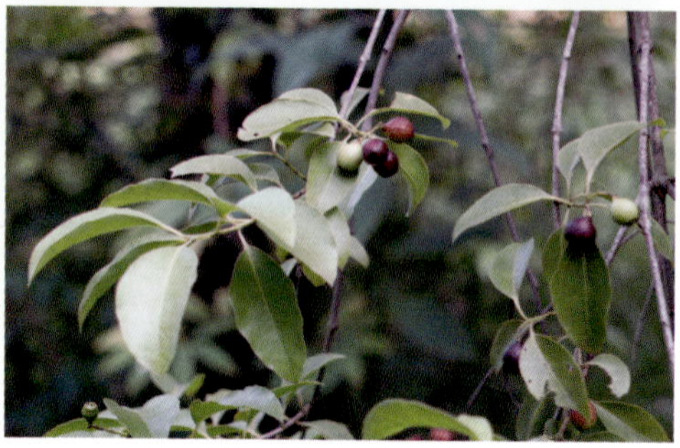

药材性状

檀香

本品为长短不一的圆柱形木段，有的略弯曲，一般长约1m，直径10~30cm。外表面灰黄色或黄褐色，光滑细腻，有的具疤节或纵裂，横截面呈棕黄色，显油迹；棕色年轮明显或不明显，纵向劈开纹理顺直。质坚实，不易折断。气清香，燃烧时香气更浓；味淡，嚼之微有辛辣感。

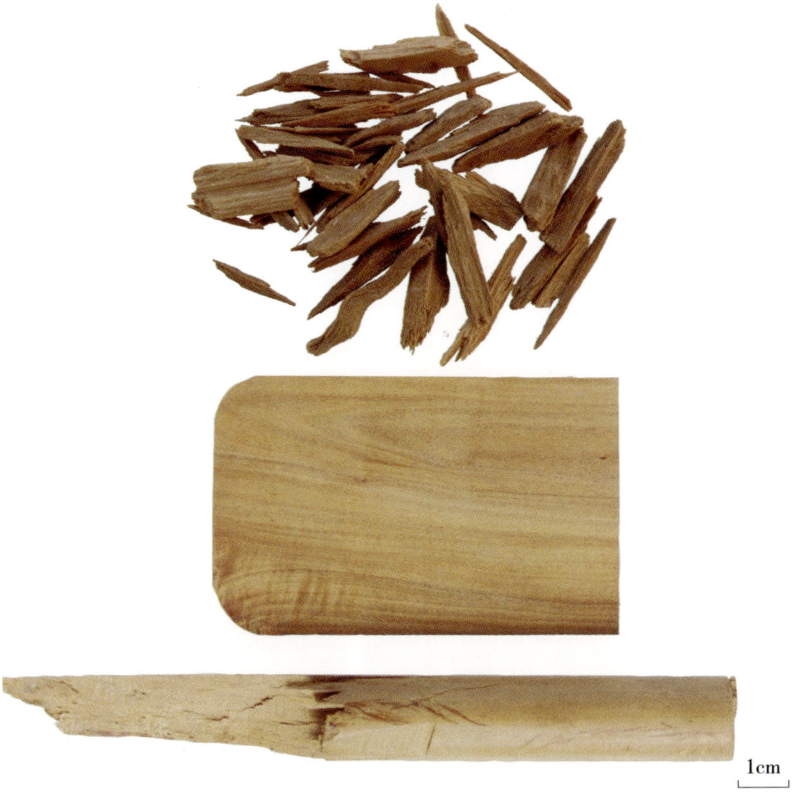

檀香

性味	辛，温。
功效	行气温中，开胃止痛。
主治	寒凝气滞，胸膈不舒，胸痹心痛，脘腹疼痛，呕吐食少。
用量用法	2~5g。

百蕊草 *Thesium chinense* Turcz.

别名：青龙草、风芽蒿、石菜子。| **药材名：**百蕊草（带果的全草）。

植物形态

多年生半寄生草本。根上有吸器，常附着于其他植物的根而生长。茎直立。基部多分枝，呈丛生状，嫩枝有明显条棱。单叶互生，线状披针形，全缘，光滑。花小，绿白色，两性，单生叶腋；花梗全部或部分与叶柄愈合，基部有 2 枚小苞片；花被筒状，顶端近锐尖而反折；雄蕊 5 枚，生于花被裂片的基部，与花被裂片对生；雌蕊柱短。坚果球形或椭圆形，表面有核桃壳样雕纹，顶端有花被残基。花期 4 月，果期 5 月。

生境分布：生于山坡草丛、田野和沙地边缘。分布于华北、华中、华东、华南和西南各地。

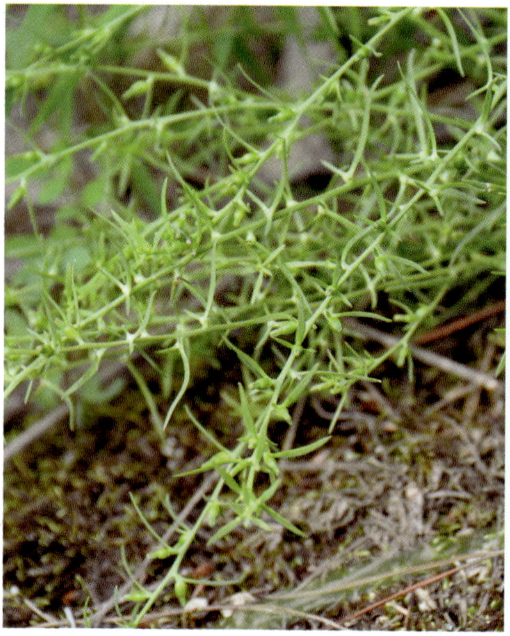

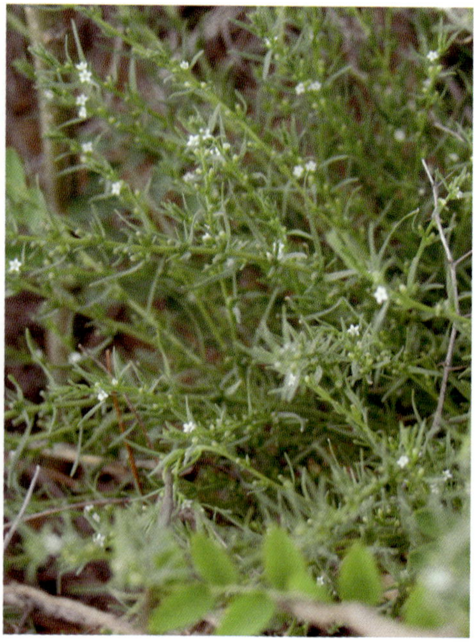

药材
性状

百蕊草

本品为带果的全草，多分枝，长 20~40cm。根圆锥形，表面灰黄色，有纵皱纹，具细支根。茎纤细，淡灰绿色，质脆，易折断，断面中空。叶互生，线状披针形，全缘，灰绿色，近无柄。小花单生于叶腋。坚果圆形或椭圆形，直径约 2mm，表面灰黄色，有网状雕纹，有宿存叶状小苞片 2 枚。气微，味淡。

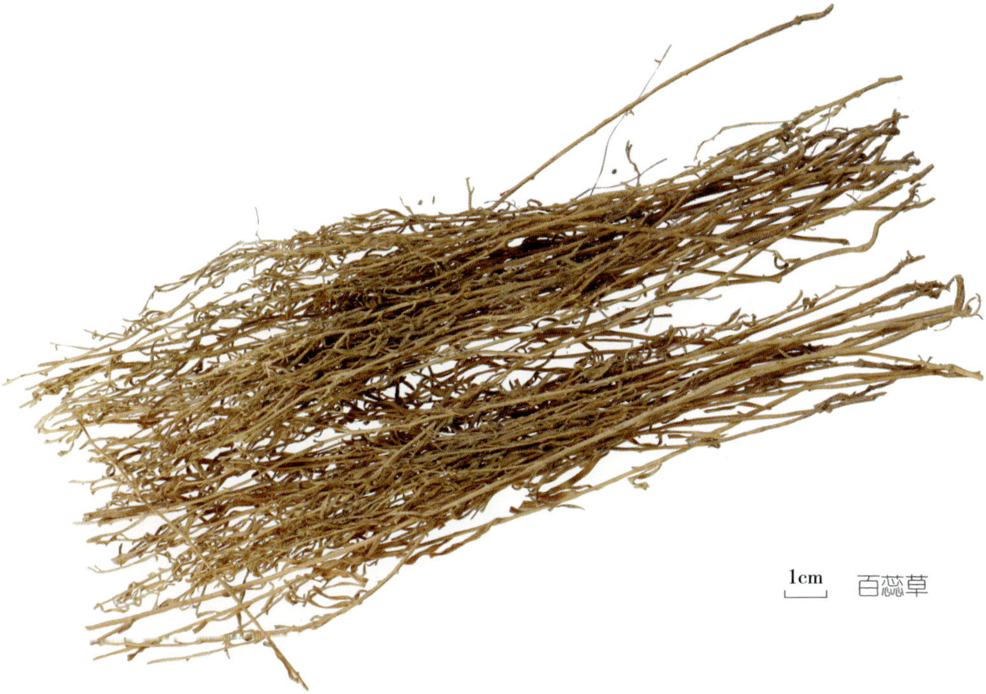

百蕊草

性味	辛、苦，温。
功效	清热解毒，补肾涩精，解暑，消积，利湿。
主治	急性乳腺炎，肺炎，扁桃体炎，咽喉炎，支气管炎，肺脓肿等。
用量用法	15~30g。

冬青科

★ 枸骨 *Ilex cornuta* Lindl. ex Paxt.

别名：八角刺。| 药材名：枸骨叶（叶）。

植物形态

常绿灌木或小乔木。小枝干后呈灰色，顶芽有毛或无毛。单叶；叶片厚革质，四角形而具宽三角形针刺状的齿，或近四角状长椭圆形或心形而全缘，边缘深波状，常具 2~5 对针刺状锐齿，中脉上面稍凹陷，侧脉不明显；叶柄长 2~3mm。花绿白色或黄白色，4 基数，成簇生于二年生枝的叶腋。雄花的花梗长 5~6mm，具小苞片；萼小，裂片宽三角形；花冠直径约 7mm，花瓣长约 3.5mm。雌花有退化雄蕊。核果球形，红色。花期 4~5 月，果期 8~9 月。

生境分布：生于山坡、山谷、溪旁、杂木林中，亦有栽培。主要分布于长江中下游各地。

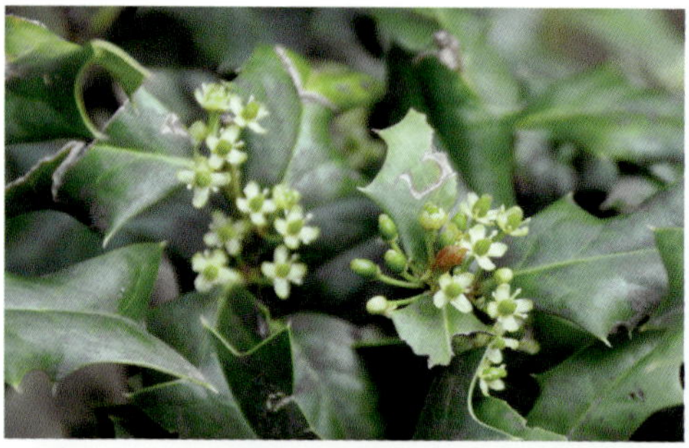

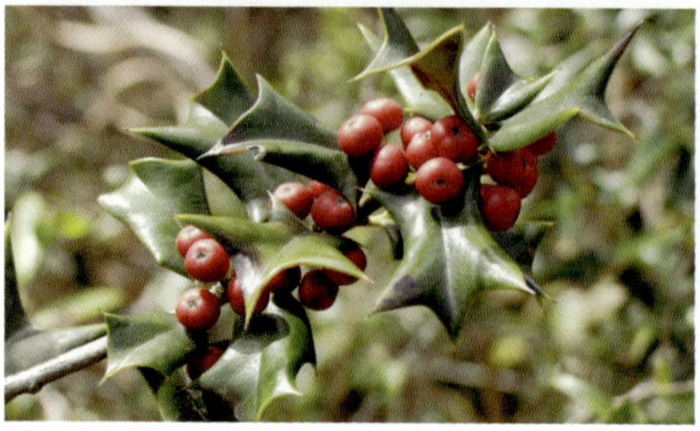

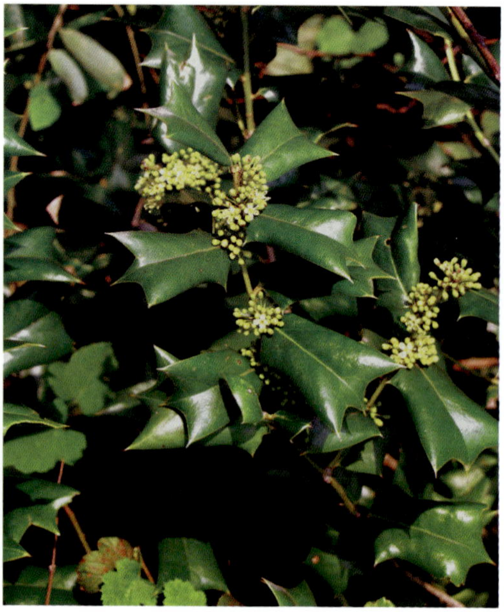

药材性状

枸骨叶

类长方形或矩圆状长方形，偶有长卵圆形，长3~8cm，宽1.5~4cm。先端具3枚较大的硬刺齿，顶端1枚常反曲，基部平截或宽楔形，两侧有时各具刺齿1~3枚，边缘稍反卷；长卵圆形叶常无刺齿。上表面黄绿色或绿褐色，有光泽，下表面灰黄色或灰绿色。叶脉羽状，叶柄较短。革质，硬而厚。气微，味微苦。

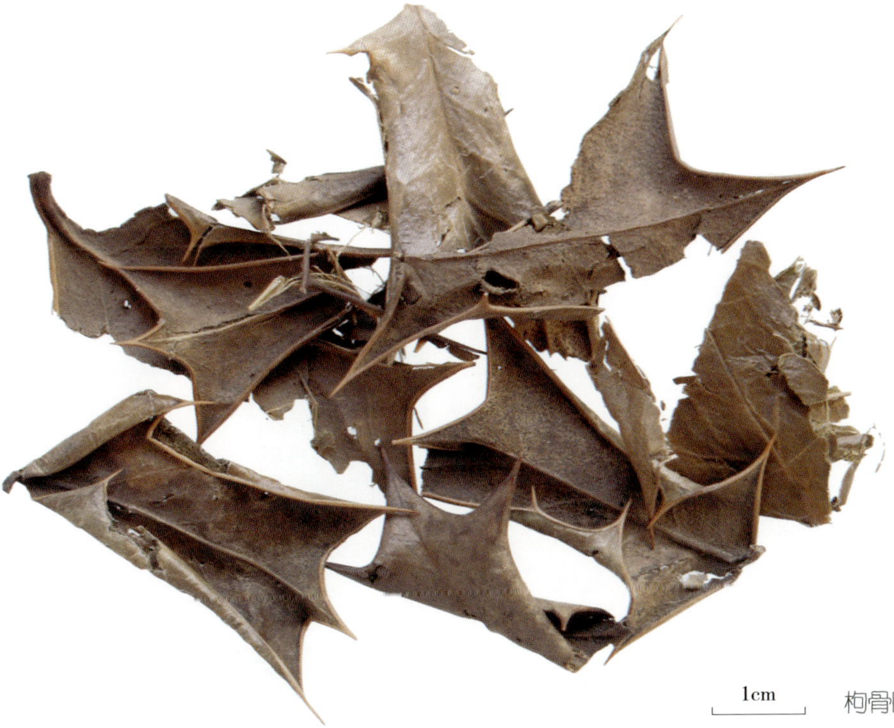

枸骨叶

性味	苦，凉。
功效	清热养阴，益肾，平肝。
主治	肺痨咯血，骨蒸潮热，头晕目眩。
用量用法	9~15g。

★ 毛冬青 *Ilex pubescens* Hook. et Arn.

别名： 细叶冬青、酸味木、茶叶冬青。| **药材名：** 毛冬青（根）。

植物形态

常绿灌木，高 3m。分枝灰色，细长，稍“之”字形曲折，近四棱形，密生短硬毛。叶片膜质或纸质，长卵形、卵形或椭圆形，全缘或通常有芒齿，沿脉有稠密的短柔毛；叶柄密生短毛。花雌雄异株，花序簇生或雌花序为假圆锥花序状，花序簇由具 1~3 朵花的分枝组成；雄花 4~5 数，粉红色，萼直径 2mm；雌花 6~8 数，较雄花稍大。果球形，熟时红色，分核常 6 粒，少为 5 或 7 粒。花期 4~5 月，果期 8~11 月。

生境分布： 生于丛林中。广泛分布于华东、华南及台湾等地。

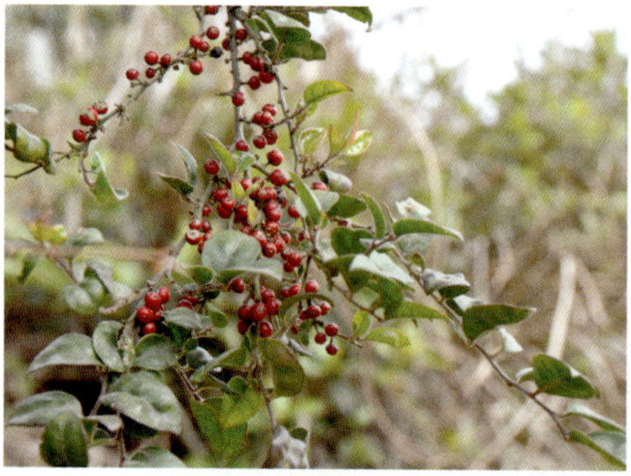
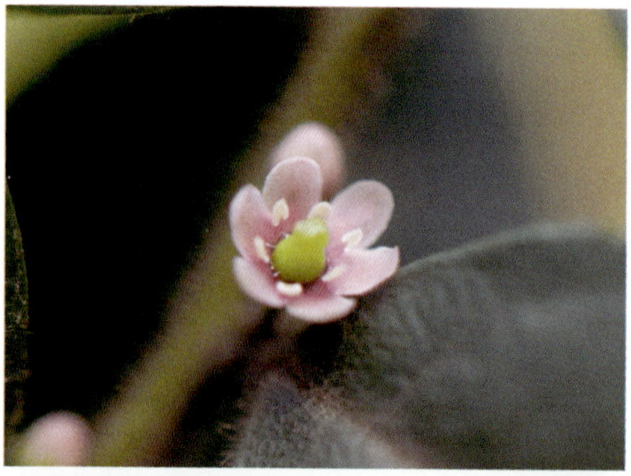
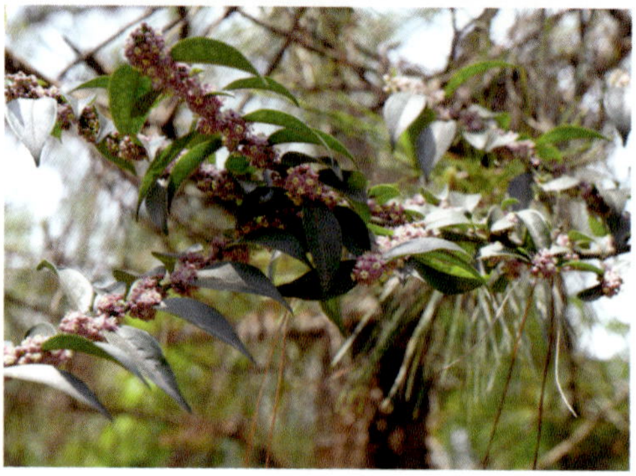
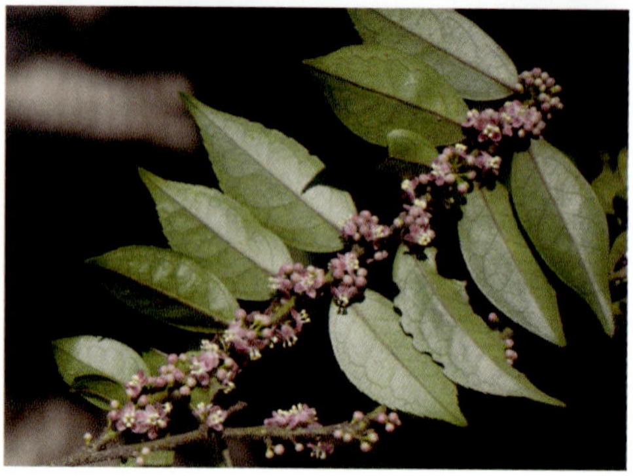

药材性状

毛冬青

圆柱形，有的有分枝，长短不一，直径 1~4cm。表面灰褐色至棕褐色，根头部具茎枝及茎残基；外皮稍粗糙，有纵向细皱纹及横向皮孔。质坚实，不易折断，断面皮部薄，木部发达，土黄色至灰白色，有致密的放射状纹理及环纹。气微，味苦、涩而后甜。商品多为块片状，大小不等，厚 0.5~1cm。

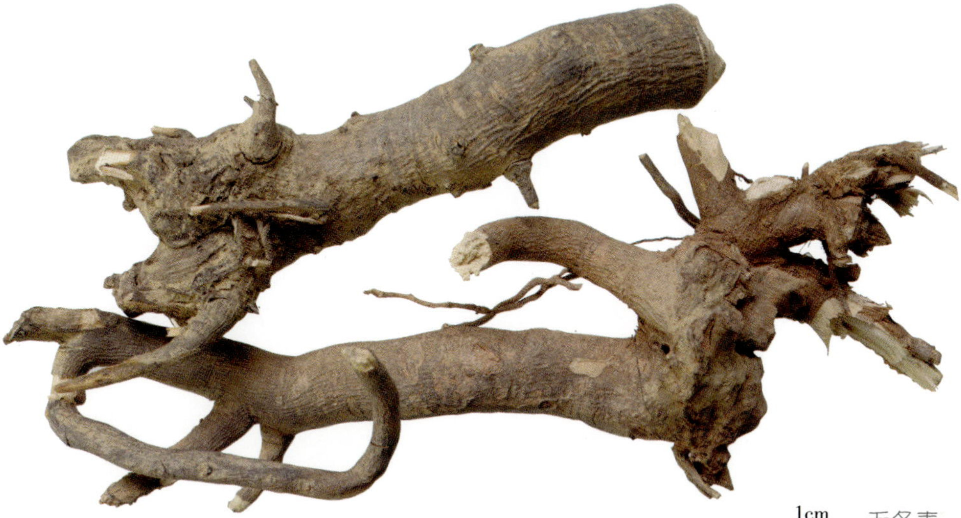

毛冬青

性味	苦、涩，寒；有小毒。
功效	清热解毒，活血通络。
主治	风热感冒，肺热喘咳，咽痛，乳蛾，牙龈肿痛，胸痹心痛，中风偏瘫，血栓闭塞性脉管炎，丹毒，烧烫伤，痈疽。
用量用法	10~30g。外用适量，煎汁涂或浸泡。本品略有小毒，不宜大量久服。

大戟科

★ 龙脷叶 *Sauropus spatulifolius* Beille

别名：龙舌叶。| 药材名：龙脷叶（叶）。

植物形态

常绿小灌木。小枝弯曲，疏被柔毛。叶互生；叶片纸质，长卵形、卵状披针形或倒卵状披针形，全缘，上表面暗绿色，下表面淡绿色或黄绿色，两面均被疏柔毛；托叶三角形，草绿色至灰褐色。总状花序丛生于叶腋；花小，单性，暗紫色。雄花花萼 6 裂，裂片卵形，两轮排列，内轮较外轮小；雄蕊 3 枚，花丝结合。雌花与雄花同形，花柱 3 个，子房 3 室。蒴果具短柄，肾形，几乎被增长的萼所包藏。花期 2~10 月。

生境分布： 生于山谷肥沃的丛林中，多为栽培。分布于广东、海南、广西等地。

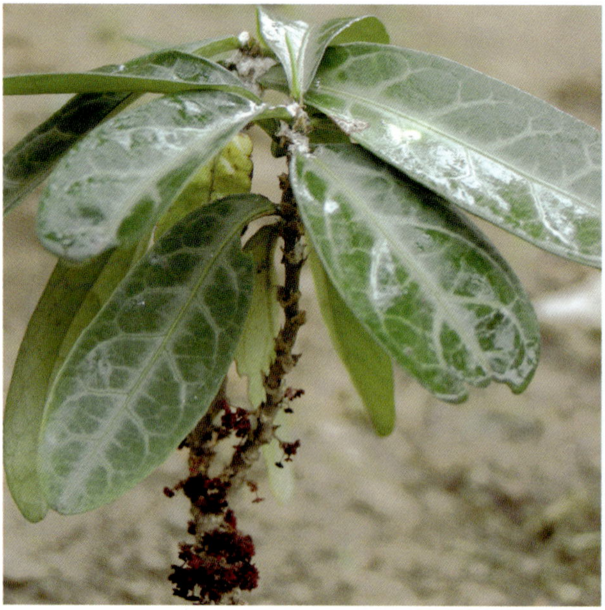

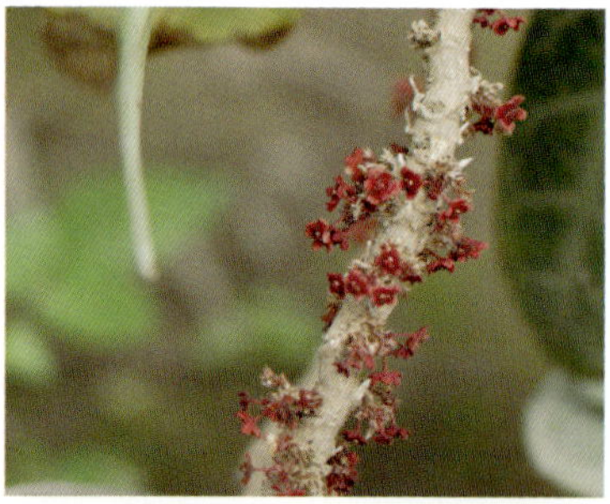

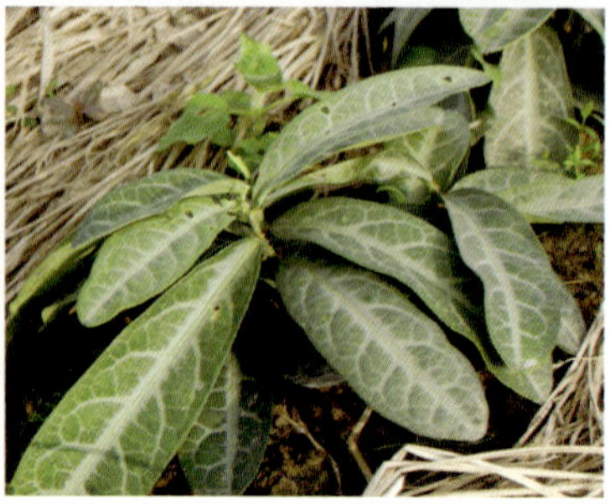

药材性状

龙脷叶

团状或长条状皱缩，展平后呈长卵形、卵状披针形或倒卵状披针形，表面黄褐色、黄绿色或绿褐色，长5~9cm，宽2.5~3.5cm。先端圆钝稍内凹有小尖刺，基部楔形或稍圆，全缘或稍皱缩成波状。下表面中脉腹背突出，基部偶见柔毛，侧脉羽状，5~6对，于近外缘处合成边脉。叶柄短。气微，味淡，微甘。

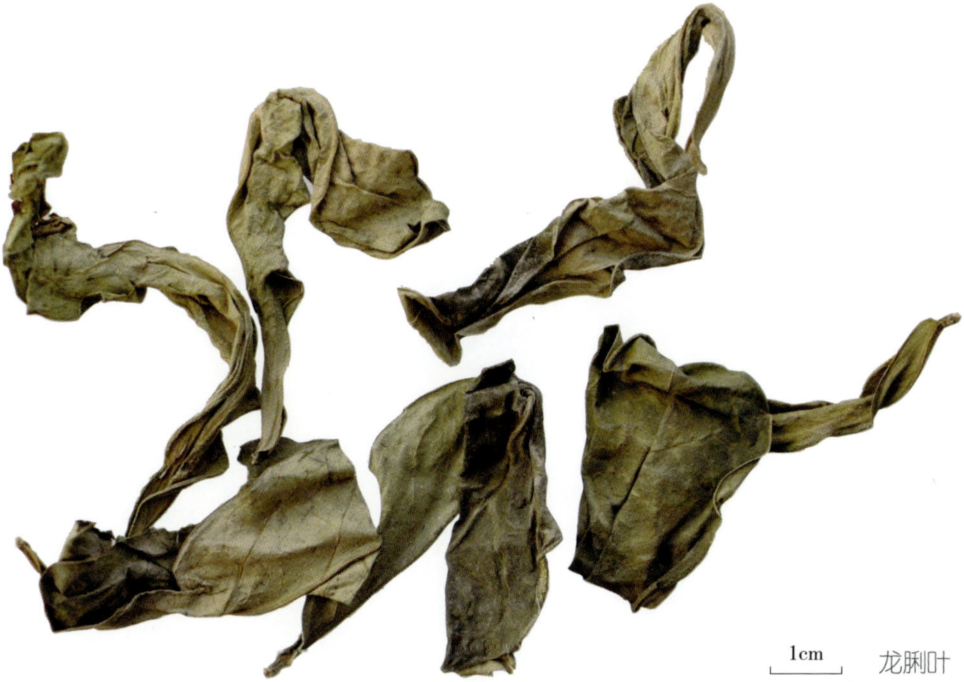

龙脷叶

性味	甘、淡，平。
功效	润肺止咳，通便。
主治	肺燥咳嗽，咽痛失音，便秘。
用量用法	9~15g。

★ 蓖麻 *Ricinus communis* L.

药材名： 蓖麻子（种子）。

植物形态

一年生草本，株高 1.5~2m。茎直立，分枝，中空。叶盾形，直径 20~60cm，掌状 5~11 裂，裂片卵形或窄卵形，缘具齿，无毛；叶柄长；托叶合生，早落。花单性，雌雄同株，无花瓣；聚伞圆锥花序，长约 20cm，顶生或与叶对生。雄花的萼 3~5 裂，直径约 1cm。雌花萼 5 裂，裂片不等大。蒴果长圆形或近球形，长 1.5~2.5cm，直径 1~1.4cm。花期 7~8 月，果期 9~10 月。

生境分布： 全国各地均有栽培。

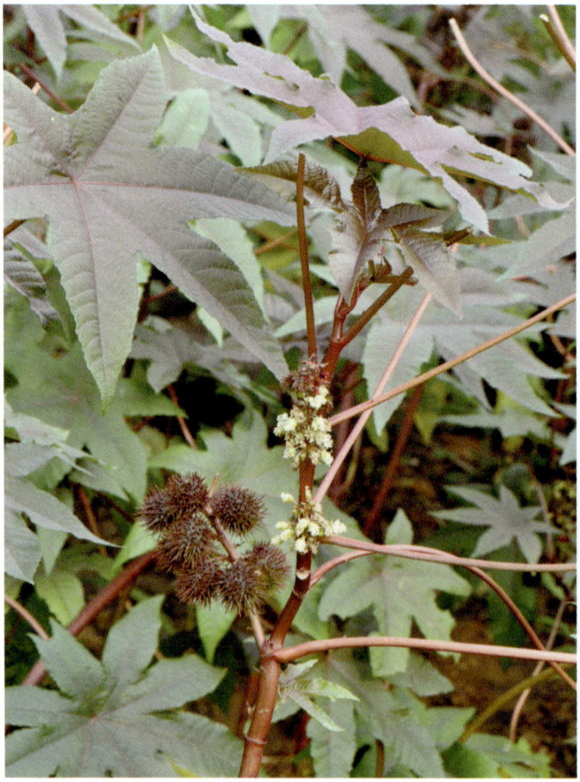

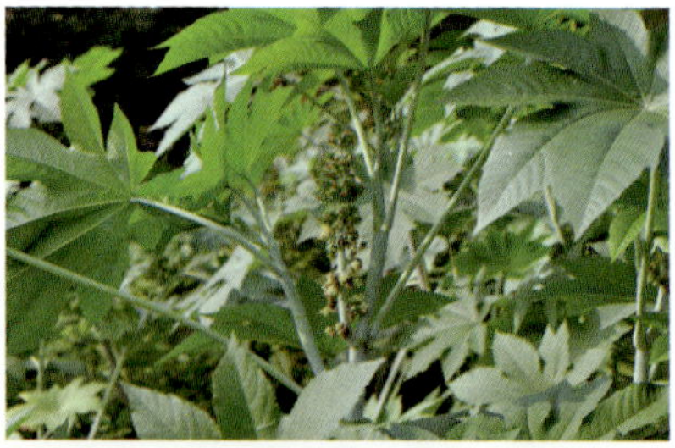

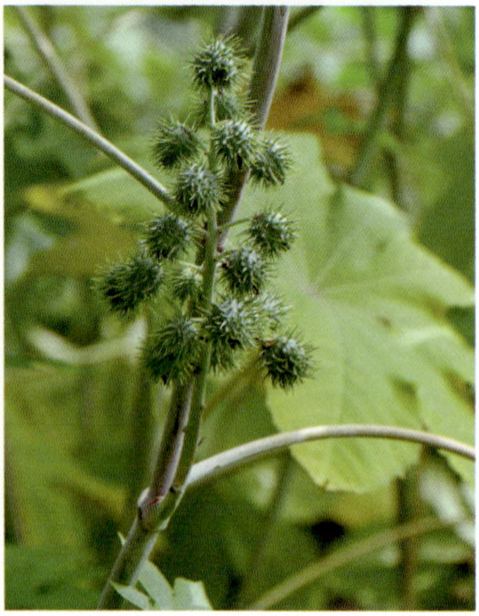

药材性状

蓖麻子

椭圆形或卵形，稍扁，长 0.9~1.8cm，宽 0.5~1cm。表面光滑，有灰白色与黑褐色或黄棕色与红棕色相间的花斑纹。一面较平，一面较隆起，较平的一面有 1 条隆起的种脊；一端有灰白色或浅棕色突起的种阜。种皮薄而脆。胚乳肥厚，白色，富油性，子叶 2 枚，菲薄。气微，味微苦辛。

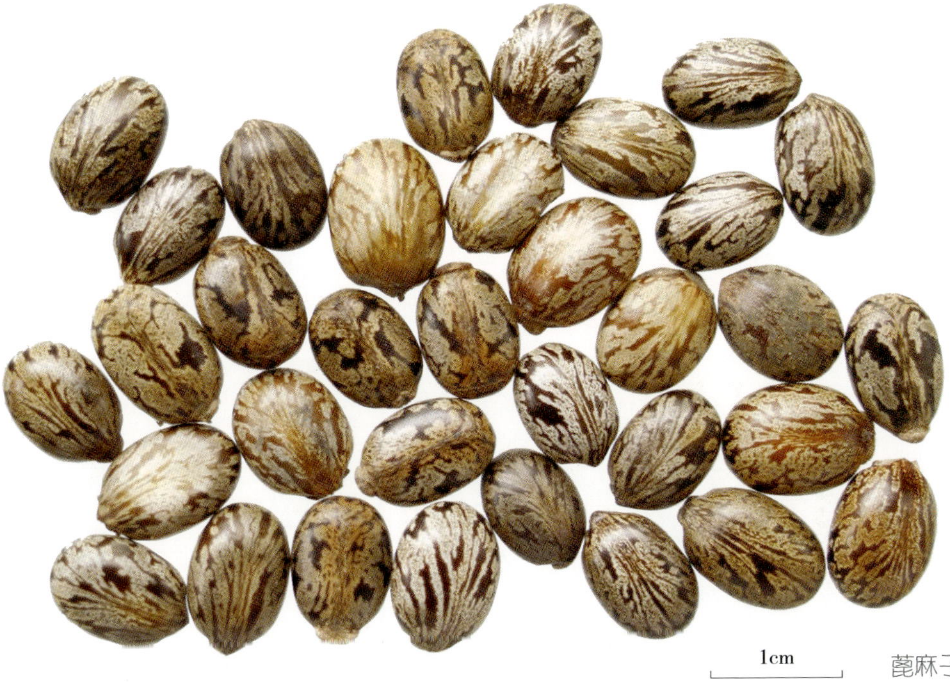

蓖麻子

性味	甘、辛，平；有毒。
功效	泻下通滞，消肿拔毒。
主治	大便燥结，痈疽肿毒，喉痹，瘰疬。
用量用法	2~5g。外用适量。

泽漆 *Euphorbia helioscopia* L.

别名： 猫眼草、五凤草、五朵云。| **药材名：** 泽漆（全草）。

植物形态

一年生或二年生草本，全株稍带肉质，富含乳汁，光滑无毛。茎分枝多而倾斜，下部淡紫红色，上部淡绿色。叶互生，倒卵形或匙形，基部广楔形或突然狭窄而呈短柄状，边缘在中部以上有细锯齿。多歧聚伞花序顶生，有5枚伞梗，每伞梗再生3枚小伞梗，每小伞梗又分为2叉；杯状花序钟形，黄绿色，总苞先端4浅裂，裂间有4个腺体。蒴果无毛。种子卵形，表面有凸起的网纹。花期3~4月，果期6~7月。

生境分布： 生于路旁、田野、沟边等处。分布于宁夏、河南、山东、江苏、浙江、江西、福建、湖南、四川、贵州等地。

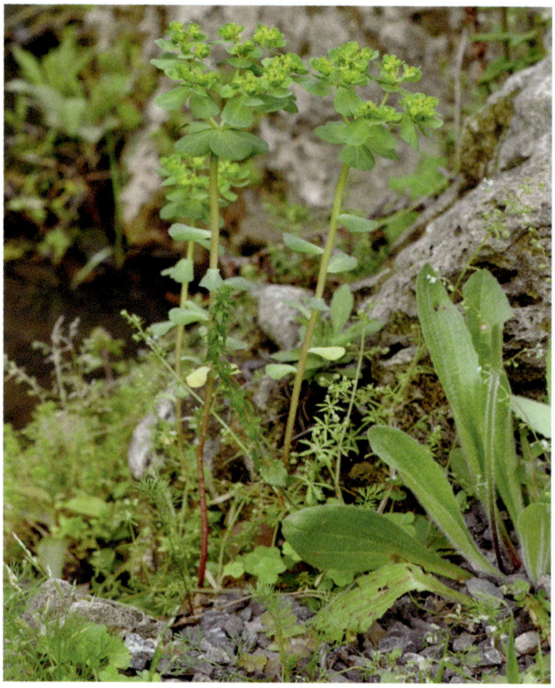

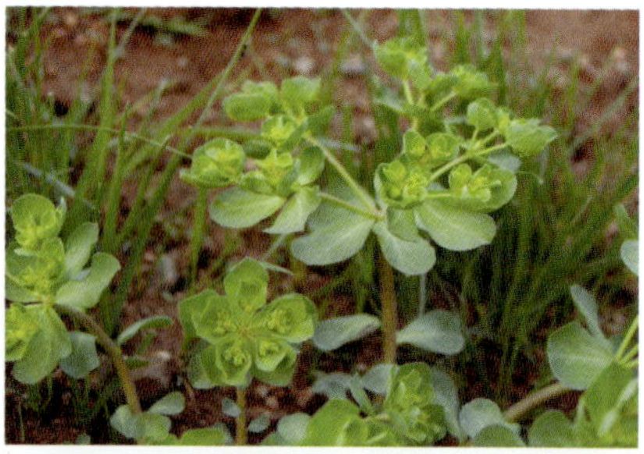

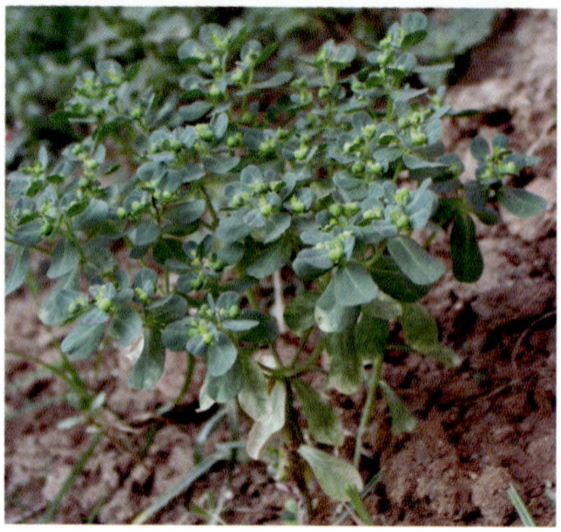

药材性状

泽漆

主根肉质，黄色；表面有不规则的纵纹，根顶部有紧密的环纹；断面白色，木质部呈放射状。茎圆柱形，鲜黄色至黄褐色，光滑或有不明显的纵纹，叶痕明显，条形，褐色。叶暗绿色，多皱缩，破碎或脱落。总苞片绿色，多破碎。茎先端有多枚小花及灰色的蒴果。气特异，味淡。

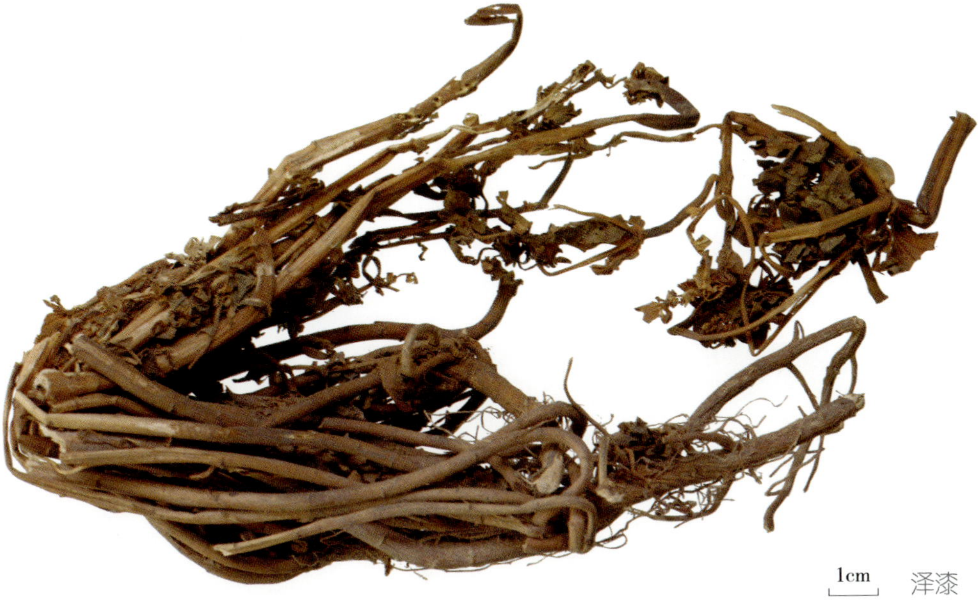

泽漆

性味	辛、苦，寒；有毒，乳汁有大毒。
功效	逐水消肿，散结，杀虫。
主治	水肿，肝硬化腹水，淋巴结结核，结核性瘘管，神经性皮炎。
用量用法	3~9g。

★ 甘遂 *Euphorbia kansui* T. N. Liou ex T. P. Wang

别名：猫儿眼。| **药材名：**甘遂（块根）。

植物形态

多年生肉质草本。根细长而微弯曲，部分呈连珠状或棒状，亦有呈长椭圆形者。茎直立。叶互生，无柄或有短柄；叶片狭披针形或线状披针形，全缘；总苞叶倒卵状椭圆形。花序单生于二歧分枝顶端，基部具短柄；总苞杯状；裂片半圆形，边缘及内侧具白色柔毛；腺体新月形，两角不明显，暗黄色至浅褐色。雄花多数，明显伸出总苞外。雌花 1 朵，子房柄长 3~6mm，子房光滑，花柱 3 个。蒴果三棱状球形。花期 4~6 月，果期 6~8 月。

生境分布：生于农田、路旁、低山坡等处。分布于河北、山西、宁夏、陕西、甘肃、河南等地。

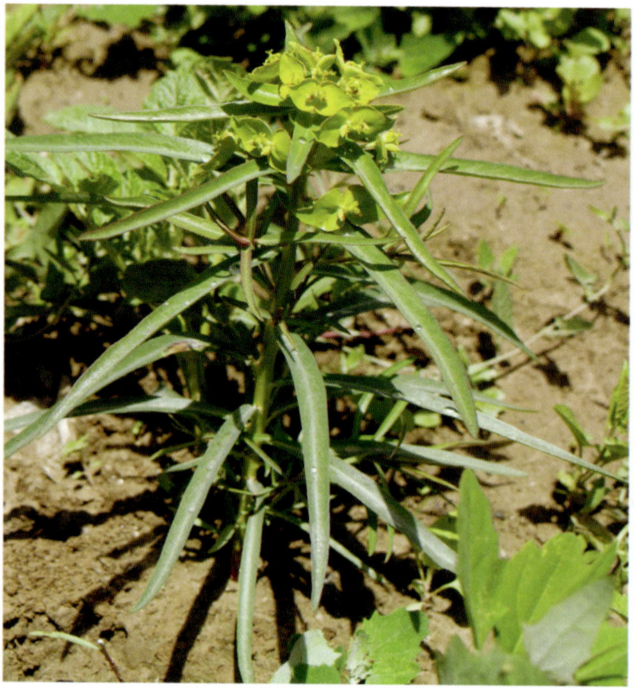

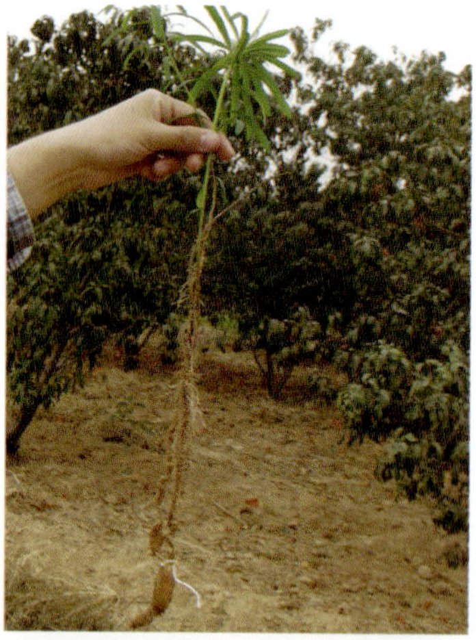

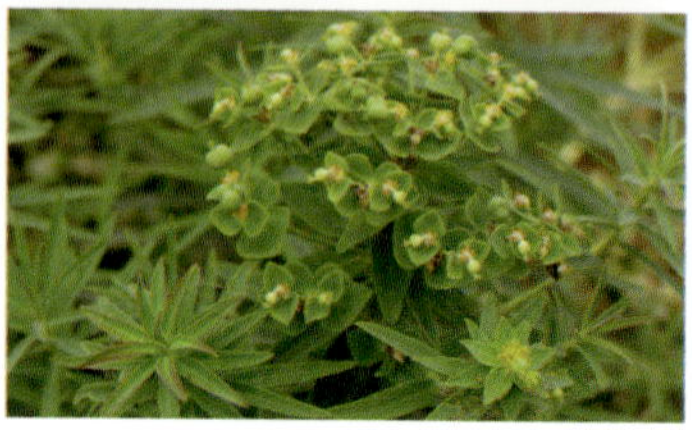

药材性状

甘遂

椭圆形、长圆柱形或连珠形，长 1~5cm，直径 0.5~2.5cm。表面类白色或黄白色，凹陷处有棕色外皮残留。质脆，易折断，断面粉性，白色，木部微显放射状纹理；长圆柱状者纤维性较强。气微，味微甘而辣。

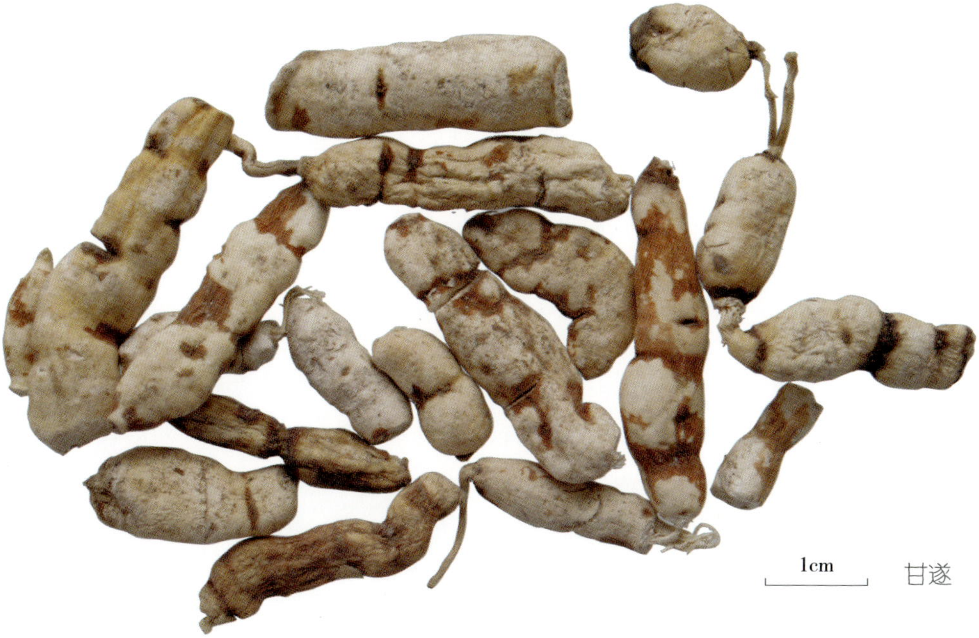

甘遂

性味	苦，寒；有毒。
功效	泻水逐饮，消肿散结。
主治	水肿胀满，胸腹积水，痰饮积聚，气逆咳喘，二便不利，风痰癫痫，痈肿疮毒。
用量用法	0.5~1.5g，炮制后多入丸、散。外用适量，生用。孕妇禁用；不宜与甘草同用。

亚麻科

★ 亚麻 *Linum usitatissimum* L.

别名：野胡麻、胡麻仁。| 药材名：亚麻子（种子）。

植物形态

一年生草本。茎直立，分枝，无毛。叶互生，线形或线状披针形，具 3 条脉。聚伞花序，顶生或生于上部叶腋；花梗直立；萼片卵形或卵状披针形，具 3 条脉，边缘膜质；花瓣倒卵形，蓝色或蓝紫色，易脱落；雄蕊 5 枚，花丝基部结合；退化雄蕊 5 枚，三角形；子房 5 室；花柱 5 个，分离，柱头线形。蒴果球形，比萼片稍长，顶端尖，裂瓣渐尖。种子 10 粒，扁平，棕褐色。花期 5~7 月，果期 7~8 月。

生境分布：全国各地均有栽培。主要分布于黑龙江、吉林、辽宁、河北、河南、山西、内蒙古、山东、湖北、陕西、四川、云南等地。

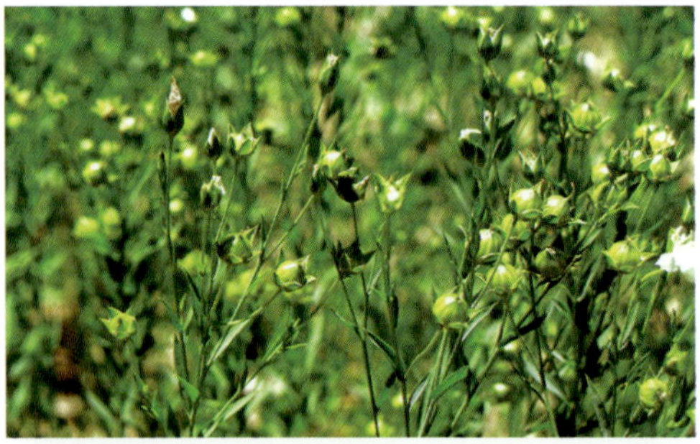
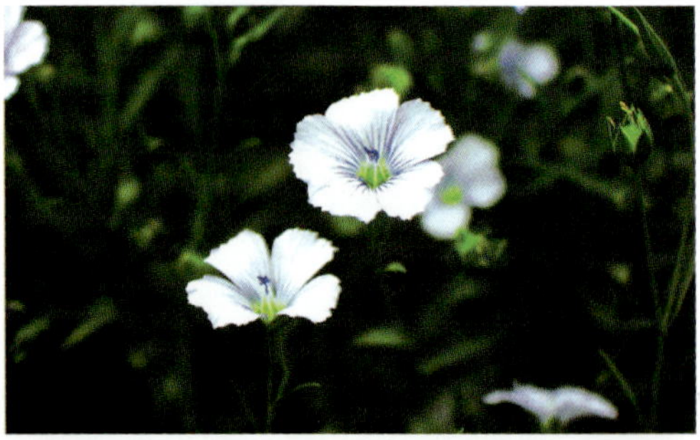
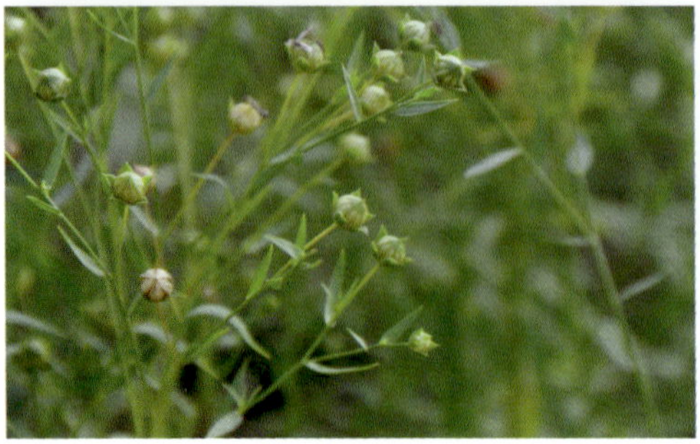
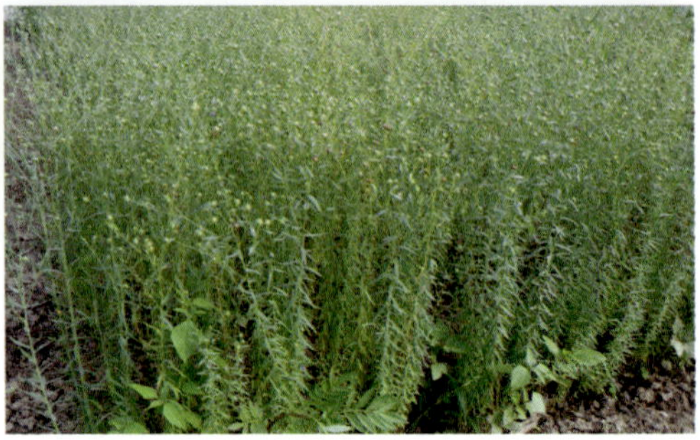

药材性状

亚麻子

扁平卵圆形，一端钝圆，另端尖而略偏斜，长4~6mm，宽2~3mm。表面红棕色或灰褐色，平滑有光泽，种脐位于尖端的凹陷处；种脊浅棕色，位于一侧边缘。种皮薄，胚乳棕色，薄膜状；子叶2枚，黄白色，富油性。气微，嚼之有豆腥味。

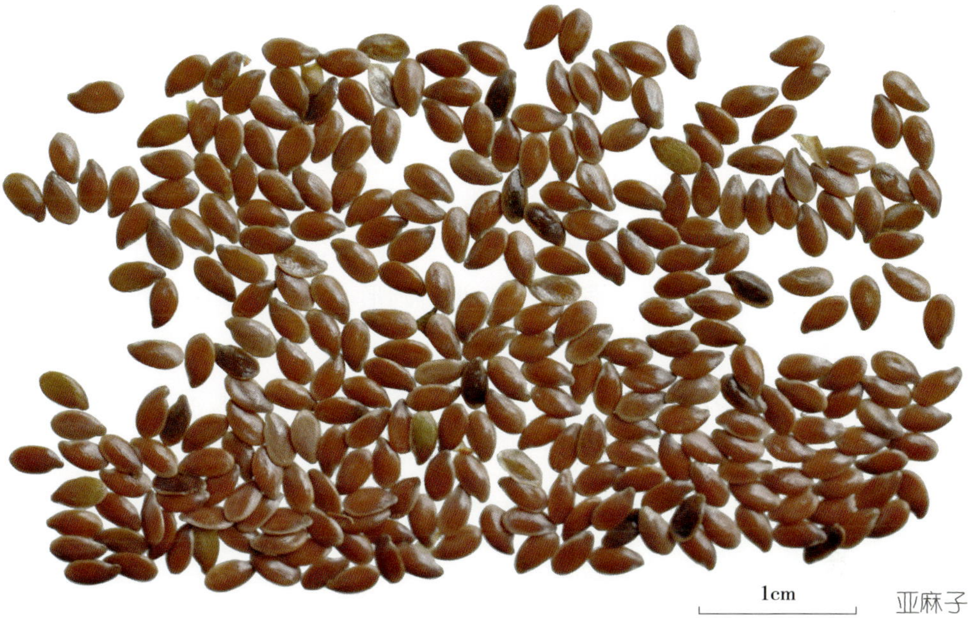

亚麻子

性味	甘，平。
功效	润燥通便，养血祛风。
主治	肠燥便秘，皮肤干燥，瘙痒，脱发。
用量用法	9~15g。大便滑泻者禁用。

附　注：同属植物野亚麻、宿根亚麻易与亚麻混淆。

远志科

黄花倒水莲 *Polygala fallax* Hemsl.

别名：黄花大远志、黄花远志、倒吊黄花、木本远志。| **药材名：**黄花倒水莲（根）。

植物形态

灌木或小乔木。单叶互生；叶片膜质，披针形至椭圆状披针形，全缘，两面均被短柔毛，主脉上面凹陷，背面隆起，侧脉背面突起，于边缘网结，细脉网状，明显；叶柄上面具槽，被短柔毛。总状花序顶生或腋生；圆形小苞片早落；萼片具缘毛；花瓣黄色，侧生花瓣长圆形，龙骨瓣盔状，鸡冠状附属物具柄，流苏状；雄蕊 8 枚；子房圆形，压扁，具缘毛，花柱细，柱头具短柄。蒴果阔倒心形至圆形。花期 5~8 月，果期 8~10 月。

生境分布：生长于海拔 360~1650m 的山谷、林下、水旁阴湿处。分布于江西、福建、湖南、广东、广西、香港、云南等地。

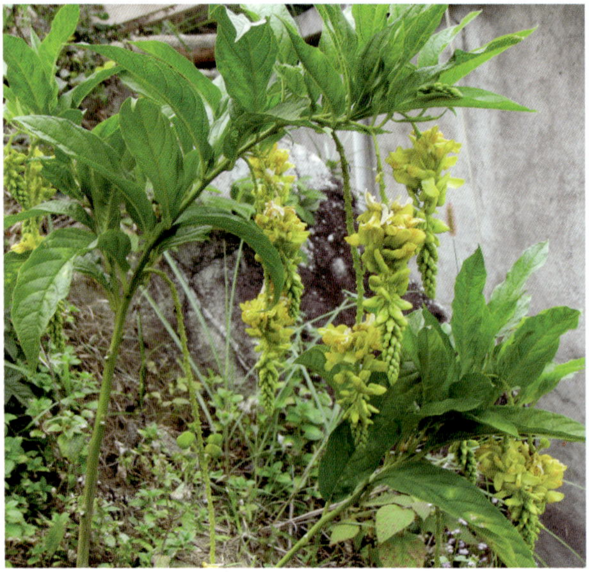

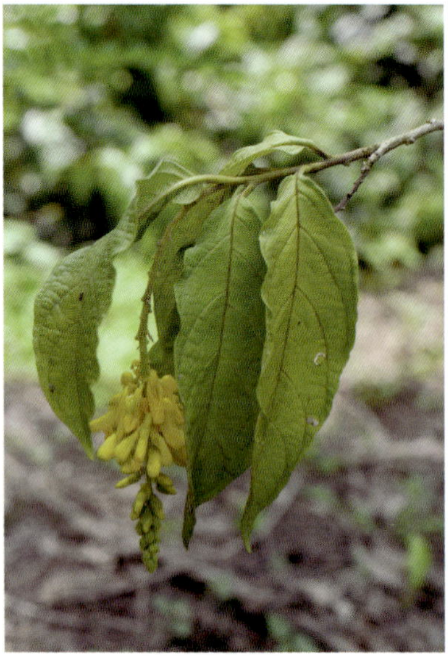

药材性状

黄花倒水莲

根粗大，肥厚多肉，直径 0.6~3cm，有分枝，表面淡黄色，味略苦。

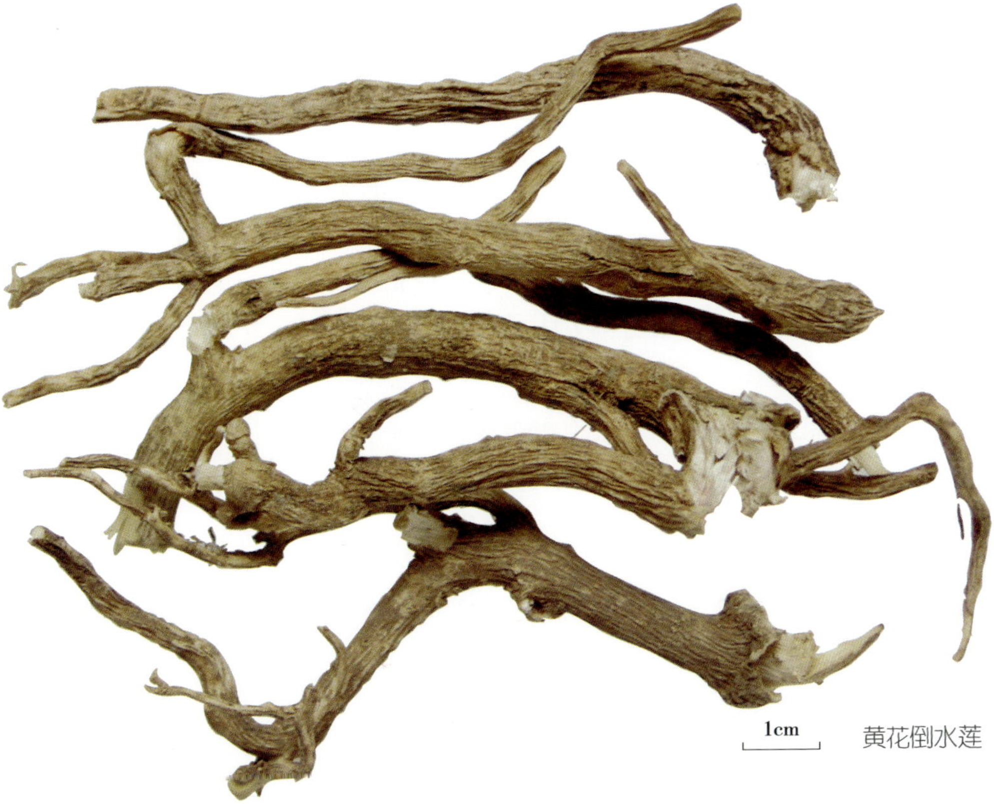

黄花倒水莲

性味	甘、微苦，平。
功效	补益气血，健脾利湿，活血调经。
主治	病后体虚，腰膝酸痛，跌打损伤，黄疸型肝炎，肾炎水肿，子宫脱垂，白带异常，月经不调。
用量用法	15~30g。外用适量，捣敷。

★ 卵叶远志 *Polygala sibirica* L.

别名：宽叶远志、西伯利亚远志。| **药材名**：远志（根）。

植物形态

多年生草本。茎通常直立，被短柔毛。叶互生，叶片纸质至亚革质，全缘，略反卷，绿色，两面被短柔毛，具短柄。总状花序腋外生或假顶生，被短柔毛，具少数花；花长6~10mm，具3枚小苞片，钻状披针形，被短柔毛；萼片宿存，背面被短柔毛，具缘毛；花瓣蓝紫色，龙骨瓣较侧瓣长，背面被柔毛，具流苏形鸡冠状附属物；雄蕊8枚，花丝长5~6mm，2/3以下合生成鞘，且具缘毛；子房倒卵形，花柱肥厚。蒴果近倒心形，具狭翅及短缘毛。花期4~7月，果期5~8月。

生境分布：生于向阳山坡、平地石砾或沙质干燥地。分布于黑龙江、吉林、辽宁、河北、河南、山东、山西、内蒙古、陕西、宁夏、甘肃、青海、四川等地。

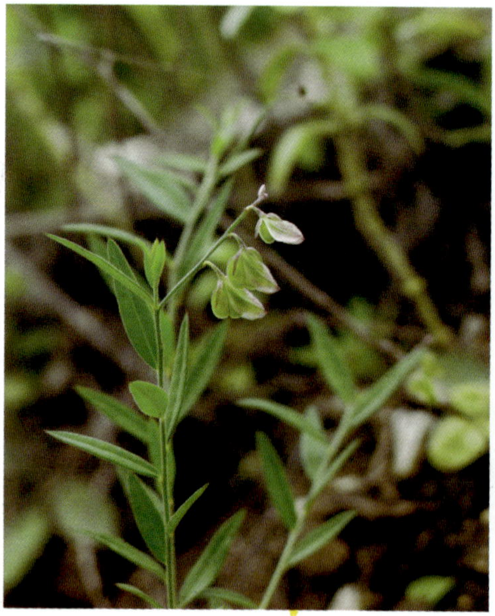

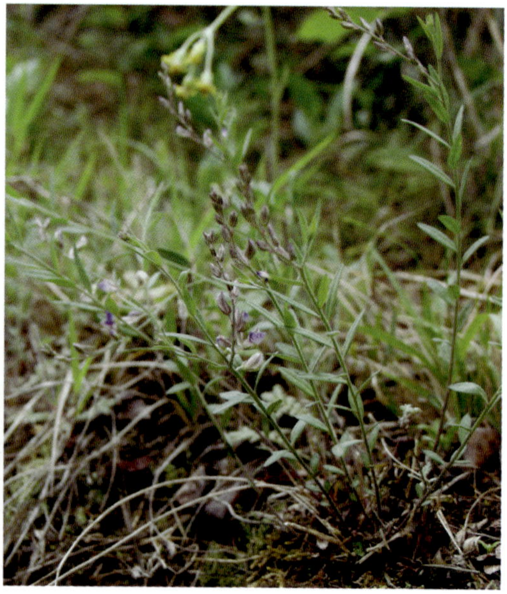

药材性状

远志

圆柱形，略弯曲，长 3~15cm，直径 0.3~0.8cm。表面灰黄色至灰棕色，有较密并深陷的横皱纹、纵皱纹及裂纹，老根的横皱纹较密更深陷，略呈结节状。质硬而脆，易折断，断面皮部棕黄色，木部黄白色，皮部易与木部剥离。气微，味苦、微辛，嚼之有刺喉感。

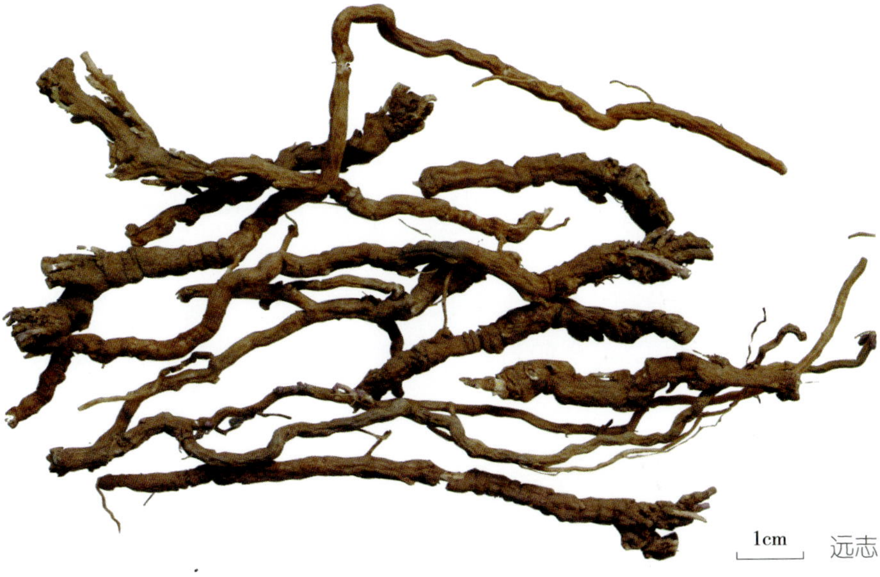

远志

性味	苦、辛，温。
功效	安神益智，交通心肾，祛痰，消肿。
主治	心肾不交引起的失眠多梦、健忘惊悸、神志恍惚，咳痰不爽，疮疡肿毒，乳房肿痛。
用量用法	3~10g。

附　注：《中国药典》2015 年版记载同属植物远志与卵叶远志的干燥根同等入药。

无患子科

★ 龙眼 *Dimocarpus longan* Lour.

别名：桂圆、桂元肉。| 药材名：龙眼肉（假种皮）。

植物形态

常绿乔木。树皮茶褐色，粗糙，具片裂或纵裂。偶数羽状复叶，近对生或互生；小叶 2~6 对，小叶片革质，长椭圆形至长椭圆状披针形，全缘或微波状，上表面深绿色有光泽，下表面灰白色常带有白粉。花杂性或两性，顶生或腋生圆锥花序；花小，密被锈色星状柔毛；花萼 5 深裂；花瓣淡黄色；雄蕊 8 枚；子房 2~3 室。果球形，核果状。种子球形，黑色有光泽。花期 3~4 月，果期 7~9 月。

生境分布：适宜生长于热带和亚热带气候地区，多栽培于丘陵地和园圃。分布于福建、台湾、海南、广东、广西、云南、贵州、四川等地。

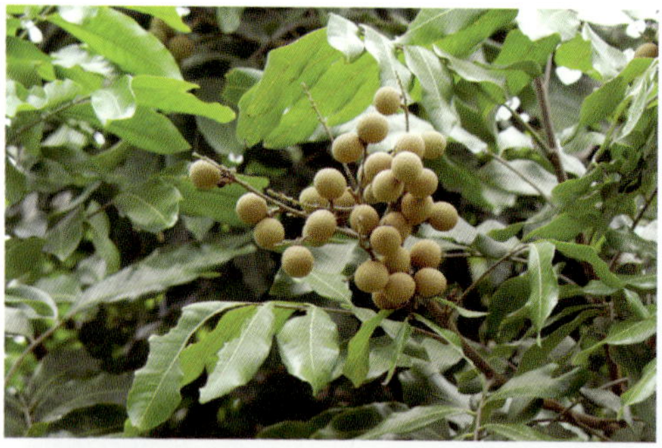
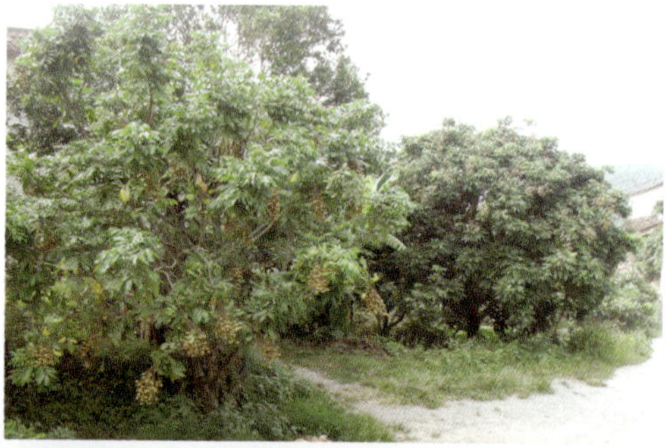
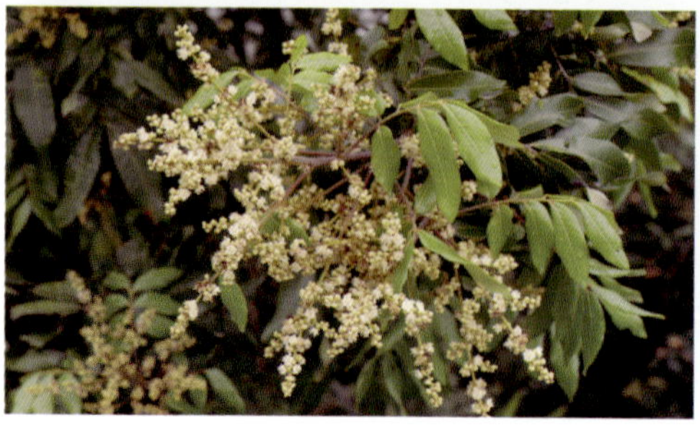
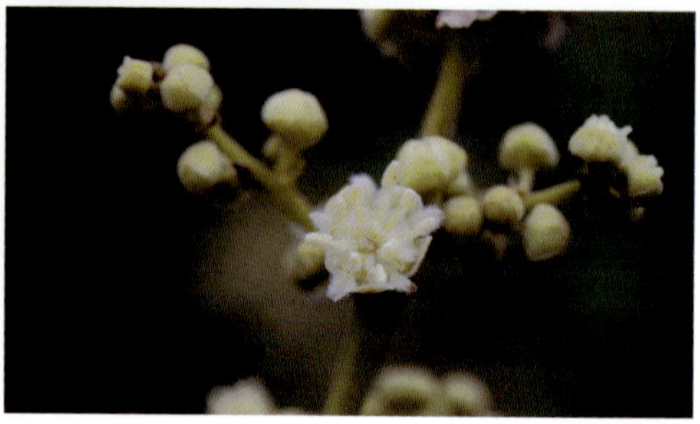

药材性状

龙眼肉

本品为纵向破裂的不规则薄片，或呈囊状，长约 1.5cm，宽 2~4cm，厚约 0.1cm。棕黄色至棕褐色，半透明。外表面皱缩不平，内表面光亮而有细纵皱纹。薄片者质柔润，囊状者质稍硬。气微香，味甜。

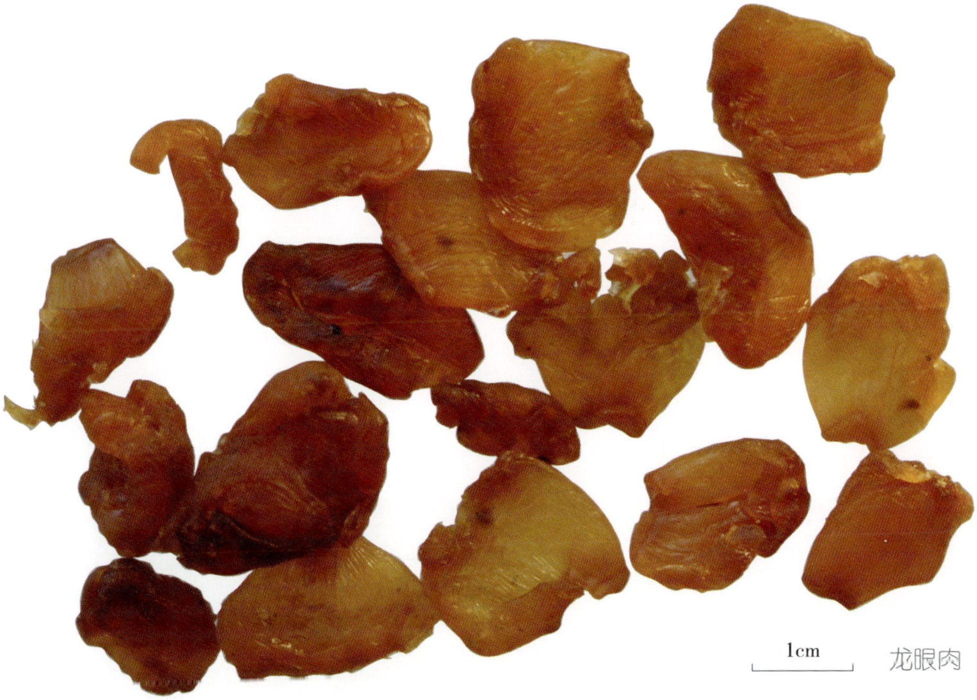

1cm 龙眼肉

性味	甘，温。
功效	补益心脾，养血安神。
主治	气血不足，心悸怔忡，健忘失眠，血虚萎黄。
用量用法	9~15g。

★ 荔枝 *Litchi chinensis* Sonn.

别名：离枝、丹荔。| **药材名**：荔枝核（种子）。

植物形态

常绿乔木。树皮灰绿色，光滑，有褐色斑点；小枝有白色小斑点，微被柔毛。偶数羽状复叶互生。小叶 2~5；对小叶片革质，长椭圆形至长圆状披针形，全缘，上表面亮绿色，有光泽，下表面稍带白粉。圆锥花序顶生；花小，绿白色或淡黄色，杂性；花被杯状，密被锈色柔毛；雄蕊着生于花盘上，花丝被柔毛；花盘环状，肉质；雌蕊着生于花盘中央，密被柔毛，子房 2~3 室。核果卵圆形，果皮干硬而薄，表面有瘤状突起，熟时鲜红色或暗红色。种子外被白色假种皮，肉质。种子长圆形，有光泽。花期 2~3 月，果期 6~7 月。

生境分布：产于亚热带地区，为栽培果树。分布于福建、台湾、浙江、广东、海南、广西、四川、云南等地。

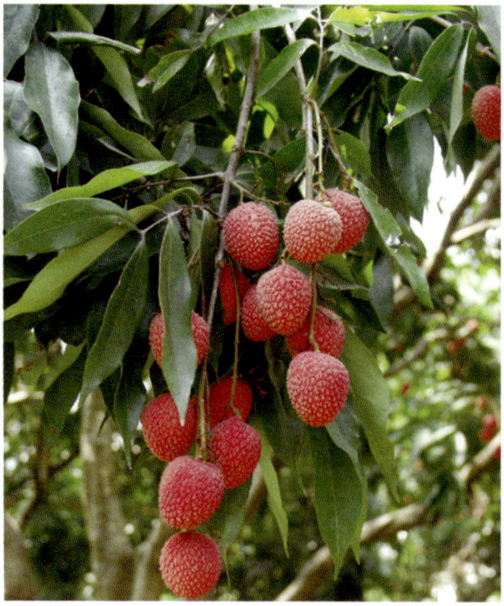
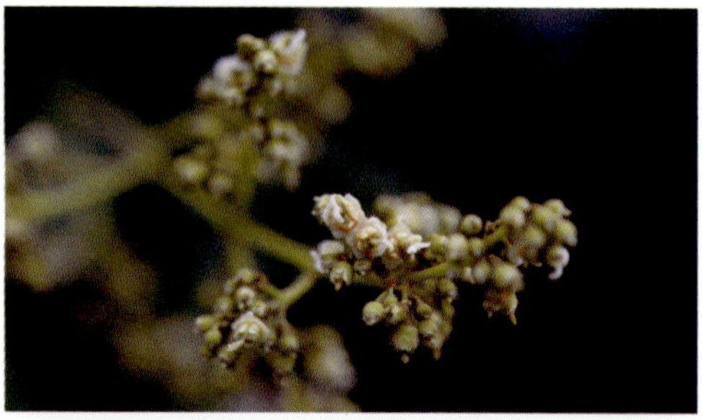
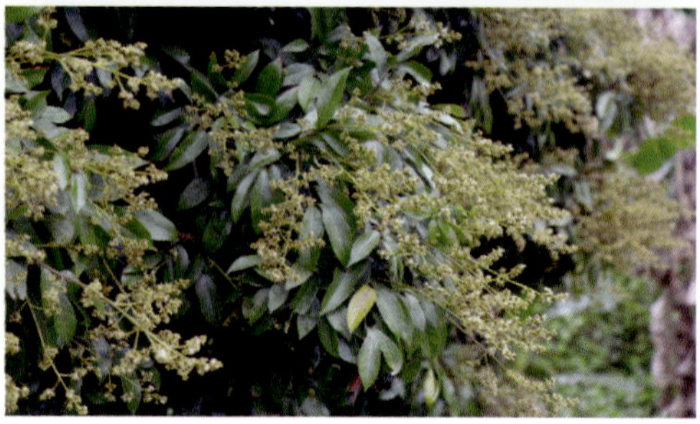

药材性状

荔枝核

长圆形或卵圆形，略扁，长 1.5~2.2cm，直径 1~1.5cm。表面棕红色或紫棕色，平滑，有光泽，略有凹陷及细波纹，一端有类圆形黄棕色的种脐，直径约 7mm。质硬。子叶 2 枚，棕黄色。气微，味微甘、苦、涩。

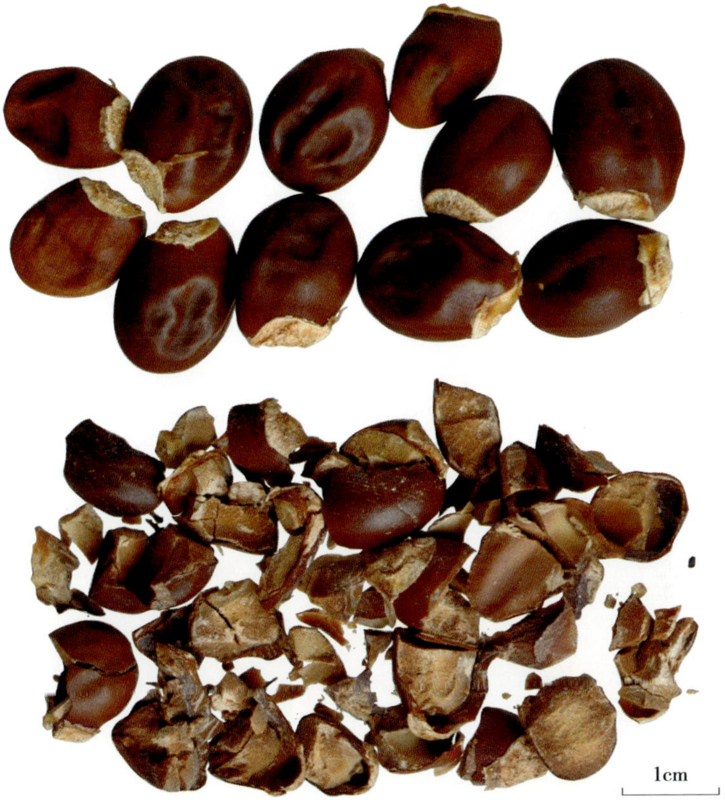

荔枝核

盐荔枝核

性味	甘、微苦，温。
功效	行气散结，祛寒止痛。
主治	寒疝腹痛，睾丸肿痛。
用量用法	5~10g。

文冠果 *Xanthoceras sorbifolium* Bge.

别名：文冠树、木瓜、文官果。| **药材名**：文冠木（枝条或茎干的木部）。

植物形态

落叶灌木或小乔木。树皮灰褐色，枝褐紫色，小枝被短柔毛。单数羽状复叶，互生。叶柄长 15~30cm。小叶有短柄或无柄；小叶片膜质，披针形或近卵形，边缘有尖锐锯齿，下表面疏被星状柔毛或无毛。花先叶或同时开放，圆锥花序，有多数花，杂性；花梗长 12~20cm；萼片长椭圆形；花瓣白色，基部红色或黄色，内面有紫红色斑点；花盘 5 裂，裂片背面有角状橙色附属体；雄蕊 8 枚。蒴果似棉桃，壳硬，绿色，背裂成 3 瓣，果皮厚，木栓质。种子圆形，暗褐色，坚硬，光滑。花期 4~5 月，果期 7~8 月。

生境分布：生于山坡、河谷、黄土地或干旱丘陵地。分布于东北、华北、西北及山东等地。

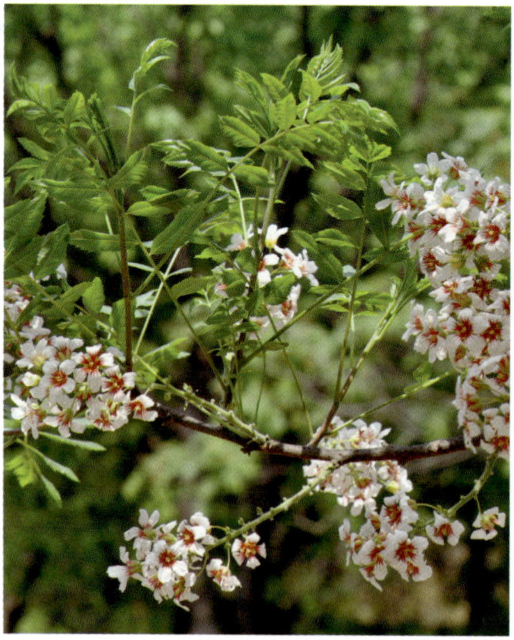

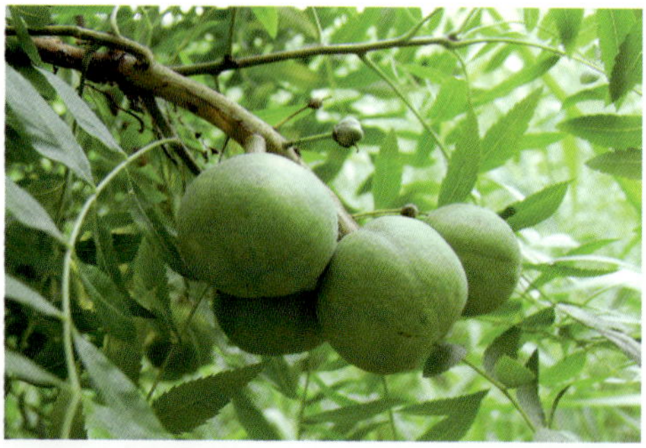

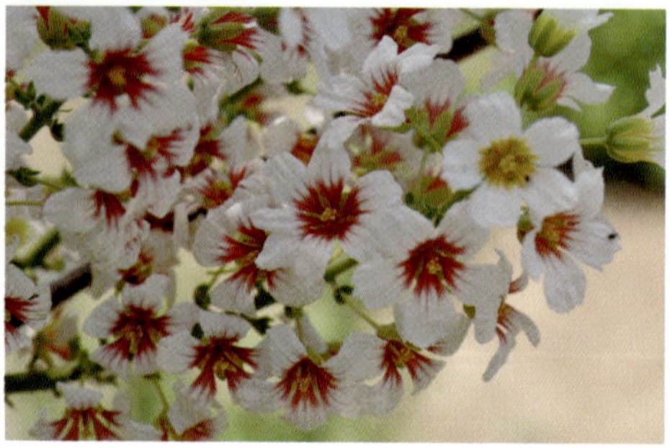

药材
性状

文冠木

本品多劈成不规则块状，大小不等。茎干木部表面红棕色或红褐色，有残留黄白色皮部；木部断面红棕色，有同心性环纹，纵剖面有细纵纹。枝条表面黄白色或黄绿色，断面有年轮环纹，木部红棕色。质坚硬，气微，味甘、苦。

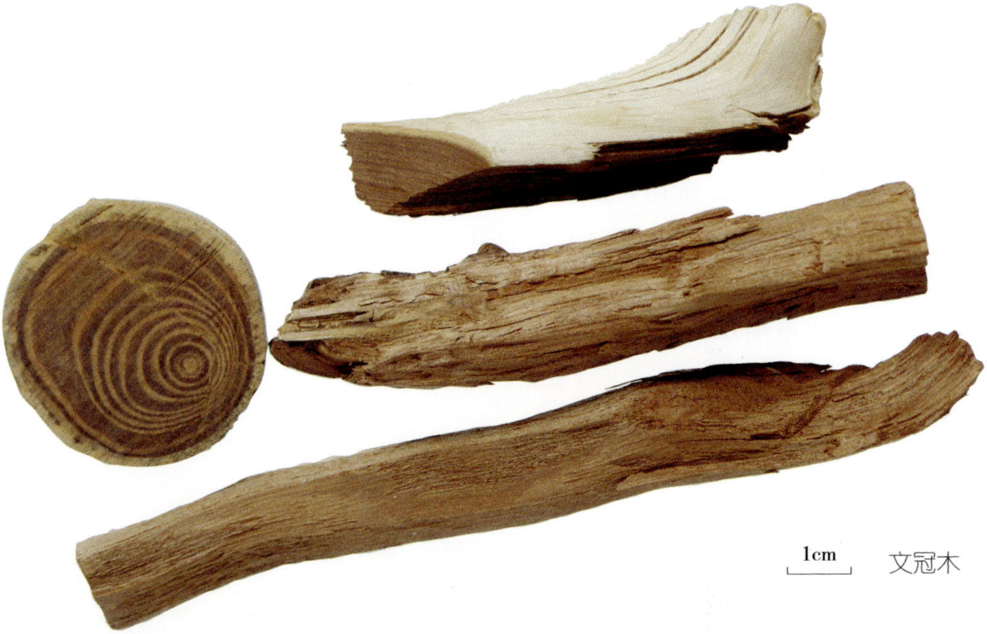

文冠木

性味	甘、微苦，平。
功效	祛风除湿，消肿止痛。
主治	风湿热痹，筋骨疼痛。
用量用法	3~9g。外用适量。

七叶树科

★ 天师栗 *Aesculus wilsonii* Rehd.

别名：猴板栗。| 药材名：娑罗子（种子）。

植物形态

落叶乔木。掌状复叶对生，嫩时微有短柔毛，渐老时无毛；小叶 5~7 枚，稀 9 枚。小叶片长圆状倒卵形或长圆状倒披针形，边缘有小锯齿，下表面淡绿色，有灰色绒毛或长柔毛，侧脉 20~25 对。聚伞圆锥花序顶生，直立，圆筒形，基部直径 8~10cm，稀达 12cm；总花梗长 8~10cm；基部的小花序长 3~4cm，稀达 6cm；花梗长 5~8mm。花杂性，雄花与两性花同株；花萼管状；花瓣 4 片，倒卵形。蒴果黄褐色，卵圆形或近于梨形。种子近于球形，栗褐色；种脐占种子的 1/3 以下。花期 4~5 月，果期 9~10 月。

生境分布：生于海拔 1000~1800m 的阔叶林中。分布于河南、湖北、江西、云南、贵州、四川等地。

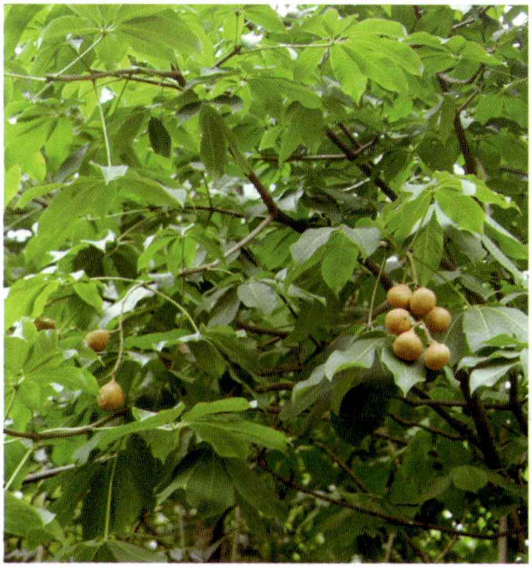

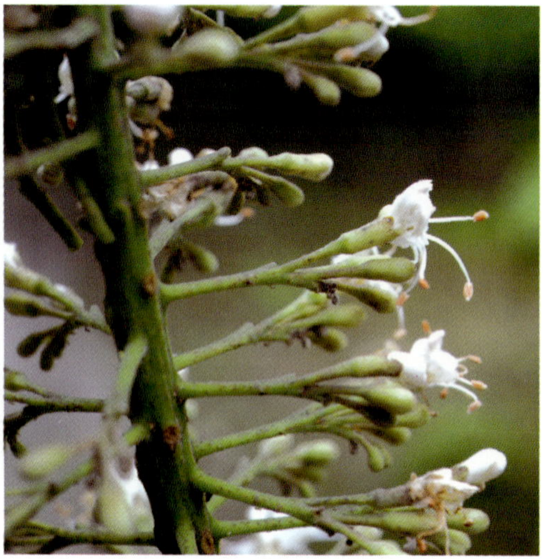

药材
性状

娑罗子

扁球形或类球形，似板栗，直径1.5~4cm。表面棕色或棕褐色，多皱缩，凹凸不平，略具光泽；种脐色较浅，近圆形，占种子面积的1/4~1/2；其一侧有1条突起的种脊，有的不甚明显。种皮硬而脆。子叶2枚，肥厚，坚硬，形似栗仁，黄白色或淡棕色，粉性。气微，味先苦后甜。

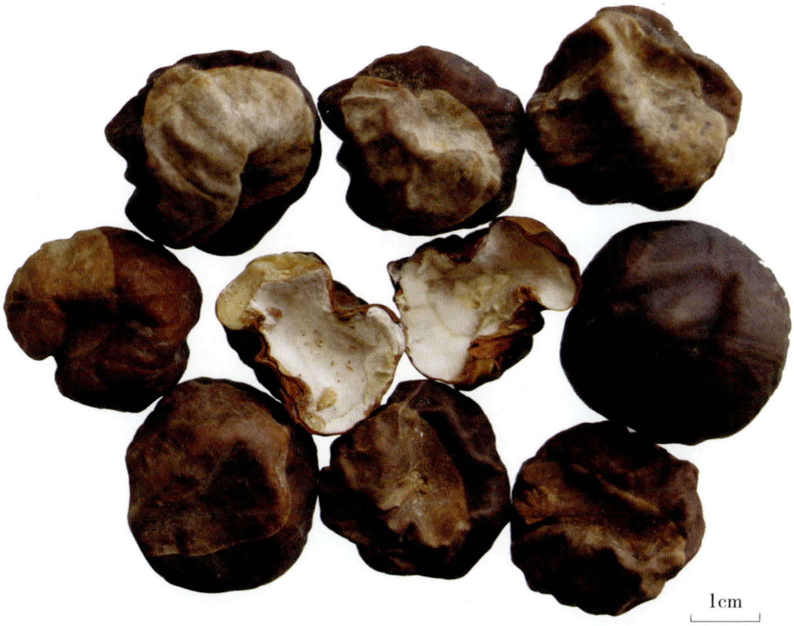

娑罗子

性味	甘，温。
功效	疏肝理气，和胃止痛。
主治	肝胃气滞，胸腹胀闷，胃脘疼痛。
用量用法	3~9g。

附　注：《中国药典》2015年版记载同属植物七叶树、浙江七叶树与天师栗的干燥种子同等入药。

漆树科

★ 盐肤木 *Rhus chinensis* Mill.

别名：五倍子树。| 药材名：五倍子（虫瘿）。

植物形态

落叶小乔木或乔木。单数羽状复叶互生，叶轴与总叶柄有宽翅，被淡黄棕色短柔毛；小叶无柄，卵形、卵状椭圆形至长卵形，边缘有粗锯齿。圆锥花序顶生，花小，有两性花和雄花。两性花的萼片绿黄色，长卵形，外侧及边缘被短柔毛；花瓣白色，边缘及内侧基部具柔毛；雄蕊着生于花盘边缘；雌蕊较雄蕊短。雄花略小于两性花，花萼、花瓣与两性花相似，雄蕊形小，中央有退化子房。核果扁圆形，熟时橙红色至红色。花期6~9月，果期9~11月。

生境分布：生于多沙砾的向阳山坡、荒野或灌丛中。分布于辽宁及其以南、甘肃及其以东的各地，其中，能产五倍子的只有四川、贵州、云南、湖南、湖北、陕西、河南、浙江等地。

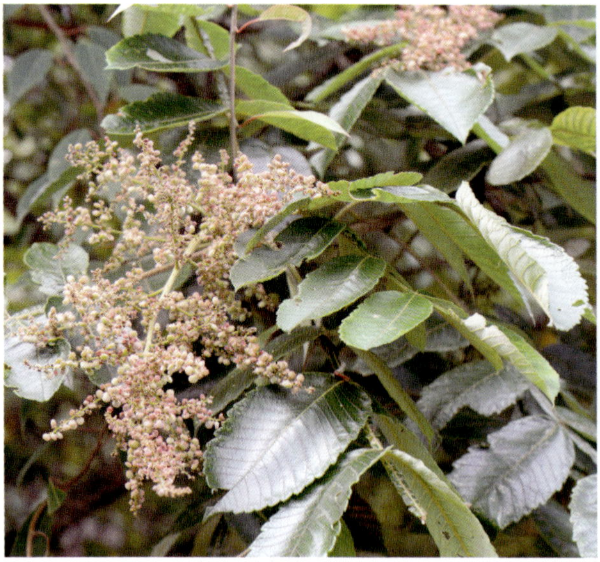

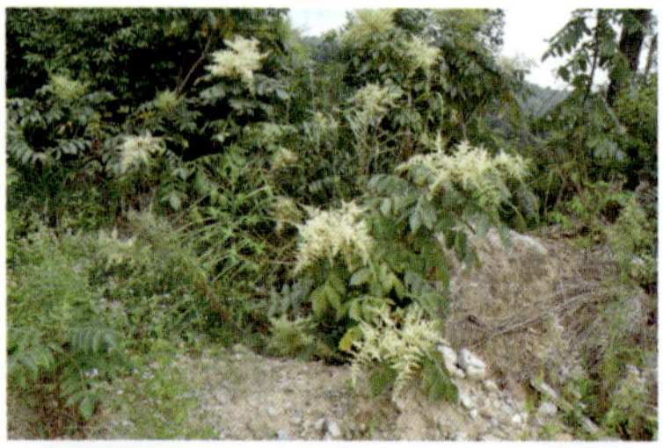

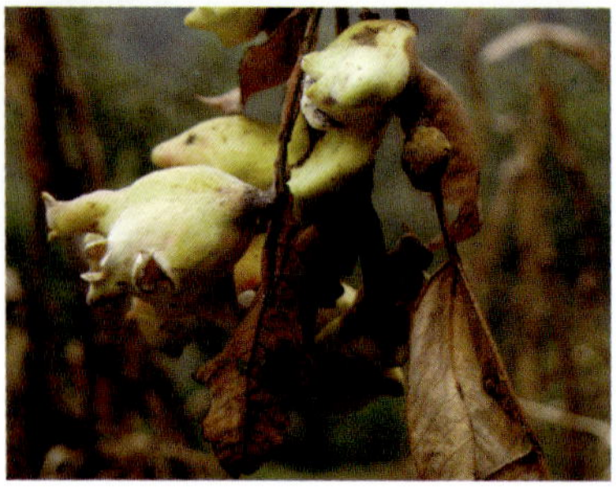

药材性状

五倍子

菱形，具不规则的钝角状分枝，柔毛较明显，壁较薄。质硬而脆，易破碎，断面角质样，有光泽，壁厚0.2~0.3cm，内壁平滑，有黑褐色死蚜虫及灰色粉状排泄物。气特异，味涩。

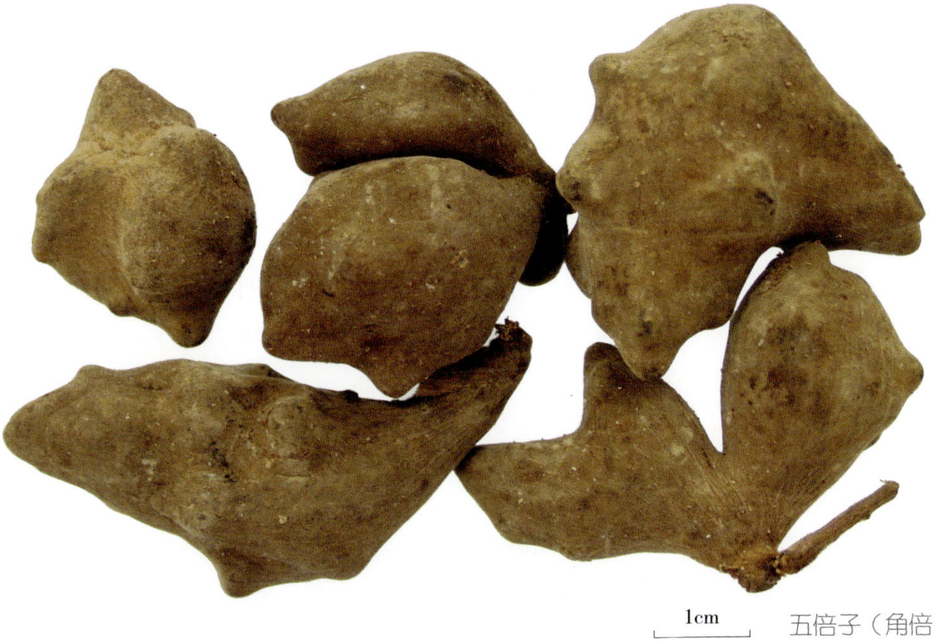

五倍子（角倍）

性味	酸、涩，寒。
功效	敛肺降火，涩肠止泻，敛汗，止血，收湿敛疮。
主治	肺虚久咳，肺热痰嗽，久泻久痢，自汗盗汗，消渴，便血痔血，外伤出血，痈肿疮毒，皮肤湿烂。
用量用法	3~6g。外用适量。

附　注：《中国药典》2015年版记载同属植物青麸杨、红麸杨与盐肤木叶片上寄生的虫瘿同等入药。

楝科

★ 楝 *Melia azedarach* L.

别名： 苦楝、楝树。| **药材名：** 苦楝皮（树皮和根皮）。

植物形态

落叶乔木。树皮暗褐色，纵裂，老枝紫色，有皮孔。2~3 回羽状复叶；小叶卵形、长卵形或椭圆形，边缘有钝锯齿，少有全缘，幼时两面被星状毛。圆锥花序顶生或腋生；花萼裂片披针形，被短柔毛；花瓣平展或反曲，淡紫色或紫色，倒披针形，外被短柔毛；雄蕊 10 枚；子房 5~8 室。核果椭圆形或近球形，长 1.2~2cm，直径 1~1.5cm，熟时黄色，内果皮坚硬，具棱。种子线状棱形，黑色。花期 4~5 月，果期 10~11 月。

生境分布： 生于山坡、田野、路旁、村边，或栽培。分布于陕西、甘肃及长江以南各地。

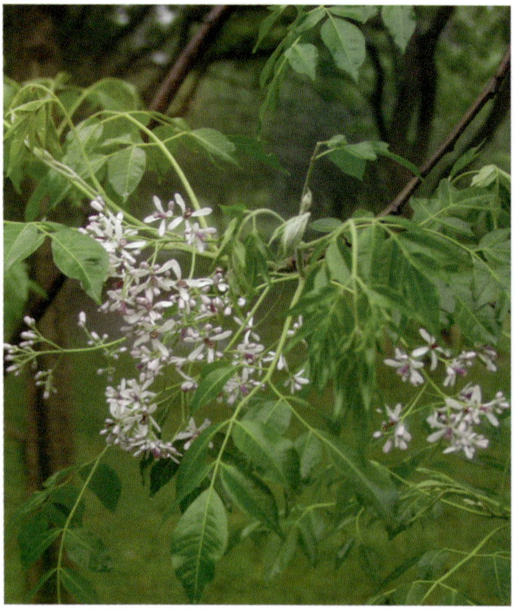

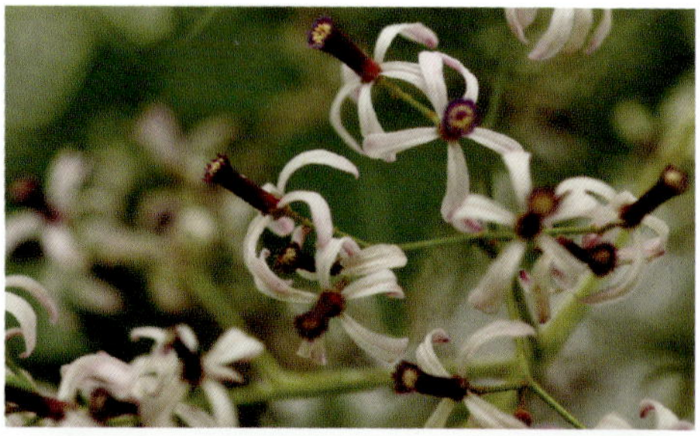

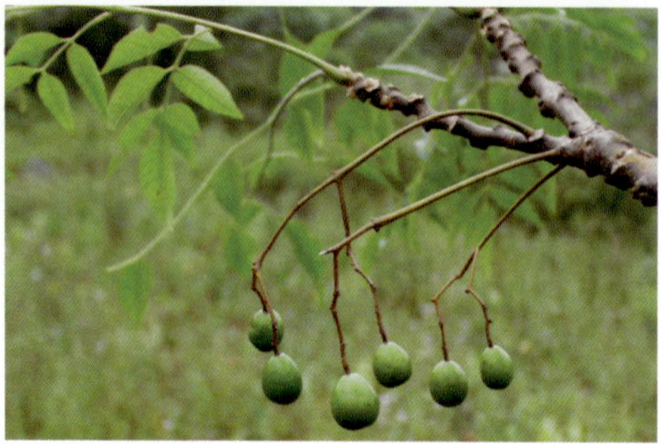

药材性状

苦楝皮

不规则板片状、槽状或半卷筒状，长宽不一，厚2~6mm。外表面灰棕色或灰褐色，粗糙，有交织的纵皱纹及点状灰棕色皮孔，除去粗皮者淡黄色；内表面类白色或淡黄色。质韧，不易折断，断面纤维性，呈层片状，易剥离。气微，味苦。

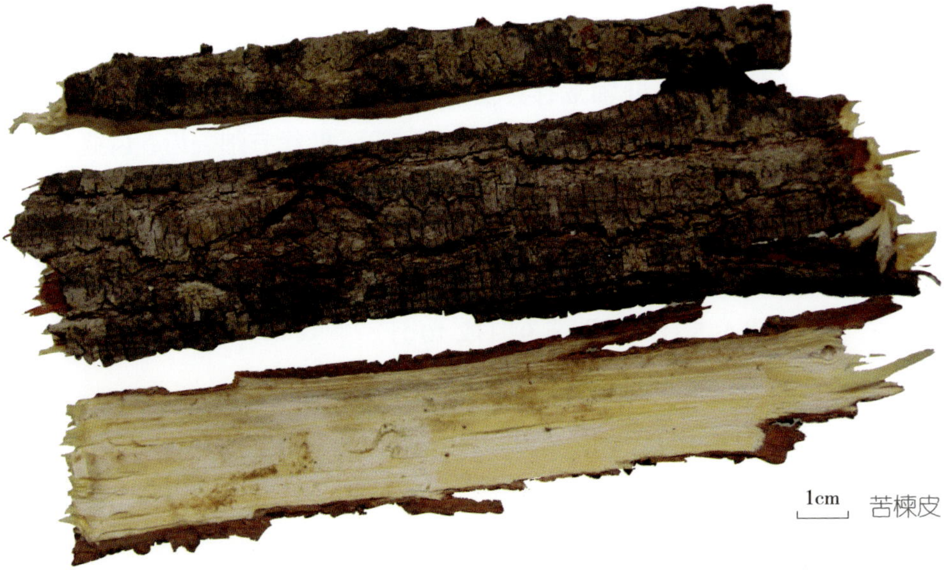

1cm 苦楝皮

性味	苦，寒；有毒。
功效	杀虫，疗癣。
主治	蛔虫病，蛲虫病，虫积腹痛，疥癣瘙痒。
用量用法	3~6g。外用适量，研末，用猪脂调敷患处。孕妇及肝肾功能不全者慎用。

附　注：《中国药典》2015年版记载同属植物川楝与楝的干燥树皮和根皮同等入药。

芸香科

★ 花椒 *Zanthoxylum bungeanum* Maxim.

别名： 川椒、红椒、蜀椒。| **药材名：** 花椒（果皮）。

植物形态

落叶小乔木，高 3~7m。茎干上的刺常早落；枝有短刺，小枝上的刺呈长三角形，当年生枝被短柔毛。羽状复叶，小叶 5~13 枚，叶轴常有甚狭窄的叶翼；小叶对生，卵形或椭圆形，稀披针形，长 2~7cm，宽 1~3.5cm，叶缘有细裂齿，齿缝有油点。花序顶生或生于侧枝之顶，花序轴及花梗密被短柔毛或无毛；花被片黄绿色；雄花的退化雌蕊顶端叉状浅裂；雌花有心皮 2 或 3 个。果紫红色，散生微凸起的油点。种子长 3.5~4.5mm。花期 4~5 月，果期 8~9 月或 10 月。

生境分布： 生于山坡、灌木丛、路旁，或栽培于庭园。分布于全国各地。

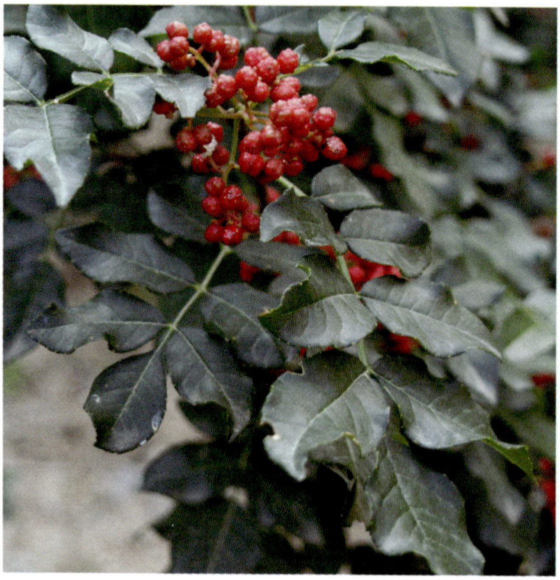

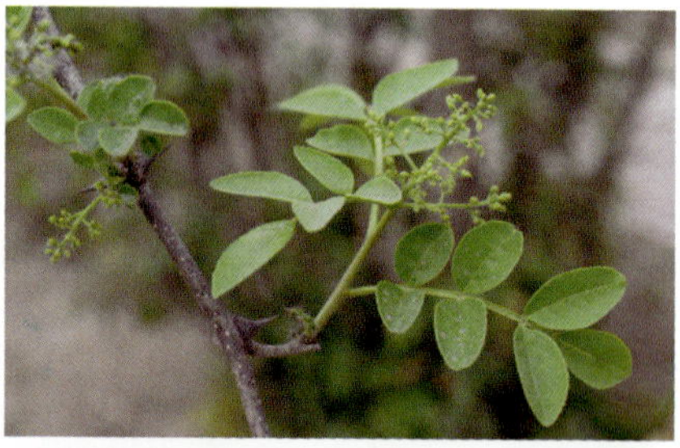

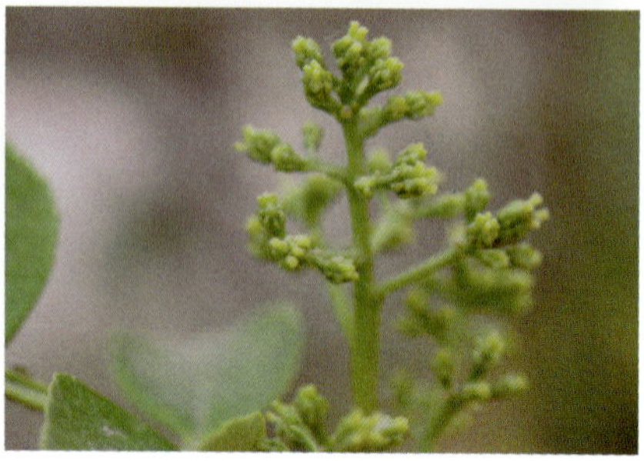

药材性状

花椒

蓇葖果多单生，球形，沿腹缝线开裂，直径 4~5mm。外表面紫红色或棕红色，散有多数疣状突起的油点，直径 0.5~1mm，对光观察半透明；内表面淡黄色，光滑。内果皮常由基部与外果皮分离。残存种子呈卵形，长 3~4mm，直径 2~3mm，表面黑色，有光泽。香气浓，味麻辣而持久。

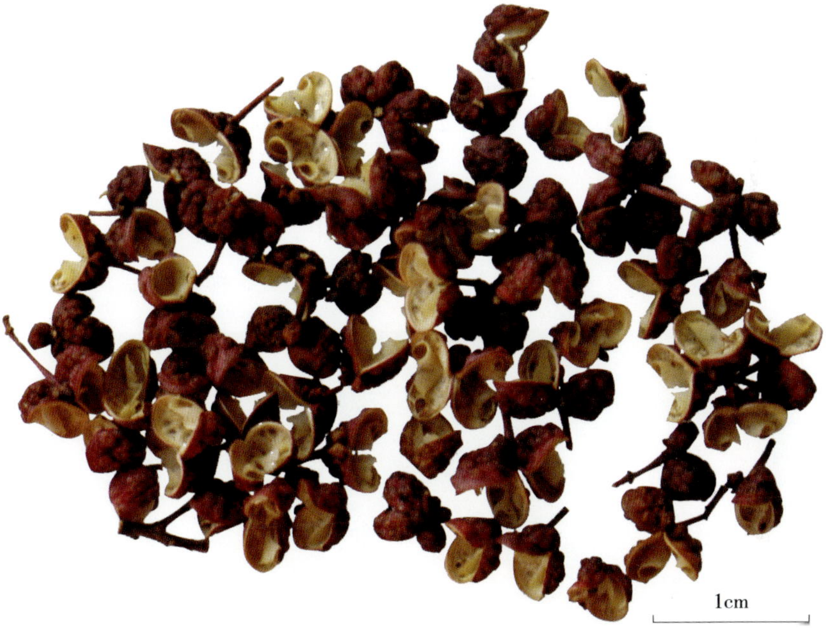

花椒

性味	辛，温。
功效	温中止痛，杀虫止痒。
主治	脘腹冷痛，呕吐泄泻，虫积腹痛，湿疹，阴痒。
用量用法	3~6g。外用适量，煎汤熏洗。

附　注：《中国药典》2015 年版记载同属植物青椒与花椒的干燥果皮同等入药。

★ 九里香 *Murraya exotica* L.

别名：小叶九里香。| 药材名：九里香（叶和带叶嫩枝）。

植物形态

乔木，高达 8m。小枝灰白色或黄灰色。单数羽状复叶互生；小叶 3~7 枚，小叶柄短，小叶片倒卵形或披针状倒卵形，长 1~6cm，宽 0.5~3cm，全缘，顶端钝或圆。聚伞花序顶生或顶生兼腋生，花芳香；萼片 5 枚；花瓣 5 片，白色，长圆形，长 1~1.5cm；雄蕊 10 枚。浆果广卵形，长 0.8~1.2cm，宽 0.6~1.0cm。种子有绵质毛。花期 4~8 月，果期 9~12 月。

生境分布：生于低海拔的灌丛中，广泛种植于热带及亚热带地区。分布于福建、广东、广西、贵州、海南、台湾。

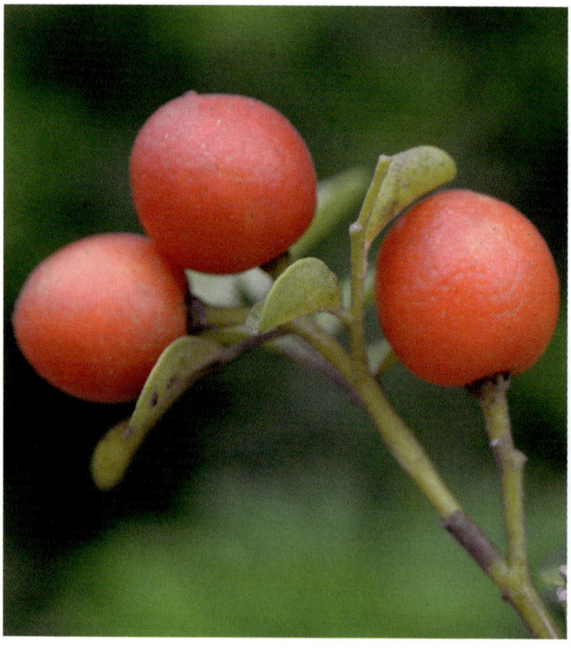

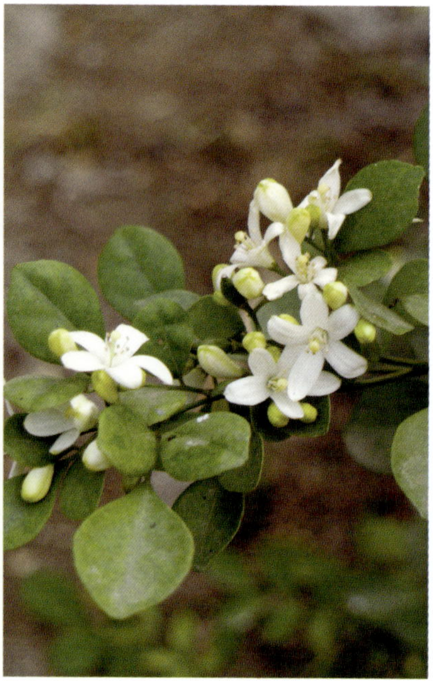

药材性状

九里香

嫩枝呈圆柱形，直径1~5mm。表面灰褐色，具纵皱纹。质坚韧，不易折断，断面不平坦。羽状复叶有小叶3~9枚，多已脱落；小叶片呈倒卵形或近菱形，最宽处在中部以上，长约3cm，宽约1.5cm，先端钝，急尖或凹入，基部略偏斜，全缘，黄绿色，薄革质，上表面有透明腺点，小叶柄短或近无柄，下部有时被柔毛。气香，味苦、辛，有麻舌感。

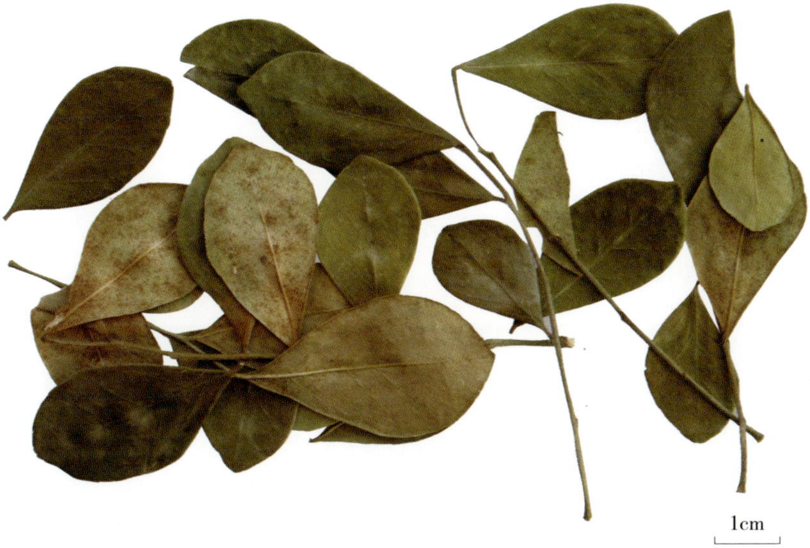

九里香

性味	辛、微苦，温；有小毒。
功效	行气止痛，活血散瘀。
主治	胃痛，风湿痹痛，牙痛，跌扑肿痛，虫蛇咬伤。
用量用法	6~12g。

附　注：《中国药典》2015年版记载同属植物千里香与九里香的干燥叶和带叶嫩枝同等入药。

★ 化州柚 *Citrus grandis* 'Tomentosa'

别名：化州橘红、橘红。| **药材名**：化橘红（外层果皮）。

植物形态

小乔木，株高 5~10m。小枝扁，有棱，常有柔毛，具枝刺。单身复叶，叶片椭圆形或卵状椭圆形，边缘有钝圆锯齿，下表面中脉两侧有柔毛；叶柄翅倒卵状三角形，长 1.5~5cm，宽 2~4cm；叶柄短，顶端有关节。花单生或数朵簇生于叶腋；花萼杯状，多为 5 浅裂，有柔毛；花瓣近匙形，开花时反曲，白色；雄蕊比花瓣短。柑果球形或扁球形，密被柔毛，果皮厚。花期 4 月，果期 10~11 月。

生境分布：栽培于广东化州、廉江、遂溪、徐闻及广西南宁、博白等地。

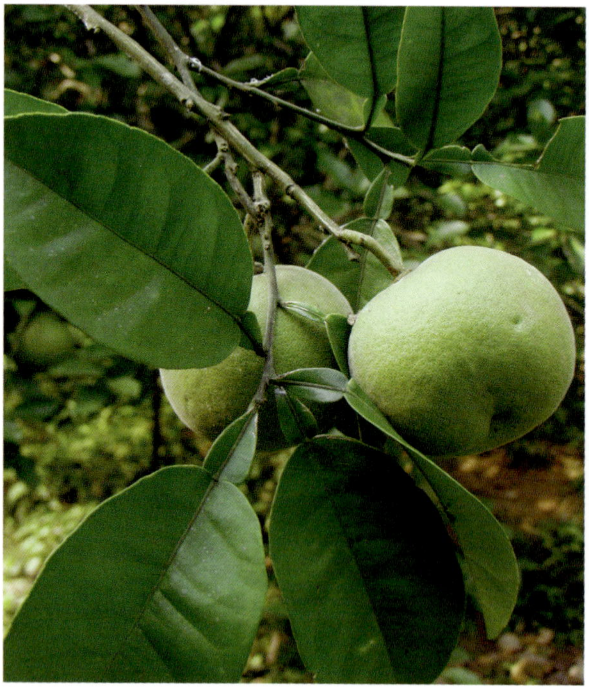

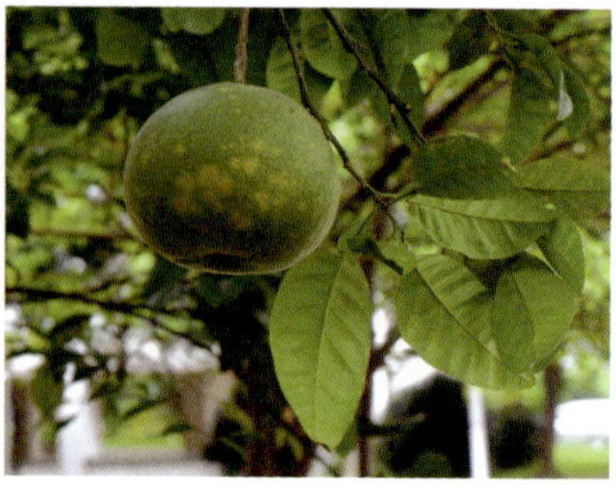

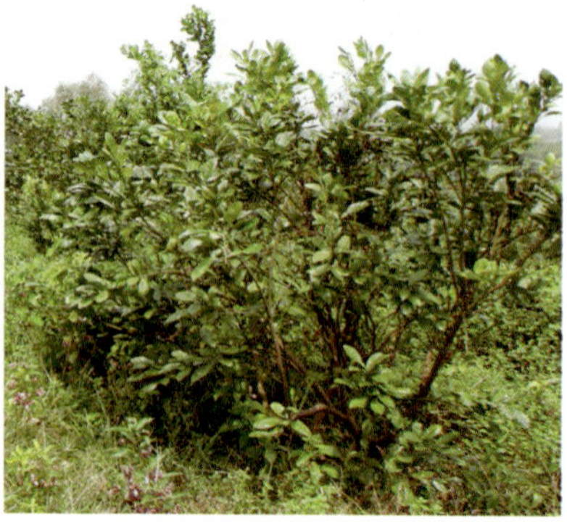

药材性状

化橘红

本品呈对折的七角或展平的五角星状，单片呈柳叶形。完整者展平后直径 15~28cm，厚 0.2~0.5cm。外表面黄绿色，密布茸毛，有皱纹及小油室；内表面黄白色或淡黄棕色，有脉络纹。质脆，易折断，断面不整齐，外缘有 1 列不整齐的下凹的油室，内侧稍柔而有弹性。气芳香，味苦、微辛。

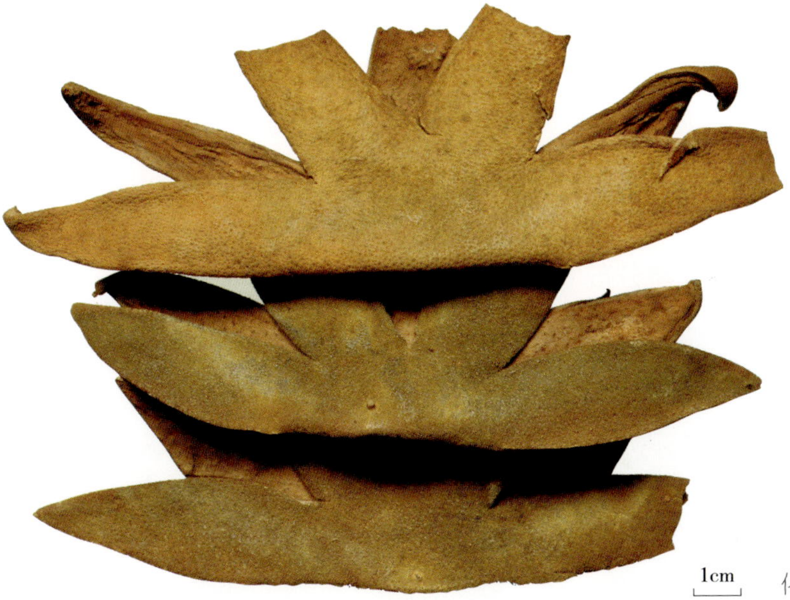

1cm　化橘红

性味	辛、苦，温。
功效	理气宽中，燥湿化痰。
主治	咳嗽痰多，食积伤酒，呕恶痞闷。
用量用法	3~6g。

附　注：《中国药典》2015 年版记载同属植物柚与化州柚的干燥外层果皮同等入药。

★ 甜橙 *Citrus sinensis* Osbeck

别名： 脐橙、血橙。| **药材名：** 枳实（幼果）。

植物形态

常绿小乔木或灌木。枝少刺或近于无刺，小枝绿色，有棱。单身复叶互生，翼叶狭长，叶片卵形至椭圆形，全缘，光滑无毛，具透明油点。花单生叶腋或数朵排成总状花序；花萼通常 5 裂；花瓣白色；雄蕊 20~25 枚。柑果圆球形、扁圆形或椭圆形，橙黄色至橙红色，果皮较难剥离；瓤囊 9~12 瓣，果心实或半充实，果肉淡黄色、橙红色或紫红色，味甜或稍带酸。种子少或无，种皮略有肋纹，灰白色。花期 3~5 月，果期 10~12 月。

生境分布： 均为栽培。分布于长江以南各地。

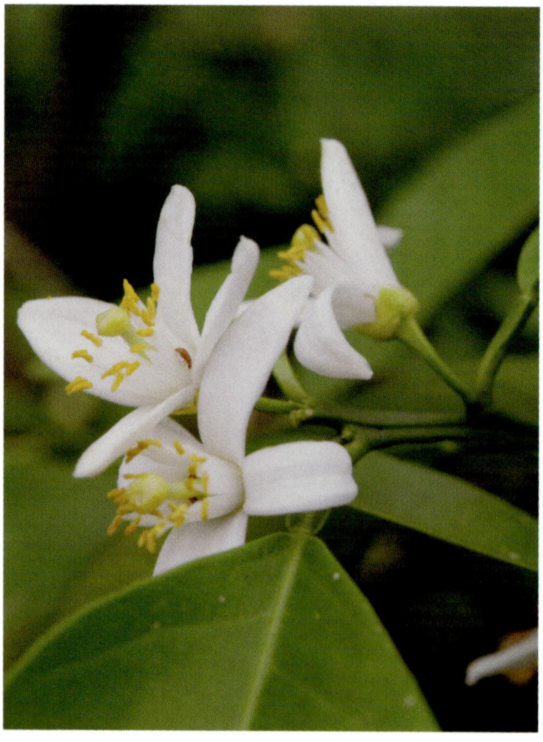

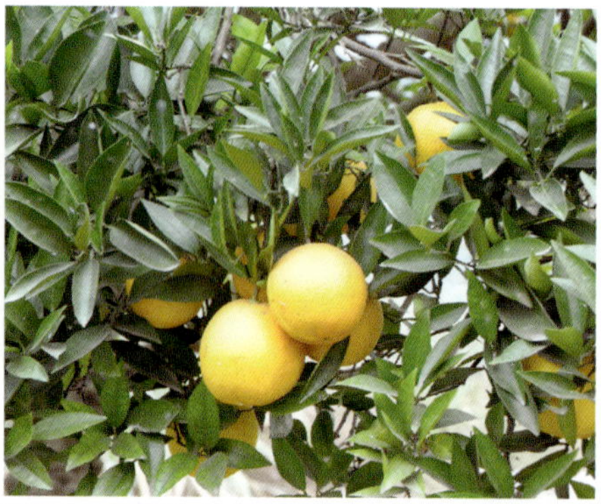

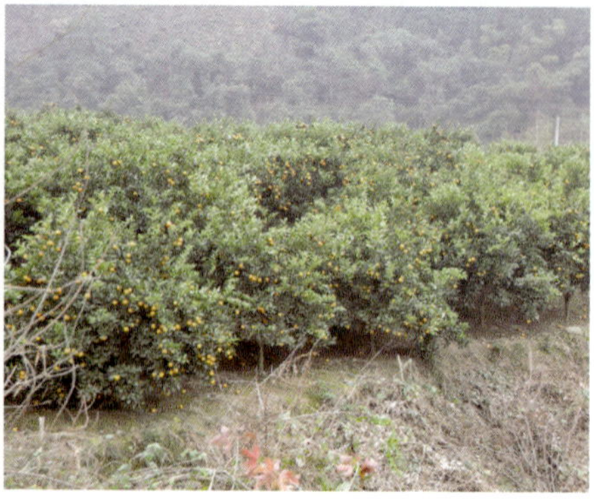

药材
性状

枳实

半球形，少数为球形，直径 0.5~2.5cm。外果皮黑绿色或暗棕绿色，具颗粒状突起和皱纹，有残存的明显的花柱基或果梗痕。切面中果皮略隆起，厚 0.3~1.2cm，黄白色或黄褐色，边缘有 1~2 列油室，瓤囊棕褐色。质坚硬。气清香，味苦、微酸。

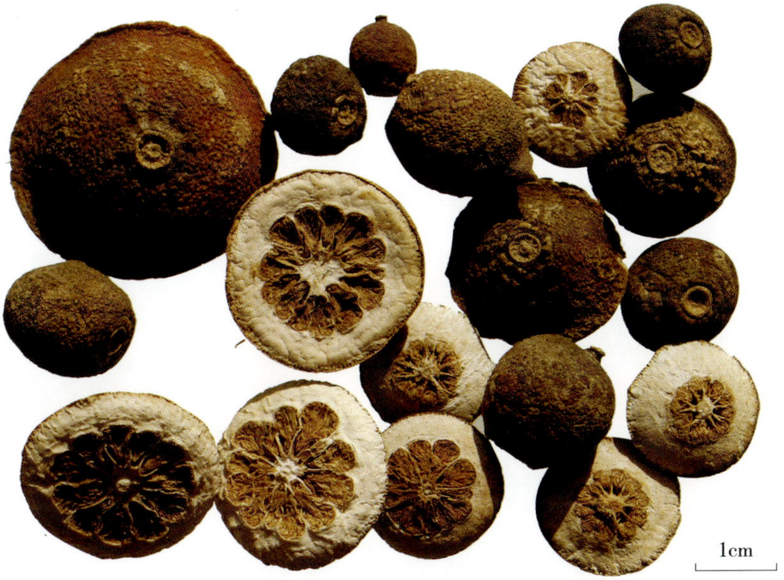

枳实

性味	苦、辛、酸，微寒。
功效	破气消积，化痰散痞。
主治	积滞内停，痞满胀痛，泻痢后重，大便不通，痰滞气阻，胸痹，结胸，脏器下垂。
用量用法	3~10g。孕妇慎用。

附　注：《中国药典》2015 年版记载同属植物酸橙与甜橙的干燥幼果同等入药。

★ 香圆 *Citrus wilsonii* Tanaka

别名：陈香圆。| 药材名：香橼（果实）。

植物形态

常绿乔木，高4~11m。单身复叶互生，叶柄有宽翼，呈倒心形；叶片革质，椭圆形或长椭圆形。花单生或簇生于叶腋，有时排成总状花序。柑果长圆形、球形或扁球形，直径5~8cm，顶端有明显花柱基，其周围有1个圆环，表皮粗糙，熟时橙黄色。

生境分布： 均为栽培。分布于陕西、安徽、江苏、浙江、湖北、四川等地。

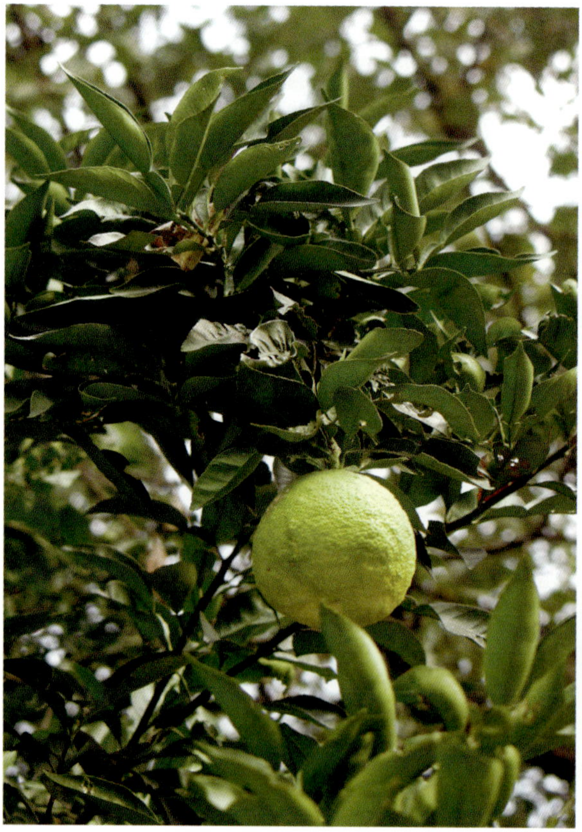

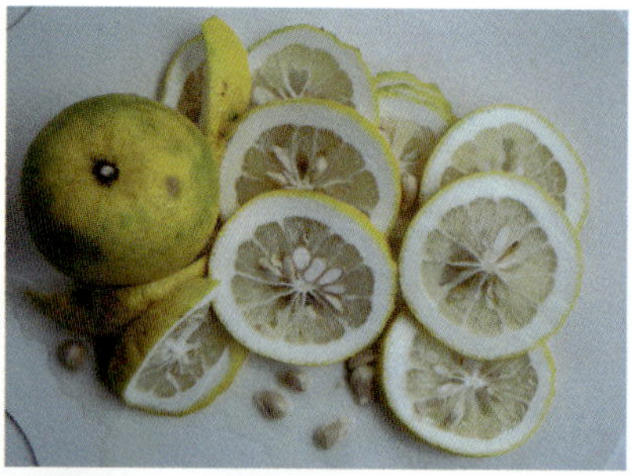

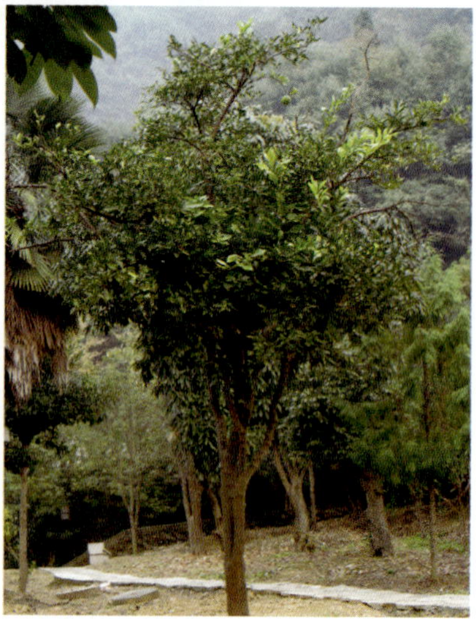

药材性状

香橼

类球形、半球形或圆片状，直径4~7cm。表面黑绿色或黄棕色，密被凹陷的小油点及网状隆起的粗皱纹，顶端有残存的花柱基及隆起的环圈，基部有果梗残基。质坚硬。剖面或横切薄片，边缘油点明显；中果皮厚约0.5cm；瓤囊9~11室，棕色或淡红棕色，间或有黄白色种子。气香，味酸而苦。

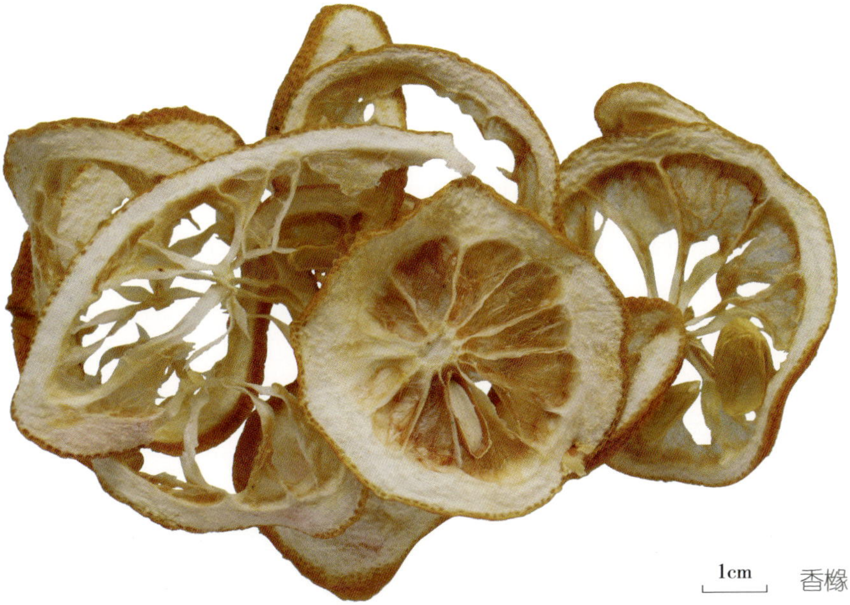

香橼

性味	辛、苦、酸，温。
功效	疏肝理气，宽中，化痰。
主治	肝胃气滞，胸胁胀痛，脘腹痞满，呕吐噫气，痰多咳嗽。
用量用法	3~10g。

附　注：《中国药典》2015年版记载同属植物枸橼与香圆的干燥果实同等入药。

牻牛儿苗科

★ 牻牛儿苗 *Erodium stephanianum* Willd.

别名：长嘴老鹳草。| 药材名：老鹳草（干燥的地上部分）。

植物形态

一年生或二年生草本。茎半卧或斜升，分枝多，具茸毛。叶对生；托叶线状披针形，有缘毛；叶卵形或椭圆状三角形，二回羽状深裂，羽片2~7对，基部下延至叶轴，小羽片线形或有1~3个粗齿，两面具柔毛。伞形花序腋生，花序梗长5~15cm，具花2~5朵；萼片椭圆形或长圆形；花冠淡紫色或蓝紫色；花瓣倒卵形。蒴果，先端具长喙，成熟时5个果瓣与中轴分离，喙部呈螺旋状卷曲。花期4~5月，果期6~8月。

生境分布：生于草坡或沟边。分布于东北、华北及山东、安徽、江苏、浙江、湖南、江西、陕西、甘肃、青海、四川、云南、贵州、西藏等地。

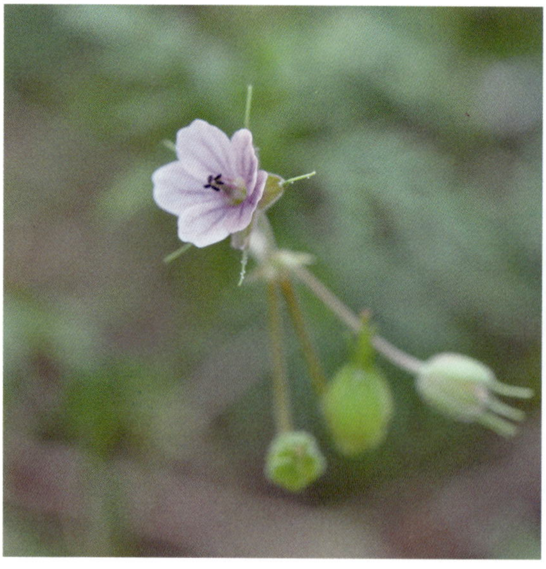

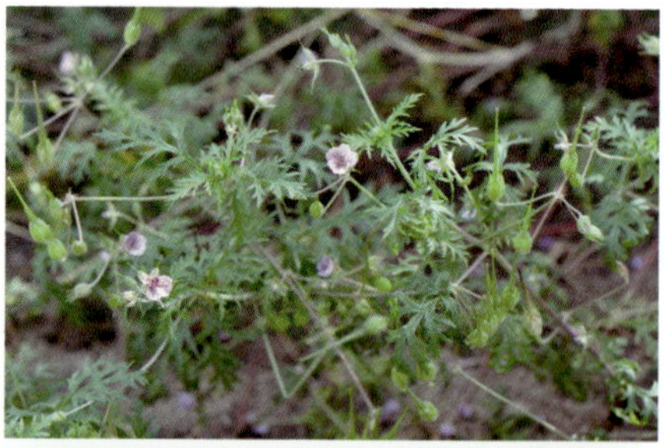

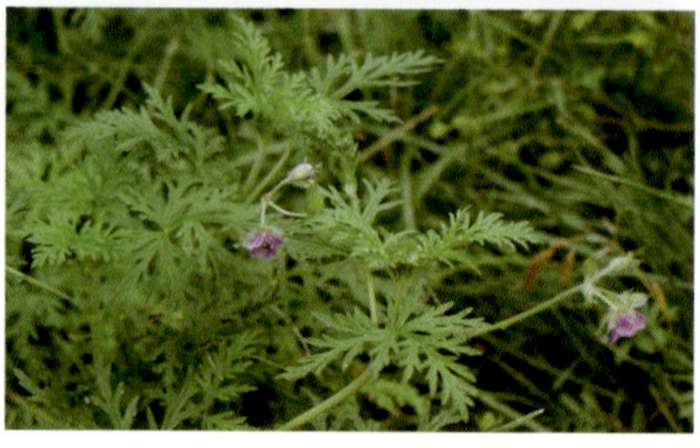

药材性状

老鹳草

茎长 30~50cm，直径 0.3~0.7cm，多分枝，节膨大；表面灰绿色或带紫色，有纵沟纹和稀疏茸毛；质脆，断面黄白色，有的中空。叶对生；叶柄细长；叶片卷曲皱缩，质脆易碎，完整者为 2 回羽状深裂，裂片披针线形。果实长圆形，长 0.5~1cm。宿存花柱长 2.5~4cm，形似鹳喙，有的裂成 5 瓣，呈螺旋形卷曲。气微，味淡。

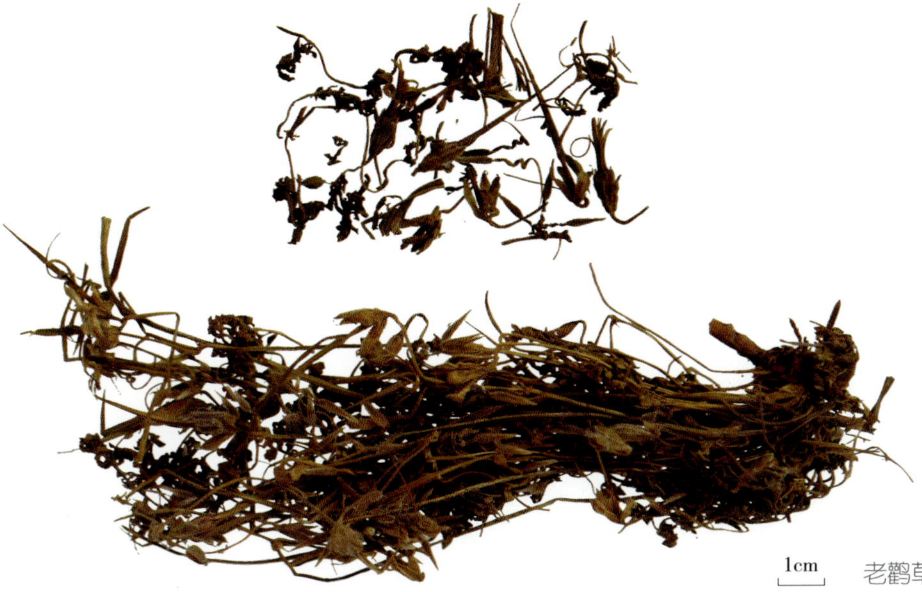

老鹳草

性味	苦、辛，平。
功效	祛风湿，通经络，止泻痢。
主治	风湿痹痛，麻木拘挛，筋骨酸痛，泄泻痢疾。
用量用法	9~15g。

附　注：《中国药典》2015 年版记载牻牛儿苗科植物老鹳草、野老鹳草与牻牛儿苗的干燥地上部分同等入药。

五加科

刺楸 *Kalopanax septemlobus* (Thunb.) Koidz.

别名：鼓钉刺、刺枫树、刺桐。| 药材名：川桐皮（树皮）。

植物形态

落叶乔木，枝干有粗大硬刺。单叶在长枝上互生，短枝上簇生；掌状 5~7 裂，裂片三角状卵圆形至椭圆状卵形，边缘有细锯齿，无毛或下表面基部脉腋有簇毛；叶柄长 30~60cm。伞形花序聚生为顶生圆锥花序；花白色或淡黄绿色，花萼 5 齿；花瓣 5 片；雄蕊 5 枚，花丝比花瓣长 1 倍以上。果球形，成熟时蓝黑色。花期 7~8 月，果期 9~10 月。

生境分布：生于山谷、溪旁、林缘或疏林中。分布于东北、华北、华中、华南和西南等地。

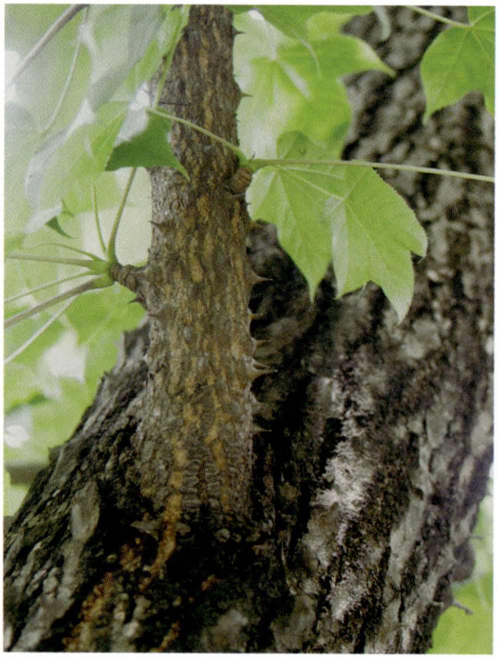

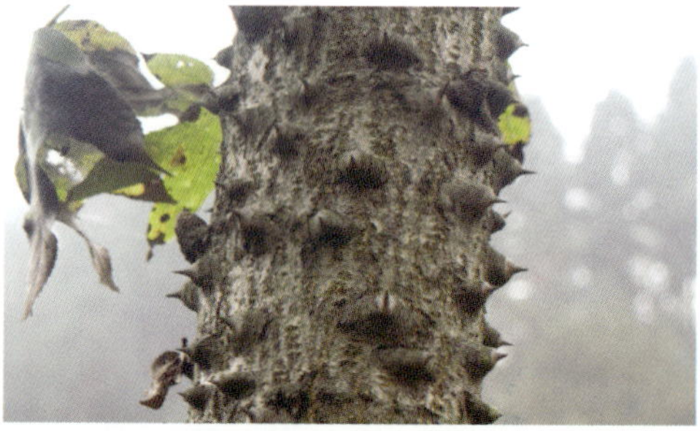

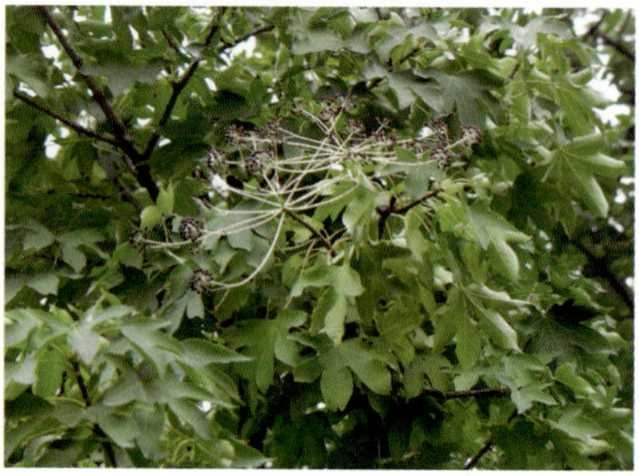

药材性状

川桐皮

片状或微卷曲的不规则块片，厚 0.2~1cm。外表面黑褐色，较薄者为灰棕色，粗糙，多呈不规则鳞片状裂纹，并有棕褐色菱形皮孔；钉刺分布较密，呈扁圆锥形，纵向着生，高约 1cm，顶端锐尖，基部直径 0.5~2.5cm，较大的钉刺上可见环纹。内表面黄棕色，有斜网状细条纹。质脆，易折断，断面略呈层片块状。

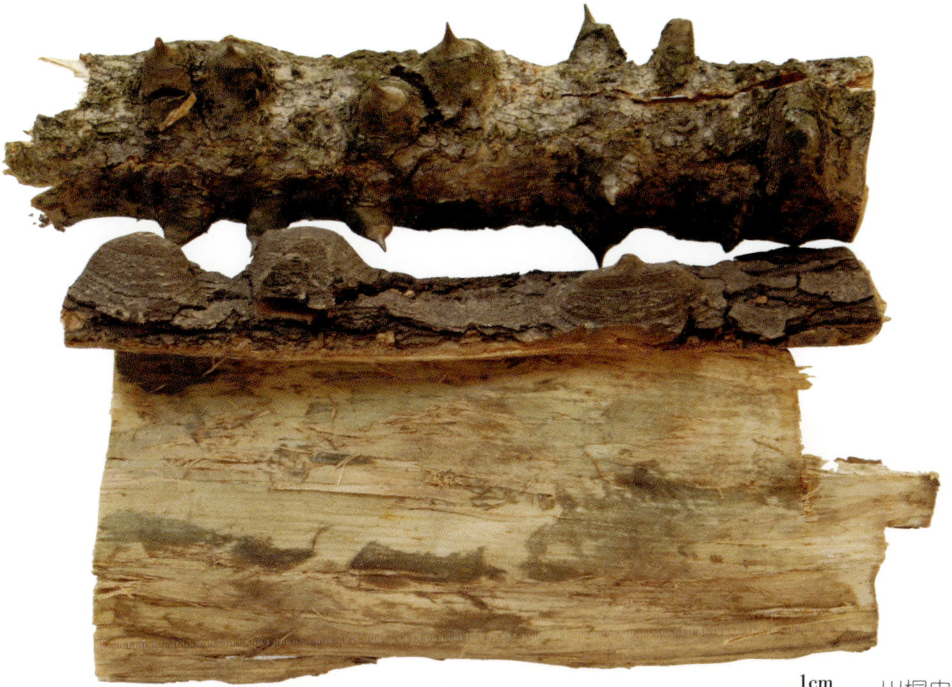

川桐皮

性味	微苦，平；有小毒。
功效	祛风除湿，通络止痛，杀虫。
主治	风湿痹痛，腰膝酸痛，湿疹，疥癣。
用量用法	9~15g。外用适量。

★ 细柱五加 *Acanthopanax gracilistylus* W. W. Smith

别名：南五加皮、五加。| 药材名：五加皮（根皮）。

植物形态

灌木。枝灰棕色，软弱而下垂，节上疏生反曲扁刺。小叶5枚，在长枝上互生，在短枝上簇生；叶柄常有细刺；小叶片膜质至纸质，倒卵形至倒披针形，边缘有细钝齿，两面无毛或沿脉疏生刚毛，侧脉4~5对。伞形花序单个，稀2个腋生或顶生在短枝上，有花多数；总花梗长1~2cm，果后延长；花梗细长；花黄绿色；萼近全缘或有5个小萼齿；花瓣长圆状卵形；雄蕊5枚。果实扁球形，黑色，宿存花柱长约2mm，反曲。花期4~8月，果期6~10月。

生境分布：生于灌木丛林、山坡路旁。分布于山西、陕西、山东及长江以南各地。

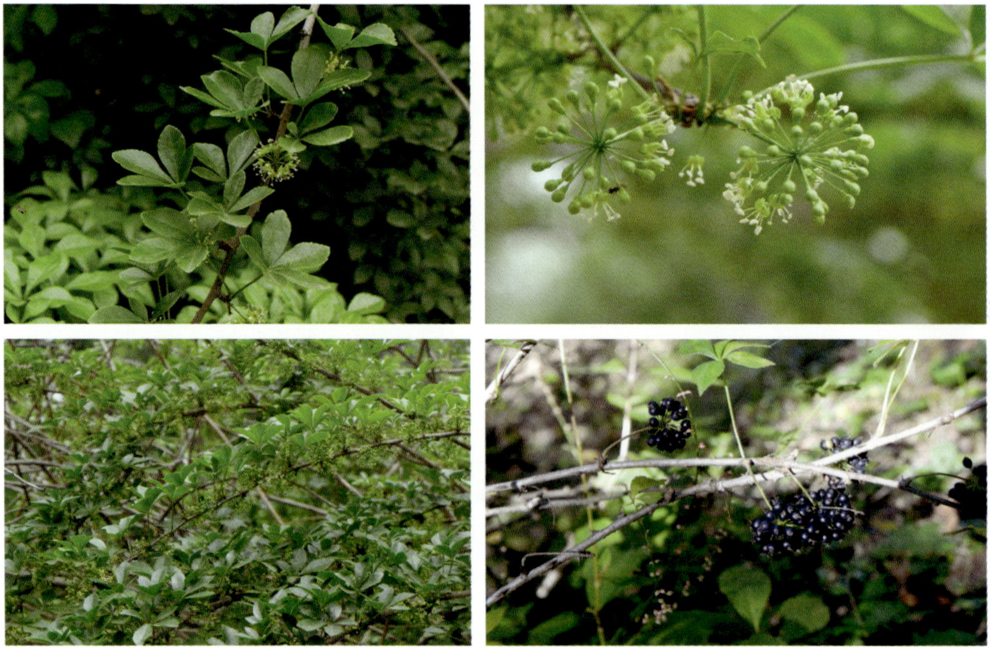

药材性状

五加皮

不规则卷筒状，长 5~15cm，直径 0.4~1.4cm，厚约 0.2cm。外表面灰褐色，有稍扭曲的纵皱纹及横长皮孔样斑痕；内表面淡黄色或灰黄色，有细纵纹。体轻，质脆，易折断，断面不整齐，灰白色。气微香，味微辣而苦。

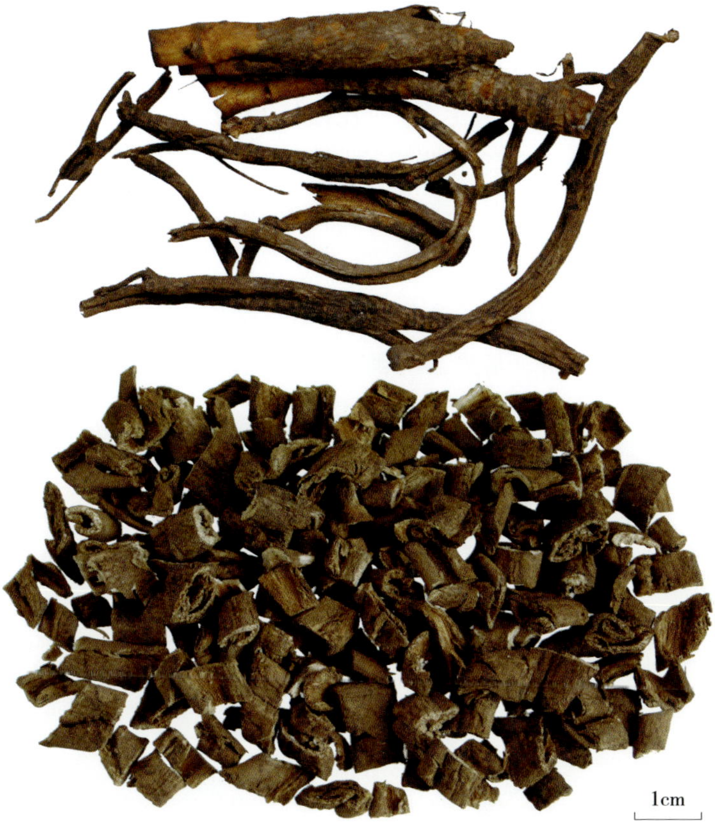

五加皮

性味	辛、苦，温。
功效	祛风除湿，补益肝肾，强筋壮骨，利水消肿。
主治	风湿痹病，筋骨痿软，小儿行迟，体虚乏力，水肿，脚气。
用量用法	5~10g。

★三七 *Panax notoginseng* (Burk.) F. H. Chen

别名：参三七、田七。| 药材名：三七（根和根茎）。

植物形态

多年生草本，高 20~60cm。根茎短；主根粗壮肉质，纺锭状。掌状复叶 3~6 枚轮生茎顶；叶柄基部有托叶或托叶状附属物；小叶片膜质，长椭圆状倒卵形或倒卵形，沿脉疏生刚毛，基部偏斜，叶缘有密锯齿，齿端有小刚毛。伞形花序单个顶生，有花 80~100 朵或更多；总花梗长 13~25cm，小花梗长 1~2cm，细长，略被毛；花丝与花瓣等长；子房 2 室，花柱上部 2 裂。核果熟时红色。花期 7~8 月，果期 8~10 月。

生境分布：生于海拔 1200~1800m 的山坡丛林下，亦有栽培。分布于云南，福建、广西、江西、浙江等地有栽培。

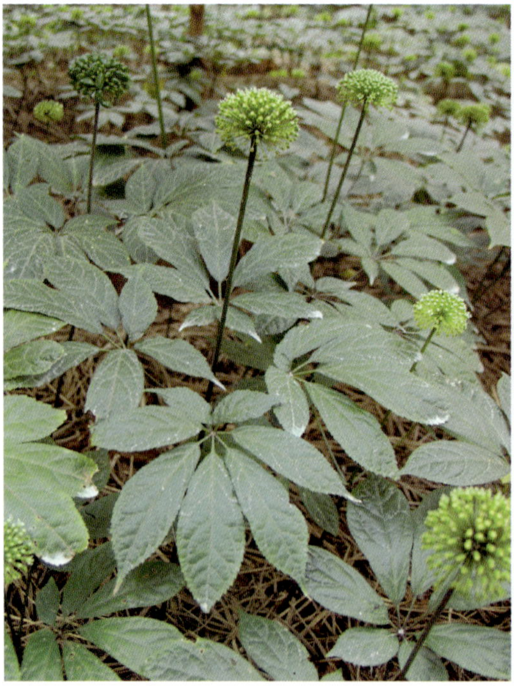

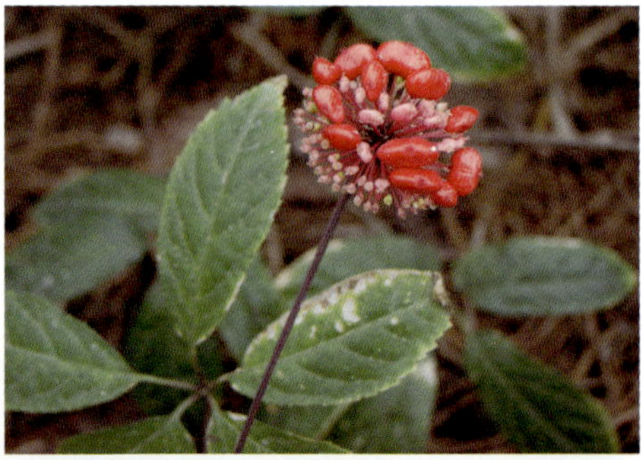

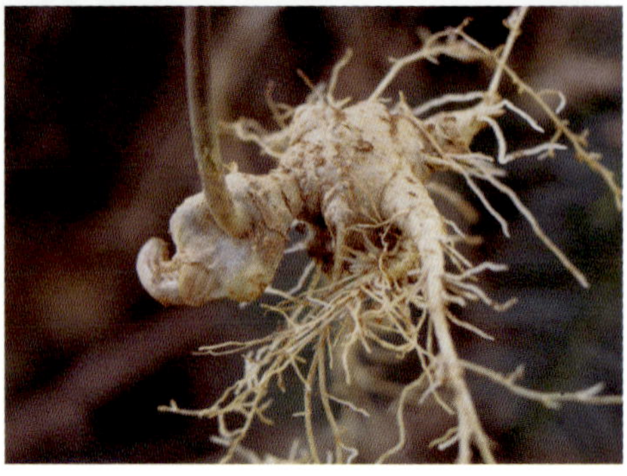

药材性状

三七

主根呈类圆锥形或圆柱形，长 1~6cm，直径 1~4cm。表面灰褐色或灰黄色，具断续的纵皱纹和支根痕。顶端有茎痕，周围有瘤状突起。体重，质坚实，断面灰绿色、黄绿色或灰白色，木部微呈放射状排列。气微，味苦回甜。筋条呈圆柱形或圆锥形，长 2~6cm，上端直径约 0.8cm，下端直径约 0.3cm。剪口呈不规则的皱缩块状或条状，表面有数个明显的茎痕及环纹，断面中心灰绿色或白色，边缘深绿色或灰色。

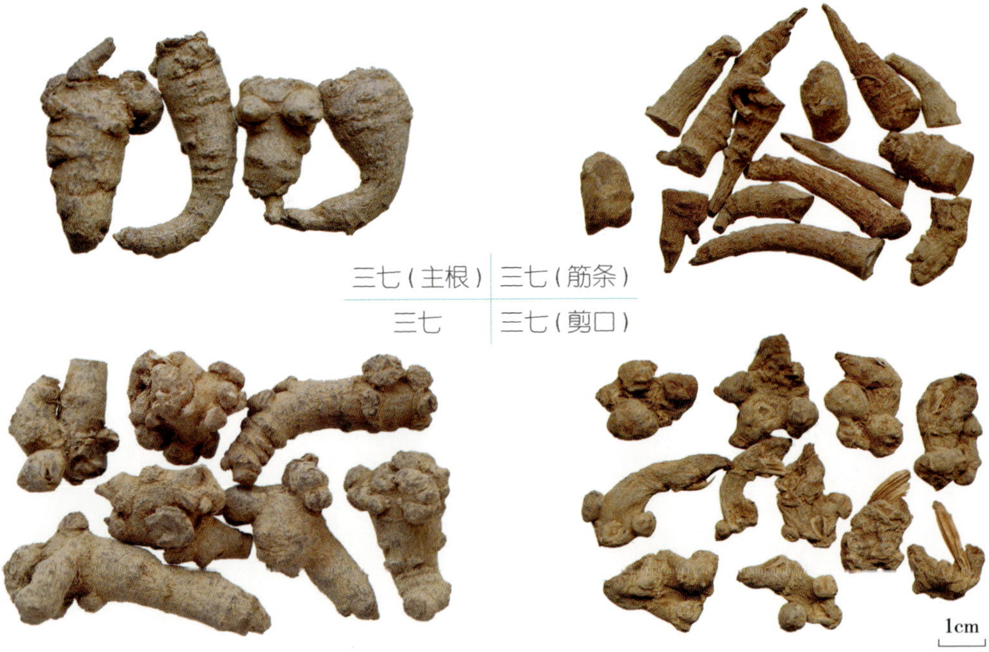

三七（主根） 三七（筋条）
三七 三七（剪口）

性味	甘、微苦，温。
功效	散瘀止血，消肿定痛。
主治	咯血，吐血，衄血，便血，崩漏，外伤出血，胸腹刺痛，跌扑肿痛。
用量用法	3~9g；研粉吞服，一次 1~3g。外用适量。孕妇慎用。

伞形科

★ 明党参 *Changium smyrnioides* Wolff

别名：山萝卜、粉沙参。| 药材名：明党参（根）。

植物形态

多年生草本。根肥厚，圆柱形或粗短纺锤形。茎直立，上部分枝。基生叶有长柄，基部扩大成鞘状而抱茎；叶为 2~3 回三出复叶；茎上部的叶缩小成鳞片状或鞘状。复伞形花序；总花梗长 3~10cm；伞幅 6~10 个；小总苞片数个，钻形；小伞形花序；花白色，萼齿小；花瓣卵状披针形，有 1 条明显的紫色中脉。双悬果近圆形或卵状长圆形而扁，光滑，有纵纹，果棱不明显；分果侧面扁，断面近圆形，胚乳腹面有深槽（分果合生面深凹），果棱槽有油管 3 条，合生面有油管 2 条。花期 4~5 月，果期 5~6 月。

生境分布：生于山坡肥沃处或岩石缝中。分布于江苏、安徽、浙江。

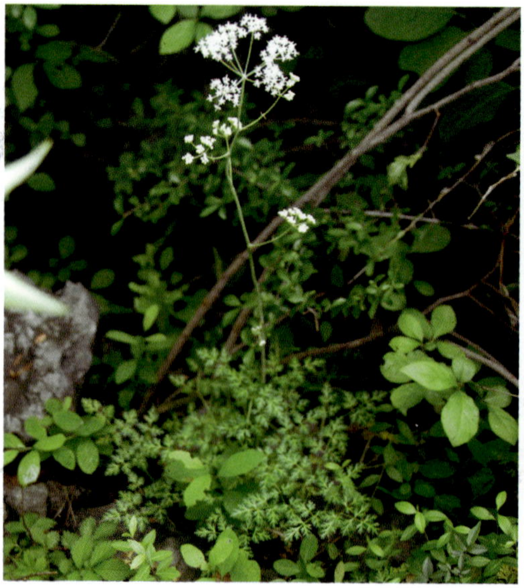

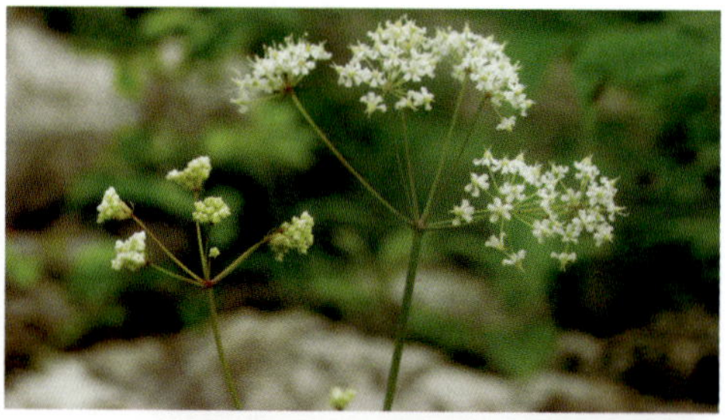

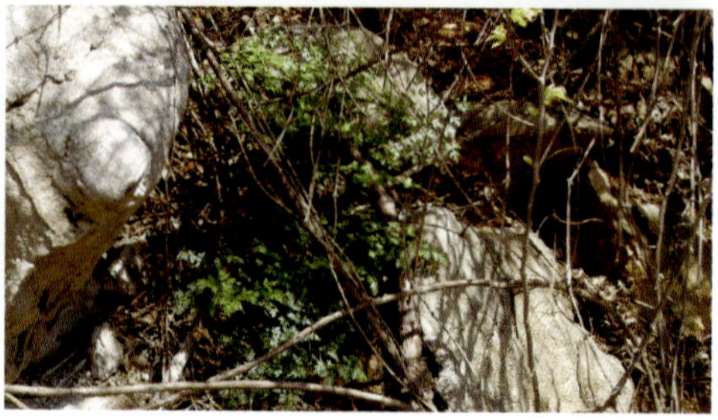

药材性状

明党参

细长圆柱形、长纺锤形或不规则条块，长6~20cm，直径0.5~2cm。表面黄白色或淡棕色，光滑或有纵沟纹及须根痕，有的具红棕色斑点。质硬而脆，断面角质样，皮部较薄，黄白色，有的易与木部剥离，木部类白色。气微，味淡。

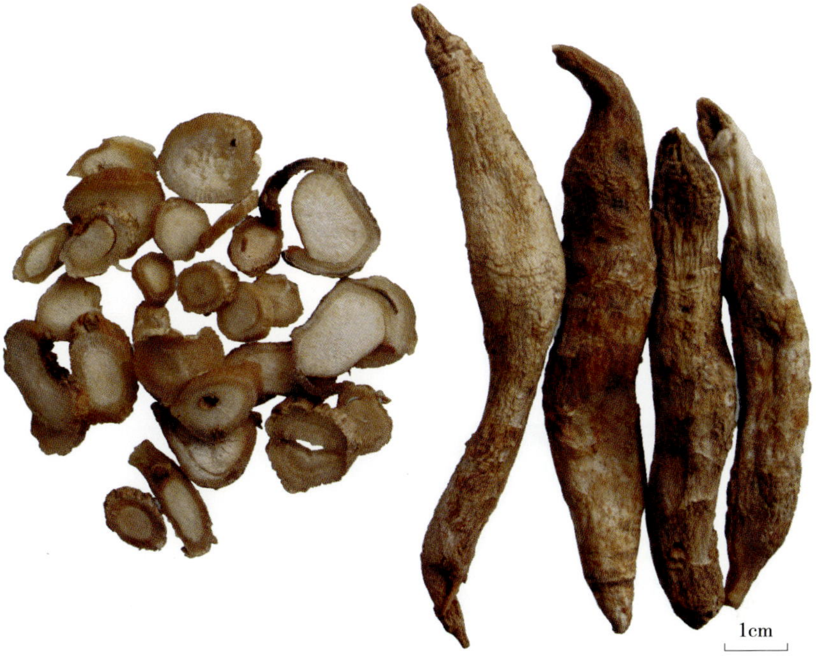

明党参

性味	甘、微苦，微寒。
功效	润肺化痰，养阴和胃，平肝，解毒。
主治	肺热咳嗽，呕吐反胃，食少口干，目赤眩晕，疔毒疮疡。
用量用法	6~12g。

附　注： 伞形科植物川明参以根入药，其植株的形态特征与明党参相近，根的性状特征也较难与明党参区分，常与明党参混淆。

★ 羌活 *Notopterygium incisum* Ting ex H. T. Chang

别名： 蚕羌、裂叶羌活。| **药材名：** 羌活（根茎和根）。

植物形态

多年生草本。根茎粗壮。茎直立，中空，表面淡紫色，有纵直细条纹。基生叶及茎下部叶有长柄；叶为 3 回三出羽状复叶，小叶 3~4 对，末回裂片边缘缺刻状浅裂至羽状深裂；茎上部叶简化成鞘状，近于无柄。复伞形花序顶生或腋生；花瓣白色或绿白色，卵形或长圆状卵形，顶端圆钝，反折。分果长圆形，主棱均扩展为翅，翅等宽或不等宽，棱槽具 3 条油管，合生面具 6 条油管。花期 7~8 月，果期 8~9 月。

生境分布： 生于海拔 1600~5000m 的林缘或灌丛下。分布于陕西、甘肃、青海、四川、西藏等地。

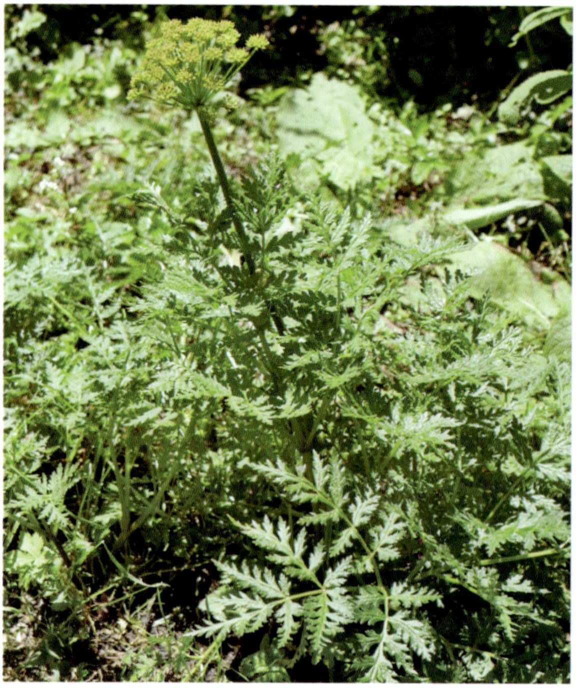

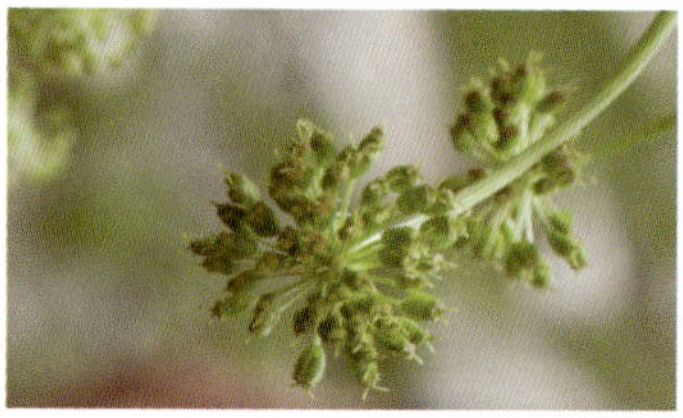

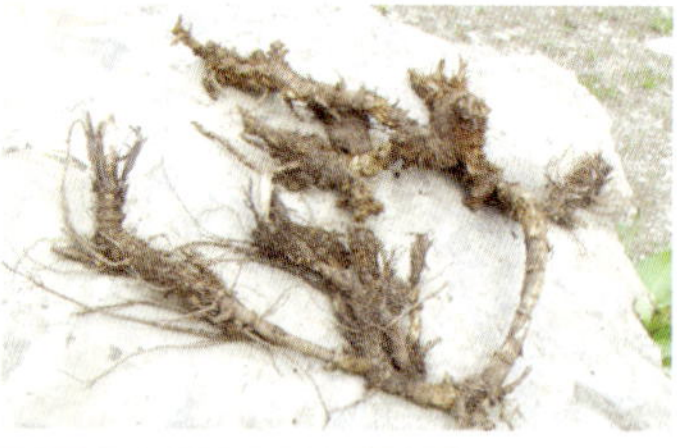

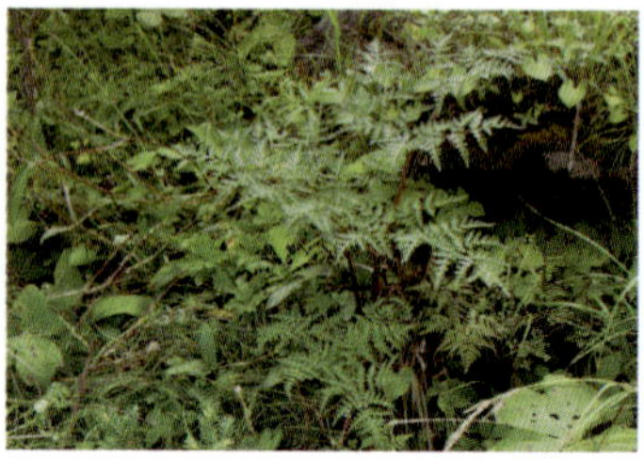

药材性状

羌活

圆柱状，略弯曲，长4~13cm，直径0.6~2.5cm，顶端具茎痕。表面棕褐色至黑褐色，外皮脱落处呈黄色。节间缩短，呈紧密隆起的环状，形似蚕，习称“蚕羌”；节间延长，形如竹节状，习称“竹节羌”。节上有多数点状或瘤状突起的根痕及棕色破碎鳞片。体轻，质脆，易折断，断面不平整，有多数裂隙，皮部黄棕色至暗棕色，油润，有棕色油点，木部黄白色，射线明显，髓部黄色至黄棕色。气香，味微苦而辛。

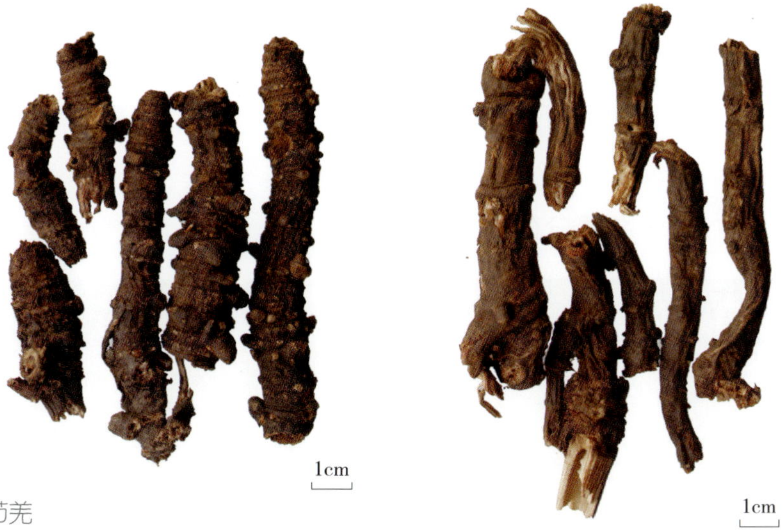

蚕羌 | 竹节羌

性味	辛、苦，温。
功效	解表散寒，祛风除湿，止痛。
主治	风寒感冒，头痛项强，风湿痹痛，肩背酸痛。
用量用法	3~10g。

附　注：《中国药典》2015年版记载同属植物宽叶羌活与羌活的干燥根茎和根同等入药。

★ 茴香 *Foeniculum vulgare* Mill.

别名： 小茴、香丝菜。| **药材名：** 小茴香（果实）。

植物形态

多年生草本，全株无毛，有强烈香气。茎直立，上部分枝开展。叶卵圆形至广三角形，3~4 回羽状分裂，深绿色，末回裂片线形至丝状；茎下部的叶柄长 7~14mm，基部鞘状，上部的叶柄一部分或全部呈鞘状。复伞形花序顶生或侧生，顶生的伞形花序大；花序梗长 4~25cm；伞幅 8~30；花黄色，有梗；萼齿不明显；花瓣倒卵形。双悬果卵状长圆形，光滑，侧扁；分果有 5 条隆起的纵棱，每个棱槽中有油管 1 条，合生面有 2 条。花期 6~7 月，果期 10 月。

生境分布： 常见栽培。分布于全国各地。

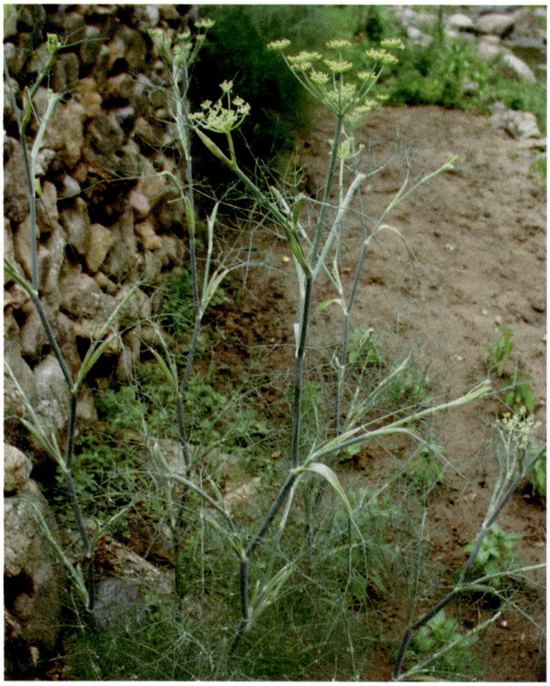

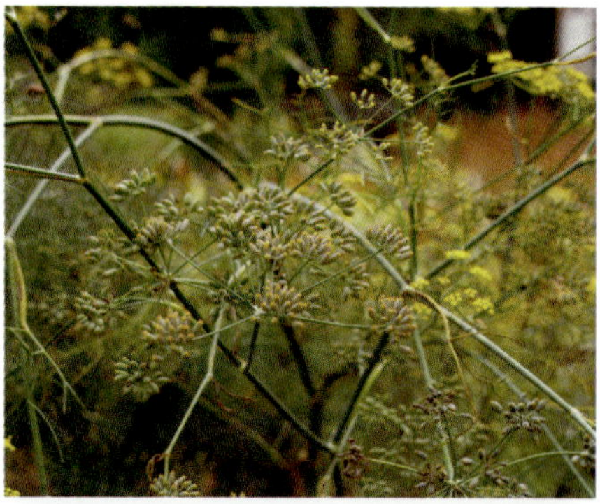

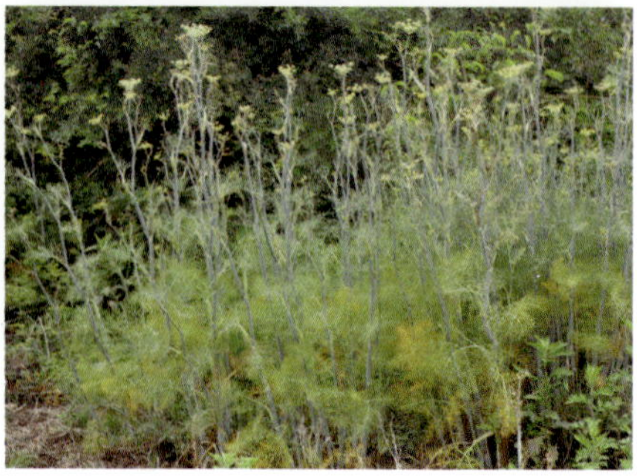

药材性状

小茴香

本品为双悬果，呈圆柱形，有的稍弯曲，长4~8mm，直径1.5~2.5mm。表面黄绿色或淡黄色，两端略尖，顶端残留有黄棕色突起的柱基，基部有时有细小的果梗。分果呈长椭圆形，背面有纵棱5条，接合面平坦而较宽。横切面略呈五边形，背面的四边约等长。有特异香气，味微甜、辛。

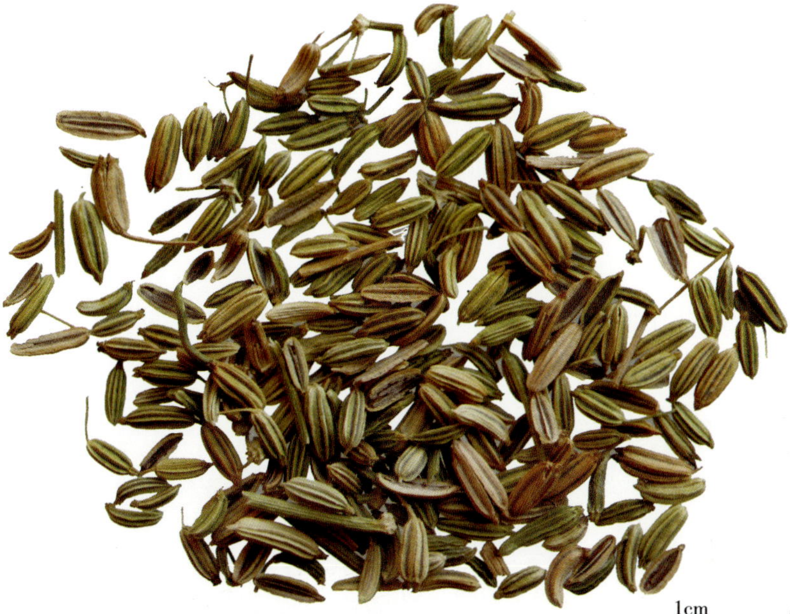

小茴香

性味	辛，温。
功效	散寒止痛，理气和胃。
主治	寒疝腹痛，睾丸偏坠，痛经，少腹冷痛，脘腹胀痛，食少吐泻。
用量用法	3~6g。

附　注：木兰科（八角科）植物八角茴香的果实入药，简称“茴香”，常与茴香混淆。

★ 川芎 *Ligusticum chuanxiong* Hort.

别名： 芎䓖、小叶川芎。| **药材名：** 川芎（根茎）。

植物形态

株高 0.5~1m。根茎粗，节显著膨大，节间短。茎直立，具纵沟纹，有分枝。基生叶叶柄长 10~20cm，叶片卵状三角形，3~4 回三出羽状全裂，羽片 4~6 对，末回裂片羽状半裂；茎生叶与基生叶相似，简化，1 回羽状分裂。复伞形花序顶生或侧生；总苞片 5~6（~10）枚，线形；伞幅 15~30 个；小总苞片，线形，较花梗短，反折；萼齿不发育；花瓣白色，倒卵形。果椭圆状卵形；棱槽内油管 1~3（~4）条，合生面油管 4~6 条。花期 7~8 月，果期 9~10 月。

生境分布： 均为栽培。主要栽培于四川，现内蒙古、陕西、河南、甘肃、湖北等地亦有引种栽培。

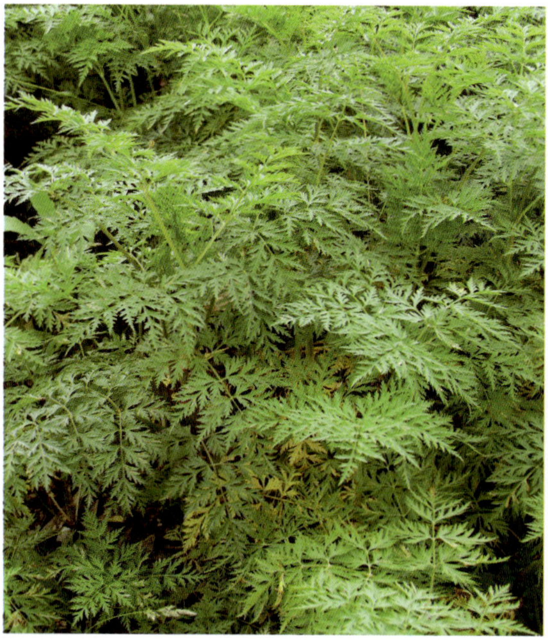

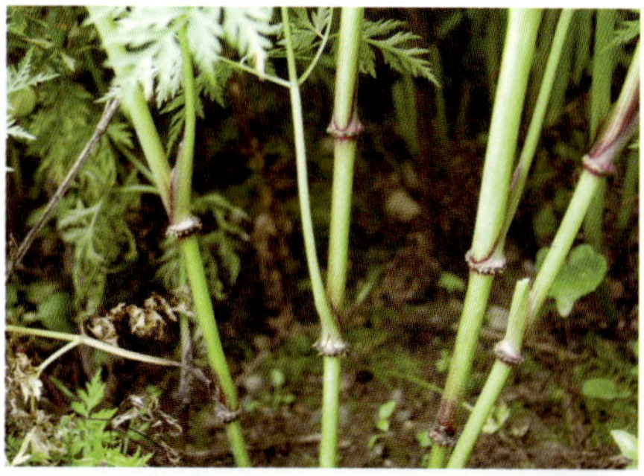

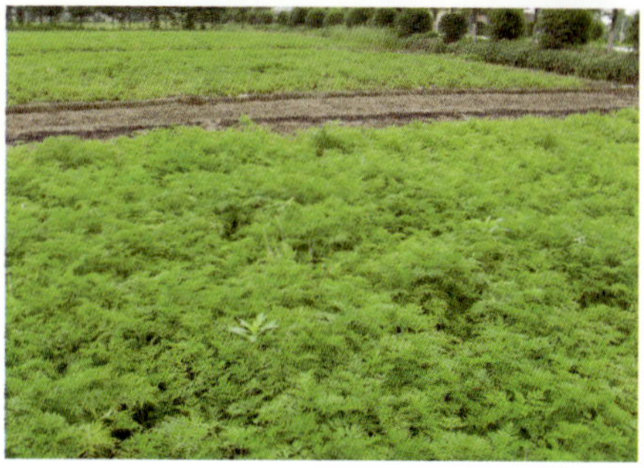

药材性状

川芎

本品为不规则结节状拳形团块，直径2~7cm。表面黄褐色，粗糙皱缩，有多数平行隆起的轮节，顶端有凹陷的类圆形茎痕，下侧及轮节上有多数小瘤状根痕。质坚实，不易折断，断面黄白色或灰黄色，散有黄棕色的油室，形成层环呈波状。气浓香，味苦、辛，稍有麻舌感，微回甜。

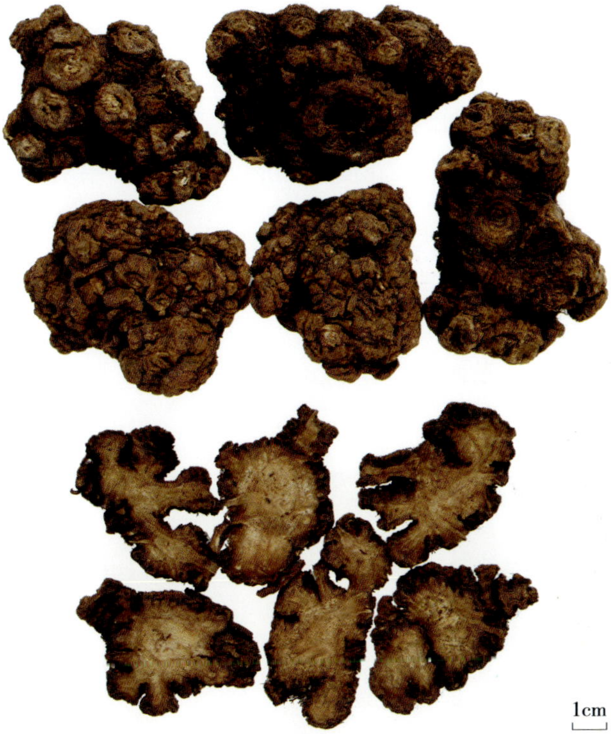

1cm 川芎

性味	辛，温。
功效	活血行气，祛风止痛。
主治	胸痹心痛，胸胁刺痛，跌扑肿痛，月经不调，经闭痛经，癥瘕腹痛，头痛，风湿痹痛。
用量用法	3~10g。

★紫花前胡 *Angelica decursiva* (Miq.) Franch. et Sav.

别名： 土当归。| **药材名：** 紫花前胡（根）。

植物形态

多年生草本。茎直立，圆柱形，具浅纵沟纹，光滑，紫色，上部分枝，被柔毛。基生叶有长柄，基部有宽阔叶鞘；叶片坚纸质，三角状宽卵形，三出式1~2回羽状分裂，末回裂片椭圆形或长卵形，上表面深绿色，下表面绿白色，边缘锯齿较密；茎上部叶逐渐退化为细小叶片，紫色叶鞘膨大成兜状。复伞形花序顶生和侧生，伞幅紫色；总苞片卵圆形，呈宽阔鞘状；小总苞片披针形；花瓣卵圆形，深紫色。果实椭圆形，背部扁平。花期8~9月，果期10月。

生境分布： 生于山坡、林缘、灌丛或草地。分布于河南、山东、江苏、安徽、浙江、江西、台湾、湖北、湖南、广西、广东、四川等地。

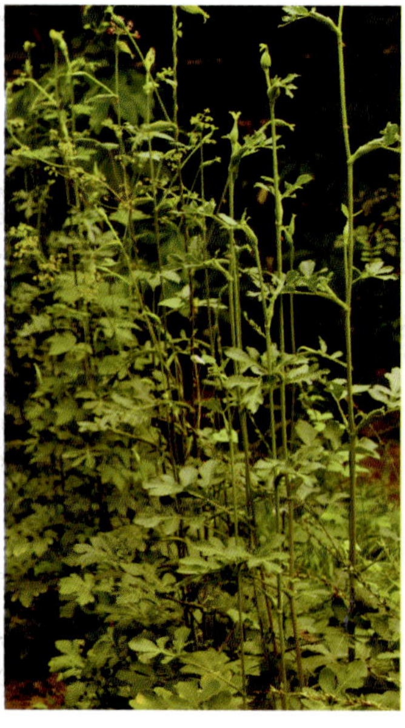
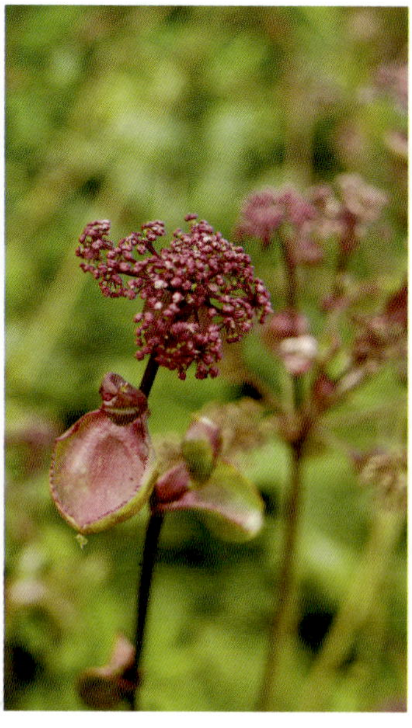
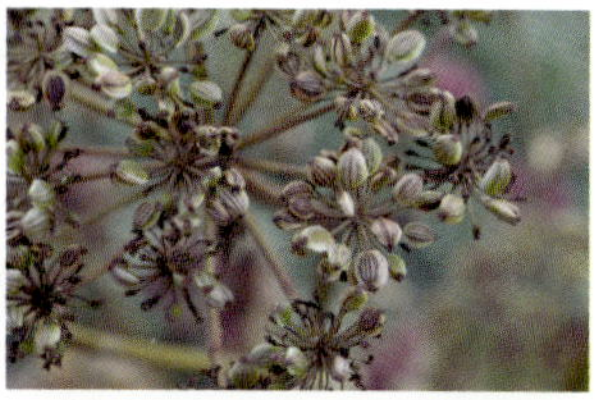
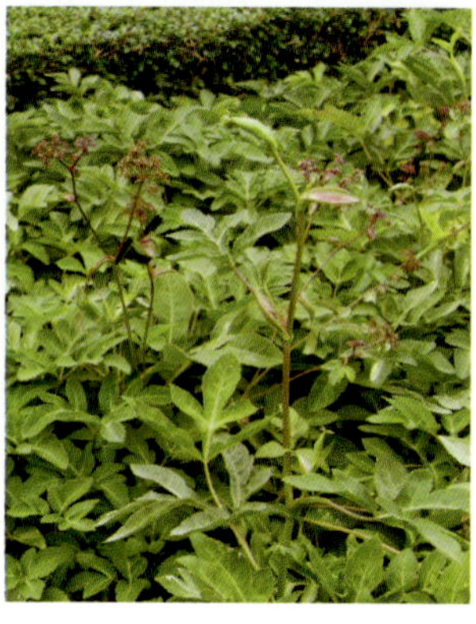

药材性状

紫花前胡

多不规则圆柱形、圆锥形或纺锤形，主根较细，有少数支根，长 3~15cm，直径 0.8~1.7cm。表面棕色至黑棕色，根头部偶有残留茎基和膜状叶鞘残基，有浅直细纵皱纹，可见灰白色横向皮孔样突起和点状须根痕。质硬，断面类白色，皮部较窄，散有少数黄色油点。气芳香，味微苦、辛。

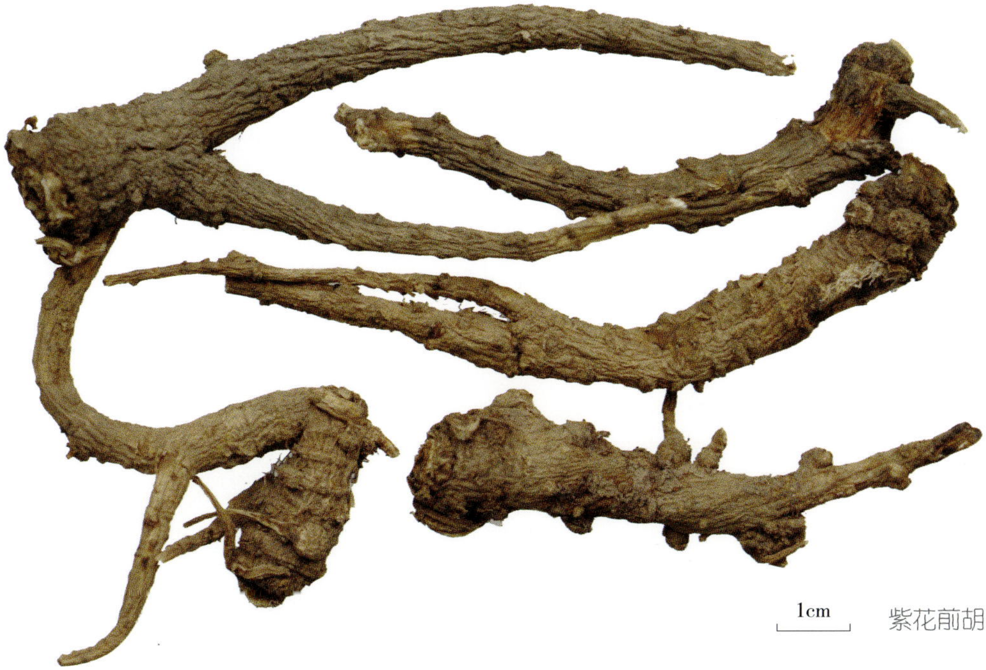

1cm 紫花前胡

性味	苦、辛，微寒。
功效	降气化痰，散风清热。
主治	痰热喘满，咳痰黄稠，风热咳嗽痰多。
用量用法	3~9g，或入丸、散。

马钱科

★ 马钱 *Strychnos nux-vomica* L.

别名：番木鳖。| 药材名：马钱子（种子）。

植物形态

乔木，树干直立。叶对生，叶柄长4~6mm，叶片革质，椭圆形、卵形至广卵形，全缘，上表面深绿色，下表面色较淡，均光滑无毛，主脉5条，在下面隆起。聚伞花序顶生，被柔毛；花较小，灰白色；花萼绿色，5裂，裂片卵圆形，密被短柔毛；花冠筒状，花冠筒内侧近基部被长柔毛；雄蕊着生于花冠筒喉部，几无花丝；子房上位，卵形，花柱细长，柱头头状。浆果球形，成熟时橙色。种子表面灰黄色，密被银色绒毛。

生境分布： 生于热带山地林中，或栽培。原产于印度、越南、泰国、缅甸、斯里兰卡，我国福建、台湾、广东、广西、海南、云南南部有栽培。

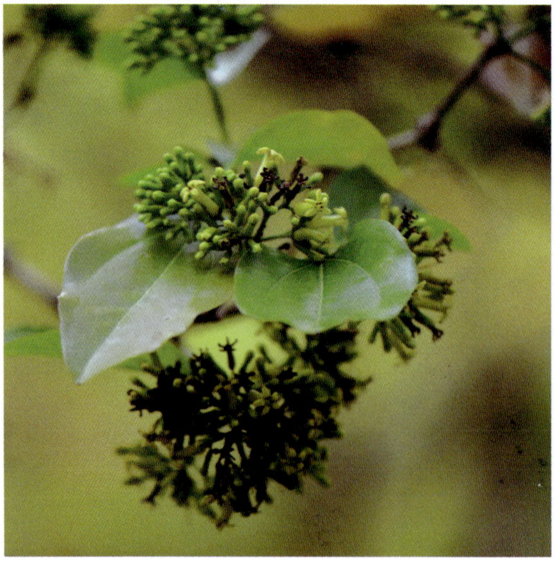

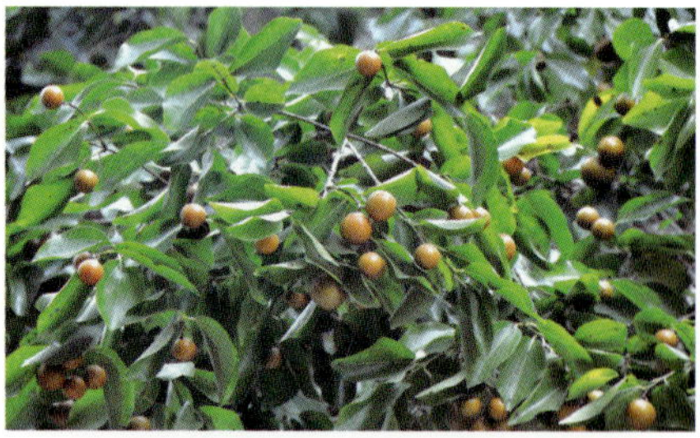

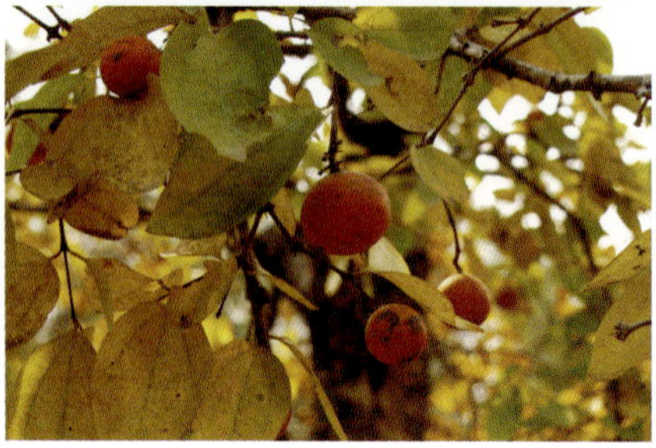

药材性状

马钱子

纽扣状圆板形，常一面隆起，一面稍凹下，直径 1.5~3cm，厚 0.3~0.6cm。表面密被灰棕色或灰绿色绢状茸毛，自中间向四周呈辐射状排列，有丝样光泽。边缘稍隆起，较厚，有突起的珠孔，底面中心有突起的圆点状种脐。质坚硬，平行剖面可见淡黄白色胚乳，角质状；子叶心形，叶脉 5~7 条。气微，味极苦。

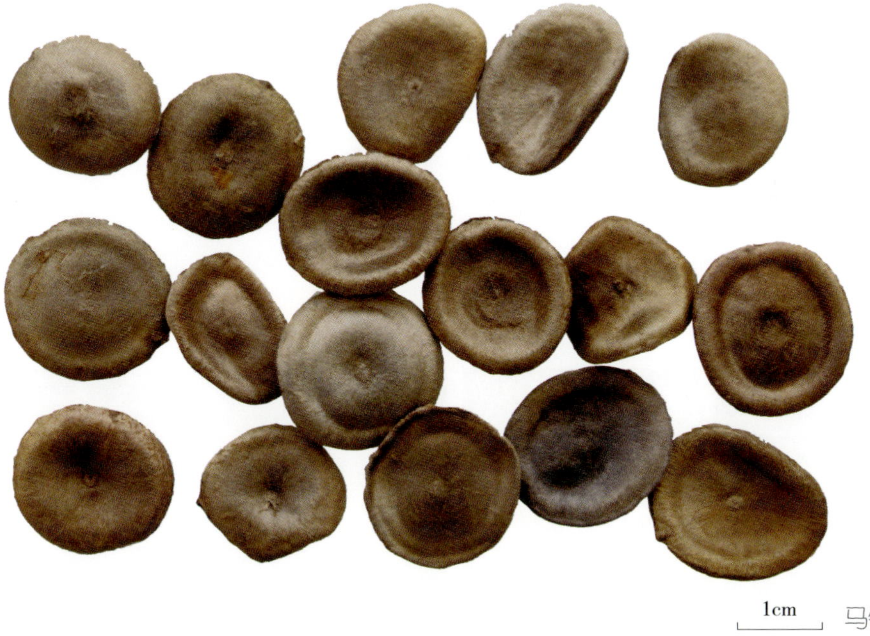

马钱子

性味	苦，温；有大毒。
功效	通络止痛，散结消肿。
主治	跌打损伤，骨折肿痛，风湿顽痹，麻木瘫痪，痈疽疮毒，咽喉肿痛。
用量用法	0.3~0.6g；炮制后入丸、散。孕妇禁用；不宜多服久服及生用；运动员慎用；有毒成分能经皮肤吸收，外用不宜大面积涂敷。

钩吻 *Gelsemium elegans* (Gardn. et Champ.) Benth.

别名：胡蔓草、断肠草、烂肠草。| **药材名：**断肠草（全株）。

植物形态

缠绕藤本，枝光滑。叶对生，卵形至卵状披针形，全缘。花密集，黄色，组成顶生和腋生的三歧聚伞花序；每分枝基部有苞片 2 枚，苞片小而狭；萼片 5 枚，分离；花冠黄色，漏斗状，内面有淡红色斑点，裂片卵形，比花冠筒短；雄蕊 5 枚，着生于花冠筒基部，与花冠裂片互生；花柱丝状，柱头 4 浅裂，子房 2 室，有胚珠多枚。蒴果卵形，分裂为 2 个 2 裂的果瓣，有宿萼。种子有膜质的翅。花期 5~11 月，果期 7 月至翌年 3 月。

生境分布：生于丘陵、疏林或灌丛。分布于浙江、福建、湖南、广东、广西、贵州、云南等地。

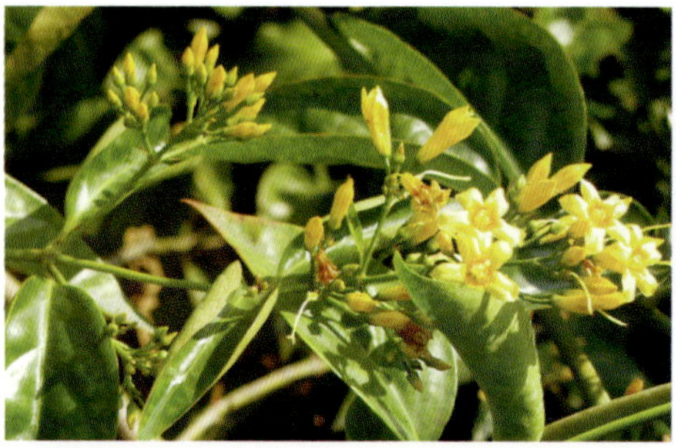

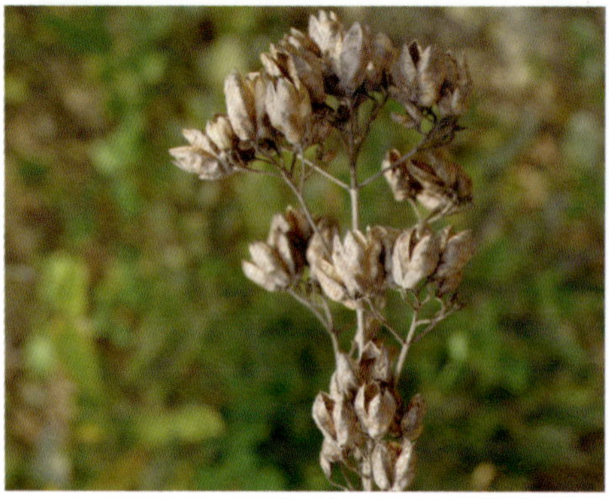

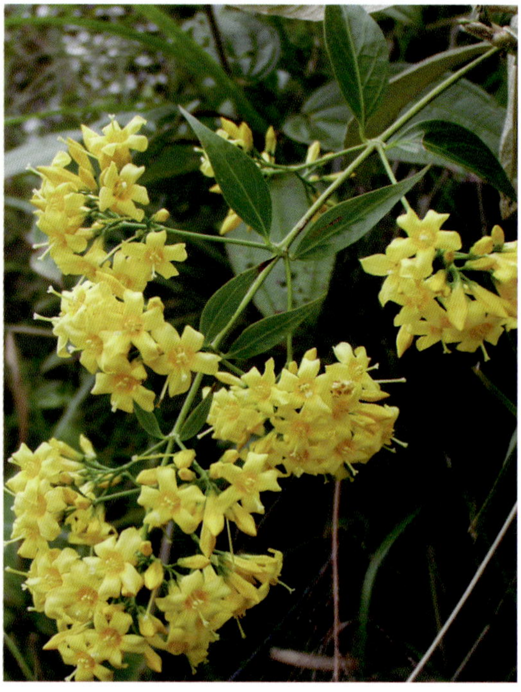

药材性状

断肠草

茎呈圆柱形，直径 0.5~5cm，表面灰黄色至黄褐色，具深纵沟及横裂隙；幼茎较光滑，黄绿色或黄棕色，具细纵纹及纵向椭圆形突起的点状皮孔。节稍膨大，可见叶柄痕。质坚，不易折断，断面不整齐，皮部黄棕色，木部淡黄色，具放射状纹理，密布细孔，髓部褐色或中空。叶不规则皱缩，呈卵形或卵状披针形，长 4~8cm，宽 2~4cm，先端渐尖，基部楔形或钝圆，叶脉于下表面突起，侧脉 4~5 对，上表面灰绿色至淡棕褐色，下表面色较浅。气微，味微苦。

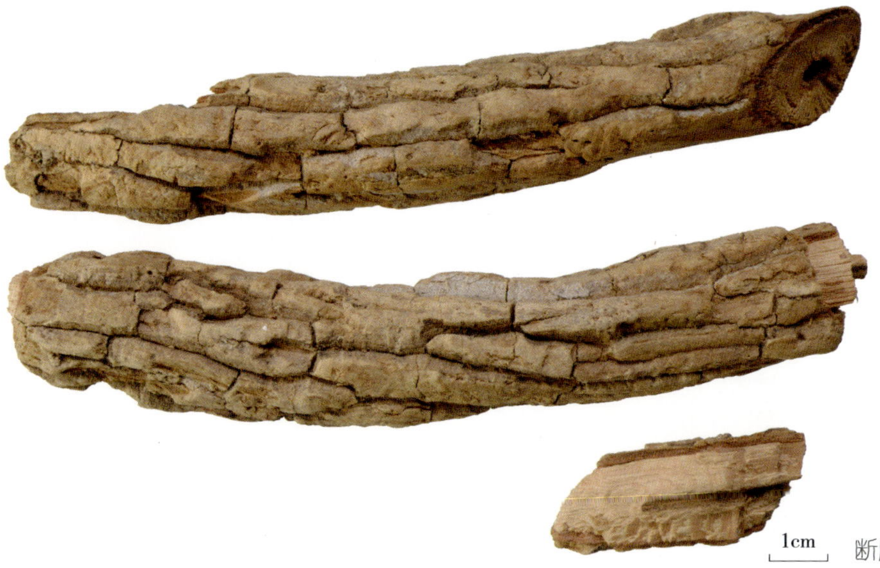

断肠草

性味	辛、苦，温；有大毒。
功效	祛风攻毒，散结消肿，止痛。
主治	疥癣，湿疹，瘰疬，痈肿，疔疮，跌打损伤，风湿痹痛，神经痛。
用量用法	外用适量，捣敷、研末调敷、煎水洗或烟熏。

龙胆科

★ 小秦艽 *Gentiana dahurica* Fisch.

别名：兴安龙胆、达乌里秦艽。| **药材名**：秦艽（根）。

植物形态

多年生草本，基部为残存的纤维状叶鞘所包围。根长圆锥形，黄褐色。茎常斜升。叶对生，披针形，具三出脉；茎基部的叶较大，密集成束状。聚伞花序顶生或腋生，花 1~3 朵；花萼筒状，稀一侧浅裂，膜质，裂片大小不等，条形；花冠筒状钟形，蓝色或深蓝色，喉部具多数黄色斑点，裂片卵形，钝尖，褶三角形，边缘有齿状缺刻；雄蕊 5 枚；子房矩圆形，花柱短。蒴果矩圆形，无柄。种子椭圆形。花、果期 7~9 月。

生境分布：生于海拔 1500~4500m 的高山草丛、山区荒地。分布于河北、山西、内蒙古、陕西、宁夏、甘肃、青海、新疆、四川、西藏等地。

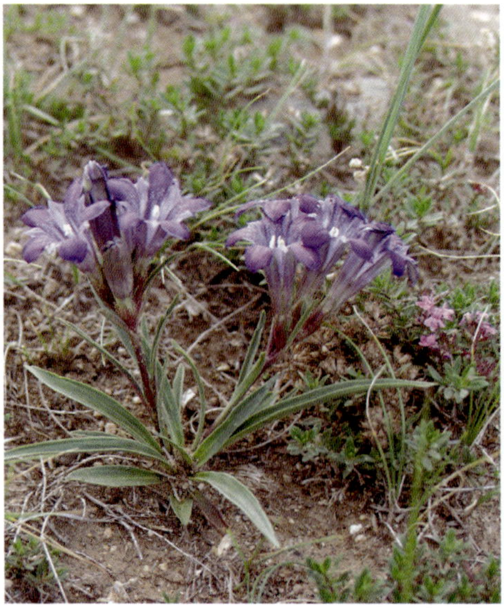
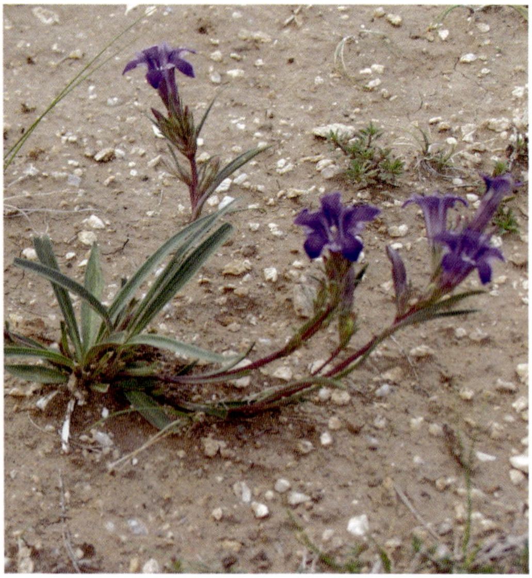

药材
性状

秦艽

类圆锥形或类圆柱形，长 8~15cm，直径 0.2~1cm。表面棕黄色，有纵向或扭曲的纵皱纹。主根通常 1 个，残存的茎基有纤维状叶鞘，下部多分枝。质脆，易折断，断面黄白色。气特异，味苦、微涩。

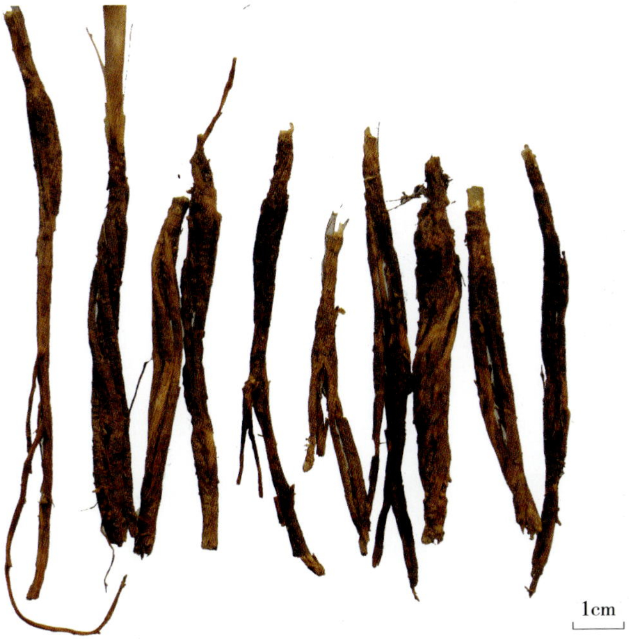

秦艽

性味	苦、辛，平。
功效	祛风湿，清湿热，止痹痛，退虚热。
主治	风湿痹痛，中风半身不遂，筋脉拘挛，骨节酸痛，湿热黄疸，骨蒸潮热，小儿疳积发热。
用量用法	3~10g。

附 注：《中国药典》2015 年版记载同属植物秦艽、麻花秦艽、粗茎秦艽与小秦艽的干燥根同等入药。

★ 红花龙胆 *Gentiana rhodantha* Franch.

别名：红龙胆、龙胆草。| **药材名**：红花龙胆（全草）。

植物形态

多年生草本。根数条丛生，稍肉质。茎直立，数个丛生，基部略呈方形，紫色或绿色，节稍膨大。基生叶呈莲座状，椭圆形、倒卵形或卵形；茎生叶对生，叶片革质，卵状三角形，边缘具细锯齿，两面无毛；具三出脉。花单生于枝顶或叶腋，无花梗；花萼筒状，膜质；花冠淡红色，带紫色条纹，5裂，裂片卵形或卵状三角形，褶不对称，宽三角形，先端具细长的流苏；雄蕊着生于花冠筒下部；子房椭圆形。蒴果内藏或仅先端外露，长椭圆形。种子近圆形，具狭翅。花、果期10月至翌年2月。

生境分布：生于海拔500~1800m的高山灌丛中或林边草地。分布于西南及陕西、甘肃、河南、湖北、广西等地。

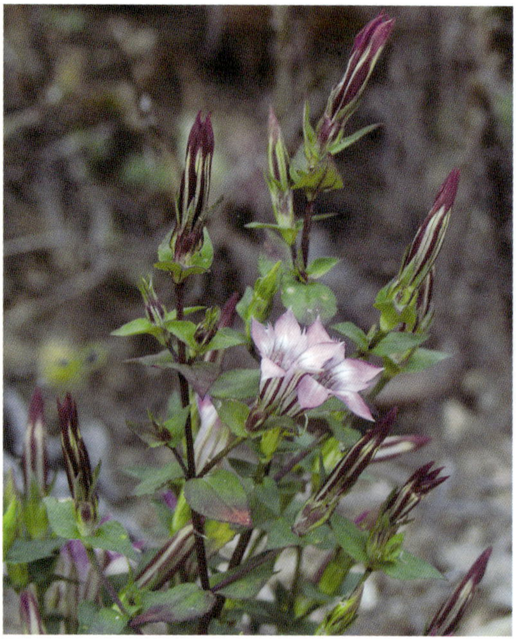

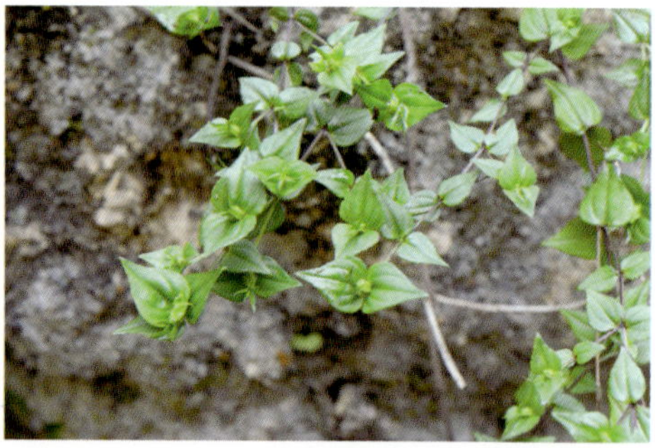

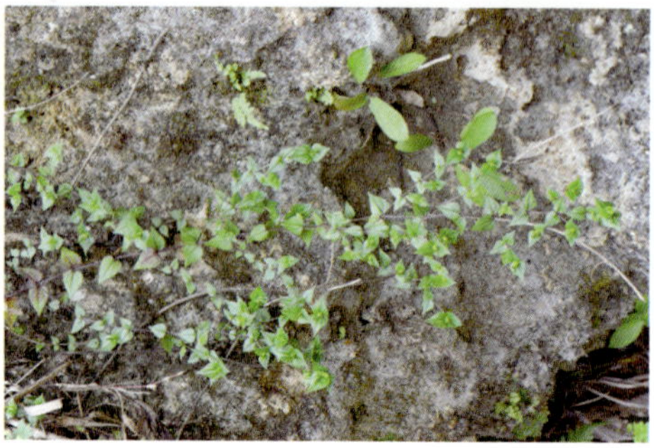

药材性状

红花龙胆

本品长 30~60cm。根茎短，具数条细根；根直径 1~2mm，表面浅棕色或黄白色。茎具棱，直径 1~2mm，黄绿色或带紫色，质脆，断面中空。花单生于枝顶及上部叶腋，花萼筒状，5 裂；花冠喇叭状，长 2~3.5cm，淡紫色或淡黄棕色，先端 5 裂，裂片间褶流苏状。蒴果狭长，2 瓣裂。种子扁卵形，长约 1mm，具狭翅。气微清香，茎叶味微苦，根味极苦。

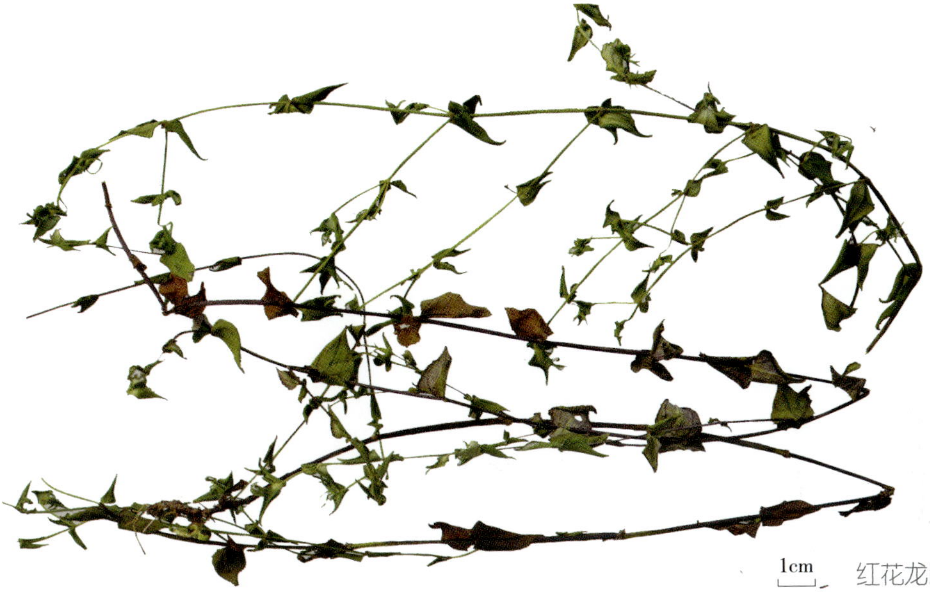

红花龙胆

性味	苦，寒。
功效	清热除湿，解毒，止咳。
主治	湿热黄疸，小便不利，肺热咳嗽。
用量用法	9~15g。

附　注：红花龙胆的干燥全草与小檗科植物桃儿七的干燥根和根茎易混淆入药。

★ 坚龙胆 *Gentiana rigescens* Franch.

别名：滇龙胆。| **药材名：**龙胆（根和根茎）。

植物形态

多年生草本。茎直立或斜升，木质化，单一或分枝，常带紫褐色。叶对生，近革质，卵状矩圆形，具三出脉，钝尖，边缘反卷。聚伞花序顶生或腋生；花紫红色，具短梗或几无梗；花萼钟状，裂片披针形；花冠筒状钟形，顶端 5 裂，裂片卵状椭圆形，褶不对称，三角形；雄蕊着生于花冠筒的近基部。蒴果矩圆形，柄长约 1cm。种子多数，表面蜂窝状。花、果期 8~10 月。

生境分布：生于海拔 1100~3000m 的山坡草丛、山谷、灌丛或林间。分布于贵州、四川和云南等地。

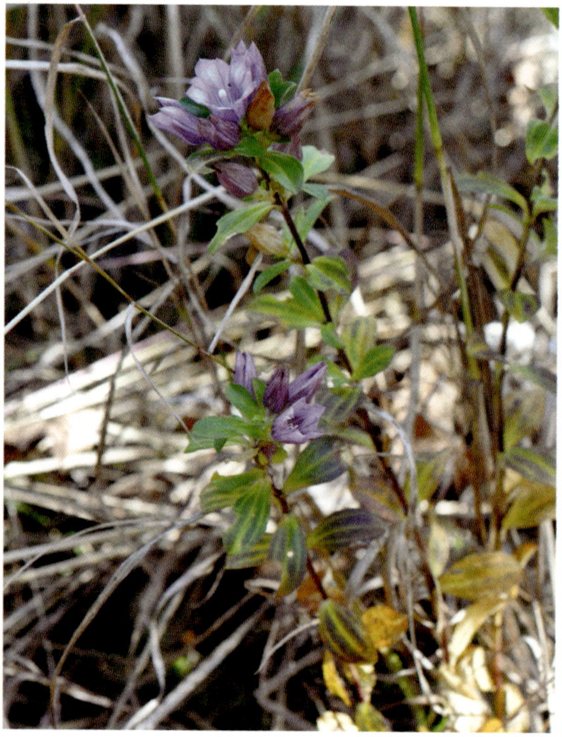

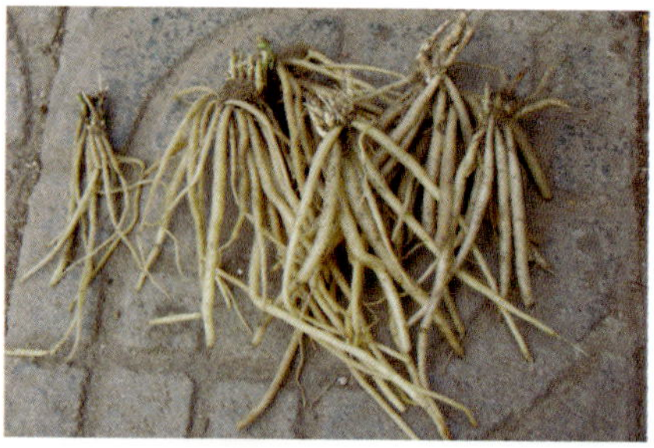

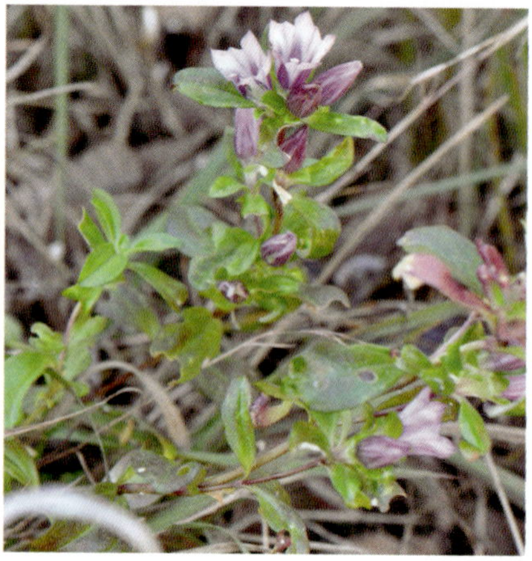

药材性状

龙胆

根茎呈不规则的块状，长 1~3cm，直径 0.3~1cm；表面暗灰棕色或深棕色，上端有茎痕或残留茎基，周围和下端着生多数细长的根。根圆柱形，直径 0.2~0.5cm；表面淡黄色或黄棕色，无横皱纹，外皮膜质，易脱落，木部黄白色，易与皮部分离。质脆，易折断。气微，味甚苦。

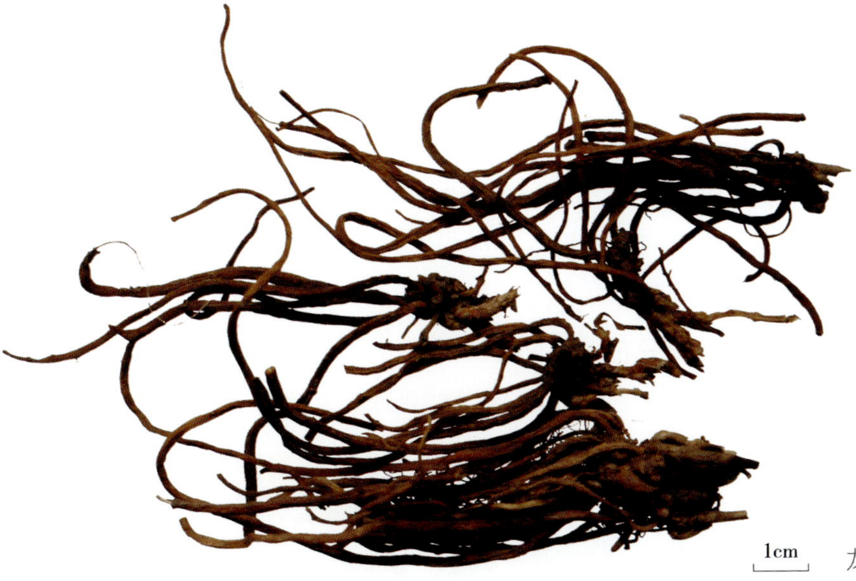

龙胆

性味	苦，寒。
功效	清热燥湿，泻肝胆火。
主治	湿热黄疸，阴肿阴痒，带下病，湿疹瘙痒，肝火目赤，耳鸣耳聋，胁痛口苦，强中，惊风抽搐。
用量用法	3~6g。

附　注：《中国药典》2015 年版记载同属植物龙胆、三花龙胆、条叶龙胆与坚龙胆的干燥根和根茎同等入药。

夹竹桃科

★ 络石 *Trachelospermum jasminoides* (Lindl.) Lem.

别名：爬墙虎、石龙藤。| 药材名：络石藤（带叶藤茎）。

植物形态

常绿木质藤本，具乳汁。茎褐色，多分枝，嫩枝被柔毛。叶对生，具短柄，幼时被灰褐色柔毛，后脱落；叶片卵状披针形或椭圆形，全缘，被细柔毛。聚伞花序腋生或顶生；花白色，高脚碟状；萼小，5 深裂，花萼管外被细柔毛；花冠筒中部膨大，花冠 5 裂，裂片反卷，右向旋转排列，花冠外面和喉部也有柔毛；雄蕊着生于花冠筒中部。蓇葖果长圆形，近于水平展开。种子线形而扁，褐色，顶端具种毛。花期 4~5 月，果熟期 10 月。

生境分布： 生于山野、荒地，常攀缘附生在石上、墙上或其他植物上。除新疆、青海、西藏及东北地区外，其他地区均有分布。

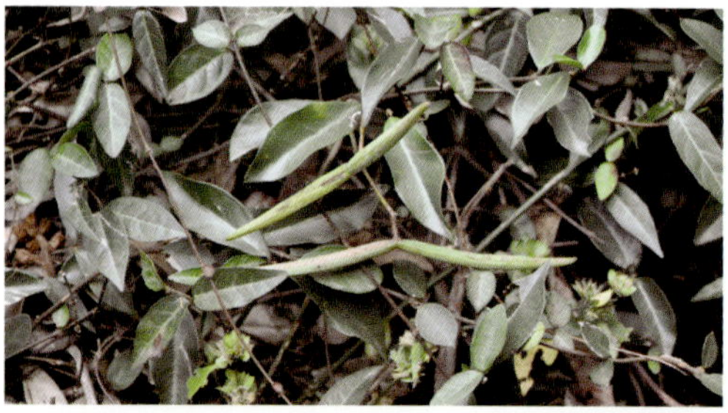
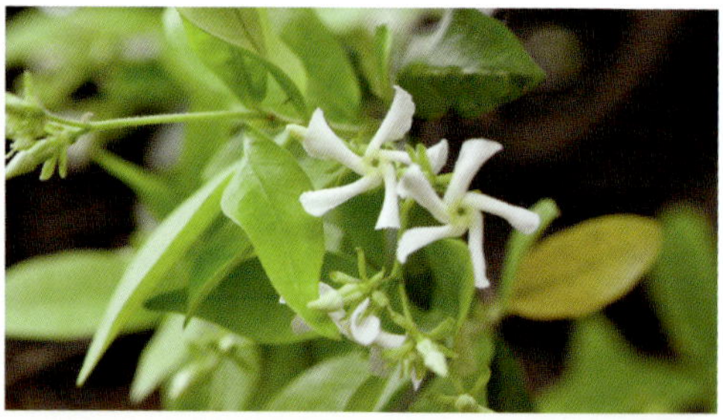
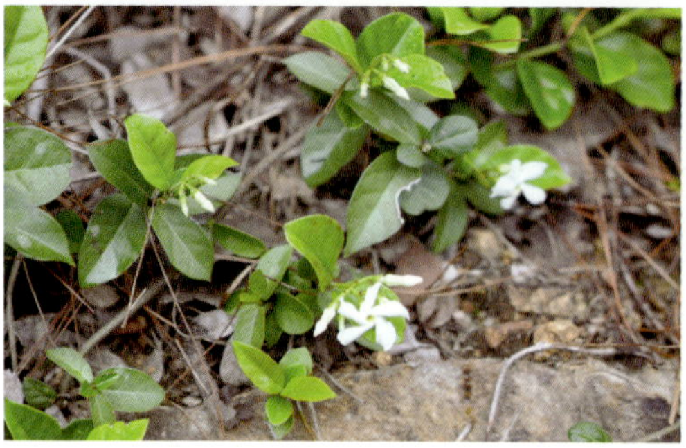
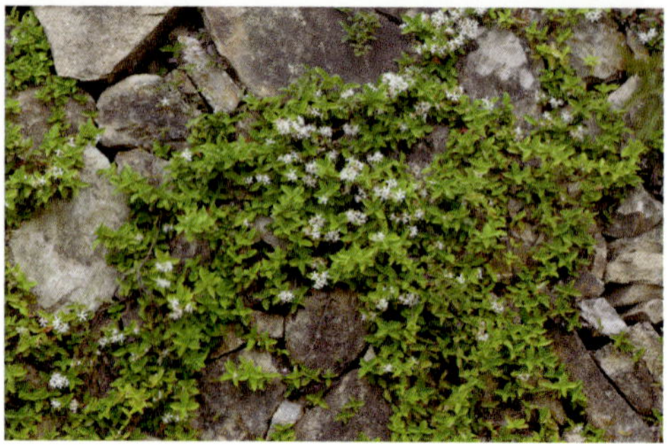

药材性状

络石藤

茎呈圆柱形，弯曲，多分枝，长短不一，直径1~5mm；表面红褐色，有点状皮孔及不定根；质硬，断面淡黄白色，常中空。叶对生，有短柄；完整者展平后叶片呈椭圆形或卵状披针形，长1~8cm，宽0.7~3.5cm，全缘，略反卷，上表面暗绿色或棕绿色，下表面色较淡，革质。气微，味微苦。

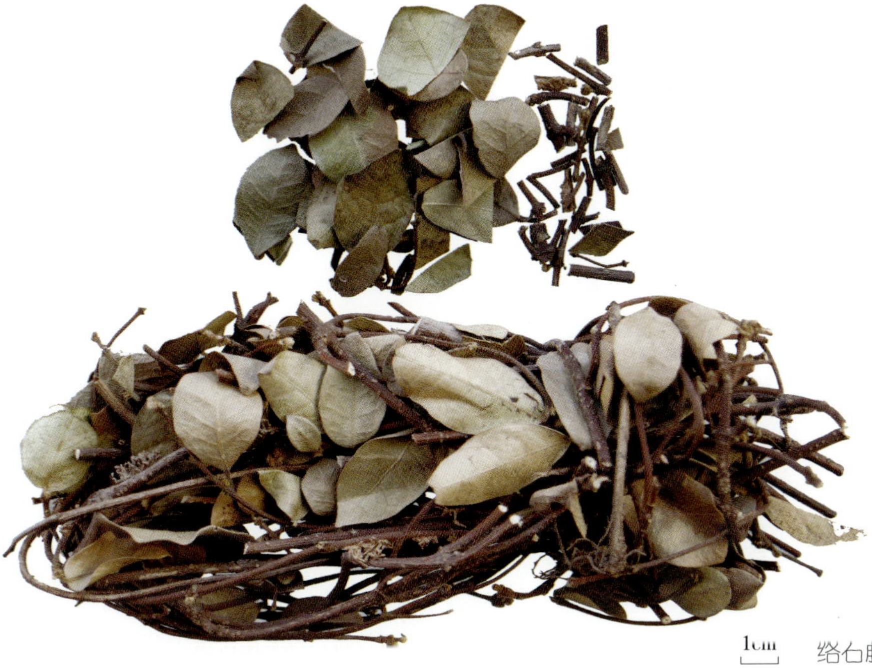

络石藤

性味	苦，微寒。
功效	祛风通络，凉血消肿。
主治	风湿热痹，筋脉拘挛，腰膝酸痛，喉痹，痈肿，跌扑损伤。
用量用法	6~12g。

附　注： 桑科植物薜荔不育枝的枝叶与络石相近，容易混淆。

★ 罗布麻 *Apocynum venetum* L.

别名：红麻、野茶。| **药材名：**罗布麻叶（叶）。

植物形态

多年生草本或亚灌木，具乳汁。茎直立，多分枝。叶对生；叶片椭圆状披针形或卵圆状披针形；叶柄长3~5mm，叶柄间有腺体。聚伞花序顶生；苞片披针形；花萼5深裂，裂片披针形或卵状披针形；花冠钟状，花冠筒长约6mm，花冠裂片比筒部短，粉红色；雄蕊生于花冠筒基部，与花冠附属物互生。蓇葖果，双生，下垂，长角状。种子有毛。花期6~7月，果期7~8月。

生境分布：生于沙漠边缘、河岸、河滩等。分布于辽宁、河北、山西、内蒙古、陕西、甘肃、青海、新疆、河南、山东、江苏、西藏等地。

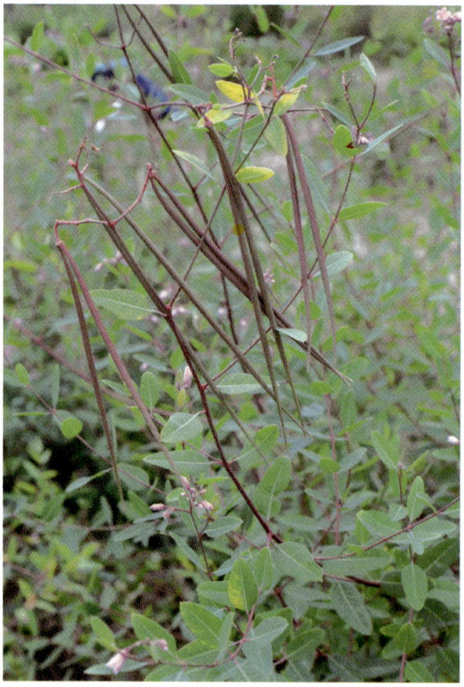

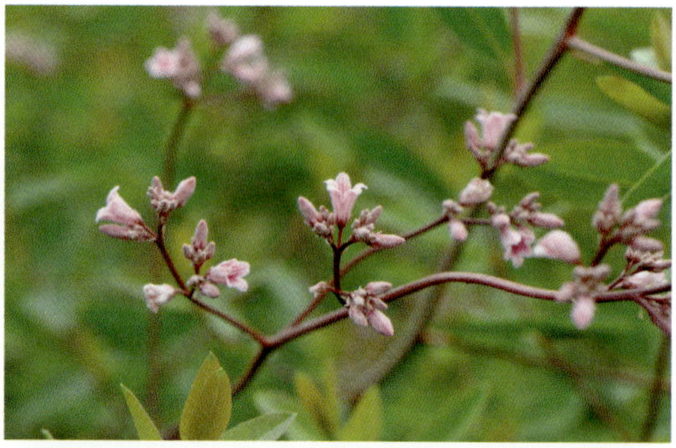

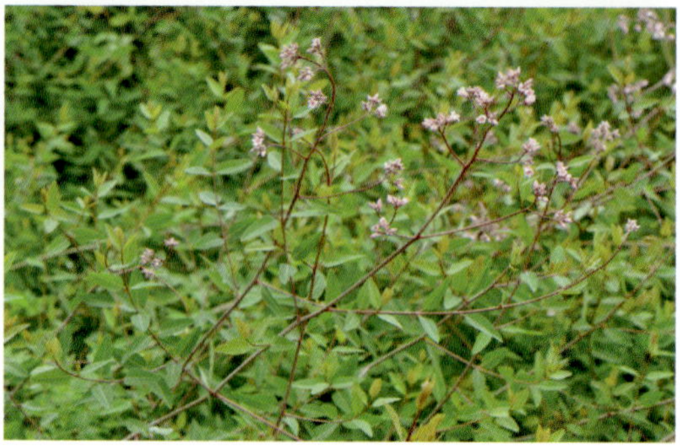

药材性状

罗布麻叶

多皱缩卷曲，有的破碎，完整者展平后呈椭圆状披针形或卵圆状披针形，长2~5cm，宽0.5~2cm，淡绿色或灰绿色，先端钝，有小芒尖，基部钝圆或楔形，边缘具细齿，常反卷，两面无毛，叶脉于下表面突起；叶柄细，长约4mm。质脆。气微，味淡。

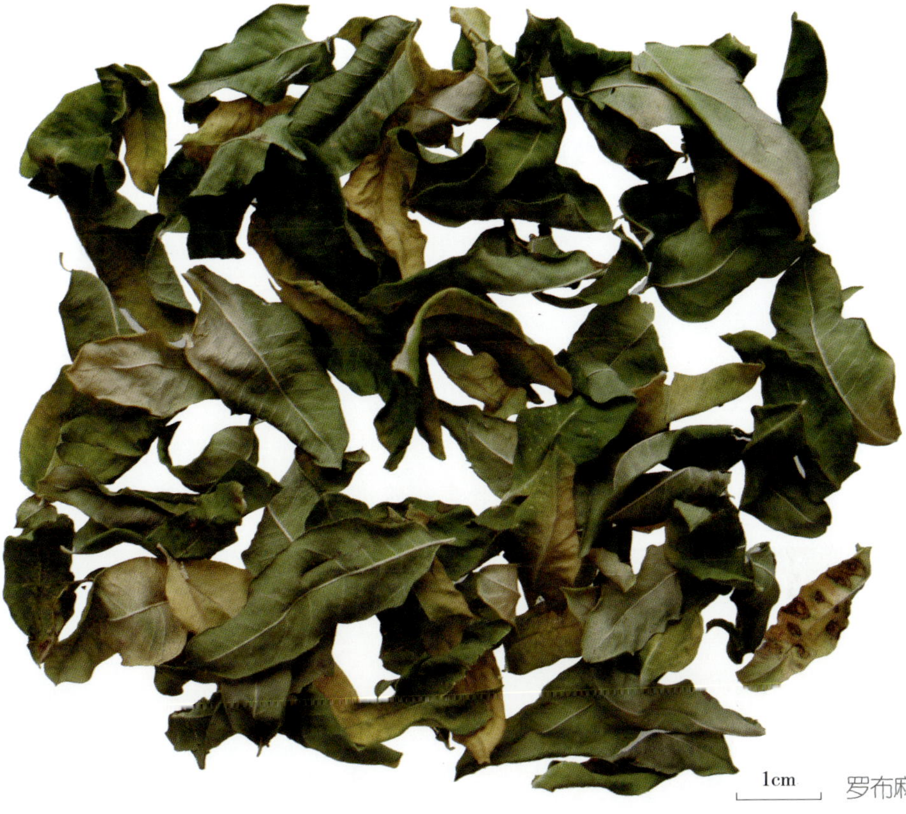

罗布麻叶

性味	甘、苦，凉。
功效	平肝安神，清热利水。
主治	肝阳眩晕，心悸失眠，浮肿尿少。
用量用法	6~12g。

萝藦科

★ 徐长卿 *Cynanchum paniculatum* (Bge.) Kitag.

别名：寥子竹。| 药材名：徐长卿（根和根茎）。

植物形态

多年生直立草本。根细，呈须状，具特殊气味。茎不分枝，无毛或被微毛。叶对生，纸质，披针形至线形，两面无毛或上表面具疏柔毛，叶缘稍反卷有睫毛。圆锥聚伞花序腋生，具花10余朵；花萼内面有或无腺体；花冠黄绿色，近辐状；副花冠裂片5枚；花粉块每室1个，下垂，臂短，平伸；子房椭圆形，柱头五角形。蓇葖果单生，披针状。种子长圆形，顶端具白绢质种毛。花期5~7月，果期9~12月。

生境分布：生于阳坡草丛中。分布于黑龙江、吉林、辽宁、河北、河南、山东、内蒙古、江西、江苏、浙江、福建、湖北、湖南、广东、广西、陕西、甘肃、四川、贵州、云南等地。

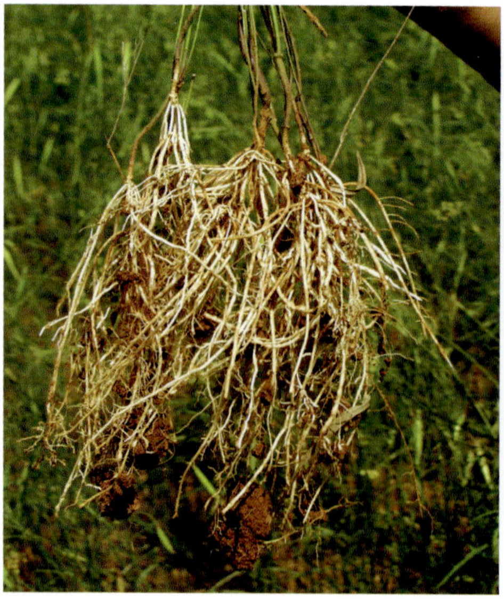

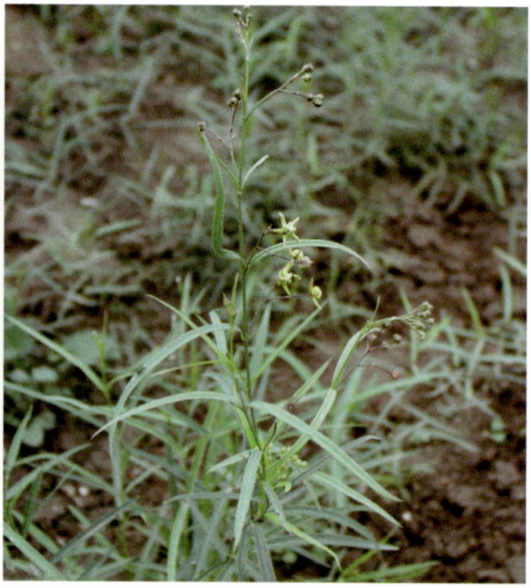

药材性状

徐长卿

根茎呈不规则柱状，有盘节，长 0.5~3.5cm，直径 2~4mm；有的顶端带有残茎，细圆柱形，长约 2cm，直径 1~2mm，断面中空；根茎节处周围着生多数根。根呈细长圆柱形，弯曲，长 10~16cm，直径 1~1.5mm。表面淡黄白色至淡棕黄色，或棕色，具微细的纵皱纹，并有纤细的须根。质脆，易折断，断面粉性，皮部类白色或黄白色，形成层环淡棕色，木部细小。气香，味微辛凉。

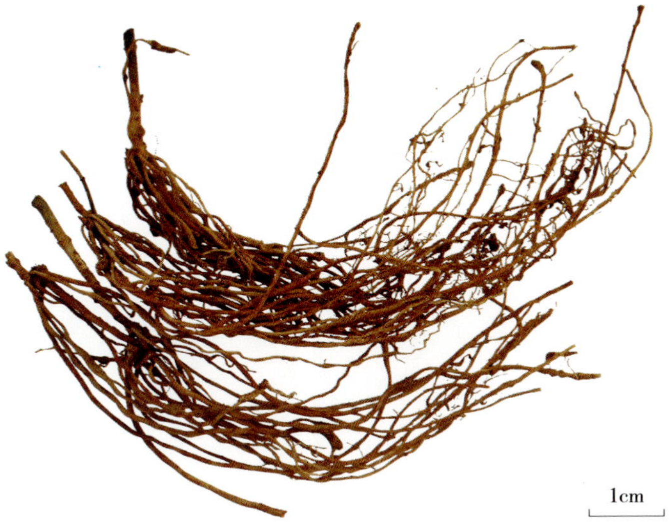

徐长卿

性味	辛，温。
功效	祛风，化湿，止痛，止痒。
主治	风湿痹痛，胃痛胀满，牙痛，腰痛，跌扑伤痛，风疹，湿疹。
用量用法	3~12g，后下。

附　注：较为常见的混淆植物包括萝藦科植物蔓生白薇、柳叶白前、芫花叶白前、竹灵消等。

匙羹藤 *Gymnema sylvestre* Schult.

别名： 武靴藤、羊角藤。| **药材名：** 匙羹藤（叶片）。

植物形态

木质藤本，具乳汁。茎皮灰褐色，具皮孔，幼枝被微毛。叶对生，倒卵形或卵状矩圆形，仅叶脉和叶柄被微毛，叶柄先端具丛生腺体。聚伞花序腋生；萼片内有腺体；花冠绿白色，钟状，裂片 5 枚，向右覆盖；副花冠着生在花冠裂缺下，厚而呈硬条带；雄蕊着生于花冠的基部，并与雌蕊合生为合蕊柱。蓇葖果羊角状，顶端渐尖，基部膨大。种子顶端轮生白绢质种毛。花期 5~9 月，果期 10 月至翌年 1 月。

生境分布： 生于林中或灌丛中。分布于广西、广东、福建、台湾等地。

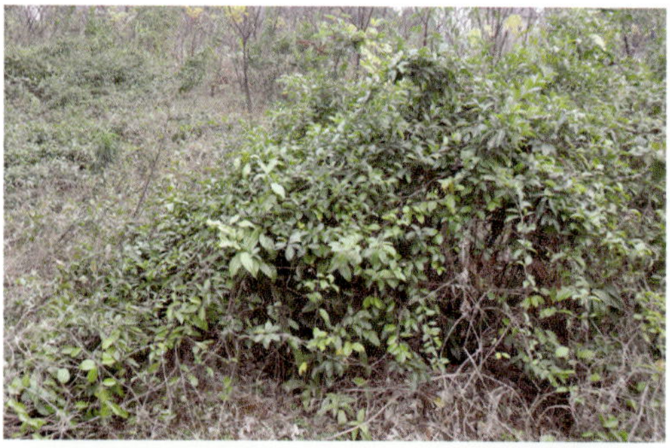
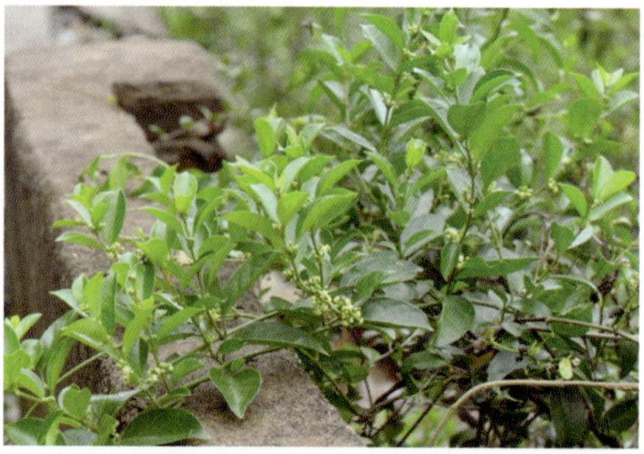
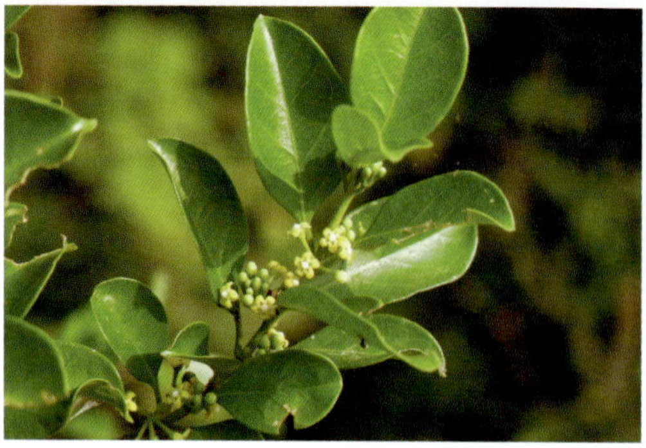
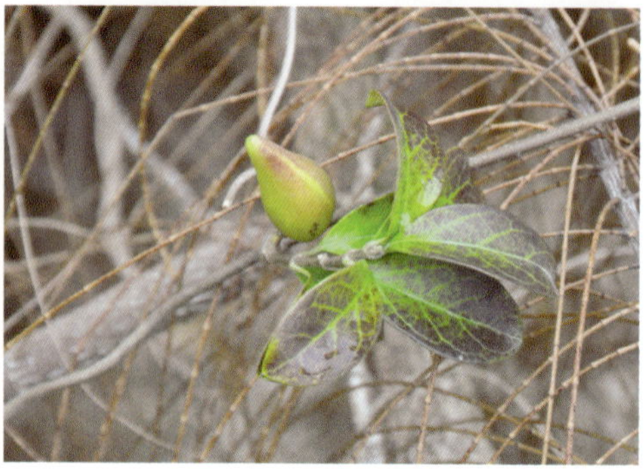

药材性状

匙羹藤

叶片呈倒卵形或卵状长圆形，长 3~8cm，宽 1.5~4cm，仅叶脉被微毛。叶柄长 3~10mm，被短毛。气微，味苦。

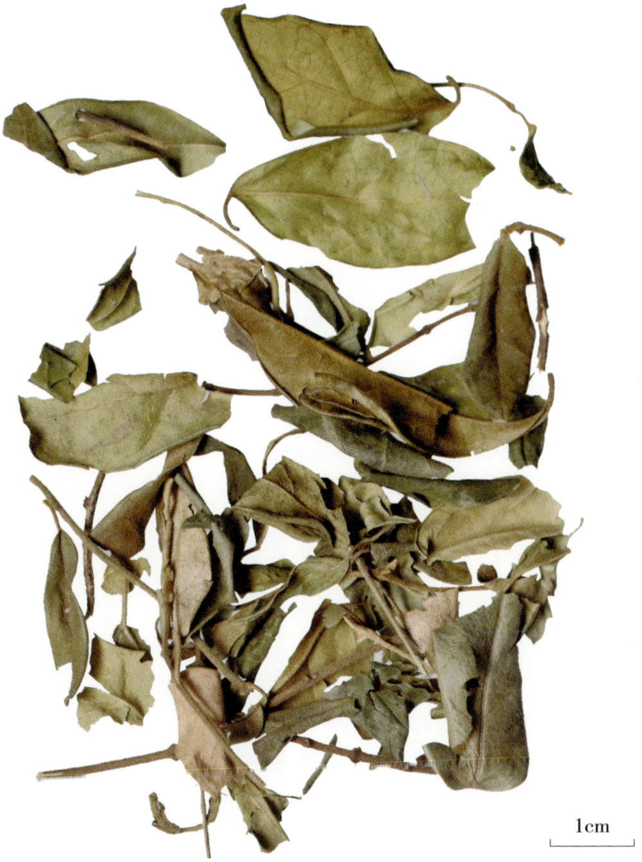

匙羹藤

性味	平，苦。
功效	清热凉血，排脓消肿，止痛生肌。
主治	风湿痹痛，咽喉肿痛，瘰疬，乳痈，疮疖，湿疹，无名肿毒，毒蛇咬伤。
用量用法	15~30g。外用鲜品适量，捣敷。

茄科

★ 枸杞 *Lycium chinense* Mill.

别名：枸杞菜。| 药材名：地骨皮（根皮）。

植物形态

落叶灌木，株高 1 米多。枝条细长，常弯曲或俯垂，具棘刺。叶互生或簇生于短枝上；叶片卵形、卵状菱形或卵状披针形，全缘；叶柄长 3~10mm。花常 1~4 朵簇生于叶腋；花萼钟状，通常 3 中裂或 4~5 齿裂；花冠漏斗状，淡紫色，5 深裂，裂片卵形，边缘具缘毛；雄蕊 5 枚，花丝基部密生绒毛。浆果卵状或长圆状，红色。种子扁肾形，黄色。花期 6~9 月，果期 8~11 月。

生境分布：生于田野、路边，亦有栽培。分布于全国各地。

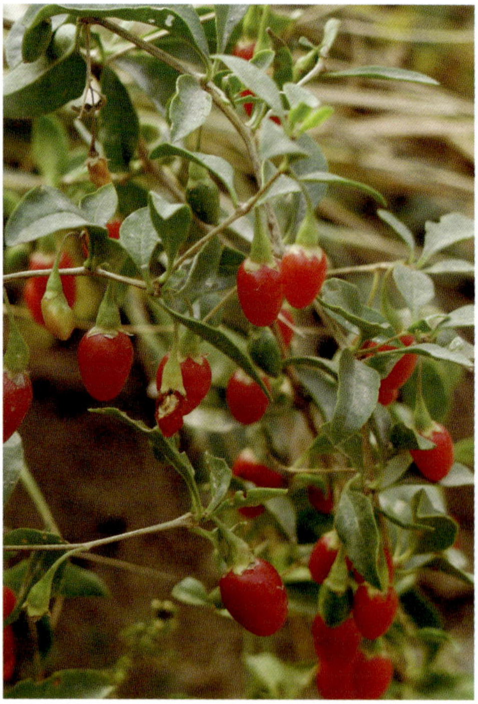

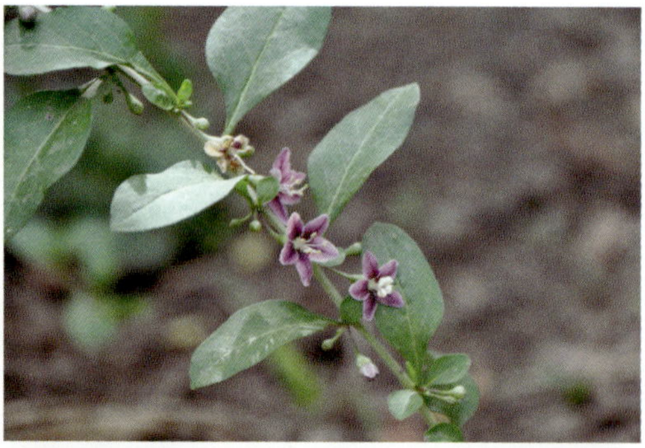

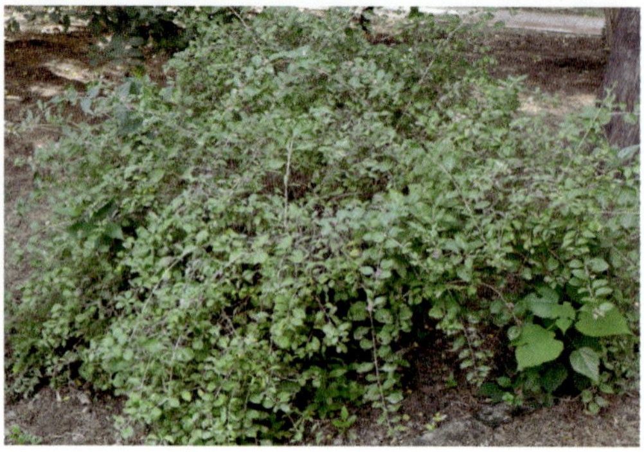

药材性状

地骨皮

筒状或槽状，长 3~10cm，宽 0.5~1.5cm，厚 0.1~0.3cm。外表面灰黄色至棕黄色，粗糙，有不规则纵裂纹，易呈鳞片状剥落。内表面黄白色至灰黄色，较平坦，有细纵纹。体轻，质脆，易折断，断面不平坦，外层黄棕色，内层灰白色。气微，味微甘而后苦。

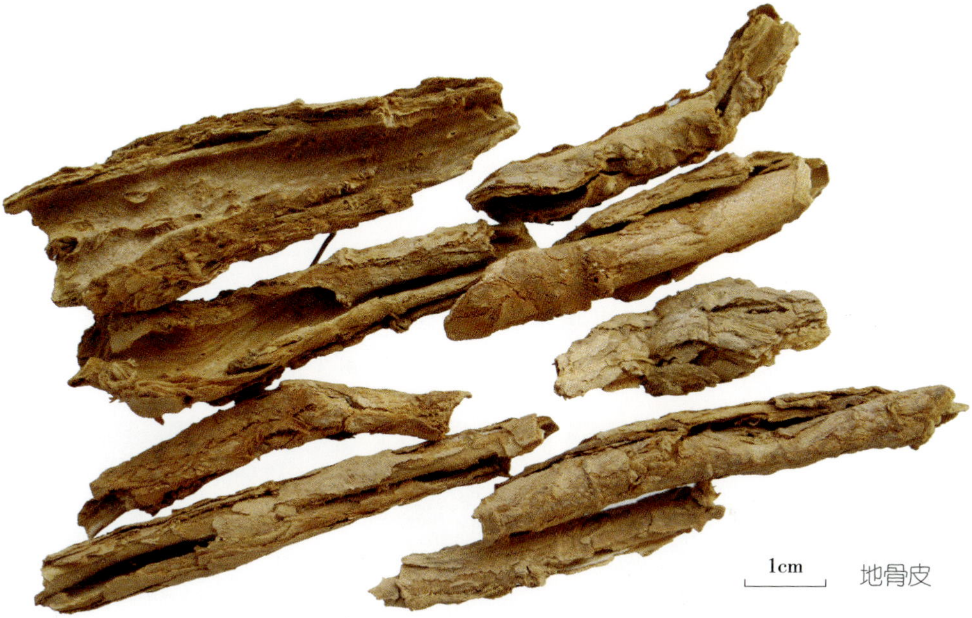

地骨皮

性味	甘，寒。
功效	凉血除蒸，清肺降火。
主治	阴虚潮热，骨蒸盗汗，肺热咳嗽，咯血，衄血，内热消渴。
用量用法	9~15g。

附　注：《中国药典》2015 年版记载同属植物宁夏枸杞与枸杞的干燥根皮同等入药。

★ 颠茄 *Atropa belladonna* L.

药材名：颠茄草（全草）。

植物形态

多年生草本，高 1~1.5m。茎直立，下部淡紫色，平滑，上部叉状分枝，微有毛。单叶互生，上部叶常大小两枚贴生于一节上；叶片卵形或椭圆状卵形，全缘，沿脉有白色柔毛；叶柄短。花单生于叶腋，下垂，花梗密生白色腺毛；花萼钟状，5 深裂，裂片三角形；花冠钟状，淡紫色，5 浅裂；雄蕊 5 枚。浆果球形，成熟时黑紫色，有光泽。种子多数，细小，扁肾形，有网纹。花期 6~8 月，果期 7~9 月。

生境分布：喜温暖湿润的气候，生于排水良好的沙质壤土中，亦有栽培。分布于北京、烟台及温州等地。

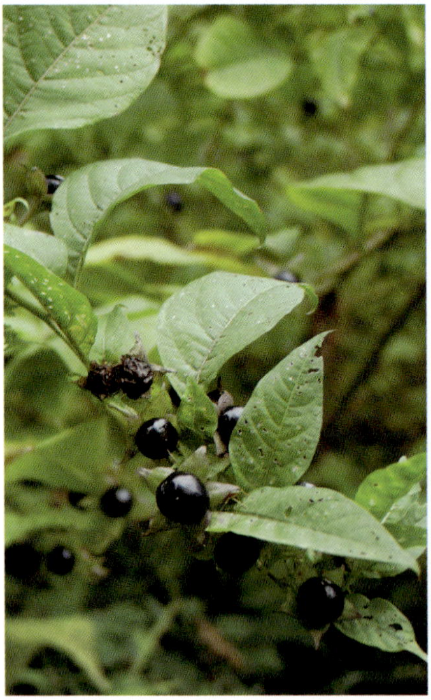

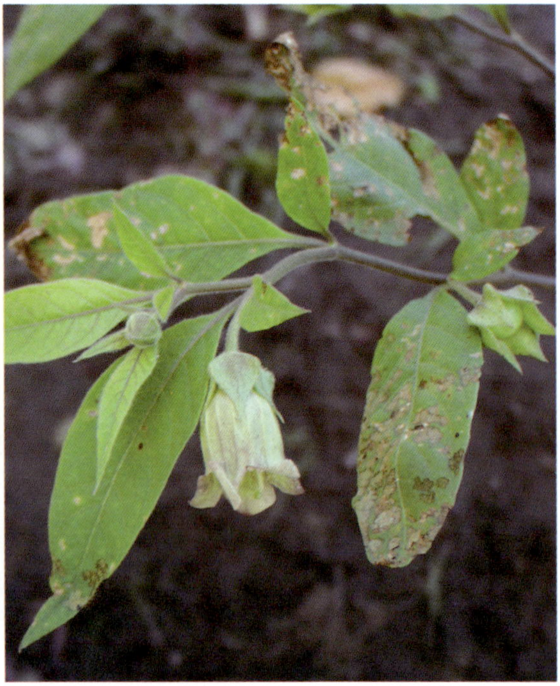

药材性状

颠茄草

根呈圆柱形，直径 5~15mm，表面浅灰棕色，具纵皱纹；老根木质，细根易折断，断面平坦，皮部狭，灰白色，木部宽广，棕黄色，形成层环纹明显，髓部白色。茎扁圆柱形，直径 3~6mm，表面黄绿色，有细纵皱纹及稀疏的细点状皮孔，中空；幼茎有毛。叶多皱缩破碎，完整者展开后呈卵状椭圆形，黄绿色至深棕色。花萼 5 裂，花冠钟状。果实球形，直径 5~8mm，具长梗。种子多数。气微，味微苦、辛。

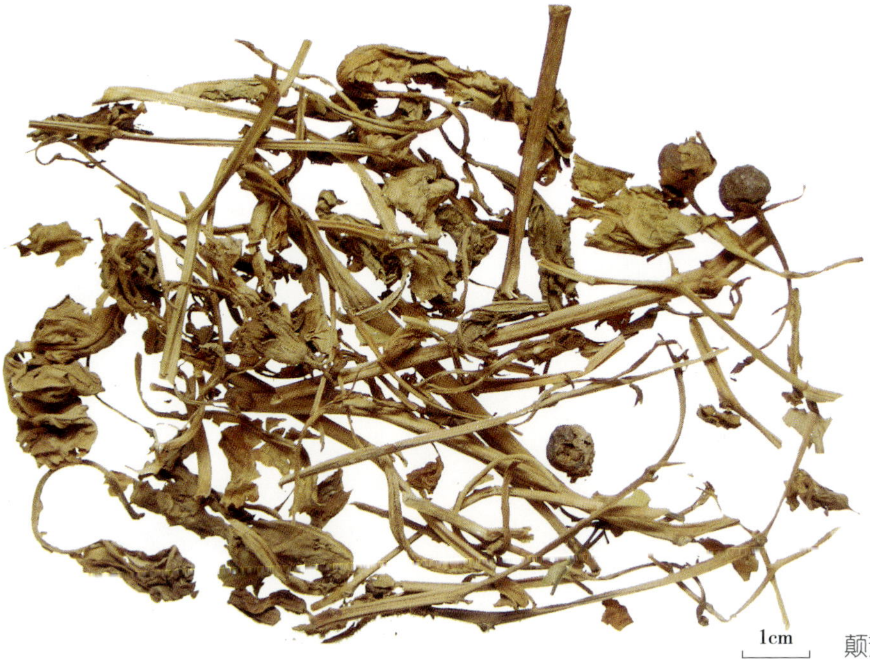

颠茄草

性味	苦、辛，温；有毒。
功效	解痉止痛，抗胆碱，抑制分泌。
主治	胃及十二指肠溃疡，胆绞痛，呕恶，盗汗，流涎。
用量用法	制为酊剂或片剂，青光眼患者禁服。

★ 漏斗泡囊草 *Physochlaina infundibularis* Kuang

别名：热参、白毛参。| 药材名：华山参（根）。

植物形态

植株高 20~60cm，除叶片外全株被腺状短柔毛。叶三角形或卵状三角形，稀近卵形，骤窄下延成叶柄，边缘疏生三角形牙齿，侧脉 4~5 对。伞形花序顶生，具鳞状苞片；花梗长 3~5mm；花萼漏斗状钟形；花冠漏斗状钟形，绿黄色，冠筒带淡紫色，5 浅裂，裂片卵形；雄蕊稍不等长；花柱与花冠近等长。蒴果近球形。种子肾形，淡橘黄色。花期 3~4 月，果期 4~6 月。

生境分布：生于海拔 800~1600m 的山谷或林下。分布于山西、陕西、河南等地。

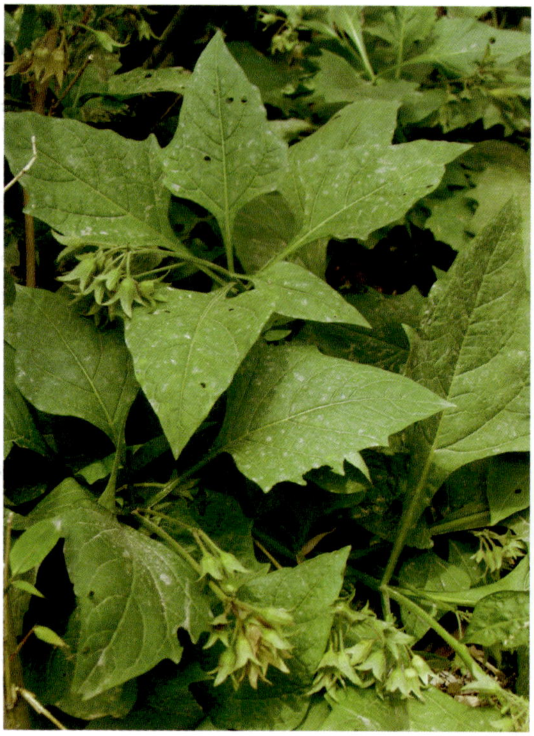

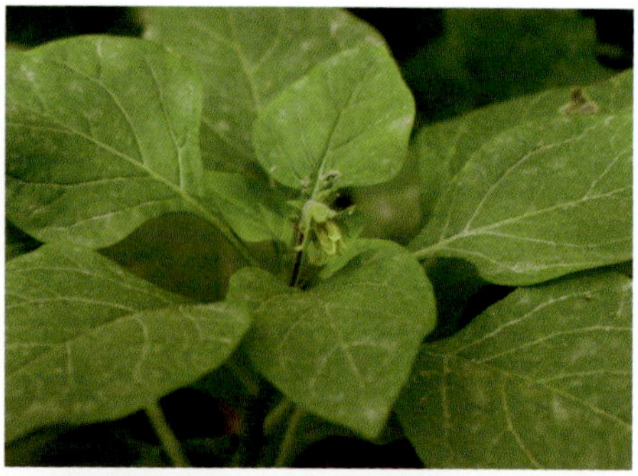

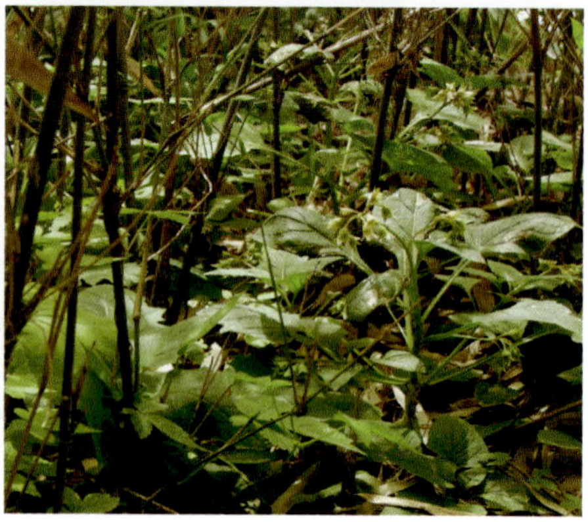

药材性状

华山参

长圆锥形或圆柱形，略弯曲，有的有分枝，长 10~20cm，直径 1~2.5cm。表面棕褐色，有黄白色横长皮孔样突起、须根痕及纵皱纹，上部有环纹。顶端常有 1 至数个根茎，其上有茎痕及疣状突起。质硬，断面类白色或黄白色，皮部狭窄，木部宽广，可见细密的放射状纹理。具烟草气，味微苦，稍麻舌。

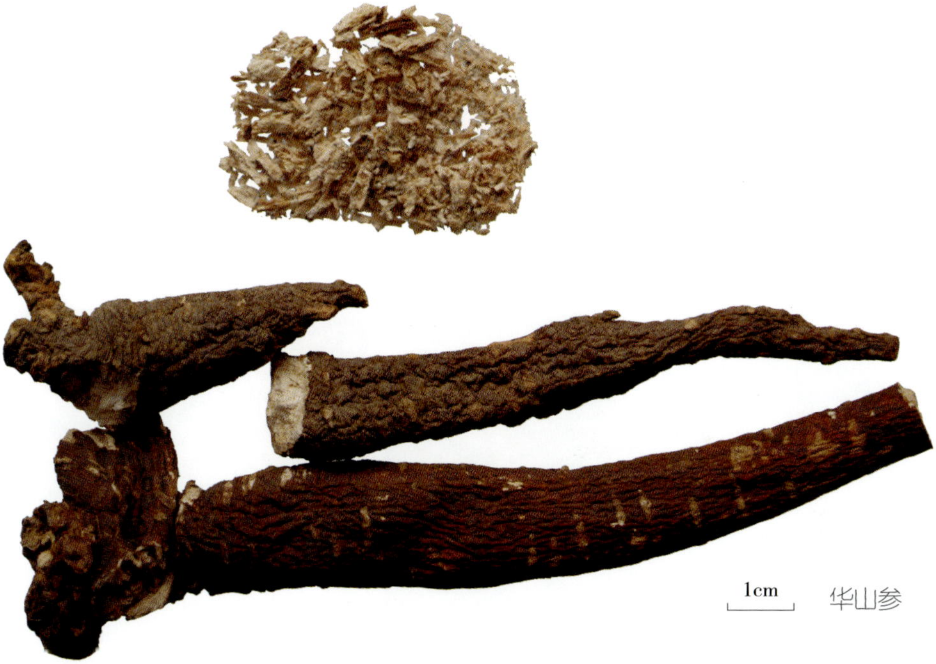

1cm 华山参

性味	甘、微苦，温；有毒。
功效	温肺祛痰，平喘止咳，安神镇惊。
主治	寒痰喘咳，惊悸失眠。
用量用法	0.1~0.2g。不宜多服，以免中毒；青光眼患者禁服；孕妇及前列腺重度肥大者慎用。

毛曼陀罗 *Datura innoxia* Mill.

别名：北洋金花。| 药材名：洋金花（花）。

植物形态

一年生草本或亚灌木，全株密生白色细腺毛和短柔毛。茎粗壮，圆柱形，灰白色。叶片宽卵形，全缘或有波状疏齿；叶柄长4~5cm。花单生，直立或斜升，花梗长约1cm；花萼筒圆柱状，无棱角；花冠漏斗状，长15~20cm，下半部带淡绿色，上半部白色，花开放后呈喇叭状，边缘具10个短尖头；雄蕊5枚。蒴果常斜垂，近圆形，表面密生细针刺和灰白色柔毛，针刺触时有韧曲性，果熟时由顶端4瓣裂。花、果期6~9月。

生境分布：栽培或逸为野生。分布于南北各地。

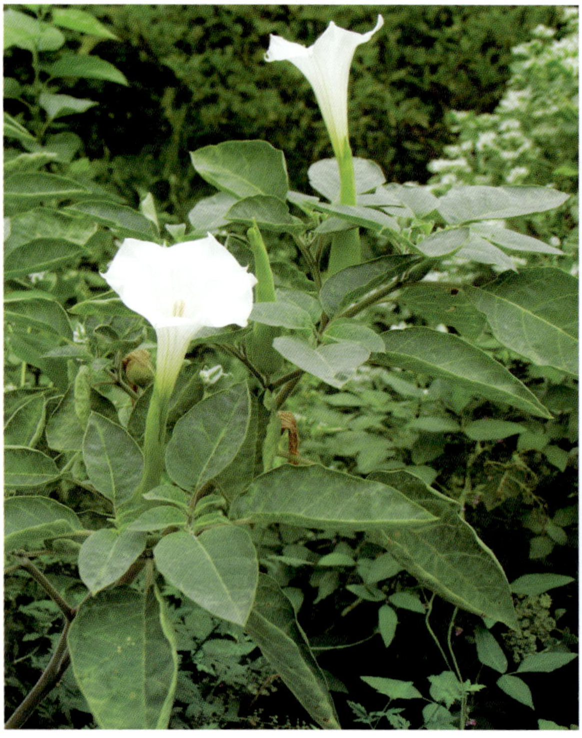

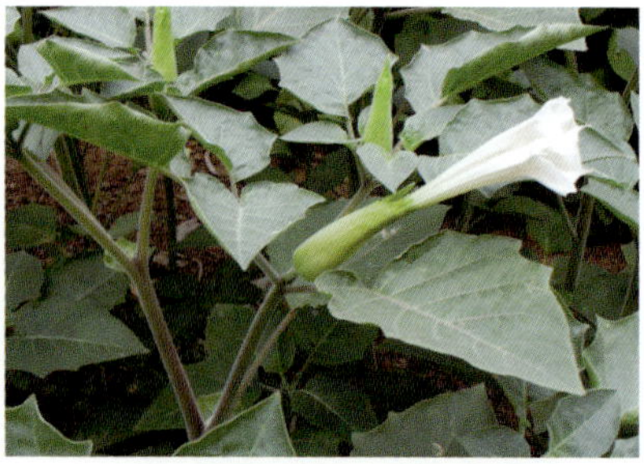

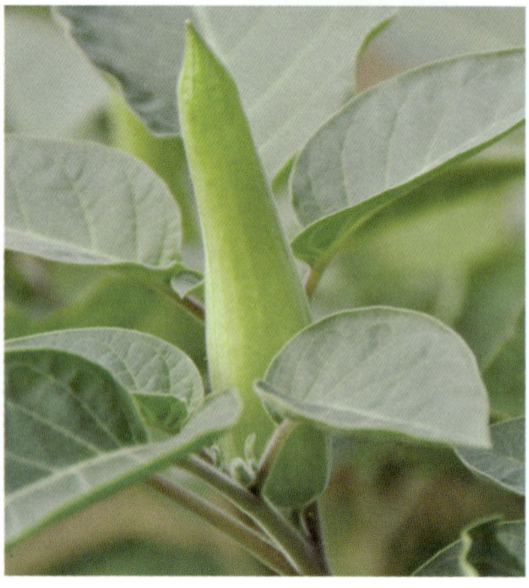

药材性状

洋金花

本品多皱缩成条状，完整者长15~20cm。花萼呈筒状，长7~9cm，灰绿色或灰黄色，先端5裂，基部具纵脉纹5条，表面密生茸毛；花冠呈喇叭状，淡黄色或黄棕色，先端5浅裂，裂片有短尖，短尖下具明显的纵脉纹3条，两裂片之间微凹；雄蕊5枚，花丝长约为5.5cm，花药长1~1.5cm；雌蕊1枚，柱头棒状。烘干品质柔韧，气特异；晒干品质脆，气微，味微苦。

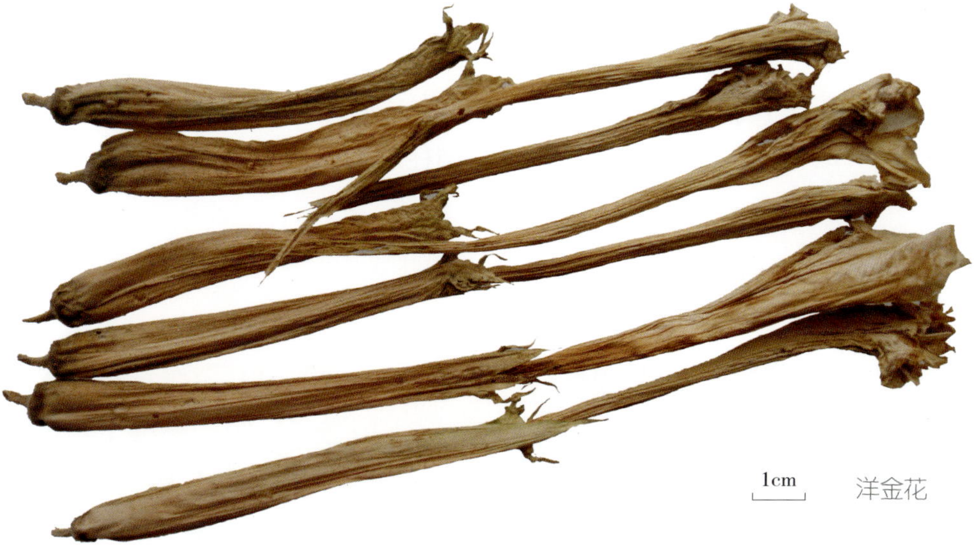

1cm 洋金花

性味	辛，温；有毒。
功效	平喘止咳，解痉定痛。
主治	哮喘咳嗽，脘腹冷痛，风湿痹痛，小儿慢惊，外科麻醉。
用量用法	0.3~0.6g，宜入丸、散；亦可作卷烟分次燃吸，每日不超过1.5g。外用适量。

旋花科

★ 丁公藤 *Erycibe obtusifolia* Benth.

别名：麻辣子藤、包公藤。| 药材名：丁公藤（藤茎）。

植物形态

高大木质藤本；小枝干后黄褐色，明显有棱，不被毛。叶片革质，椭圆形或倒长卵形，先端钝或钝圆，侧脉 4~5 对，在叶下表面微突起；叶柄无毛。聚伞花序腋生和顶生，腋生的花少至多数，顶生的花排列成总状，花序轴、花序梗被淡褐色柔毛；花梗长 4~6 mm；花萼球形，萼片近圆形，外面被淡褐色柔毛且具缘毛，毛不分叉；花冠白色，小裂片长圆形，全缘或浅波状，无齿；雄蕊不等长；子房圆柱形。浆果卵状椭圆形。

生境分布：生于山谷湿润密林或路旁灌丛中。分布于广东中部及沿海岛屿等地。

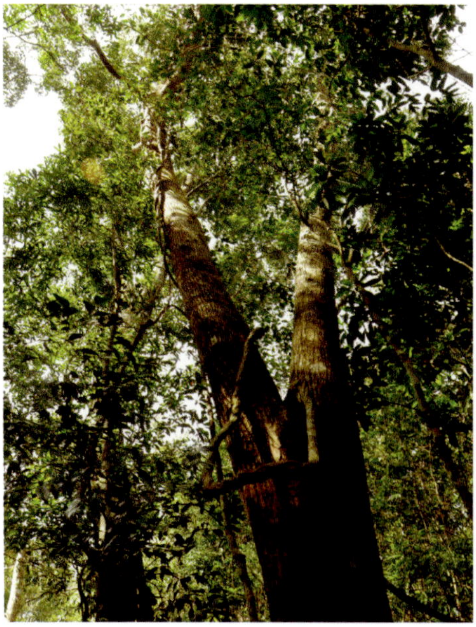

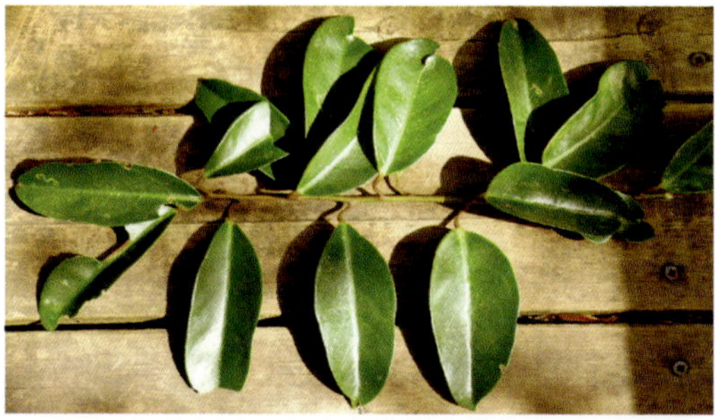

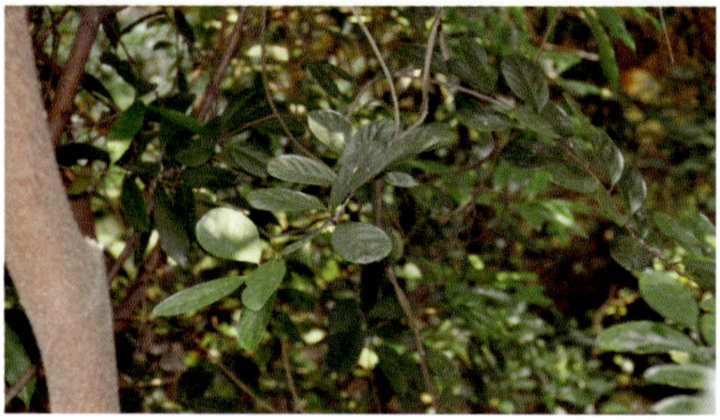

药材
性状

丁公藤

本品为斜切的段或片，直径1~10cm。外皮灰黄色、灰褐色或浅棕褐色，稍粗糙，具浅沟槽及不规则纵裂纹或龟裂纹，皮孔点状或疣状，黄白色，老的栓皮呈薄片剥落。质坚硬，纤维较多，不易折断，切面椭圆形，黄褐色或浅黄棕色，异型维管束呈花朵状或块状，木质部导管呈点状。气微，味淡。

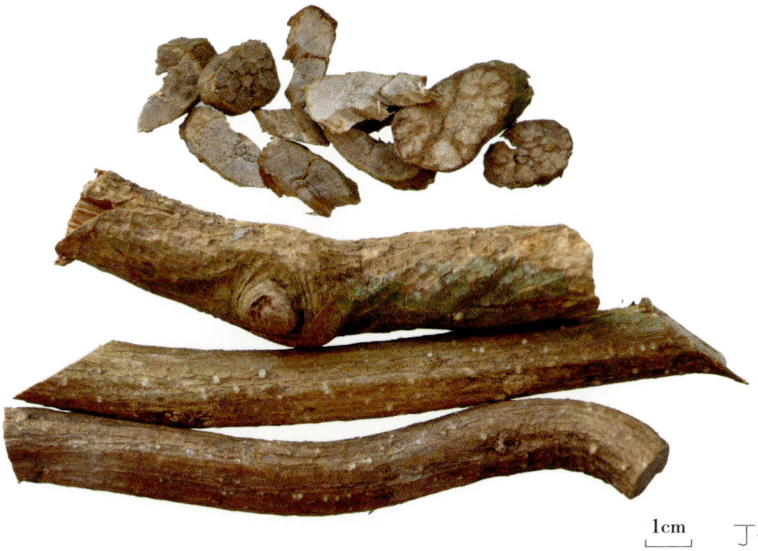

丁公藤

性味	辛，温；有小毒。
功效	祛风除湿，消肿止痛。
主治	风湿痹痛，半身不遂，跌扑肿痛。
用量用法	3~6g，用于配制酒剂，内服或外搽。本品有强烈的发汗作用，虚弱者慎用；孕妇禁用。

附　注：《中国药典》2015年版记载同属植物光叶丁公藤与丁公藤的干燥藤茎同等入药。

★ 裂叶牵牛 *Pharbitis nil* (L.) Choisy

别名：牵牛。| 药材名：牵牛子（种子）。

植物形态

一年生缠绕性草本。茎左旋，被倒生短毛。叶互生；叶片广卵形，通常 3 裂，两面均被毛；叶柄长。花腋生，具总花梗；苞片 2 枚；萼 5 深裂，裂片线状披针形，基部被长毛；花冠漏斗状，紫色或淡红色、淡蓝色、蓝紫色，上部色较深、下部色浅或为白色；雄蕊贴生于花冠基部，花丝基部有毛；雌蕊 1 枚，无毛，柱头头状。蒴果球形，为宿存花萼所包被，3 室，每室有 2 粒种子。种子卵状，三棱形，黑色或黄白色，表面平滑。花期 6~9 月，果期 7~10 月。

生境分布：生于灌丛、墙脚、路旁等。分布于黑龙江、辽宁、吉林、河北、河南、山东、山西、江苏、浙江、台湾、广东、广西、贵州、四川等地。

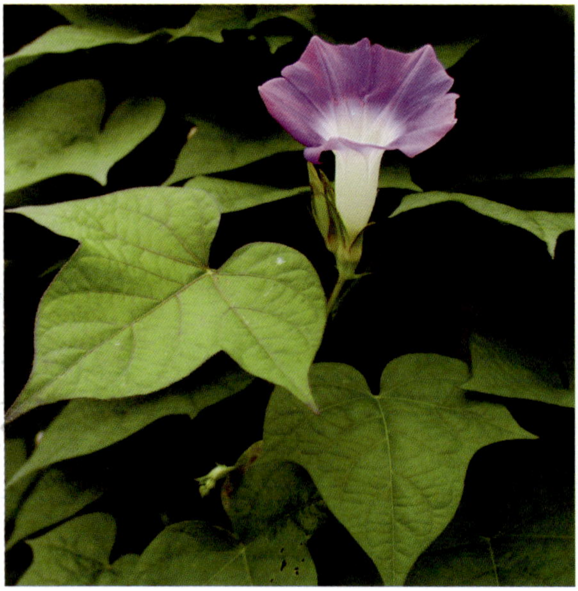

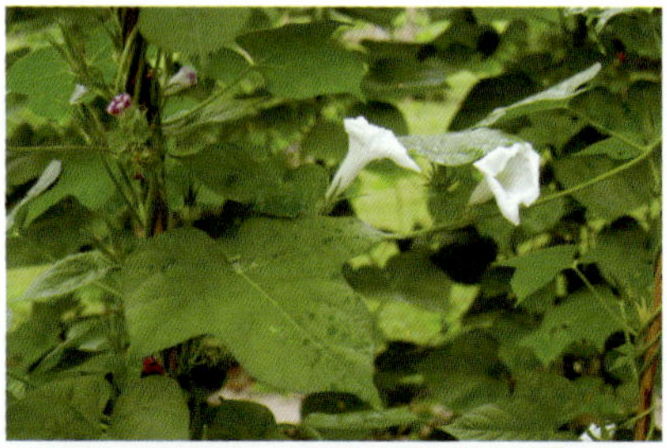

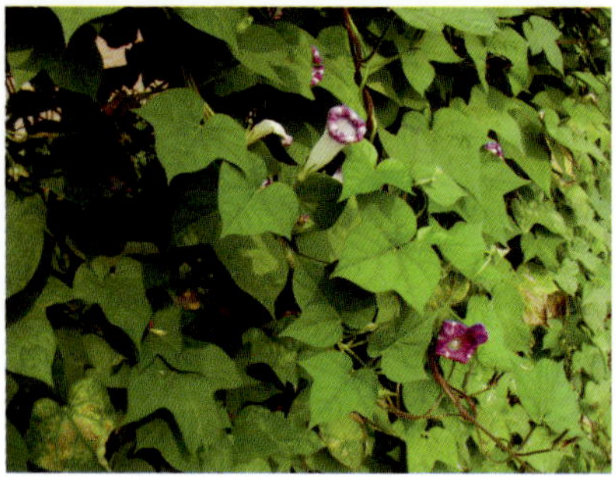

药材性状

牵牛子

本品似橘瓣状，长4~8mm，宽3~5mm。表面灰黑色或淡黄白色，背面有1条浅纵沟，腹面棱线的下端有1个点状种脐，微凹。质硬，横切面可见淡黄色或黄绿色皱缩折叠的子叶，微显油性。气微，味辛、苦，有麻舌感。

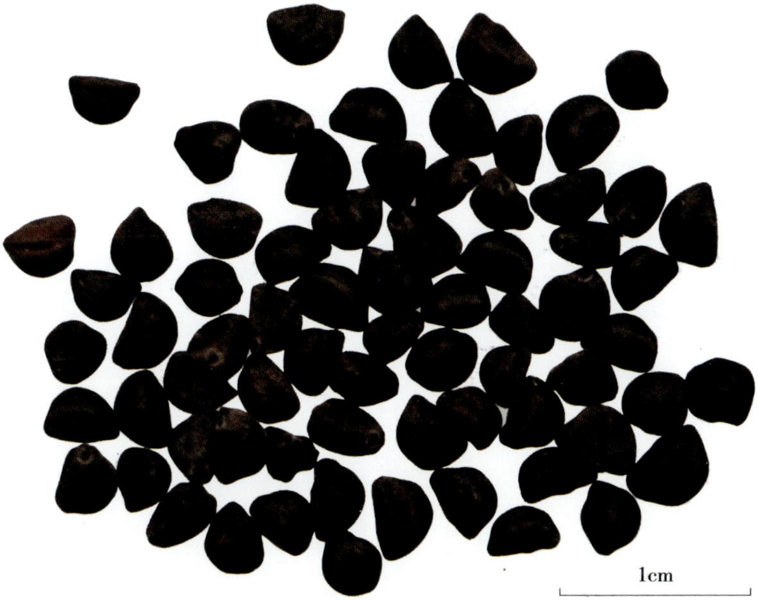

牵牛子

性味	苦、寒；有毒。
功效	泻水通便，消痰涤饮，杀虫攻积。
主治	水肿胀满，二便不通，痰饮积聚，气逆喘咳，虫积腹痛。
用量用法	3~6g；入丸、散，每次1.5~3g。孕妇禁用；不宜与巴豆、巴豆霜同用。

附　注：《中国药典》2015年版记载同属植物圆叶牵牛与裂叶牵牛的干燥种子同等入药。

★ 南方菟丝子 *Cuscuta australis* R. Br.

别名：金线藤、飞扬藤。| **药材名**：菟丝子（种子）。

植物形态

茎黄色，纤细，直径约 1mm。花序侧生，少花至多花集成聚伞状团伞花序，花序梗近无；苞片及小苞片鳞片状；花梗长 1~2.5mm；花萼杯状；花冠白或乳白色，杯状，裂片卵形或长圆形，直伸；雄蕊生于花冠裂片间的弯缺处，2 裂，具小流苏；花柱 2 枚，等长或不等长，柱头球形。蒴果扁球形，下部为宿存花冠所包，不规则开裂。种子 4 粒，卵圆形，淡褐色，粗糙。

生境分布：生于海拔 100~2000m 的田野及路边，寄生在豆科、菊科蒿属、马鞭草科牡荆属等草本或灌木上。分布于辽宁、河北、河南、山东、江苏、安徽、浙江、福建、台湾、江西、湖北、湖南、广东、云南、贵州、四川、陕西、宁夏及新疆等地。

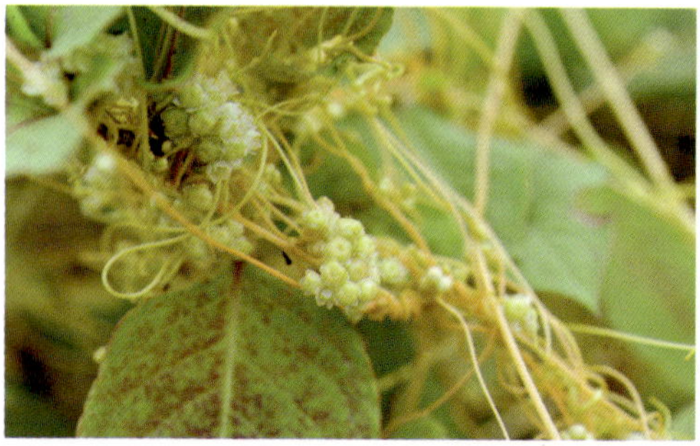

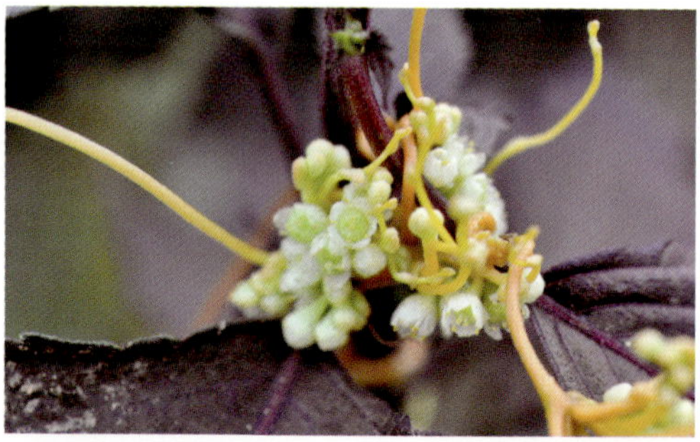

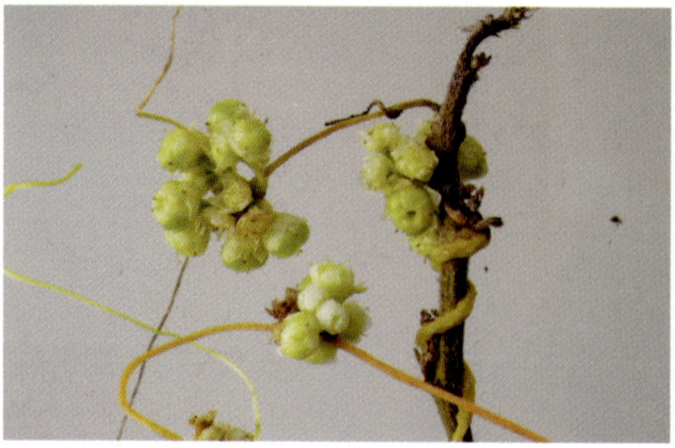

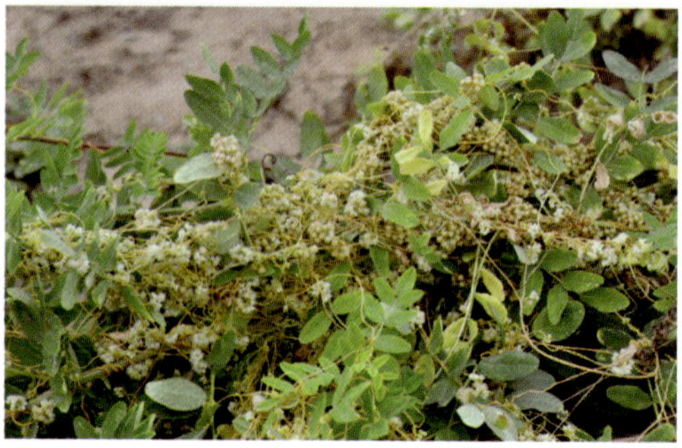

药材性状

菟丝子

类球形，直径 1~2mm。表面灰棕色或黄棕色，具细密突起的小点，一端有微凹的线形种脐。质坚实，不易以指甲压碎。气微，味淡。

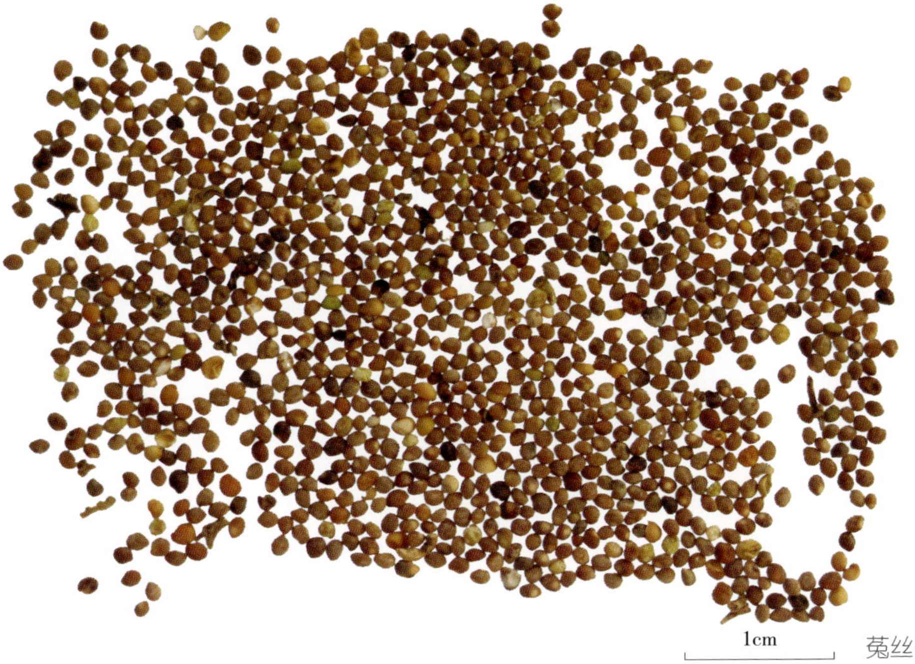

菟丝子

性味	辛、甘，平。
功效	补益肝肾，固精缩尿，安胎，明目，止泻；外用消风祛斑。
主治	肝肾不足，腰膝酸软，阳痿遗精，遗尿尿频，肾虚胎漏，胎动不安，目昏耳鸣，脾肾虚泻，白癜风。
用量用法	6~12g。外用适量。

附　注：《中国药典》2015 年版记载同属植物菟丝子与南方菟丝子的干燥种子同等入药。

唇形科

★ 半枝莲 *Scutellaria barbata* D. Don

别名：并头草、牙刷草。| **药材名：**半枝莲（全草）。

植物形态

多年生直立草本。茎四棱形，分枝多，下部略呈紫色。叶交互对生；叶片三角状长卵形至披针形，边缘具疏钝齿，叶上表面深绿色，被稀柔毛，下表面淡绿色，仅叶脉及边缘有稀柔毛；叶柄短。花顶生于茎及分枝的上部，每轮具花 2 朵，并生，集成偏一侧的总状花序；花萼紫色，萼筒外面密被短柔毛，上唇背部附有盾片，果时增大；花冠蓝紫色，外面密被长柔毛；雄蕊 4 枚，二强。果实成熟时上萼筒开裂而脱落，下萼筒宿存，露出 4 个扁球形小坚果。花期 5~10 月，果期 6~11 月。

生境分布：生于溪滩边、田岸及林区路旁。分布于河北、河南、山西、安徽、江苏、江西、浙江、福建、台湾、湖北、陕西、云南、贵州、四川等地。

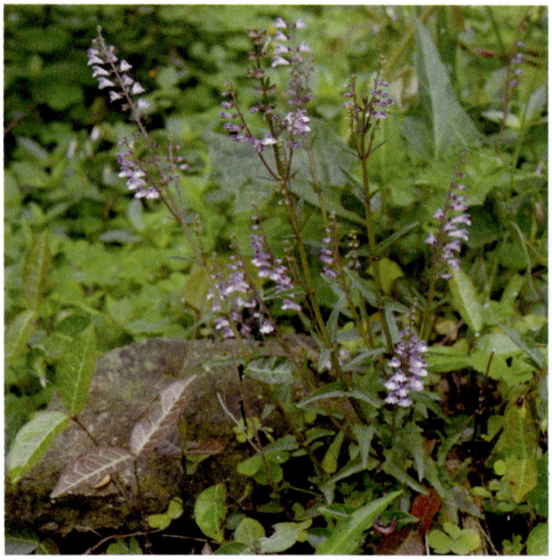
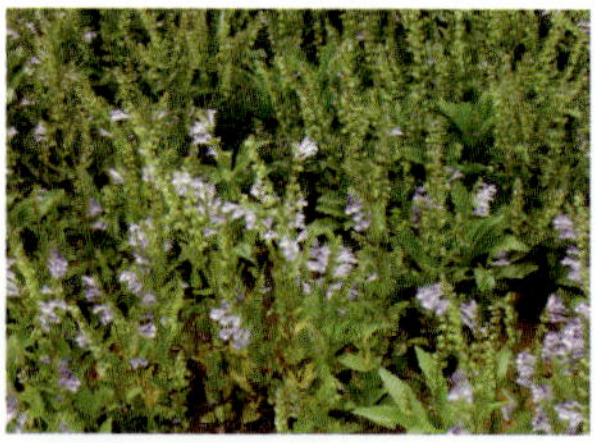
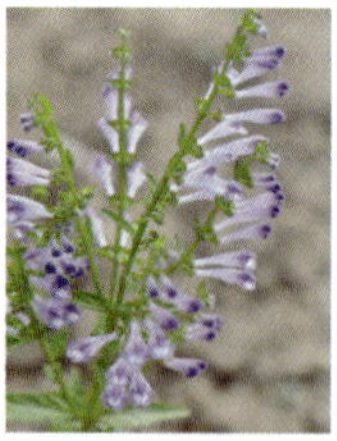
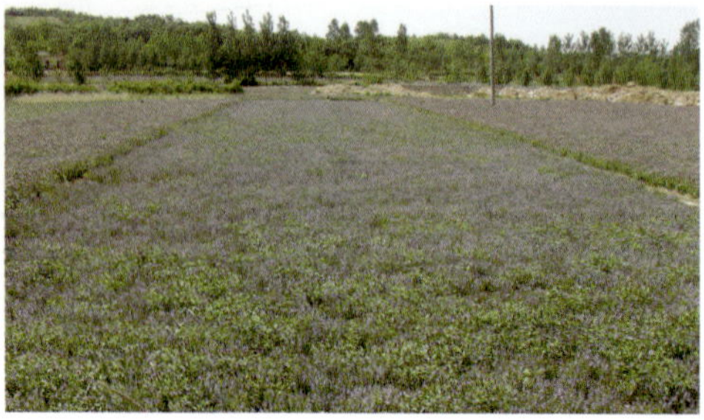

药材
性状

半枝莲

本品长 15~35cm，无毛或花轴上疏被毛。根纤细。茎丛生，较细，方柱形；表面暗紫色或棕绿色。叶对生，有短柄；叶片多皱缩，完整者展平后呈三角状卵形或披针形，长 1.5~3cm，宽 0.5~1cm，先端钝，基部宽楔形，全缘或有少数不明显的钝齿，上表面暗绿色，下表面灰绿色。花单生于茎枝上部的叶腋，花萼裂片钝或较圆；花冠二唇形，棕黄色或浅蓝紫色，长约 1.2cm，被毛。果实扁球形，浅棕色。气微，味微苦。

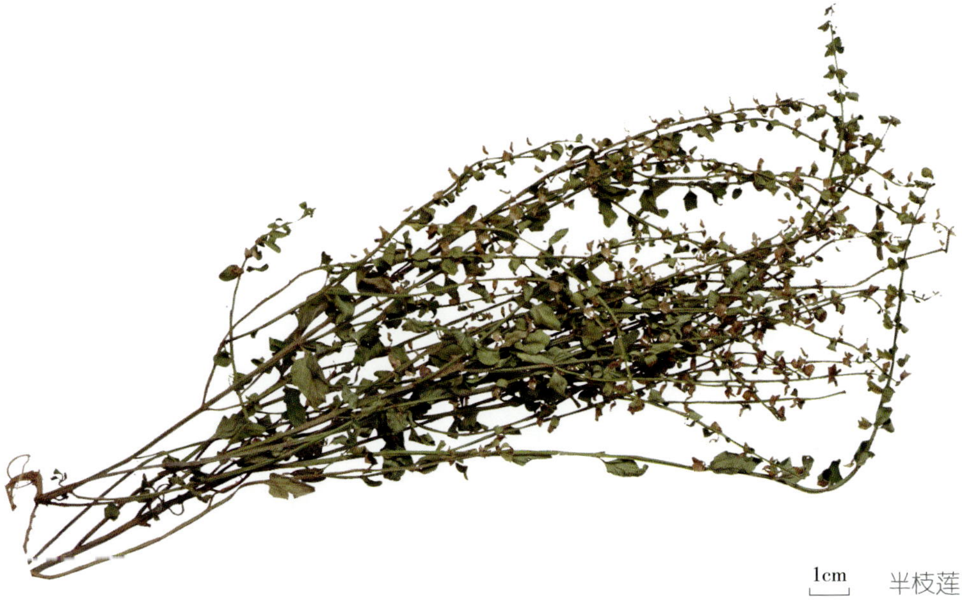

半枝莲

性味	辛、苦，寒。
功效	清热解毒，化瘀利尿。
主治	疔疮肿毒，咽喉肿痛，跌扑伤痛，水肿，黄疸，蛇虫咬伤。
用量用法	15~30g。

土藿香 *Agastache rugosa* (Fisch. et Mey.) O. Ktze.

别名：藿香、合香。| 药材名：土藿香（地上部分）。

植物形态

多年生草本。茎直立，四棱形，上部分枝。叶卵形至披针状卵形，叶缘具粗齿，上表面被微毛，下表面被微柔毛和腺点。轮伞花序具多花，在主茎或分枝上组成顶生的穗状花序；苞片披针形；花萼管状钟形，被微毛及黄色小腺体，萼齿三角状披针形；花冠淡紫蓝色，二唇形，上唇直伸，先端微缺，下唇 3 裂。雄蕊伸出花冠。小坚果卵状长圆形，褐色。花期 6~9 月，果期 9~11 月。

生境分布：生于草坡或路旁林中，野生或栽培。广泛分布于全国各地。

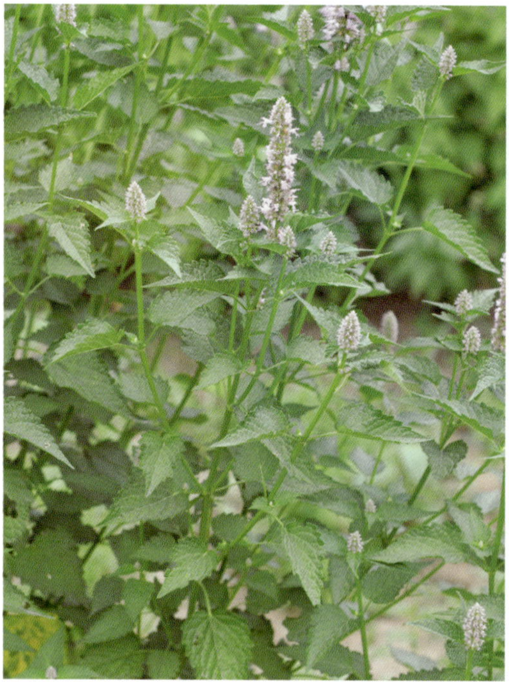

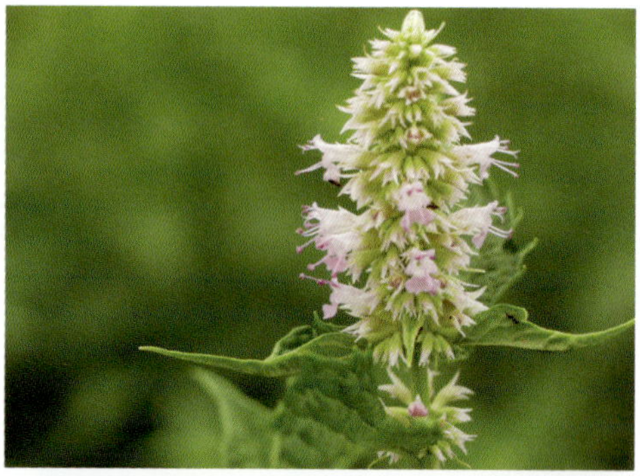

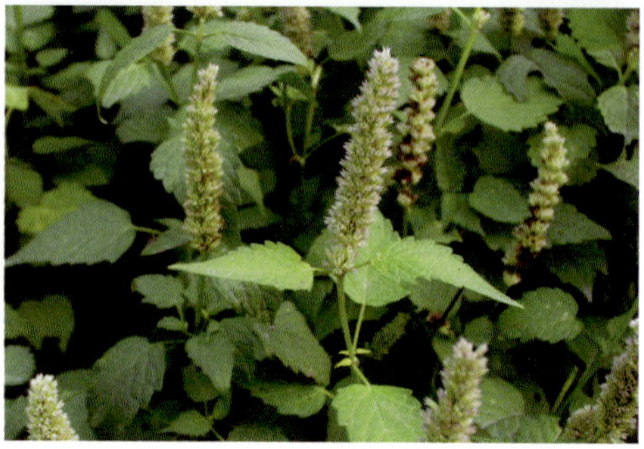

药材性状

土藿香

茎呈方柱形，多分枝，直径 0.2~1cm，四角有棱脊，四面平坦或凹入呈宽沟状；表面暗绿色，有纵皱纹，稀被毛茸；节明显，常有叶柄脱落的疤痕，节间长 3~10cm；老茎坚硬、质脆，易折断，断面白色，髓部中空。叶对生，叶片深绿色，纸质，多皱缩或破碎，完整者展平后呈卵形或三角状长卵形，长 2~8cm，宽 1~6cm，先端尖或短渐尖，基部圆形或心形，边缘有钝锯齿，上表面深绿色，下表面浅绿色，两面微具毛茸。气芳香，味淡而微凉。

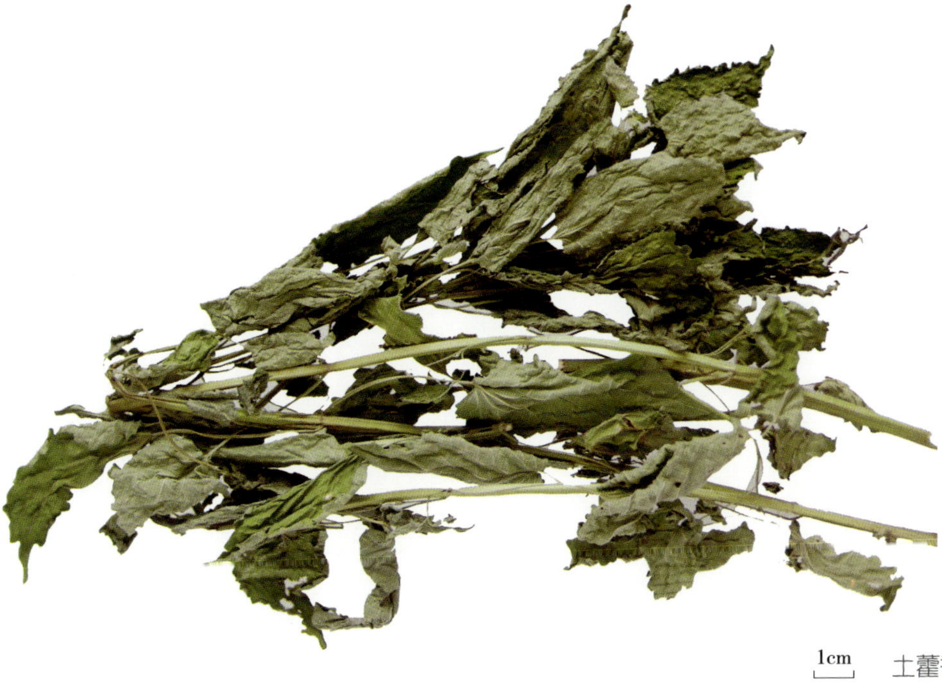

土藿香

性味	辛，微温。
功效	祛暑解表，理气开胃。
主治	暑湿感冒，胸闷，腹痛吐泻，食欲不佳。
用量用法	6~12g。

★ 夏枯草 *Prunella vulgaris* L.

别名： 棒槌草、棒头花。| **药材名：** 夏枯草（果穗）。

植物形态

多年生草本。茎钝四棱形。自基部有分枝，具浅槽，紫红色。茎叶对生，卵状长圆形或卵圆形，大小不等，下延至叶柄成狭翅，边缘具不明显的波状齿或几乎全缘。轮伞花序顶生，集成穗状；苞片宽心形，每苞片内含 3 朵花；花萼唇形；花冠紫色，蓝紫色或红紫色，唇形，略超出于萼，上唇帽形，2 裂，下唇较平展，3 裂，边缘内卷；雄蕊 4 枚，二强；子房 4 裂，花柱丝状。小坚果 4 个，黄褐色。花期 4~6 月，果期 7~10 月。

生境分布： 生于荒地、路旁及山坡草丛中。分布于全国大部分地区。

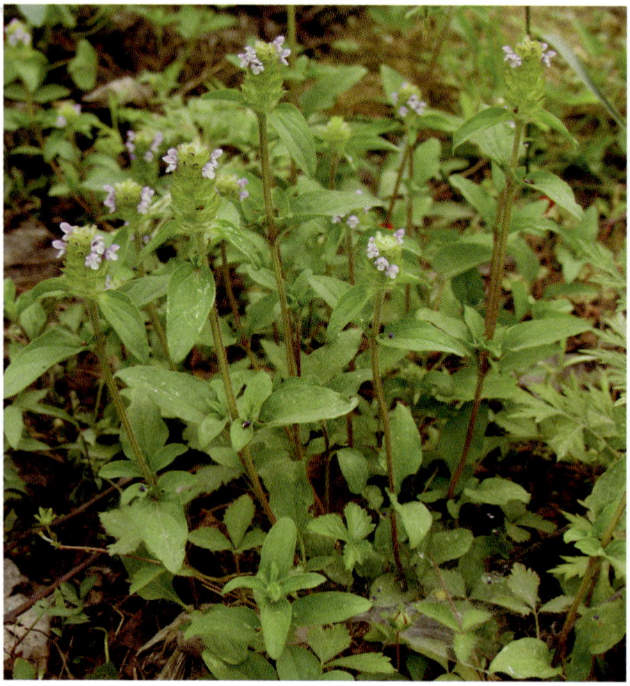
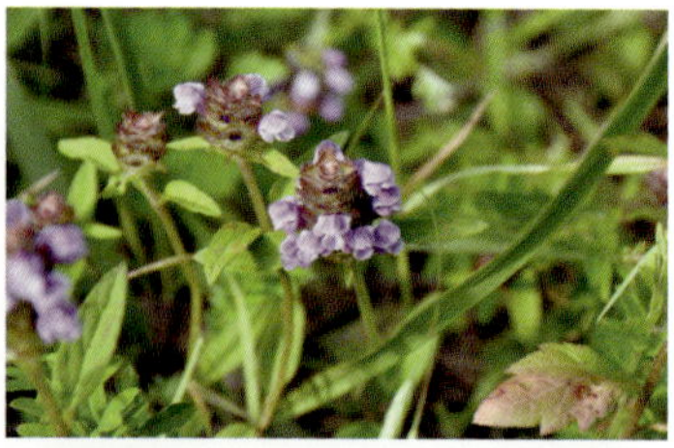
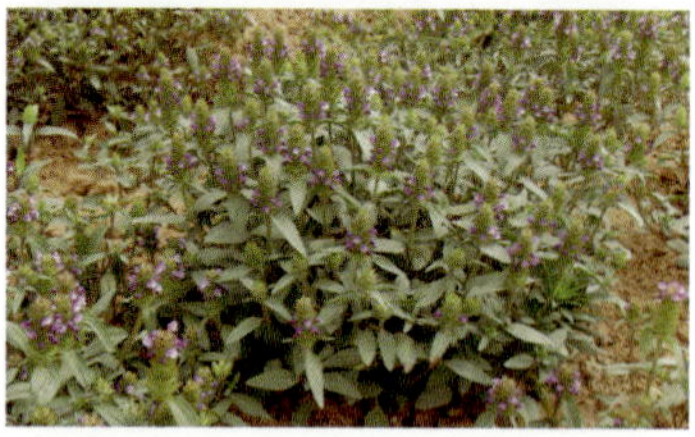
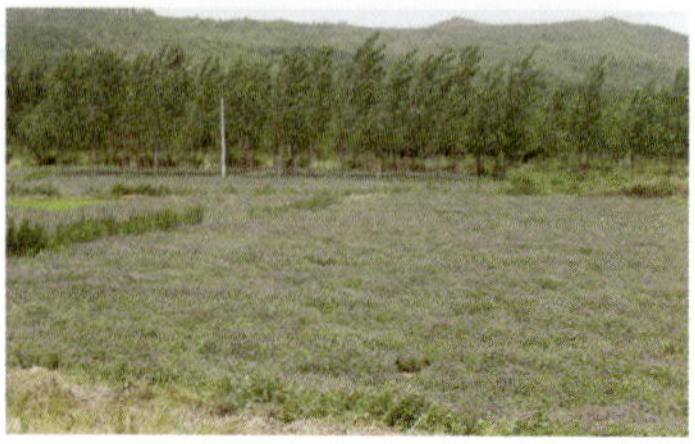

药材性状

夏枯草

圆柱形，略扁，长 1.5~8cm，直径 0.8~1.5cm，淡棕色至棕红色。全穗由数轮至 10 数轮宿萼与苞片组成，每轮有对生苞片 2 枚，呈扇形，先端尖尾状，脉纹明显，外表面有白毛。每 1 枚苞片内具花 3 朵，花冠多已脱落，宿萼二唇形，内有小坚果 4 个，卵圆形，棕色，尖端有白色突起。体轻。气微，味淡。

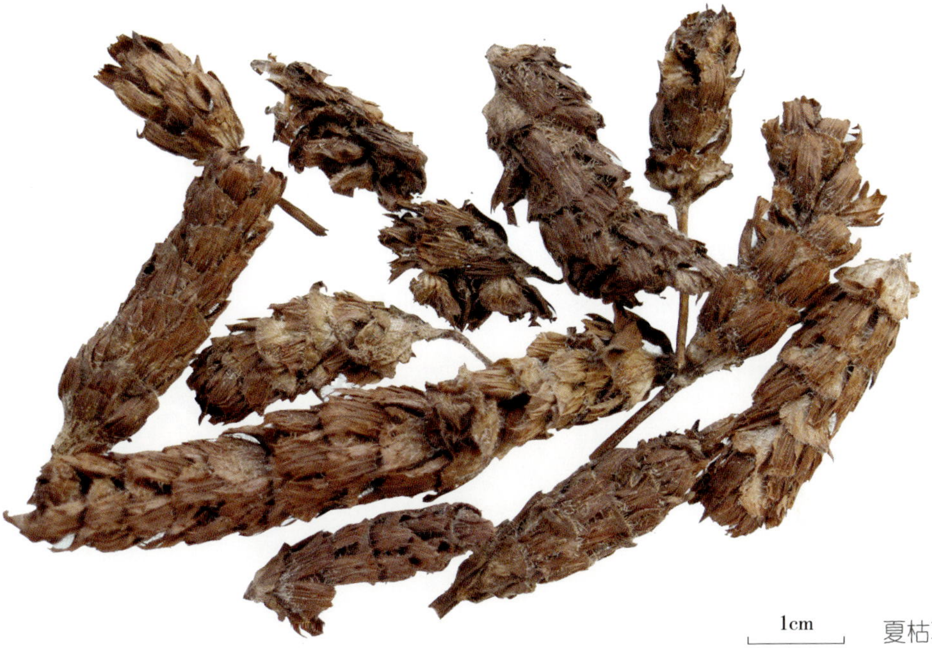

1cm 夏枯草

性味	苦、辛，寒。
功效	清肝泻火，明目，散结消肿。
主治	目赤肿痛，目珠夜痛，头痛眩晕，瘰疬，瘿瘤，乳痈，乳癖，乳房胀痛。
用量用法	9~15g。

石见穿 *Salvia chinensis* Benth.

别名：石打穿、月下红、小红参、华鼠尾草。| 药材名：石见穿（全草）。

植物形态

一年生草本。茎被柔毛。叶全为单叶或下部的为三出复叶；叶柄疏被长柔毛；叶片卵形或卵状椭圆形，两面脉上略被短柔毛。轮伞花序具花6朵，组成假总状或圆锥状花序；苞片小，披针形；花萼钟状，紫色，外面脉上及内面喉部均被长柔毛，上唇顶端有3个聚合的短尖头，两边侧脉有狭翅，下唇具2齿；花冠蓝紫色或紫色，筒内有毛环，下唇中裂片倒心形。小坚果椭圆状卵圆形，平滑。花期8~10月。

生境分布：生于海拔120~500m的林下或草丛。分布于华东及湖北、湖南、广东、广西、四川等地。

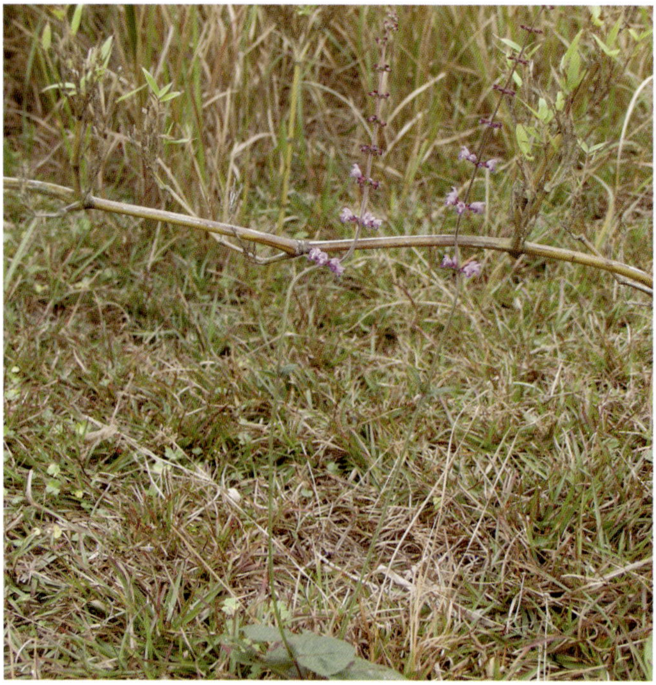

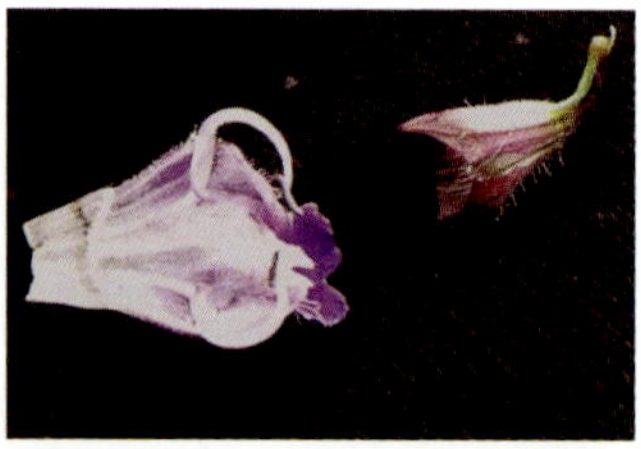

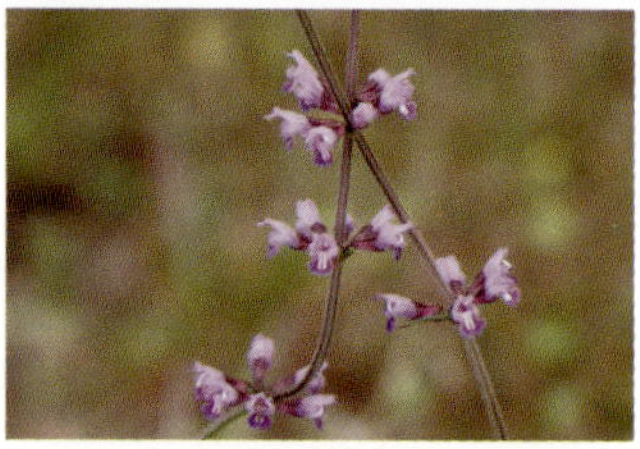

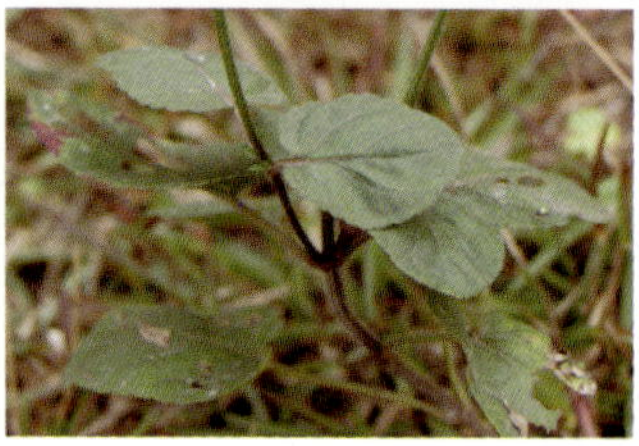

药材
性状

石见穿

茎呈方柱形，长 20~70cm，直径 1~4mm，单一或分枝；表面灰绿色或暗紫色，有白色长柔毛，以茎的上部及节处为多；质脆，易折断。叶多卷曲，破碎，有时复叶脱落，仅见单叶，两面被白色柔毛，下表面及叶脉较明显。轮伞花序多轮，集成假总状；花冠二唇形，蓝紫色，多已脱落，宿萼筒外面脉上有毛，筒内喉部有长柔毛。小坚果椭圆状卵圆形，褐色。气微，味微苦、涩。

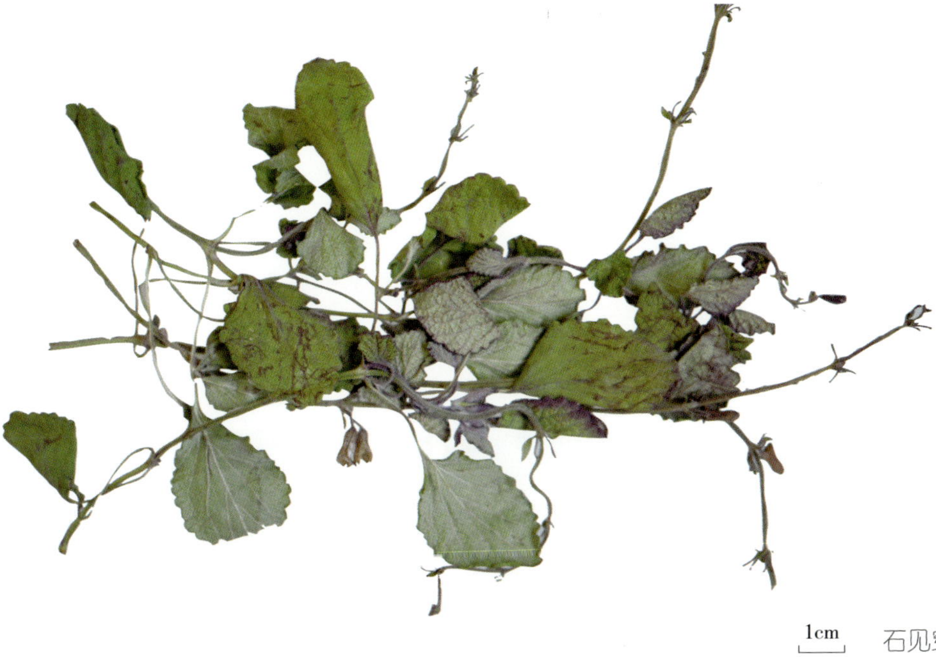

石见穿

性味	微苦，平。
功效	清热解毒，活血镇痛。
主治	黄疸型肝炎，癌症，肾炎，白带异常，痛经，淋巴结结核，象皮病，面神经麻痹，乳腺炎，疖肿。
用量用法	6~15g。外用适量，捣敷。

★ 荫风轮 *Clinopodium polycephalum* (Vaniot) C. Y. Wu et Hsuan

别名：灯笼草。| **药材名：**断血流（地上部分）。

植物形态

多年生草本。茎高达100cm，四棱形，具槽，基部匍匐，上部分枝，外被粗糙硬毛。叶对生；叶柄两面被粗硬毛；叶片卵圆形，边缘具锯齿。轮伞花序总梗多分枝，花密集成圆球形；苞叶叶状，向上渐小，呈苞片状，苞片线形，被柔毛，边缘具缘毛；花梗与花轴均被微柔毛；花萼管状，长约6cm，常带紫红色，萼筒外面脉上有毛；花冠长约8mm，紫红色或淡红色，外面及内面喉部具毛茸，二唇形，上唇顶端略凹，下唇3裂，中裂片稍大；雄蕊4枚。小坚果倒卵形与宽卵形，黄棕色，光滑。花期7~9月，果期8~10月。

生境分布：生于山坡、路边、草丛、林下。分布于河北、河南、山东、山西、江苏、安徽、浙江、江西、福建、台湾、湖北、湖南、广西、陕西、甘肃、云南、贵州、四川、西藏等地。

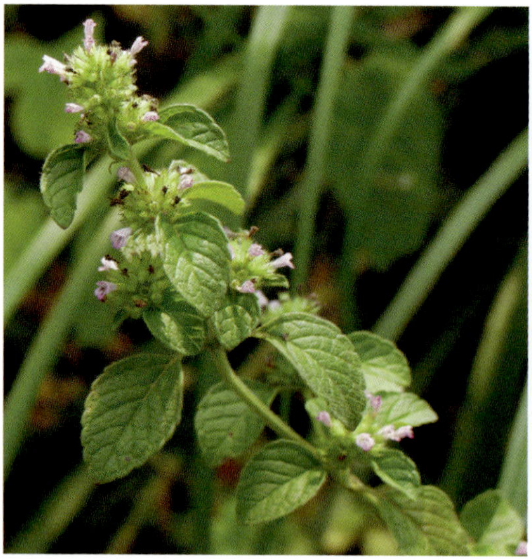

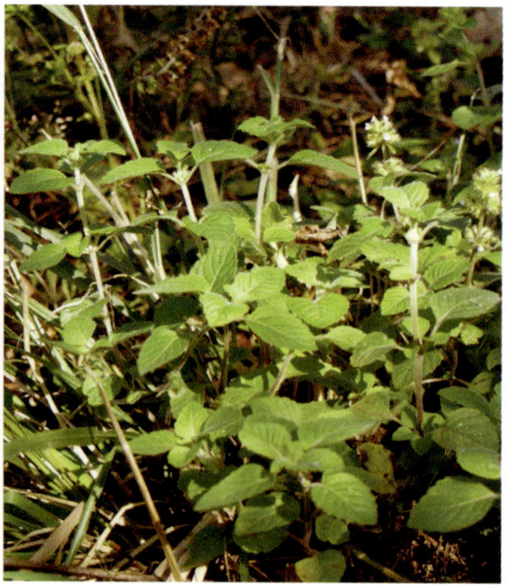

药材
性状

断血流

茎呈方柱形，四面凹下成槽，分枝对生，长 30~90cm，直径 1.5~4mm；上部密被灰白色茸毛，下部较稀疏或近于无毛，节间长 2~8cm，表面灰绿色或绿褐色；质脆，易折断，断面不平整，中央有髓或中空。叶对生；有柄；叶片多皱缩破碎，完整者展平后呈卵形，长 2~5cm，宽 1.5~3.2cm，边缘具疏锯齿，上表面绿褐色，下表面灰绿色，两面均密被白色茸毛。气微香，味涩、微苦。

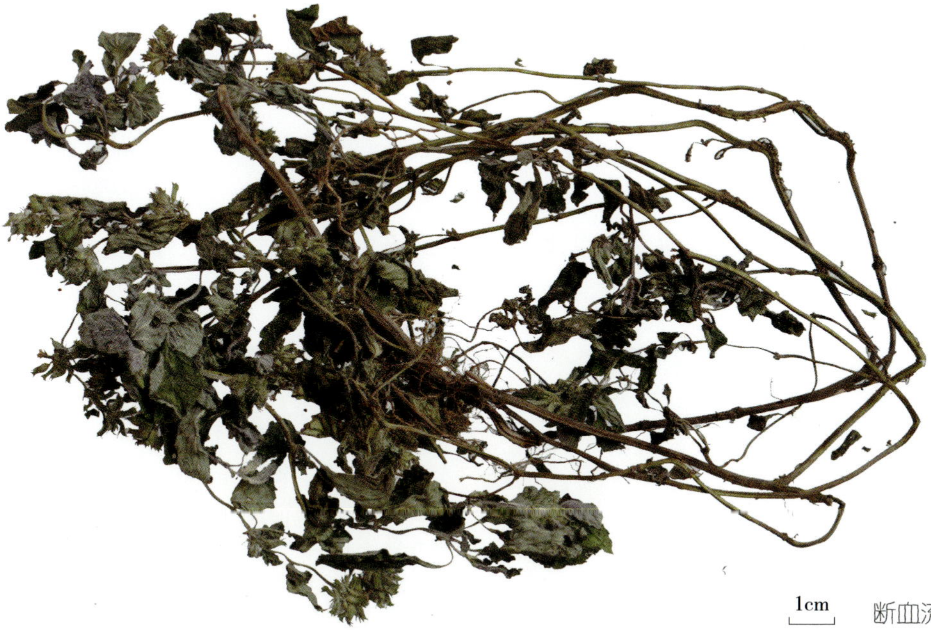

1cm 断血流

性味	微苦、涩，凉。
功效	收敛止血。
主治	崩漏，尿血，鼻衄，牙龈出血，创伤出血。
用量用法	9~15g。外用适量，研末或取鲜品捣烂敷患处。

★ 毛叶地瓜儿苗 *Lycopus lucidus* Turcz. var. *hirtus* Regel

别名： 地笋。| **药材名：** 泽兰（地上部分）。

植物形态

多年生草本。茎直立，节上密集硬毛，通常不分枝。叶为长圆状披针形，叶缘具锐尖粗牙齿状锯齿及缘毛，上表面密集刚毛状硬毛，下表面沿脉被硬毛。轮伞花序，多花密集；花萼钟形，外面具腺点，萼齿披针状三角形，具刺尖头，边缘具小缘毛；花冠白色，冠檐为不明显的二唇形，上唇近圆形，下唇 3 裂，中裂片较大；雄蕊仅前对能育，后对雄蕊退化。花期 6~9 月，果期 8~10 月。

生境分布： 生于沼泽地、水边等潮湿处，亦有栽培。分布于黑龙江、辽宁、吉林、内蒙古、河北、山西、山东、江苏、浙江、江西、安徽、福建、台湾、湖南、湖北、广东、广西、陕西、甘肃、贵州、四川、云南等地。

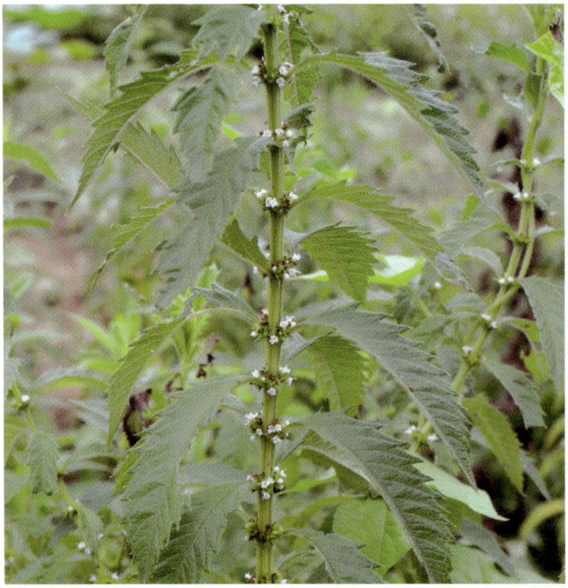

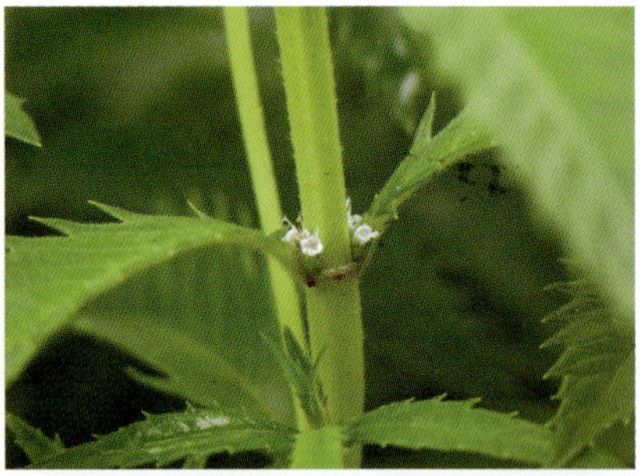

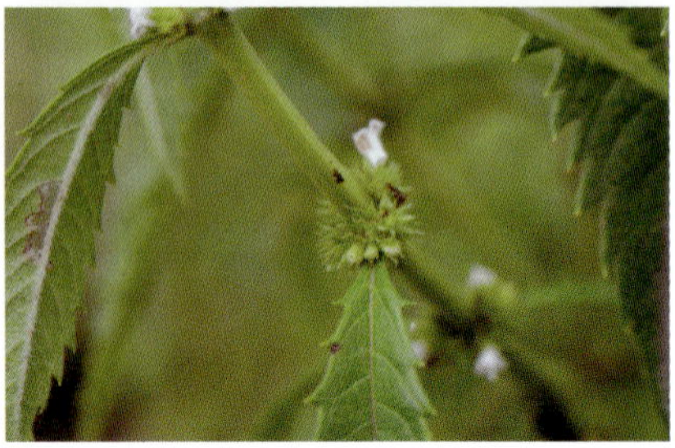

药材性状

泽兰

茎呈方柱形，少分枝，四面均有浅纵沟，长 50~100cm，直径 0.2~0.6cm；表面黄绿色或带紫色，节处紫色明显，有白色茸毛；质脆，断面黄白色，髓部中空。叶对生，具短柄或近无柄；叶片多皱缩，展平后呈披针形或长圆形，长 5~10cm，上表面黑绿色或暗绿色，下表面灰绿色，密具腺点，两面均有短毛，先端尖，基部渐狭，边缘有锯齿。轮伞花序腋生，花冠多脱落，苞片和花萼宿存，小苞片披针形，有缘毛，花萼钟形，萼齿 5 枚。气微，味淡。

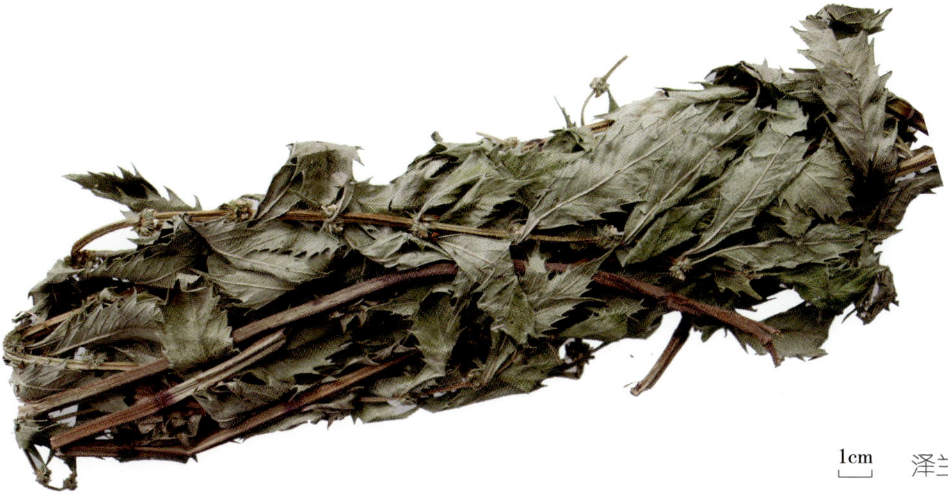

1cm 泽兰

性味	苦、辛，微温。
功效	活血调经，祛瘀消痈，利水消肿。
主治	月经不调，经闭，痛经，产后瘀血腹痛，疮痈肿毒，水肿腹水。
用量用法	6~12g。

附　注：同属植物地笋与毛叶地瓜儿苗形态相近，极易混淆。

★ 石香薷 *Mosla chinensis* Maxim.

别名：青香薷、江香薷。| **药材名：**香薷（地上部分）。

植物形态

直立草本。茎四棱形。叶对生；叶柄长0.7~1cm；叶片披针形，边缘具疏而不明显的浅锯齿，侧脉明显，上表面黄绿色，被短柔毛，间有长绵毛，下表面色较浅，主脉上生长柔毛，余为短柔毛，两面均具凹陷腺点。总状花序密集成头状，苞片覆瓦状排列，倒卵圆形或卵圆形，全缘，边缘长睫毛；花萼钟形，萼齿5枚；花冠紫色，淡红或白色；雄蕊、雌蕊内藏；退化雄蕊2枚。小坚果扁圆球形。花期6~9月，果期7~11月。

生境分布：生长于荒地、田边、山边草丛等地，亦有栽培。分布于长江流域至南部各地。

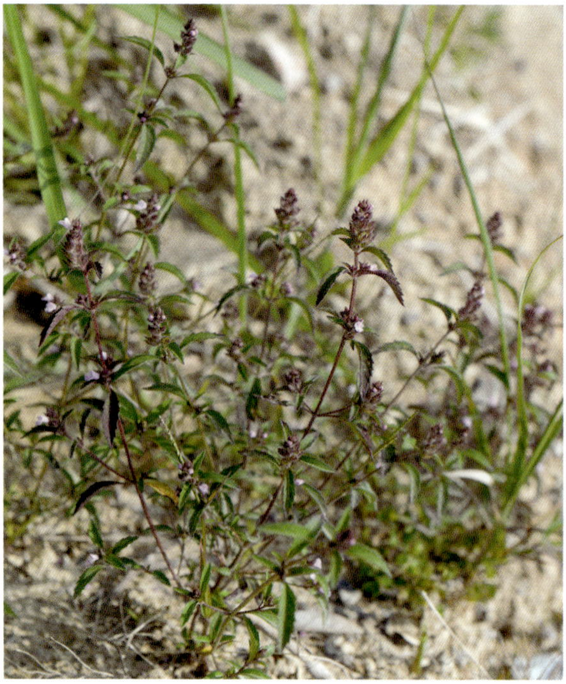

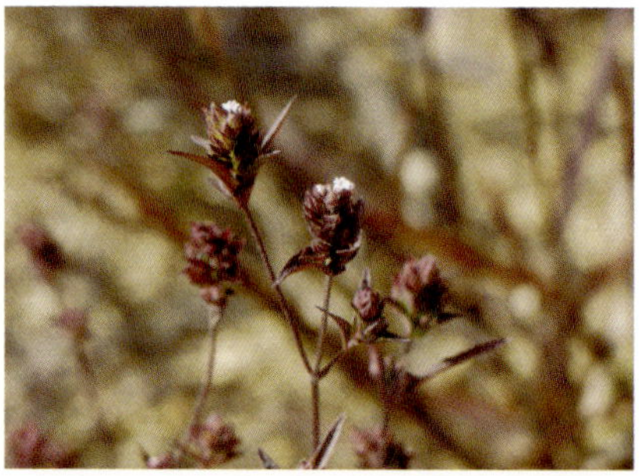

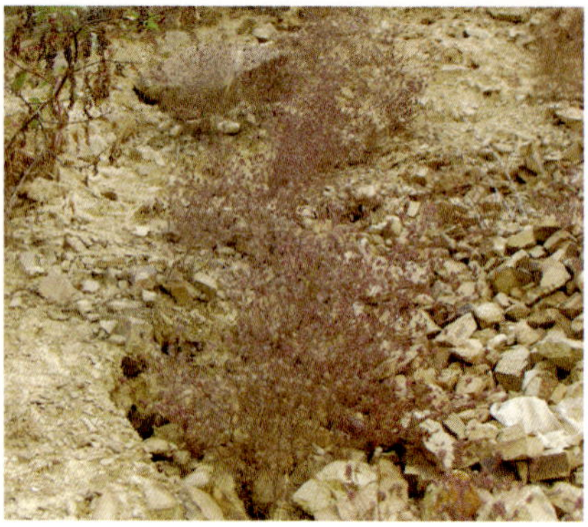

药材
性状

香薷

本品长30~50cm，基部紫红色，上部黄绿色或淡黄色，全体密被白色茸毛。茎方柱形，基部类圆形，直径1~2mm，节明显，节间长4~7cm；质脆，易折断。叶对生，多皱缩或脱落，完整者展平后呈长卵形或披针形，暗绿色或黄绿色，边缘有3~5个疏浅锯齿。穗状花序顶生及腋生，苞片圆卵形或圆倒卵形，脱落或残存；花萼宿存，钟状，淡紫红色或灰绿色，先端5裂，密被茸毛。小坚果4个，直径0.7~1.1mm，近圆球形，具网纹。气清香而浓，味微辛而凉。

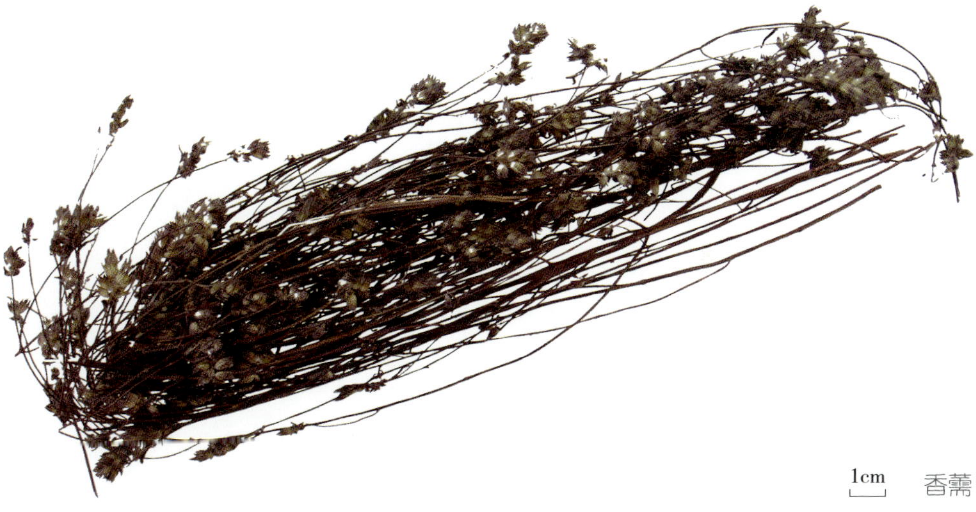

香薷

性味	辛，微温。
功效	发汗解表，化湿和中。
主治	暑湿感冒，恶寒发热，头痛无汗，腹痛吐泻，水肿，小便不利。
用量用法	3~10g。

凉粉草 *Mesona chinensis* Benth.

别名：仙人草、仙人冻、仙草。| **药材名：**凉粉草（地上部分）。

植物形态

一年生草本。茎被脱落的疏柔毛或细刚毛。叶片狭卵形至宽卵形或近圆形，被细刚毛或柔毛；叶柄被毛。轮伞花序多数，组成顶生狭圆锥花序；苞片圆形或菱状卵形，具或长或短的尾状突尖；花萼钟状，密被白色柔毛，果时呈筒状或坛状筒形，纵、横脉及其间小凹穴极明显，上唇3裂，中裂片特大，下唇全缘或微凹；花冠白色或淡红色，上唇宽大，具4齿，中央2齿不明显，下唇舟状。小坚果矩圆形。花、果期7~10月。

生境分布：生于沙地草丛中。分布于台湾、福建、浙江、江西、广东及广西，现台湾、福建、广东及广西均广泛栽培。

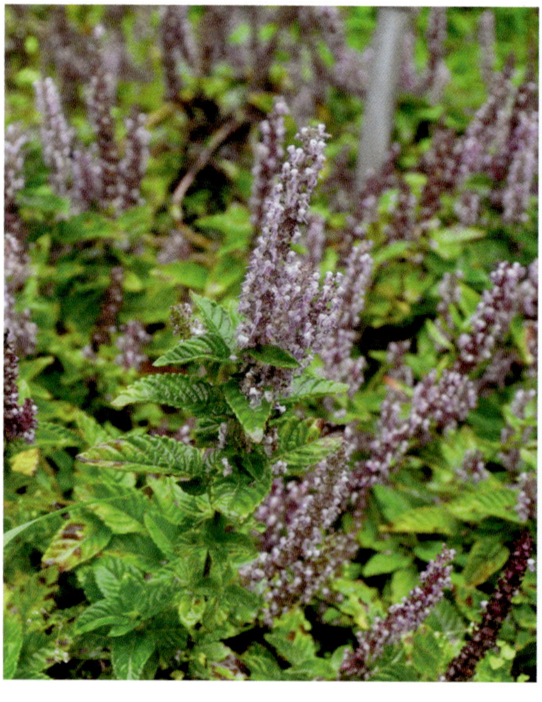

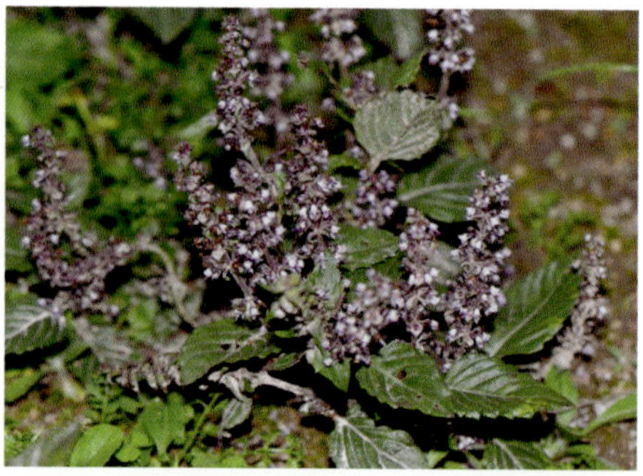

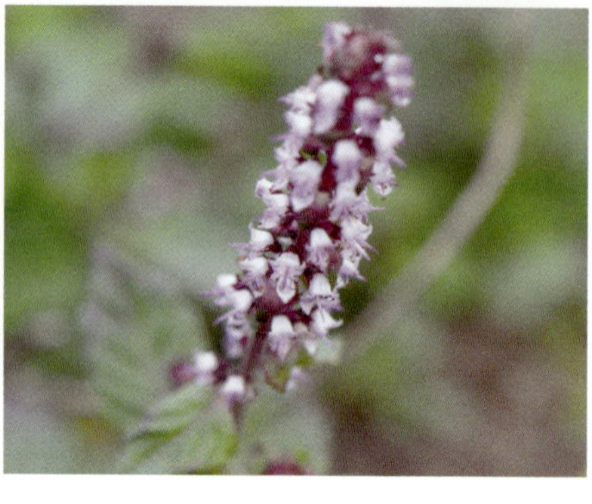

药材
性状

凉粉草

本品多切成段，长约20cm。茎方柱形，直径3~6mm，有分枝，被疏毛或细刚毛，幼枝毛更明显；质脆，断面中空。叶对生，多皱缩，黄褐色，展平后呈卵状长圆形，长3~5cm，宽2~3cm，先端钝尖，基部渐收细成柄，边缘有小锯齿，两面均被疏长毛；质稍韧，手捻不易破碎，水湿后显黏滑感。气微，嚼之味淡甘，有胶性。

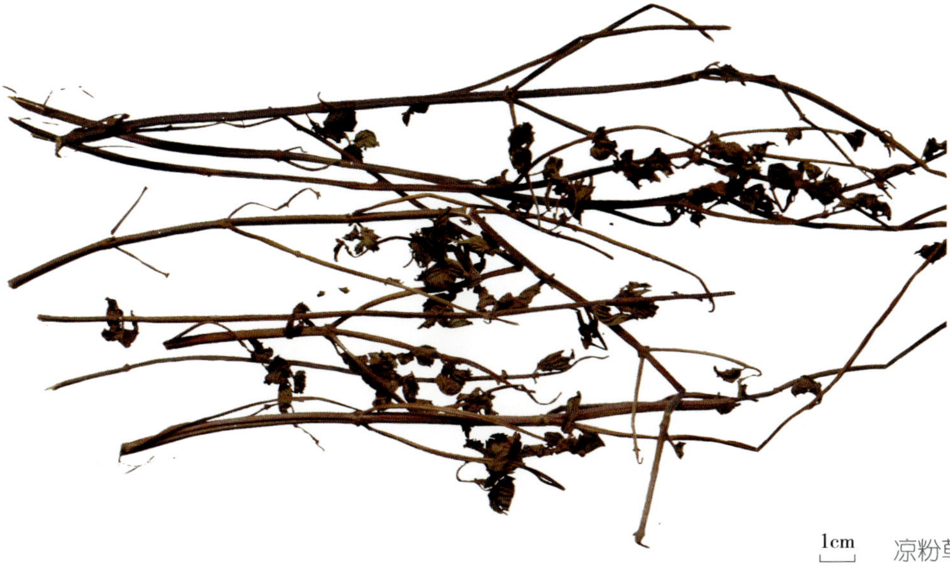

凉粉草

性味	甘、淡，凉。
功效	清热利湿，凉血解暑。
主治	急性风湿性关节炎，高血压，中暑，感冒，黄疸，急性肾炎，糖尿病。
用量用法	15~30g，大剂量可用至60g。

车前科

★ 平车前 *Plantago depressa* Willd.

别名：主根车前。| **药材名：**车前子（种子）、车前草（全草）。

植物形态

圆柱状直根。叶基生，平铺地面；叶片椭圆形或椭圆状披针形，具纵脉 3~7 条；叶柄长 2~6cm，基部具较宽的叶鞘，边缘有小齿。花茎长 4~17cm；穗状花序直立，上部花较密，下部花较疏；苞片三角状卵形，边缘常紫色；萼片 4 裂，宽卵圆形，宿存；花冠裂片 4 枚，先端有浅齿；雄蕊稍伸出花冠。蒴果圆锥状，褐黄色。种子 4~5 粒，长圆形，细小，黑棕色，光滑。花期 5~9 月，果期 6~10 月。

生境分布：生于平原、山坡、路旁等。分布于全国各地。

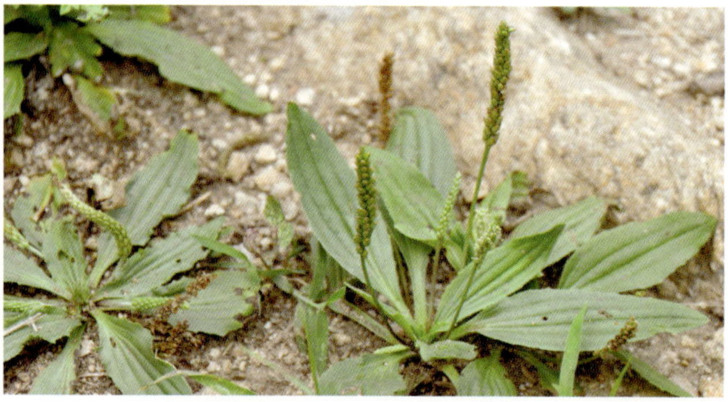

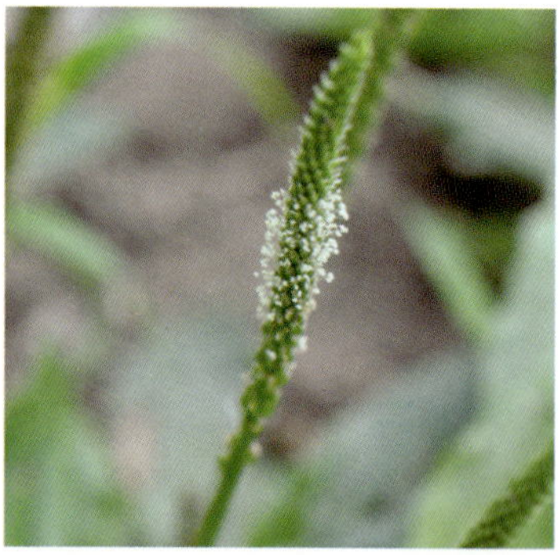

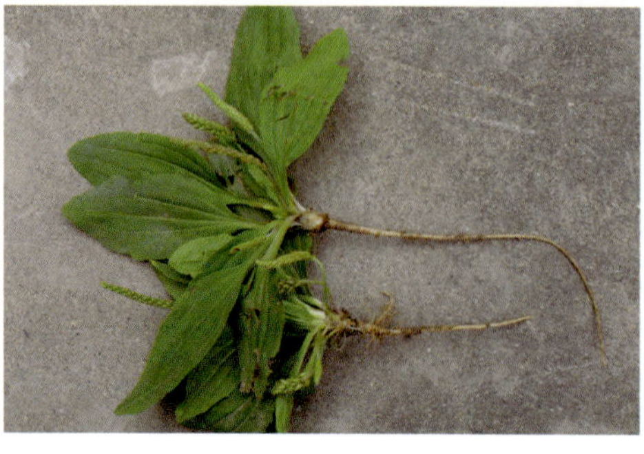

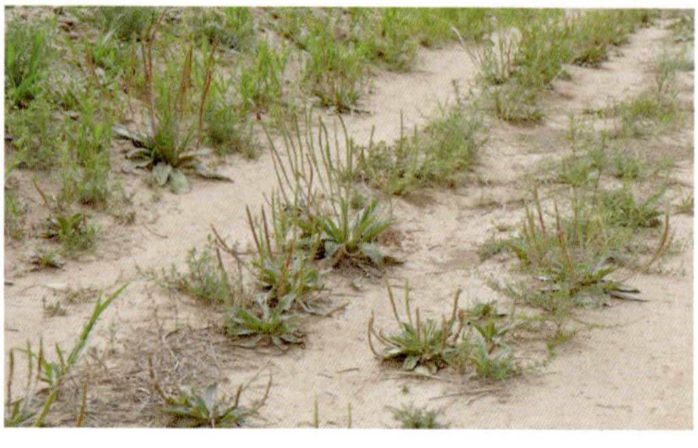

药材性状

车前子

椭圆形、不规则长圆形或三角状长圆形，略扁，长约2mm，宽约1mm。表面黄棕色至黑褐色，有细皱纹，一面有灰白色凹点状种脐。质硬。气微，味淡。

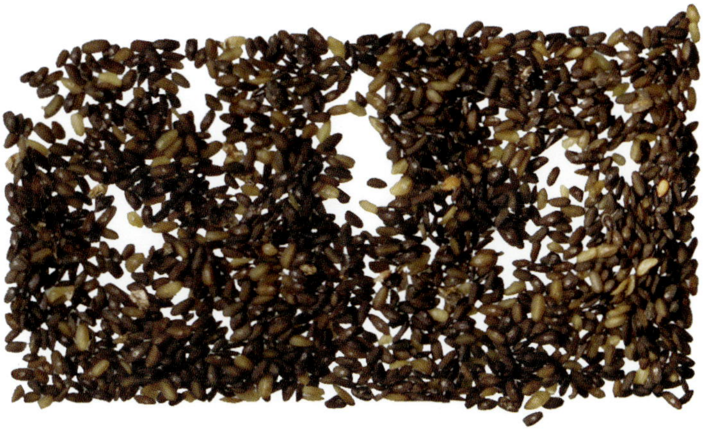

1cm

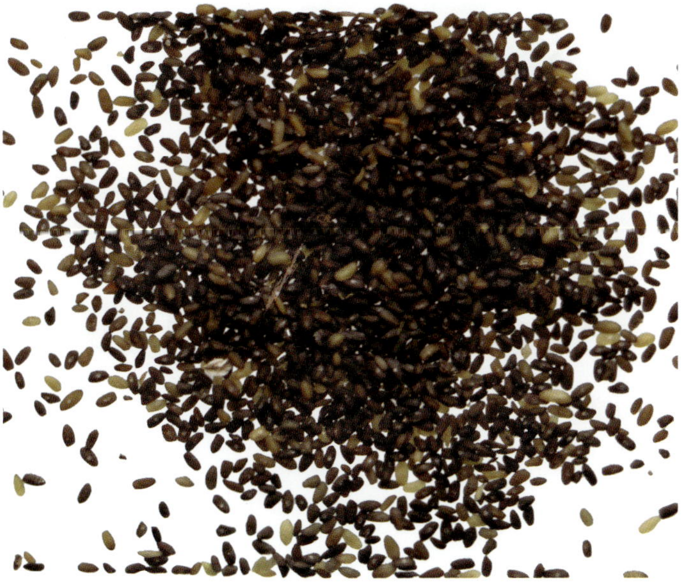

1cm

车前子

盐车前子

性味	甘，寒。
功效	清热利尿通淋，渗湿止泻，明目，祛痰。
主治	热淋涩痛，水肿胀满，暑湿泄泻，目赤肿痛，痰热咳嗽。
用量用法	9~15g，包煎。

药材性状

车前草

主根直而长。叶片较狭，长椭圆形或椭圆状披针形，长5~14cm，宽2~3cm。

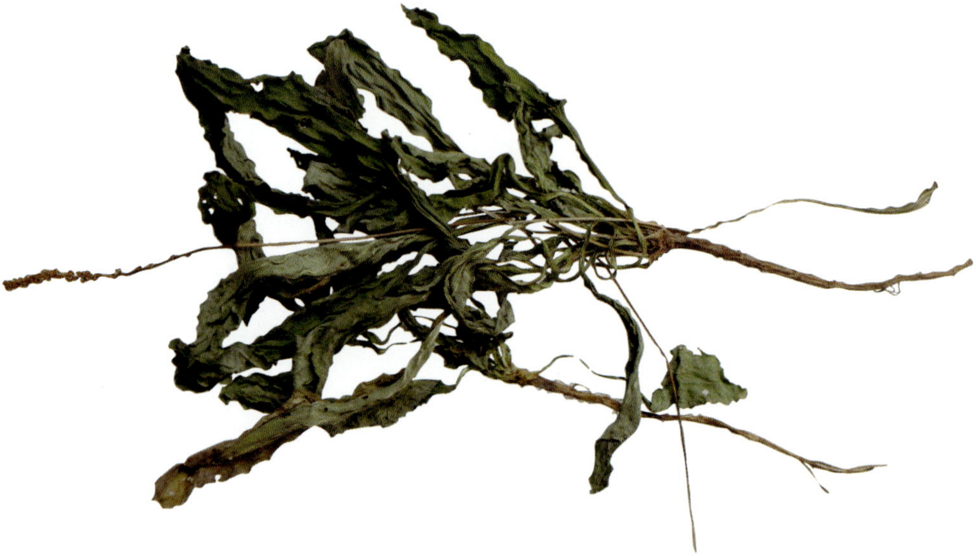

车前草

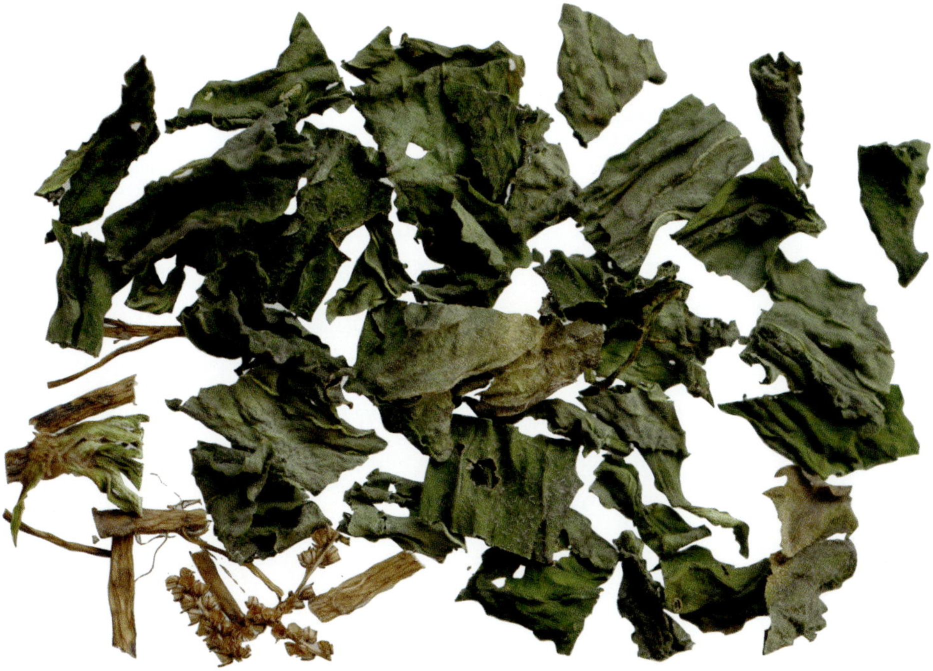

1cm 车前草（饮片）

性味	甘，寒。
功效	清热利尿通淋，祛痰，凉血，解毒。
主治	热淋涩痛，水肿尿少，暑湿泄泻，痰热咳嗽，吐血衄血，痈肿疮毒。
用量用法	9~30g。

附　注：《中国药典》2015 年版记载同属植物车前与平车前的干燥种子和全草同等入药。

木犀科

★ 白蜡树 *Fraxinus chinensis* Roxb.

别名： 尖叶白蜡树。| **药材名：** 秦皮（枝皮或干皮）。

植物形态

乔木，高达 15m。小枝无毛。羽状复叶长 13~20cm；小叶 5~9 枚，但以 7 枚为多，无柄或有短柄，卵形、倒卵状长圆形至披针形，长 3~10cm，宽 1~4cm，边缘有锯齿或波状锯齿，上表面无毛，下表面沿脉有短柔毛。圆锥花序侧生或顶生于当年生枝梢，无毛，大而疏松；花雌雄异株；花萼钟状，不规则分裂；无花瓣。翅果匙形或狭匙形，果翅下延到翅果的中部或下部。花期 4~5 月，果期 7~9 月。

生境分布： 生于山间向阳路旁、坡地阴湿处，或栽培。分布于河北、陕西、宁夏、河南、山东、江苏、安徽、浙江、湖北、广东、四川、贵州、云南等地。

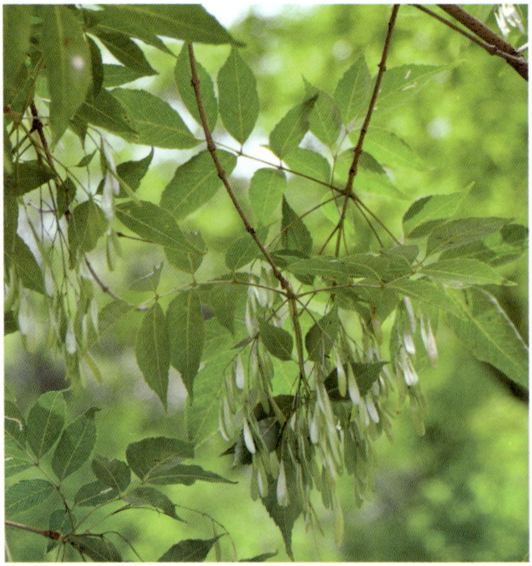

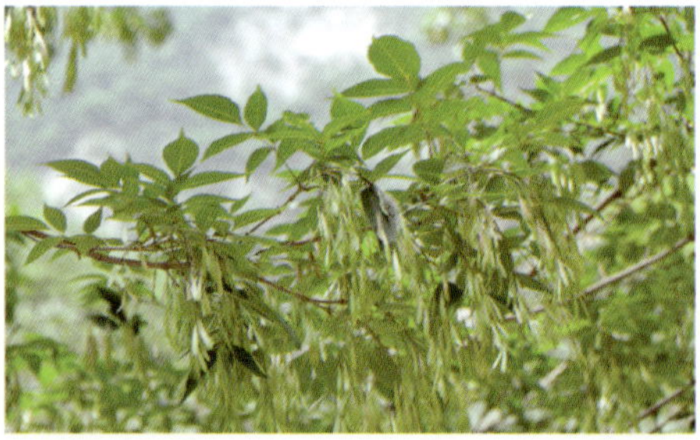

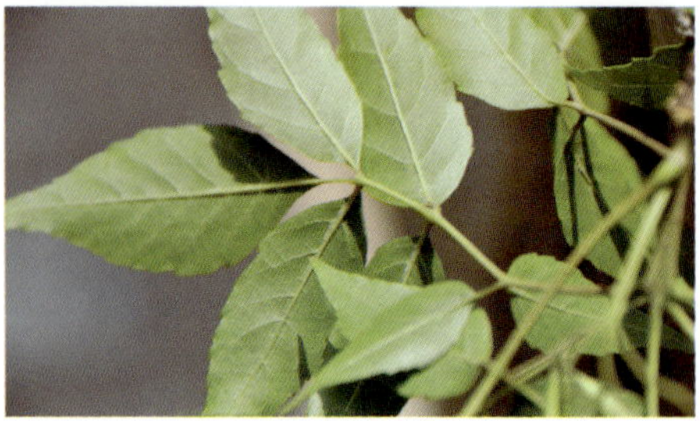

药材性状

秦皮

枝皮呈卷筒状或槽状，长 10~60cm，厚 1.5~3mm。外表面灰白色、灰棕色至黑棕色或相间呈斑状，平坦或稍粗糙，并有灰白色圆点状皮孔及细斜皱纹，有的具分枝痕。内表面黄白色或棕色，平滑。质硬而脆，断面纤维性，黄白色。气微，味苦。干皮为长条状块片，厚 3~6mm。外表面灰棕色，具龟裂状沟纹及红棕色圆形或横长的皮孔。质坚硬，断面纤维性较强。

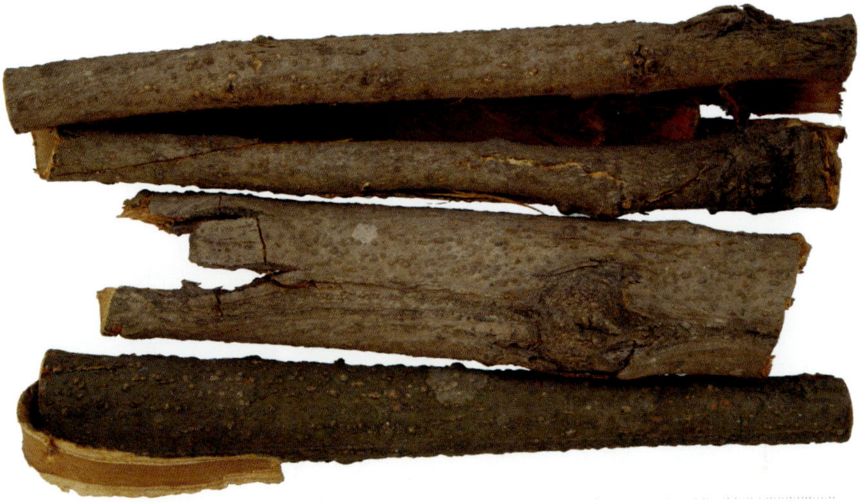

秦皮

性味	苦、涩，寒。
功效	清热燥湿，收涩止痢，止带，明目。
主治	湿热泻痢，赤白带下，目赤肿痛，目生翳膜。
用量用法	6~12g。外用适量，煎洗患处。

附　注：《中国药典》2015 年版记载同属植物苦枥白蜡树、尖叶白蜡树、宿柱白蜡树与白蜡树的干燥枝皮或干皮同等入药。

★ 暴马丁香 *Syringa reticulata* (Bl.) H. Hara subsp. *amurensis* P. S. Green et M. C. Chang

别名：暴马子、荷花丁香。| **药材名：**暴马子皮（干皮或枝皮）。

植物形态

落叶乔木，无毛。叶柄长 1~2cm，粗壮；叶片宽卵形、卵形或椭圆状卵形。圆锥花序由 1 至多对着生于同一枝条上的侧芽抽生；花梗长达 2mm；花萼长 1~2mm；花冠白色，花冠筒长约 1.5mm，裂片卵形；花丝与花冠裂片近等长或长于裂片，花药黄色。果长椭圆形，长 1.5~2cm，顶端钝圆。花期 6~7 月，果期 8~10 月。

生境分布：生于海拔 100~1200m 的山坡灌丛、林缘、草地、沟边或针阔叶混林中。分布于黑龙江、吉林、辽宁、内蒙古等地。

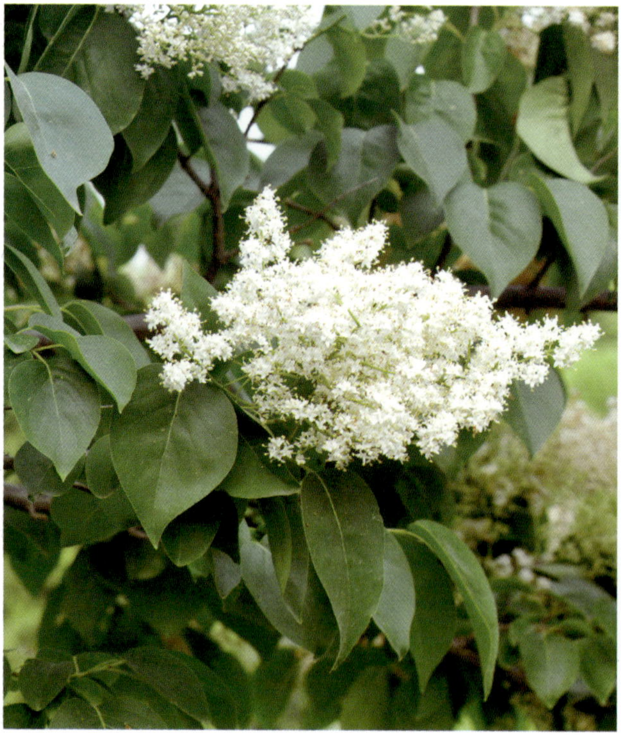

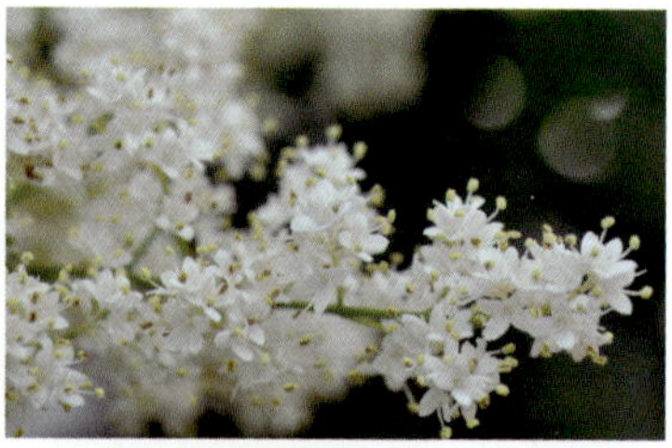

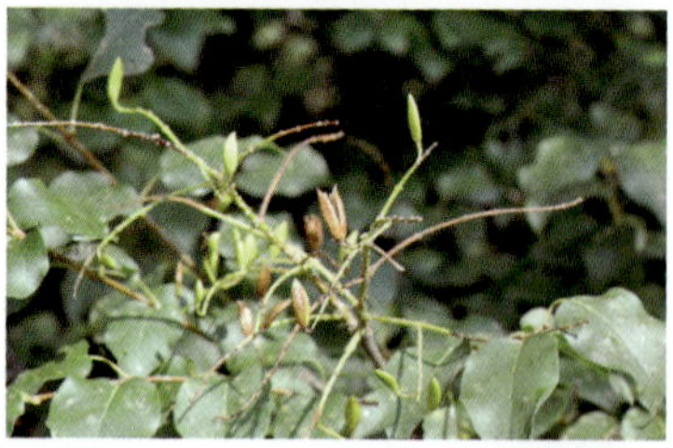

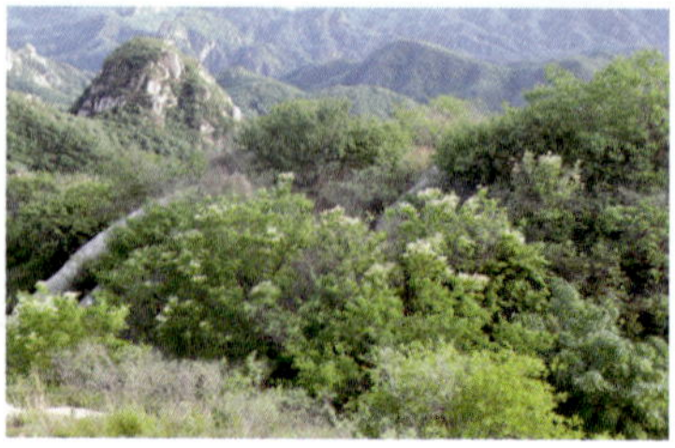

药材性状

暴马子皮

槽状或卷筒状，长短不一，厚2~4mm。外表面暗灰褐色，嫩皮平滑，有光泽，老皮粗糙，有横纹；横向皮孔椭圆形，暗黄色；外皮薄而韧，可见横向撕剥，剥落处显暗黄绿色。内表面淡黄褐色。质脆，易折断，断面不整齐。气微香，味苦。

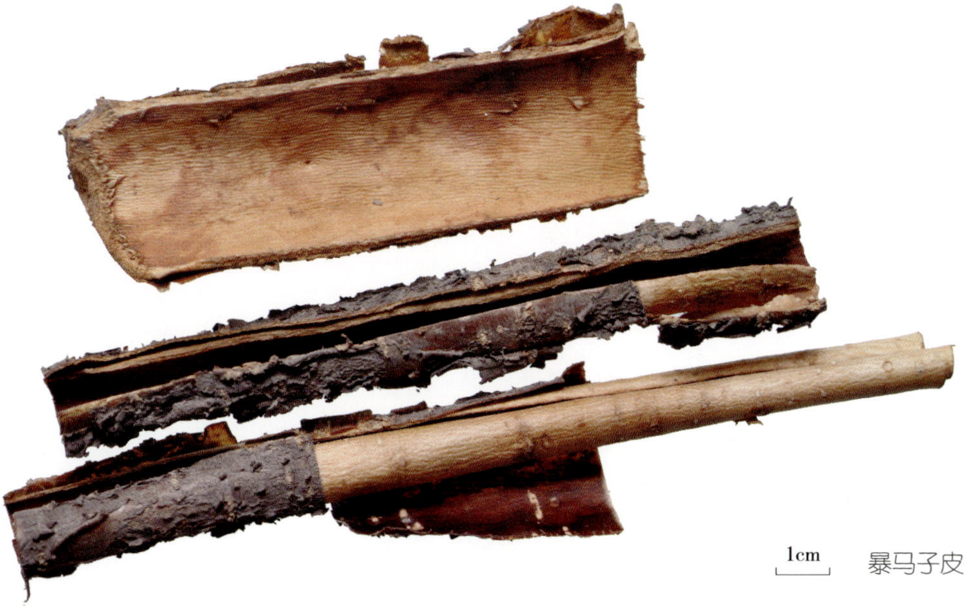

1cm 暴马子皮

性味	苦，微寒。
功效	清肺祛痰，止咳平喘。
主治	咳喘痰多。
用量用法	30~45g。

附　注：桃金娘科植物丁香易与暴马丁香混淆。

列当科

★ 肉苁蓉 *Cistanche deserticola* Y. C. Ma

别名：大芸、苁蓉。| 药材名：肉苁蓉（肉质茎）。

植物形态

多年生寄生草本。茎肉质，黄色。叶鳞片状，黄褐色，覆瓦状排列，卵形或卵状披针形，在下部排列较紧密。穗状花序，密生多花；苞片卵状披针形；小苞片狭披针形，与萼近等长；花萼钟状，5浅裂，裂片近圆形；花冠近唇形，顶端5裂，裂片蓝紫色，筒部白色，筒内面离轴方向具2条凸起的黄色纵纹；雄蕊4枚，花丝基部和花药被毛，药室基部具小尖头；“丁”字形侧膜胎座，4室。蒴果椭圆形，2裂，花柱宿存。花期5~6月，果期6~8月。

生境分布：生于荒漠中，寄生在藜科植物梭梭 *Haloxylon ammodendron* (C. A. Mey.) Bge. 的根上。分布于内蒙古、陕西、甘肃、宁夏、青海、新疆等地。

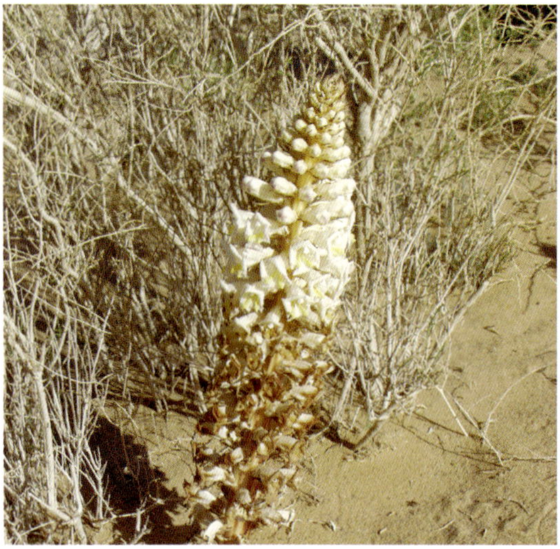

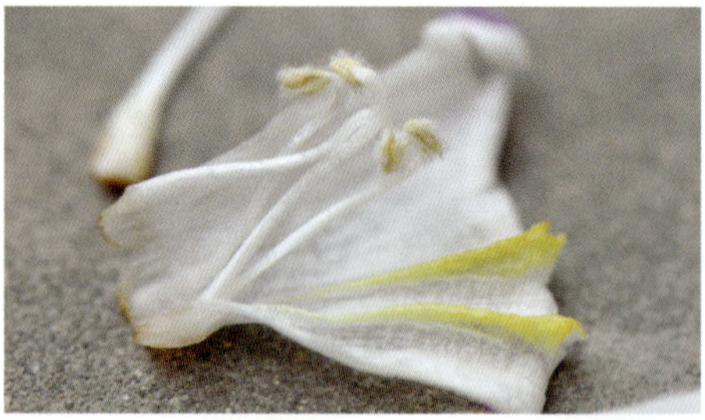

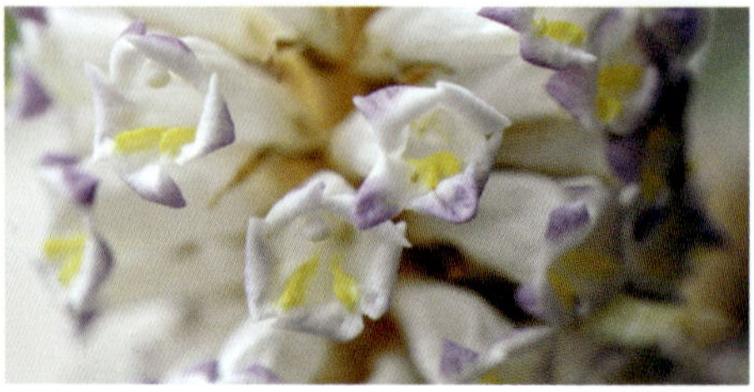

药材
性状

肉苁蓉

扁圆柱形，稍弯曲，长 3~15cm，直径 2~8cm。表面棕褐色或灰棕色，密被覆瓦状排列的肉质鳞叶，通常鳞叶先端已断。体重，质硬，微有柔性，不易折断，断面棕褐色，有淡棕色点状维管束，排列成波状环纹。气微，味甜、微苦。

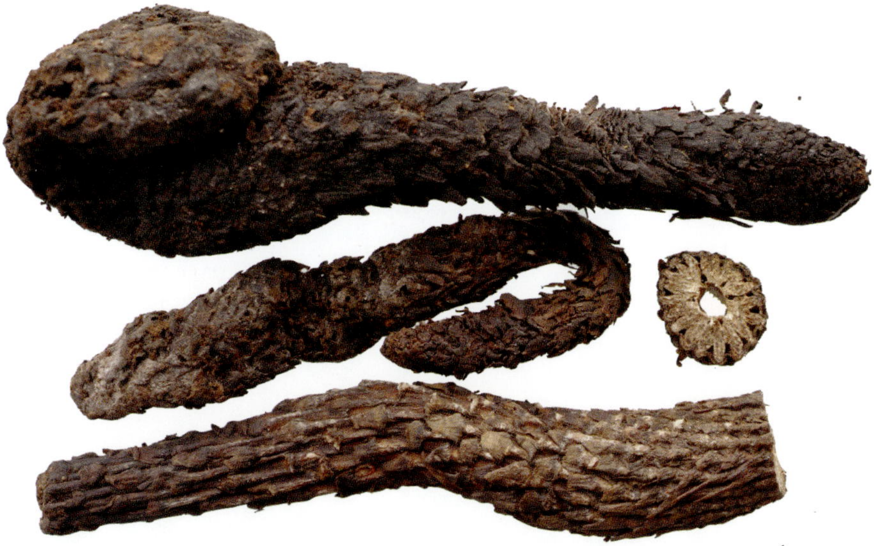

肉苁蓉

性味	甘、咸，温。
功效	补肾阳，益精血，润肠通便。
主治	肾阳不足，精血亏虚，阳痿不孕，腰膝酸软，筋骨无力，肠燥便秘。
用量用法	6~9g。

附　注：《中国药典》2015 年版记载同属植物管花肉苁蓉与肉苁蓉的干燥肉质茎同等入药。

爵床科

★ 穿心莲 *Andrographis paniculata* (Burm. f.) Nees

别名：一见喜。| 药材名：穿心莲（地上部分）。

植物形态

一年生直立多分枝的草本。茎四棱形，节部膨大。叶卵状长圆形或长圆状披针形，两面无毛。总状花序顶生或腋生，集成大型的圆锥花序；苞片和小苞片小；花萼裂片为三角状披针形，被腺毛和微毛；花冠淡紫色或白色，二唇形，上唇微 2 裂，下唇 3 深裂，在下唇内侧常带紫色斑纹，外被腺毛和短柔毛；雄蕊 2 枚，花药 2 室。蒴果扁，中有 1 沟，疏生腺毛。种子四方形，具皱纹。花期 9 月，果期 10 月。

生境分布：生于湿热的平原、丘陵地区。我国江西、福建、湖南、广东、广西、四川等地有栽培。

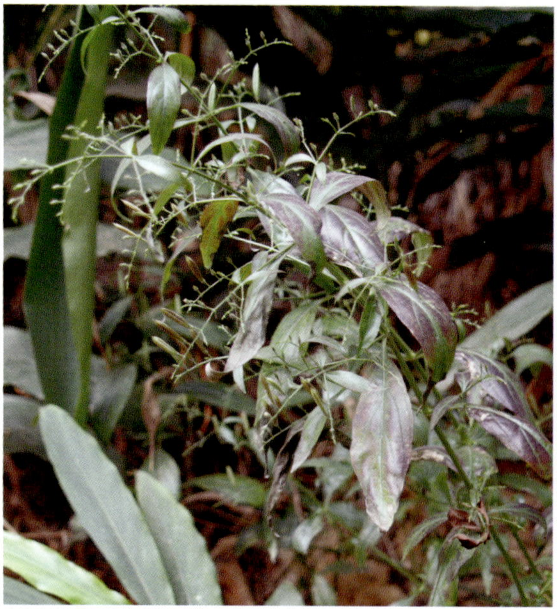

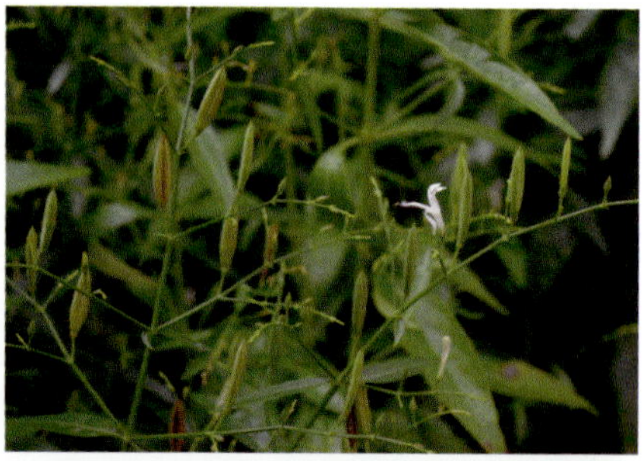

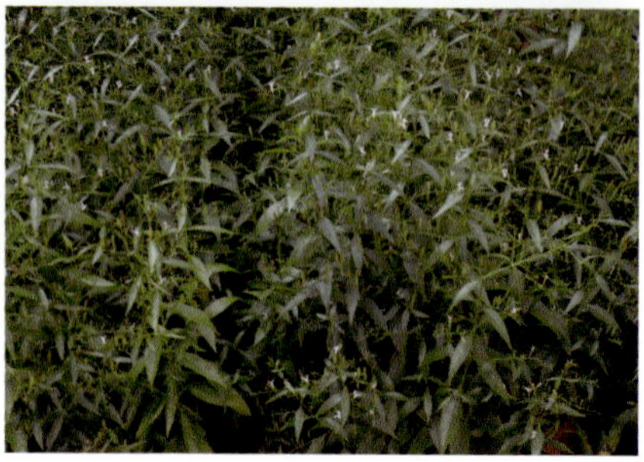

药材性状

穿心莲

茎呈方柱形，多分枝，长50~70cm，节稍膨大；质脆，易折断。单叶对生，叶柄短或近无柄，叶片皱缩、易碎，完整者展开后呈披针形或卵状披针形，长3~12cm，宽2~5cm，先端渐尖，基部楔形下延，全缘或波状；上表面绿色，下表面灰绿色，两面光滑。气微，味极苦。

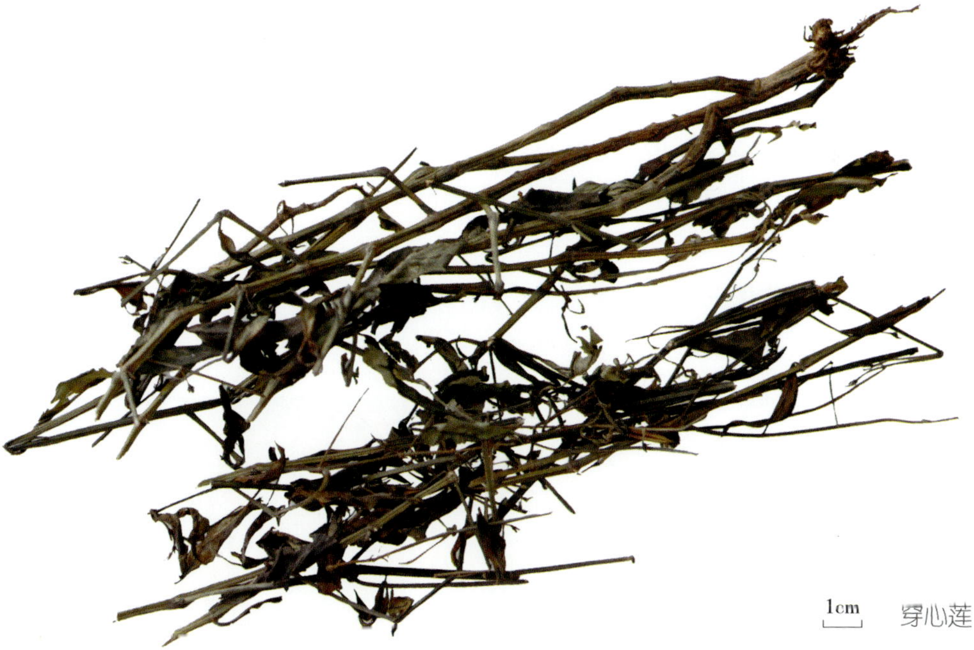

穿心莲

性味	苦，寒。
功效	清热解毒，凉血，消肿。
主治	感冒发热，咽喉肿痛，口舌生疮，顿咳劳嗽，泄泻痢疾，热淋涩痛，痈肿疮疡，蛇虫咬伤。
用量用法	6~9g。外用适量。

狗肝菜 *Dicliptera chinensis* (L.) Juss.

别名：华九头狮子草。| **药材名**：狗肝菜（全草）。

植物形态

一年生或二年生草本。茎上部外倾上升，下部匍匐生根，幼茎具 4 条棱，节膨大。叶对生，纸质或近草质；叶柄长 1.2~2.5cm；叶片卵形或阔卵形，全缘或浅波状，上表面中脉被柔毛，下表面有短缘毛。花序腋生或顶生，由 3~4 个聚伞花序组成，叶状苞片倒卵状椭圆形，两面及边缘均被毛；每个小花序内，有能育花和不育花各 1 朵；花萼 5 裂，裂片披针形，被柔毛；花冠二唇形，粉红色，被柔毛；雄蕊 2 枚。蒴果卵形，两侧压扁。种子每室 2 粒，近圆形，两侧压扁，表面有小疣点。

生境分布：生于路边、园中及水沟边。分布于江西、福建、台湾、广东、广西、云南等地。

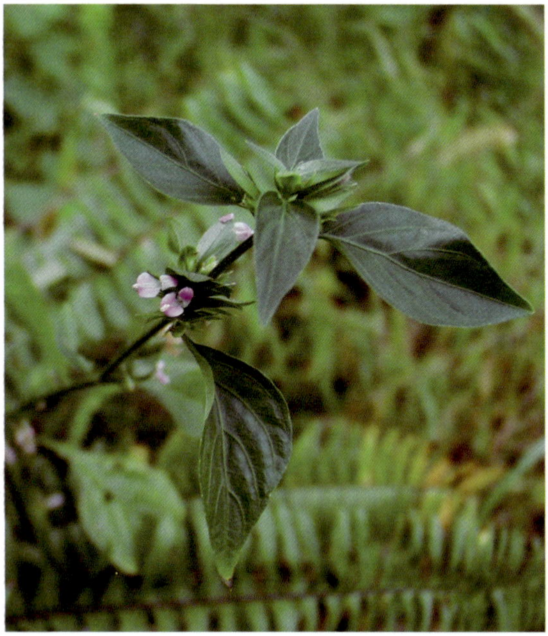

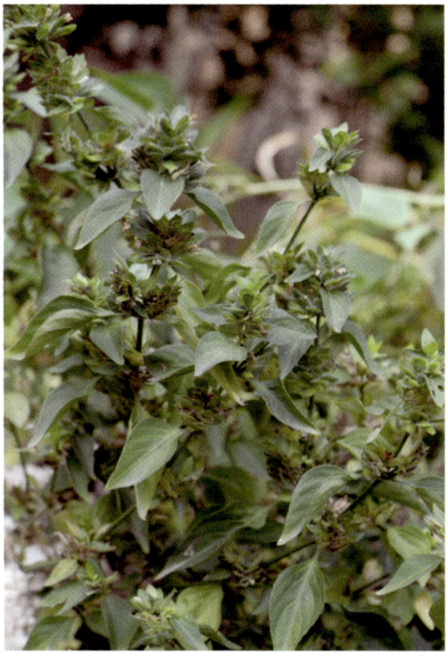

药材
性状

狗肝菜

根呈须状，淡黄色。茎多分枝，折曲状，具6条钝棱，节膨大，呈膝状。叶对生，暗绿色或灰绿色，卵形或阔卵形，多皱缩或破碎。有的带花，花序腋生或顶生，由3~4个聚伞花序组成，每个聚伞花序有1至少数花，叶状苞片一大一小，倒卵状椭圆形。花二唇形。蒴果卵形。种子有小疣点。气微，味淡微甘。

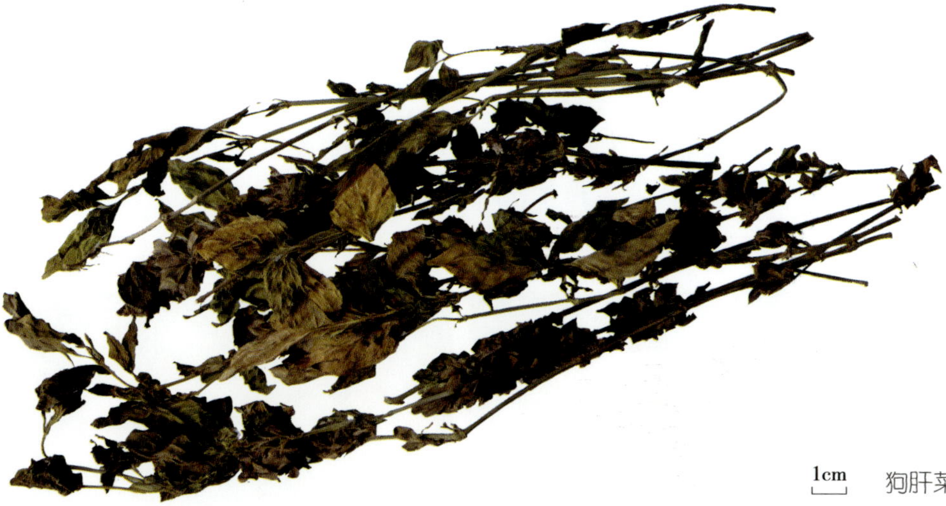

1cm 狗肝菜

性味	甘、微苦，寒。
功效	清热，凉血，利湿，解毒。
主治	感冒发热，热病发斑，吐血，衄血，便血，尿血，崩漏，肺热咳嗽，咽喉肿痛，肝热目赤，小儿惊风，小便淋沥，带下病，带状疱疹，痈肿疔疖，蛇犬咬伤。
用量用法	30~60g。外用适量，鲜品捣烂敷患处。

九头狮子草 *Peristrophe japonica* Bremek.

别名： 接长草、土细辛。| **药材名：** 九头狮子草（全草）。

植物形态

草本。叶常卵状矩圆形。花序由聚伞花序组成；每个聚伞花序下托以 2 枚总苞状苞片，内有花 1 至少数朵；苞片椭圆形至卵状矩圆形；花萼裂片 5 枚，钻形；花冠粉红色至微紫色，外面疏生短柔毛，二唇形，下唇微 3 裂；雄蕊 2 枚，2 个药室一上一下。蒴果疏生短柔毛，开裂时胎座不弹起，上部具 4 粒种子，下部实心。种子具小瘤状突起。

生境分布： 生于路旁、草地或林下。分布于河南、安徽、江苏、浙江、江西、福建、湖北、广东、广西、湖南、重庆、贵州、云南等地。

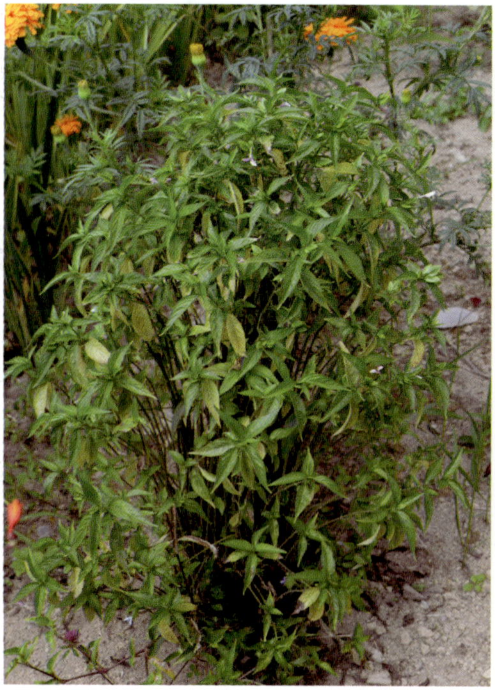

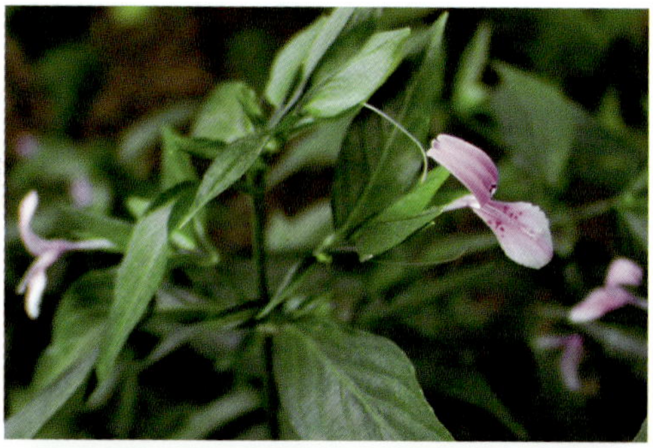

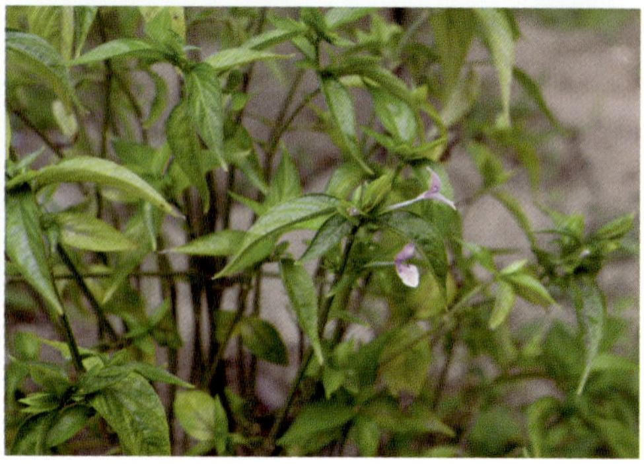

药材
性状

九头狮子草

全草长 20~50cm。茎方形，深绿色，节膨大。叶卵状矩圆形，长 3~7cm，先端渐尖，基部渐狭，全缘。可见花序或果序。气微，味苦。

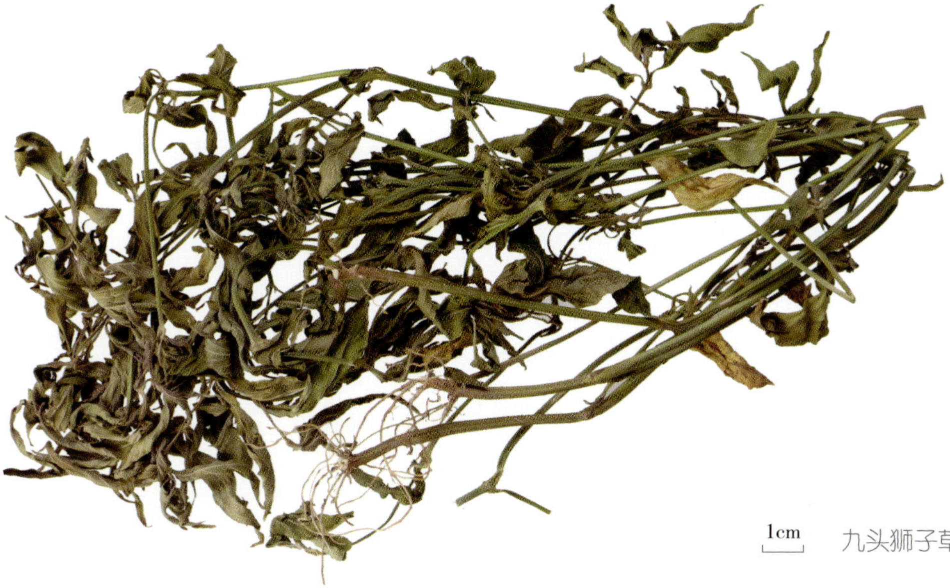

1cm 九头狮子草

性味	辛、微苦，凉。
功效	发汗解表，清热解毒，镇痉。
主治	感冒，咽喉肿痛，白喉，小儿消化不良，小儿高热，痈疖肿毒，毒蛇咬伤。
用量用法	15~30g。外用鲜品适量，捣烂敷患处。

紫葳科

★ 凌霄 *Campsis grandiflora* (Thunb.) K. Schum.

别名：紫葳花。| 药材名：凌霄花（花）。

植物形态

落叶木质藤本，常借气生根攀附于其他物体上。奇数羽状复叶，对生；小叶 7~9 枚，卵形或卵状披针形，边缘具粗锯齿；叶轴长 4~13cm。花排成顶生疏散的圆锥花序；花萼钟状，绿色，5 齿裂，披针形；花冠钟状漏斗形，外面橙黄色，内面鲜红色；雄蕊 4 枚，二强雄蕊；花柱细长，柱头扁平，2 裂；子房 2 室。蒴果，顶端钝，2 瓣裂。种子扁平，具翅。花期 6~8 月，果期 7~9 月。

生境分布： 生于山谷、河边、疏林下，或栽培于庭院。分布于华东、中南、西南及河北等地。

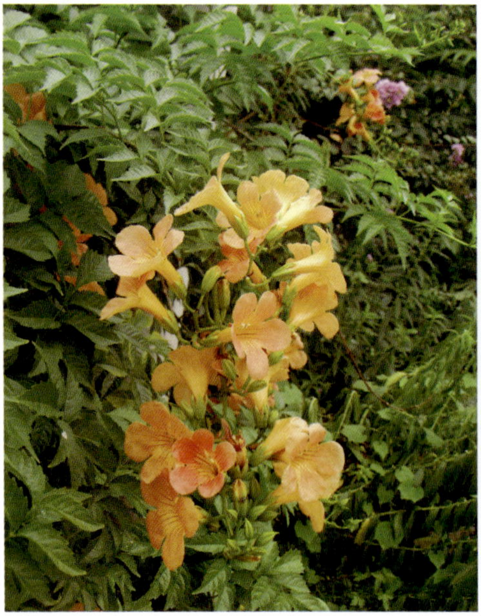

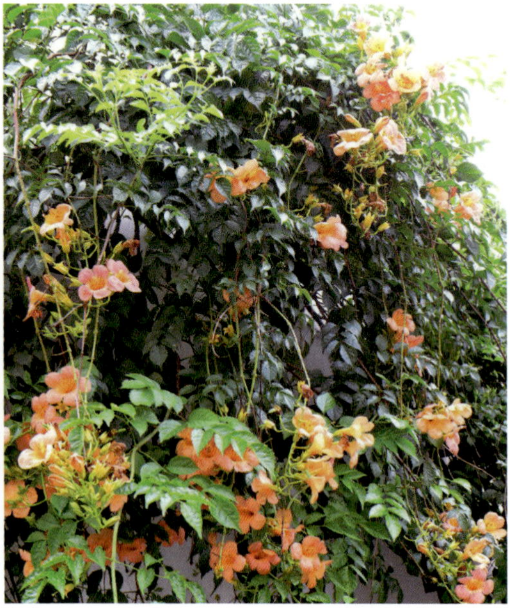

药材性状

凌霄花

本品多皱缩卷曲，呈黄褐色至棕褐色，完整花朵长4~5cm。萼筒钟状，长2~2.5cm，裂片5枚，裂至中部，萼筒基部至萼齿尖有5条纵棱。花冠先端5裂，裂片半圆形，下部连合，呈漏斗状，外表面可见细脉纹，内表面较明显。雄蕊4枚，着生在花冠上，两长两短，花药“个”字形着生，花柱1个，柱头扁平。气清香，味微苦、酸。

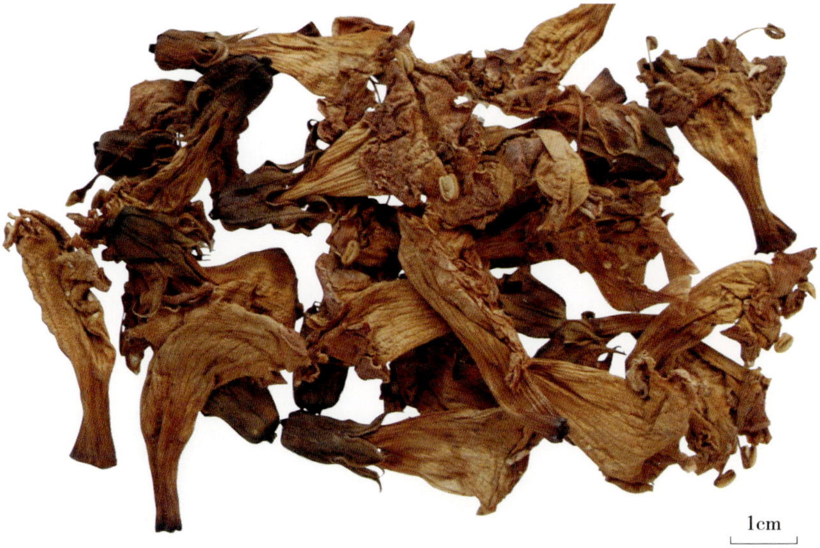

凌霄花

性味	甘、酸，寒。
功效	活血通经，凉血祛风。
主治	月经不调，经闭，癥瘕，产后乳肿，风疹发红，皮肤瘙痒，痤疮。
用量用法	5~9g。孕妇慎用。

附　注：《中国药典》2015年版记载同属植物美洲凌霄与凌霄的干燥花同等入药，偶见紫葳科植物硬骨凌霄及玄参科植物毛泡桐的花混入使用。

桔梗科

羊乳 *Codonopsis lanceolata* (Sieb. et Zucc.) Trautv.

别名：轮叶党参、羊乳参。| **药材名**：四叶参（根）。

植物形态

多年生草质缠绕藤本，有白色乳汁和特殊臭味。根圆锥形或纺锤形，有须根。茎细长，多分枝。叶互生，菱状狭卵形，无毛；分枝顶端的叶 3~4 枚簇生，呈近于对生或轮生状，有短柄，菱状卵形或狭卵形。花单生于分枝顶端；花萼 5 裂；花冠钟状，黄绿色带紫色或紫色，5 浅裂；雄蕊 5 枚；子房下位，柱头 3 裂。蒴果有宿存花萼，上部 3 瓣裂。种子有翅。花期 7~8 月，果期 9~10 月。

生境分布：生于山地沟边林缘或林中。分布于东北、华北、华东、中南至西南等地。

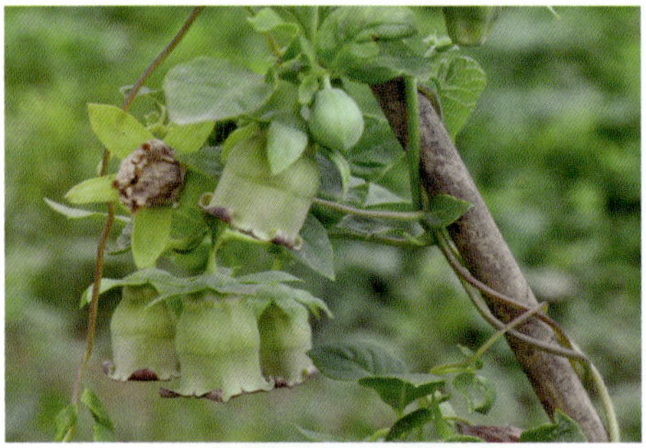
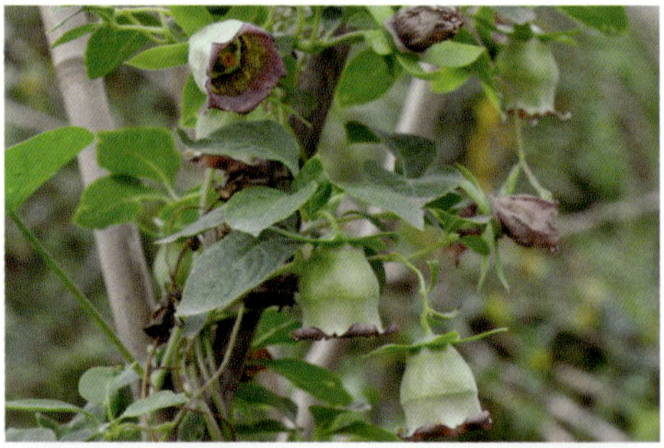
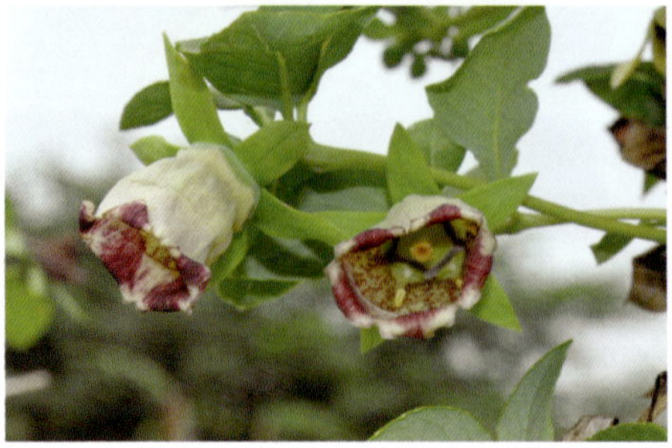
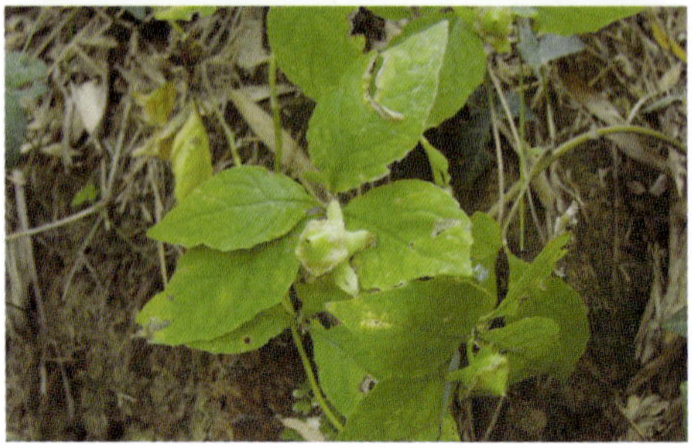

药材
性状

四叶参

根纺锤形、倒卵状纺锤形或类圆柱形，有的稍分枝，长6~15cm，直径2~6cm，灰棕色或灰黄色，皱缩不平，顶端具根茎、芽痕、茎痕，芦下有多数环纹，环纹间有细纵裂纹。质稍松，易折断，断面不平坦，多裂隙。切片大小不一，切面灰黄色或浅棕色，皮部与木部无明显区分。气微，味甜、微苦。

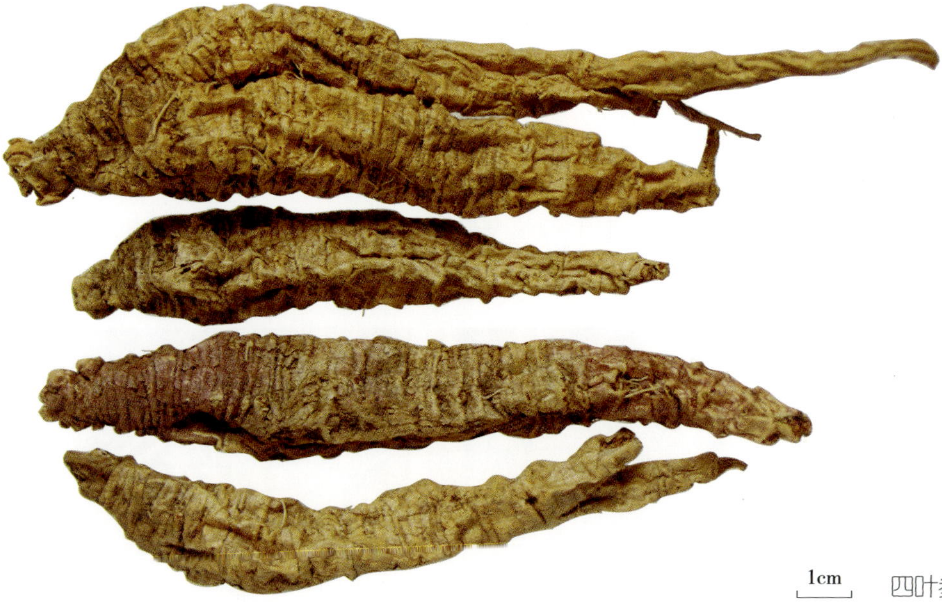

四叶参

性味	甘，温。
功效	养阴润肺，补血通乳，清热解毒，消肿排脓。
主治	久病体虚，疲乏无力，产后缺乳，肺脓肿，乳痈，疮疖肿痛等。
用量用法	15~30g。

★ 川党参 *Codonopsis tangshen* Oliv.

药材名：党参（根）。

植物形态

草质缠绕藤本，有白色乳汁。根纺锤状圆柱形。茎淡绿色，基部带紫色，有白粉，无毛或近无毛。叶互生；叶片狭卵形或卵形，基部宽楔形、圆截形，稀浅心形，边缘有不明显的钝齿，两面初有短柔毛，后变无毛，脉在下表面隆起；叶柄长 0.7~2.4cm。花单朵与叶对生，无毛；花梗长 1.5~6.5cm；花萼下位，5 裂至近基部，裂片矩圆状披针形；花冠淡黄绿色，钟状，上位，5 浅裂，裂片三角形；雄蕊 5 枚，无毛。蒴果成熟时变成紫红色。花、果期 7~10 月。

生境分布：生于海拔 900~2300m 的山地林边灌丛中，现已大量栽培。分布于湖北、湖南、陕西、贵州、重庆、四川等地。

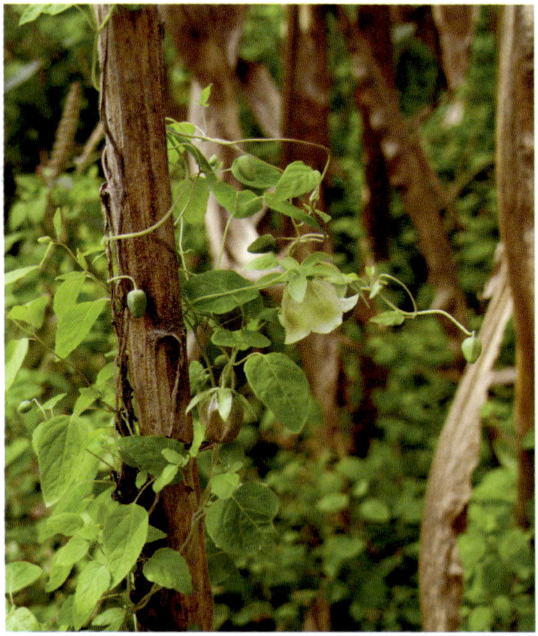

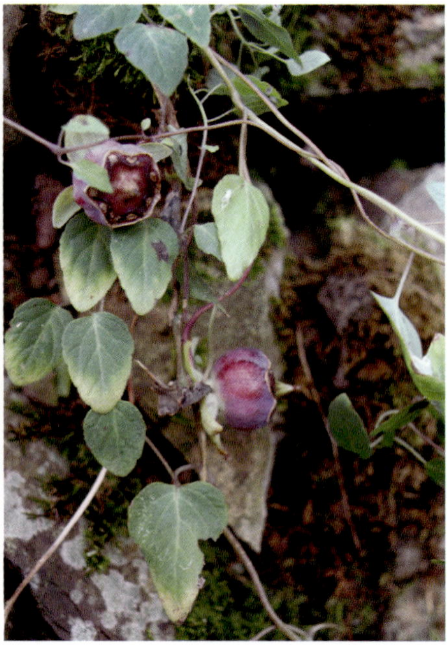

药材性状

党参

长圆柱形，稍弯曲，长 10~45cm，直径 0.5~2cm。表面灰黄色至黄棕色，根头部有多数疣状突起的茎痕及芽，每个茎痕的顶端呈凹下的圆点状；根头下有致密的环状横纹，向下渐稀疏；全体有明显不规则的纵沟。质较软而结实，断面裂隙较少，皮部黄白色。有特殊香气，味微甜。

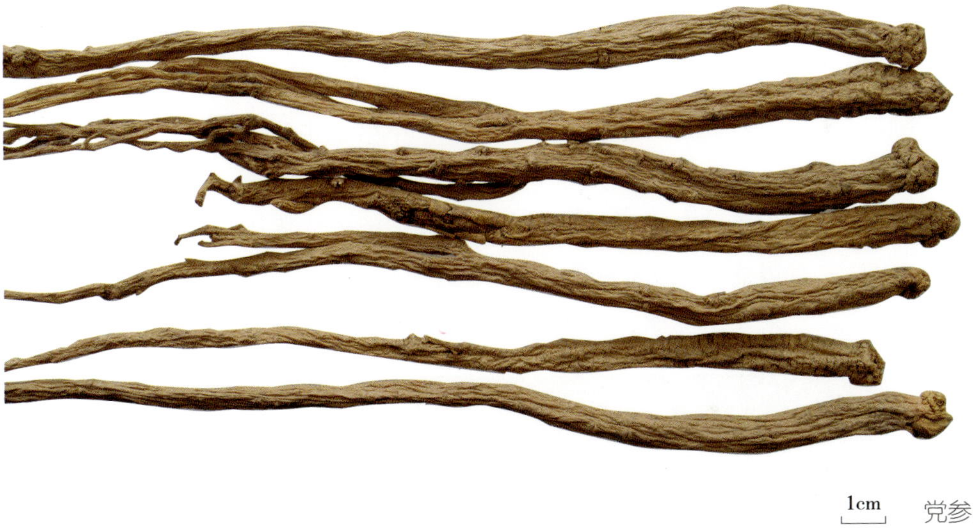

党参

性味	甘，平。
功效	健脾益肺，养血生津。
主治	脾肺气虚，食少倦怠，咳嗽虚喘，气血不足，面色萎黄，心悸气短，津伤口渴，内热消渴。
用量用法	9~30g。不宜与藜芦同用。

附　注：《中国药典》2015 年版记载同属植物素花党参、党参与川党参的干燥根同等入药。

★ 沙参 *Adenophora stricta* Miq.

别名：杏叶沙参。| **药材名：**南沙参（根）。

植物形态

茎高 40~80cm，不分枝，常被毛，少无毛。基生叶心形，大而具长柄；茎生叶互生，叶片椭圆形、狭卵形，边缘有不整齐的锯齿，两面疏生短毛或长硬毛。花序常不分枝而成假总状花序，或有短分枝而成极狭的圆锥花序；花梗常极短；花萼常被短柔毛或粒状毛，裂片狭长，多为钻形；花冠宽钟状，蓝色或紫色，裂片三角状卵形；花盘短筒状。蒴果椭圆状球形，极少为椭圆状。种子稍扁，有 1 条棱。花期 8~10 月。

生境分布：生于海拔 3300m 以下的阳坡草丛、林缘草地、路边、岩缝。分布于陕西、甘肃、河南、湖北、湖南、江西、江苏、安徽、浙江、福建、广西、云南、贵州、重庆、四川等地。

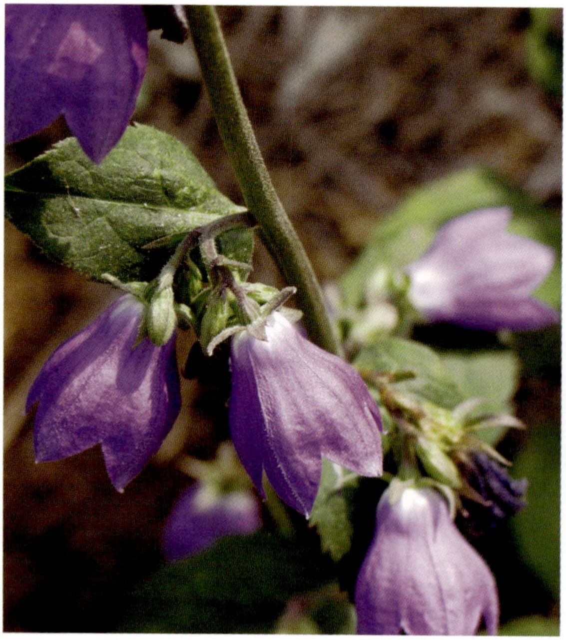

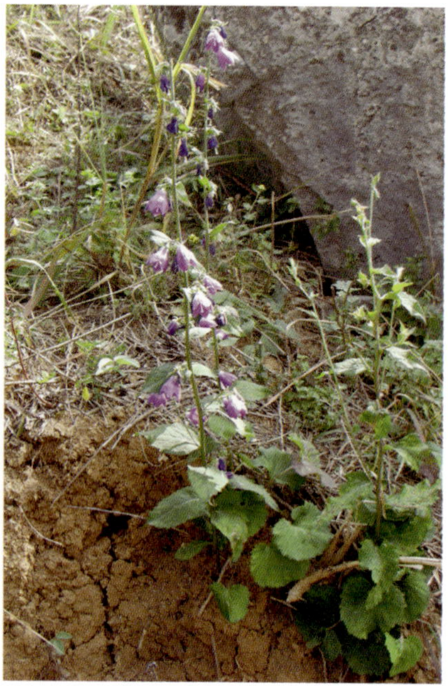

药材
性状

南沙参

圆锥形或圆柱形，略弯曲，长7~27cm，直径0.8~3cm。表面黄白色或淡棕黄色，凹陷处常有残留粗皮，上部多有深陷横纹，呈断续的环状，下部有纵纹及纵沟。顶端具1或2个根茎。体轻，质松泡，易折断，断面不平坦，黄白色，多裂隙。气微，味微甘。

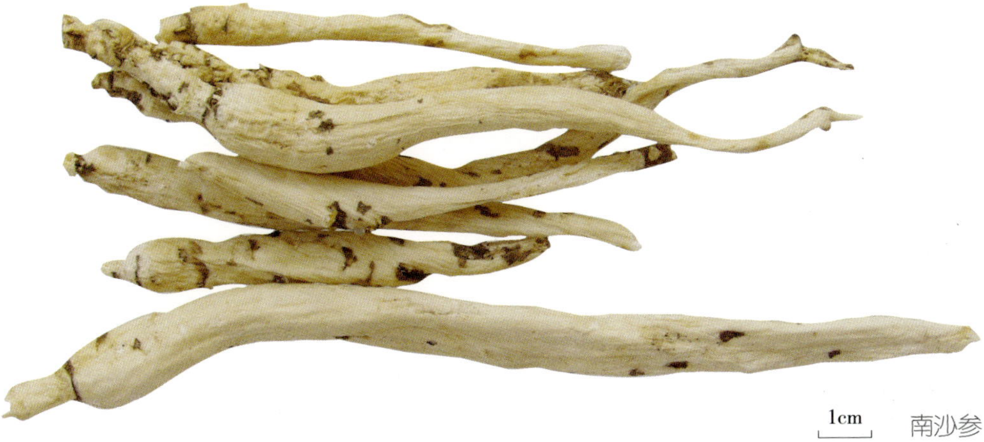

南沙参

性味	甘，微寒。
功效	养阴清肺，益胃生津，化痰，益气。
主治	肺热燥咳，阴虚劳嗽，干咳痰黏，胃阴不足，食少呕吐，气阴不足，烦热口干。
用量用法	9~15g。不宜与藜芦同用。

附　注：《中国药典》2015年版记载同属植物轮叶沙参与沙参的干燥根同等入药，称“南沙参”；而伞形科植物珊瑚菜的根入药，称“北沙参”。

铜锤玉带草 *Lobelia nummularia* Lamarck

别名：铜锤玉带。| **药材名：**铜锤玉带草（全草）。

植物形态

一年生匍匐草本，有白色乳汁。茎呈方形，节处生根，肉质。单叶互生，具短柄；叶片圆形至心状卵圆形，边缘有粗锯齿，叶脉掌状，叶上表面脉上疏生短毛，叶下表面脉隆起，脉上被长柔毛。花小，呈淡紫色，单生于叶腋或与叶对生；花梗基部膨大；花萼基部合生，壶状，萼齿裂片狭长披针形，边缘有肉刺；花冠左右对称，二唇形；雄蕊着生于花冠管上。浆果，椭圆形，紫红色，萼齿宿存，内藏多数种子。种子细小，鲜红色，卵圆形。花期 4~5 月。

生境分布：生于阴湿田埂边或山林阴湿处。分布于西南、华南及湖南、湖北、江西、浙江、福建、台湾等地。

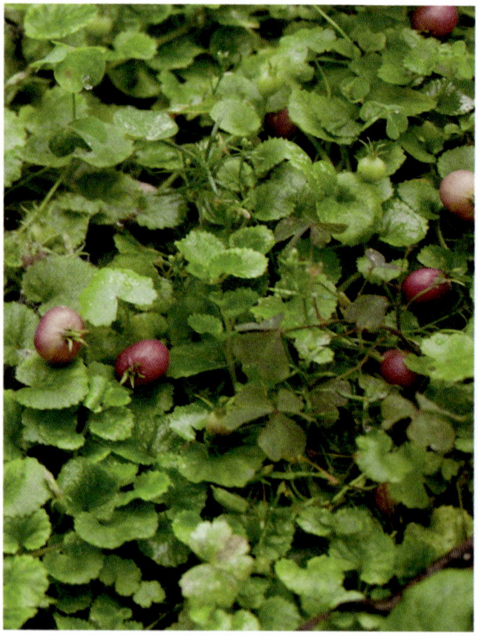

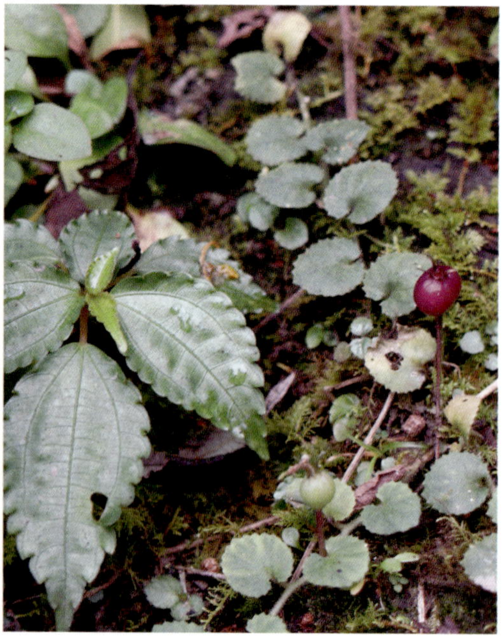

药材性状

铜锤玉带草

本品长可达 30cm 以上。茎纤细，呈方形，节处生根。单叶互生，具短柄，柄长 2~7mm；完整者展平后呈圆形至心状卵圆形，长 1~1.5cm，基部心形，边缘有粗锯齿，上表面绿色，下表面淡绿色，叶脉掌状，5~7 条，两面被毛。花小，呈淡紫色；花冠二唇形。浆果椭圆形，长 1~1.5cm。

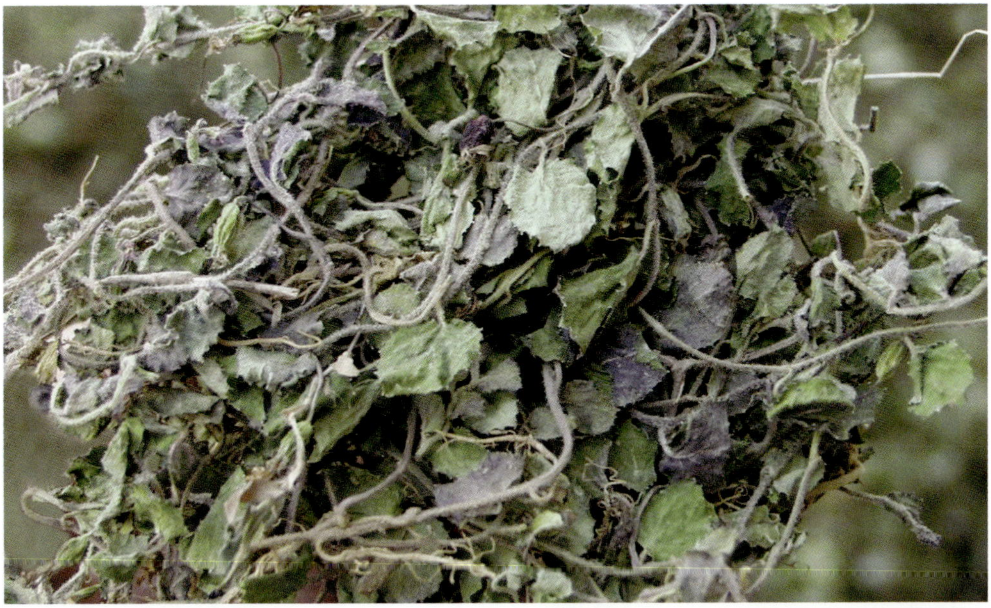

铜锤玉带草

性味	辛、苦，平。
功效	祛风利湿，活血散瘀。
主治	风湿疼痛，月经不调，白带异常，遗精，跌打损伤，创伤出血。
用量用法	9~15g。外用适量，鲜品捣烂敷患处。

茜草科

★ 大叶钩藤 *Uncaria macrophylla* Wall.

别名：方钩藤。| 药材名：钩藤（带钩茎枝）。

植物形态

藤本。小枝稍扁，老枝四棱柱形，幼时与钩同被褐色粗毛，成长后毛脱落。叶对生，革质，宽椭圆形或长椭圆形，上表面光滑或沿中脉被短毛，下表面被褐色短粗毛；叶柄粗壮；托叶 2 裂。头状花序球形，腋生和顶生；总花梗与叶柄同被黄色粗毛；花有梗，被褐色粗毛，有香气；萼管漏斗状，裂片条状披针形；花冠淡黄色，裂片卵形。蒴果具明显的柄，纺锤形，被毛，顶端冠以萼檐裂片。花期夏季。

生境分布：生于潮湿林下或灌丛。分布于福建、广东、广西、云南等地。

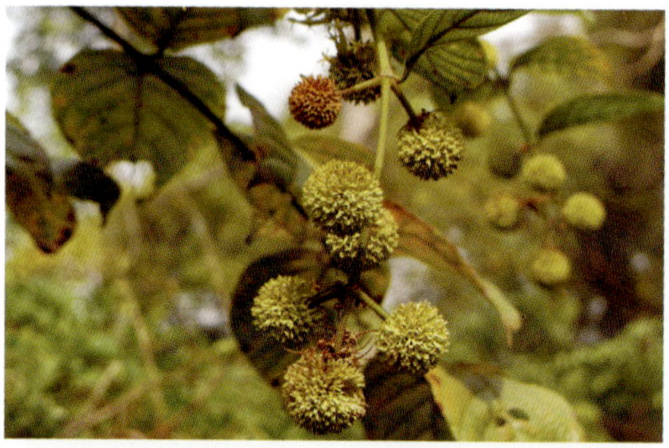
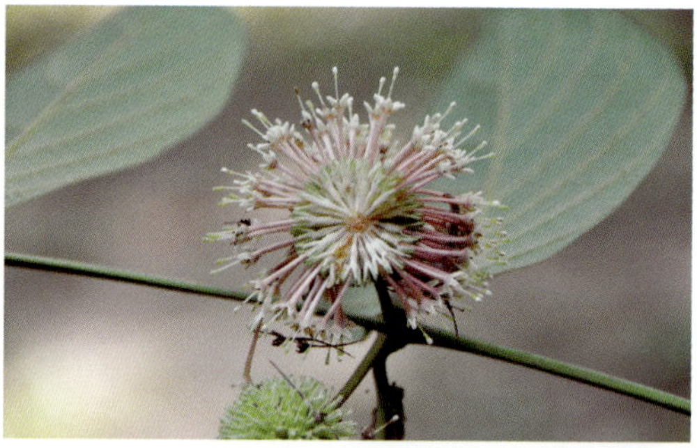
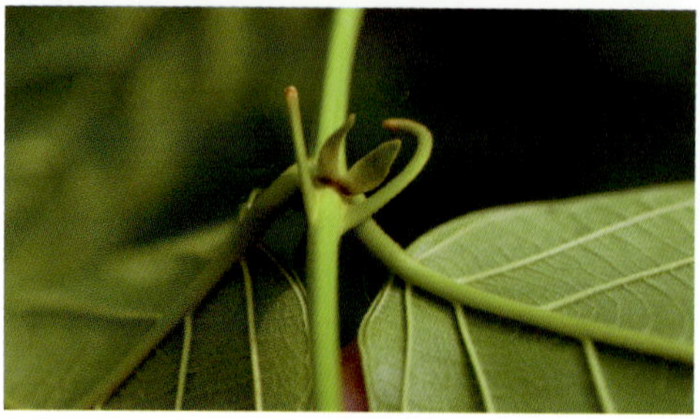
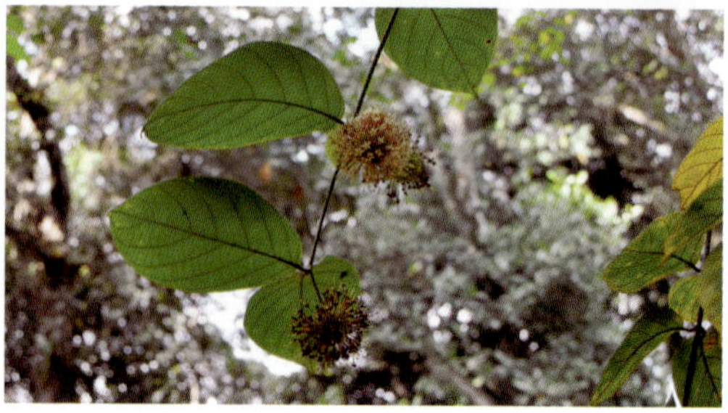

药材性状

钩藤

茎枝呈圆柱形或类方柱形，长 2~3cm，直径 0.2~0.5cm。表面红棕色至紫红色者具细纵纹，光滑无毛；黄绿色至灰褐色者有的可见白色点状皮孔，被黄褐色柔毛。多数枝节上对生两个向下弯曲的钩（不育花序梗），或仅一侧有钩，另一侧为突起的疤痕；钩略扁或稍圆，先端细尖，基部较阔；钩基部的枝上可见叶柄脱落后的窝点状痕迹和环状的托叶痕。质坚韧，断面黄棕色，皮部纤维性，髓部黄白色或中空。气微，味淡。

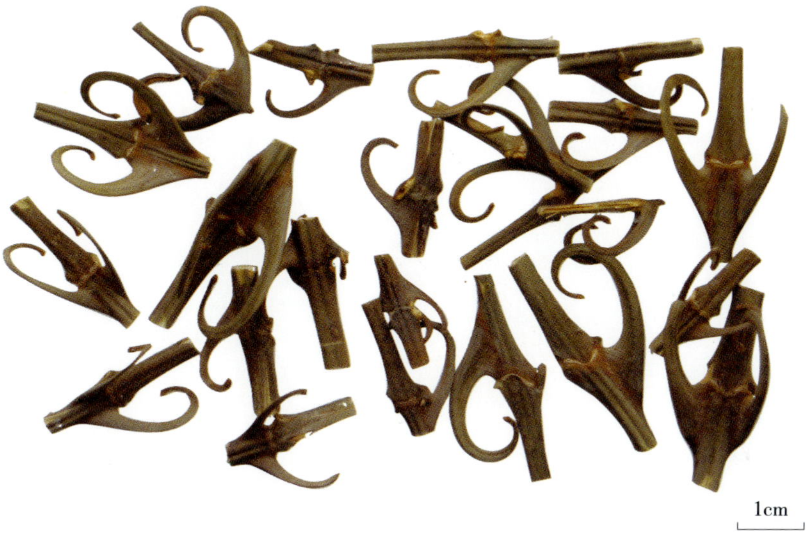

钩藤

性味	甘，凉。
功效	息风定惊，清热平肝。
主治	肝风内动，惊痫抽搐，高热惊厥，感冒夹惊，小儿惊啼，妊娠子痫，头痛眩晕。
用量用法	3~12g，后下。

附　注：《中国药典》2015 年版记载同属植物钩藤、华钩藤、无柄果钩藤、毛钩藤与大叶钩藤的干燥带钩茎枝同等入药。

水杨梅 *Adina rubella* Hance

别名：细叶水团花。| **药材名：**水杨梅（地上部分）。

植物形态

小灌木。小枝红褐色，被柔毛。叶对生，纸质，卵状披针形或矩圆形，干后边缘外卷，上表面近无毛或在中脉上有疏短毛，下表面沿脉上被疏毛；叶柄极短或无；托叶 2 深裂，披针形，外反。头状花序顶生，通常单个；总花梗被柔毛；花 5 数；花冠裂片上部有黑色的点。蒴果长 4mm。花、果期 5~12 月。

生境分布：生于低海拔疏林中或旷地上。分布于长江以南各地。

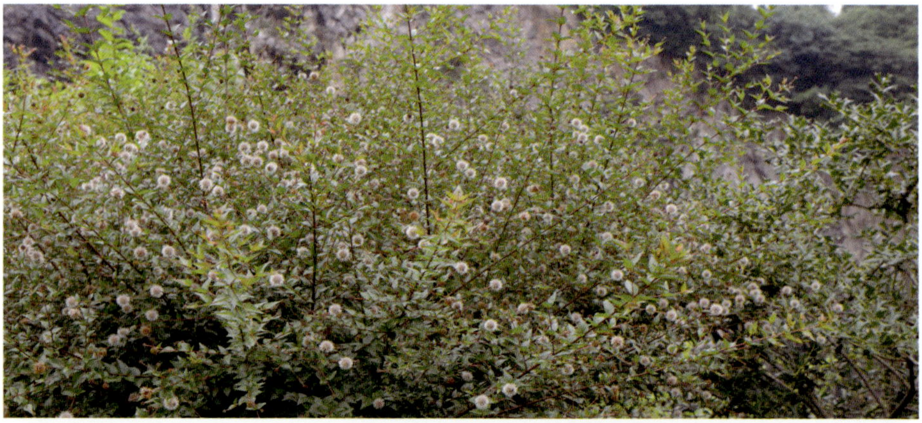

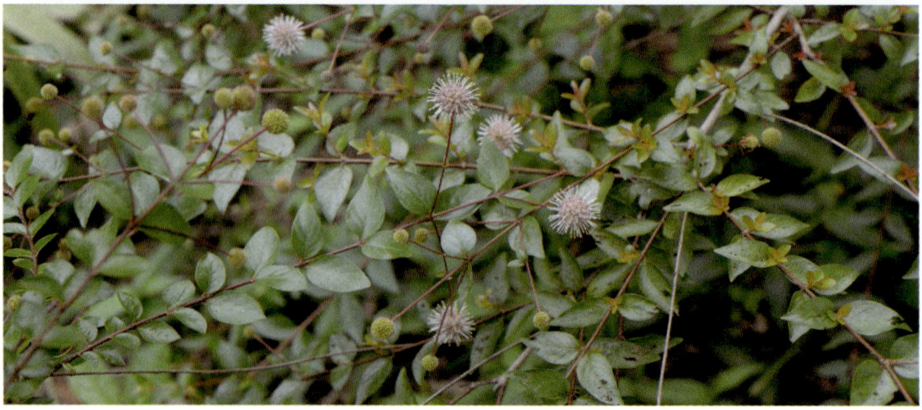

药材性状

水杨梅

茎呈圆柱形，有分枝。表面灰褐色，有细纵皱纹及灰黄色类圆形皮孔。质硬不易折断，断面皮部成片状，木部呈纤维状，黄白色。果序由众多小蒴果密集成头状，呈圆球形，直径3~10mm，棕黄色，粗糙触手，搓揉后小蒴果很易脱落露出果序轴。小蒴果倒圆锥形，长3~4mm，淡黄色，顶端具5裂的宿萼，内具4~8粒种子。种子棕色，外被毛，长椭圆形。气微，味微苦。

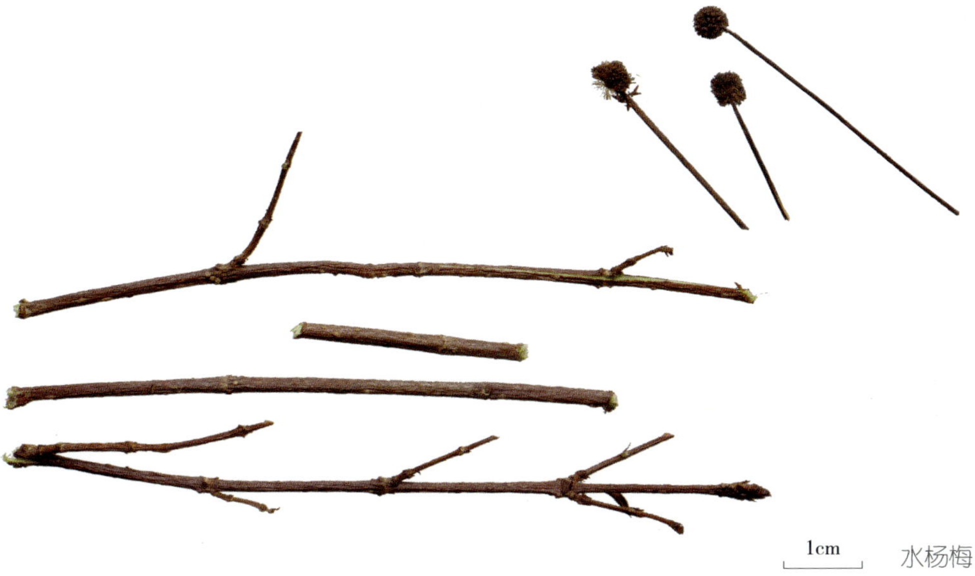

水杨梅

性味	苦，涩，凉。
功效	清热利湿，解毒消肿。
主治	湿热泄泻，痢疾，湿疹，疮疖肿毒，风火牙痛，跌打损伤，外伤出血。
用量用法	15~30g。外用适量，捣敷。

附　注：同属植物水团花易与水杨梅混淆。

★ 巴戟天 *Morinda officinalis* How

别名：鸡肠风。| **药材名**：巴戟天（根）。

植物形态

藤状灌木。根肉质肥厚，不规则地断续膨大，呈念珠状。小枝幼时被短粗毛，后变粗糙。叶对生，叶柄长 4~8mm；叶片长圆形，上表面被稀疏糙毛或无毛，下表面沿中脉被粗短毛，脉腋内有短束毛。花序头状，3 至数个呈伞状排列于枝端；总花梗长 3~10mm；头状花序具花 2~10 朵；花冠白色，肉质，裂片长椭圆形，内弯；雄蕊 4 枚。聚花核果熟时红色，扁球形或近球形；核果具分核；分核三棱形，外侧弯拱，被毛状物，内面具种子 1 粒。花期 4~7 月，果期 6~11 月。

生境分布：生于山谷、溪边、山地林下。分布于福建、江西、广东、海南、广西等地。

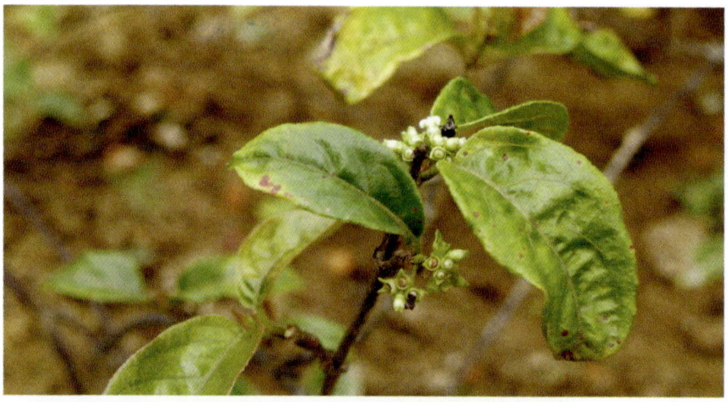
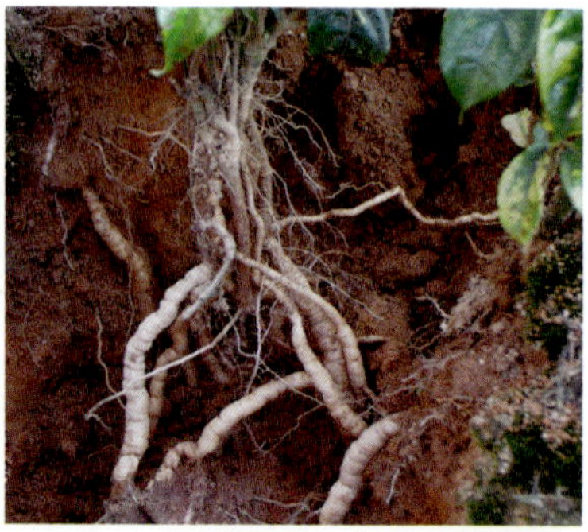
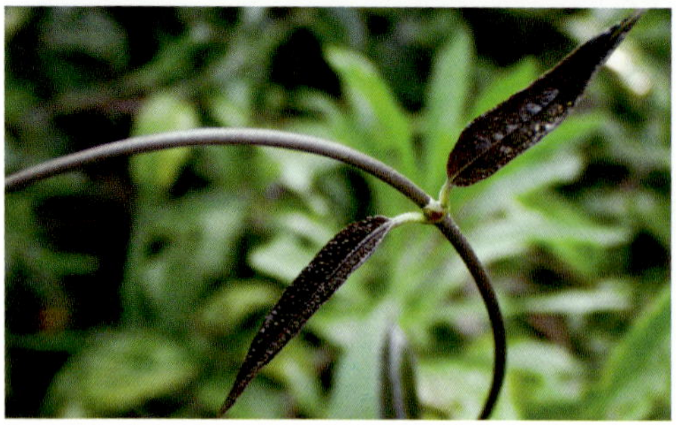
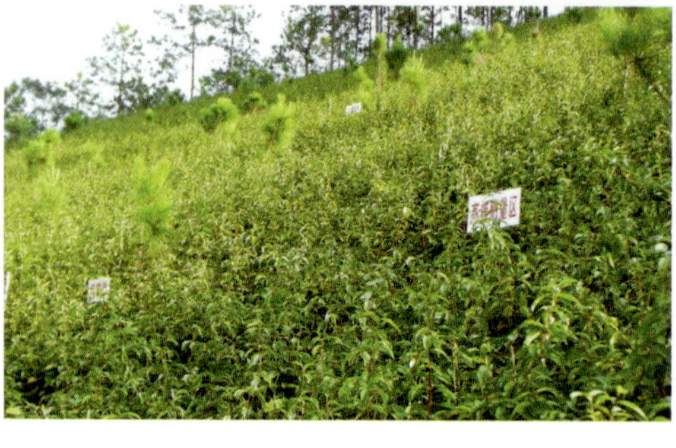

药材性状

巴戟天

扁圆柱形，略弯曲，长短不等，直径0.5~2cm。表面灰黄色或暗灰色，具纵纹及横裂纹，有的皮部横向断离露出木部；质韧，断面皮部厚，紫色或淡紫色，易与木部剥离；木部坚硬，黄棕色或黄白色，直径1~5mm。气微，味甘而微涩。

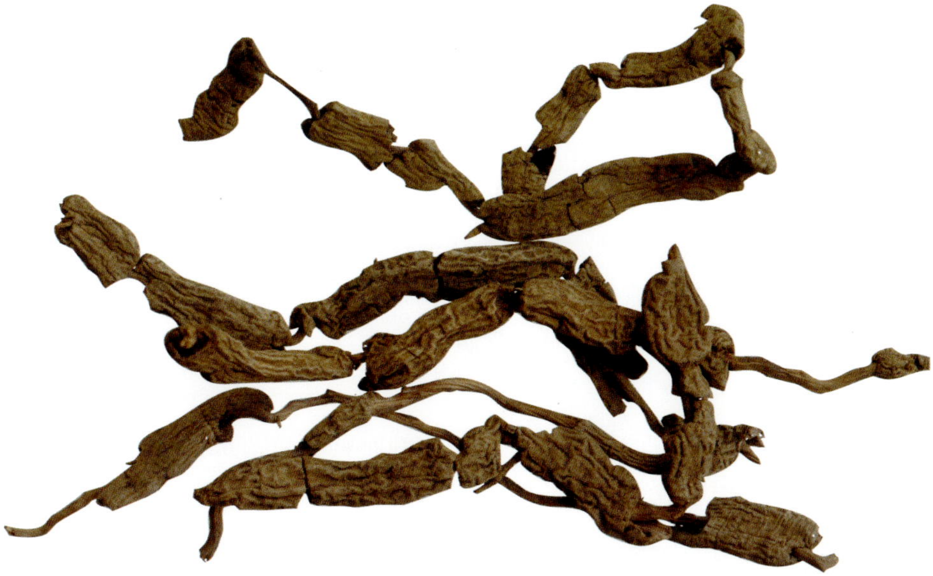

1cm　巴戟天

性味	甘、辛，微温。
功效	补肾阳，强筋骨，祛风湿。
主治	阳痿遗精，宫冷不孕，月经不调，少腹冷痛，风湿痹痛，筋骨痿软。
用量用法	3~10g。

附　注：同属植物羊角藤形态与巴戟天相似，不易区分，因此也常被误用。

忍冬科

★ 黄褐毛忍冬 *Lonicera fulvotomentosa* Hsu et S. C. Cheng

药材名：山银花（花蕾或带初开的花）。

植物形态

藤本。全株被开展或弯伏黄褐色毡毛状糙毛，幼枝和叶两面散生橘红色腺毛。叶柄长 5~7mm；叶纸质，卵状长圆形或长圆状披针形，上表面疏生糙伏毛，中脉毛较密。双花排成腋生或顶生短总状花序；花序梗长达 1cm，总花梗长约 2mm，下方托以小型叶 1 对；苞片钻形；小苞片卵形或线状披针形；萼筒倒卵状椭圆形，萼齿条状披针形；花冠白色至黄色，唇形，冠筒外面密被黄褐色倒伏毛和开展腺毛，上唇裂片长圆形；雄蕊和花柱均高出花冠。花期 6~7 月。

生境分布：生于海拔 850~1300m 的山坡岩旁灌木林或林中。分布于湖南、广西、贵州、云南等地。

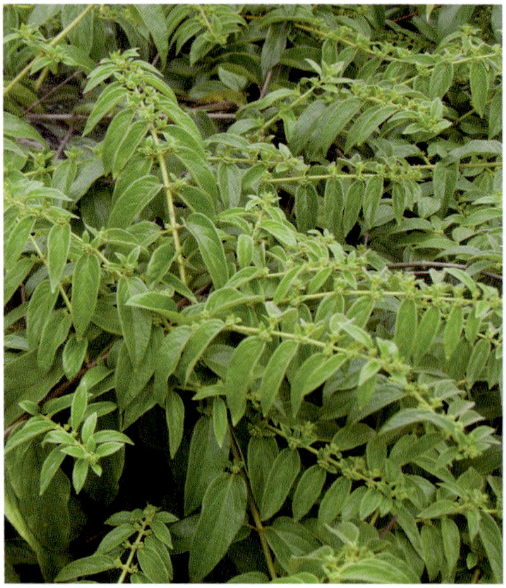

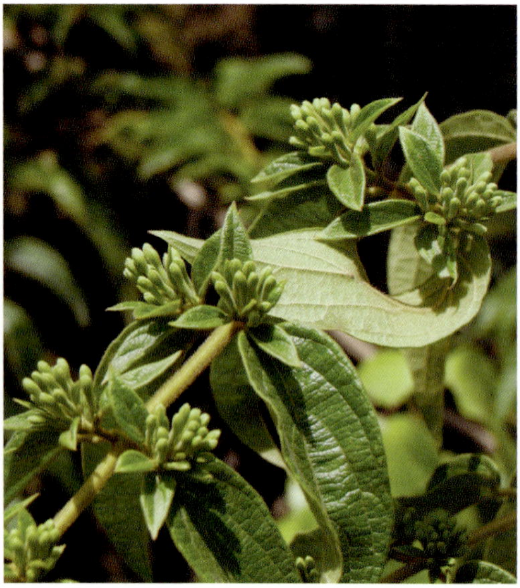

药材性状

山银花

本品呈棒状而稍弯曲，长 1~3.4cm，上部直径约 1.5~2mm，下部直径约 1mm。表面淡黄棕色或黄棕色，密被黄色茸毛。气清香。味微苦甘。

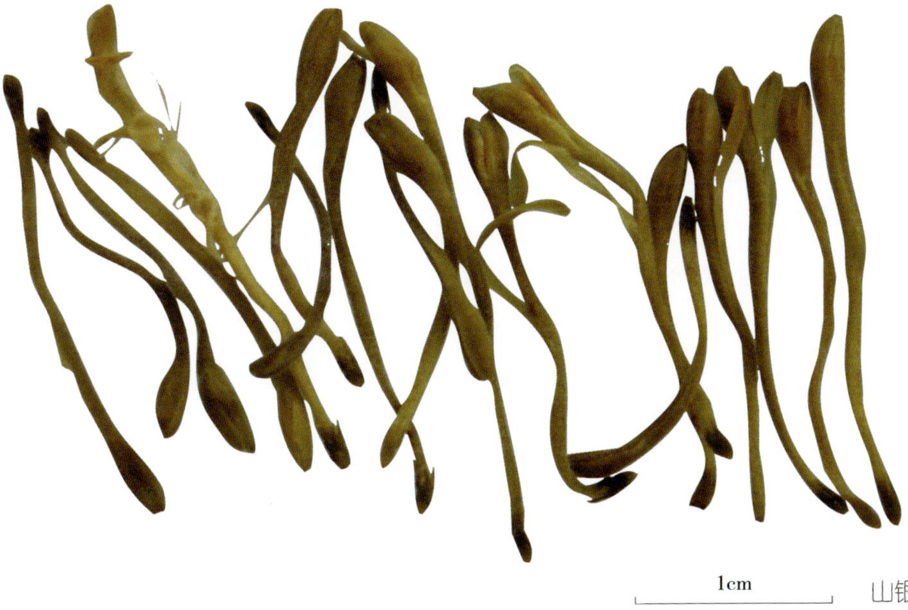

山银花

性味	甘，寒。
功效	清热解毒，疏散风热。
主治	痈肿疔疮，喉痹，丹毒，热毒血痢，风热感冒，温病发热。
用量用法	6~15g。

附　注：《中国药典》2015 年版记载同属植物灰毡毛忍冬、红腺忍冬、华南忍冬与黄褐毛忍冬的干燥花蕾或带初开的花同等入药。

★ 忍冬 *Lonicera japonica* Thunb.

别名：二花、金银花。| 药材名：金银花（花蕾或带初开的花）、忍冬藤（茎枝）。

植物形态

落叶攀缘灌木。幼枝密生柔毛和腺毛。叶宽披针形至卵状椭圆形，幼时两面被毛。花成对生于叶腋；苞片叶状，边缘具纤毛，长达 3cm；萼筒无毛，5 裂。花冠二唇形，先白色略带紫色后变黄色，具芳香，外面被柔毛和腺毛；上唇具 4 枚裂片，直立；下唇反转；雄蕊 5 枚，和花柱均稍长于花冠。浆果球形，黑色。花期 6~8 月，果期 8~10 月。

生境分布：生于山坡灌丛、疏林中、乱石堆、田埂、路旁。分布于吉林、辽宁、河北、山西、陕西、甘肃、河南、湖北、湖南、江西、山东、江苏、安徽、浙江、福建、台湾、广东、广西、贵州、四川、云南等地。

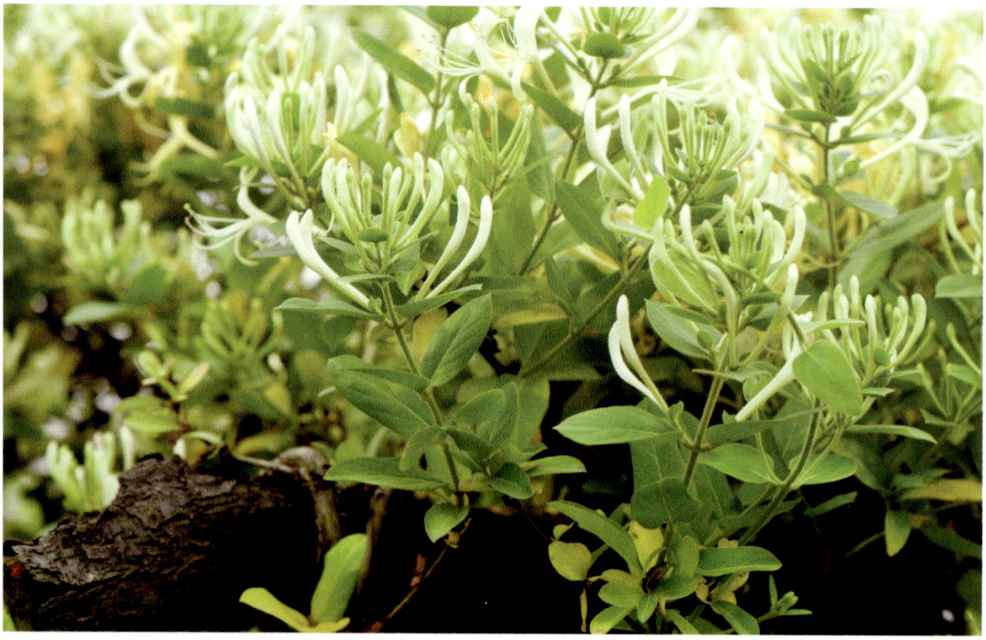

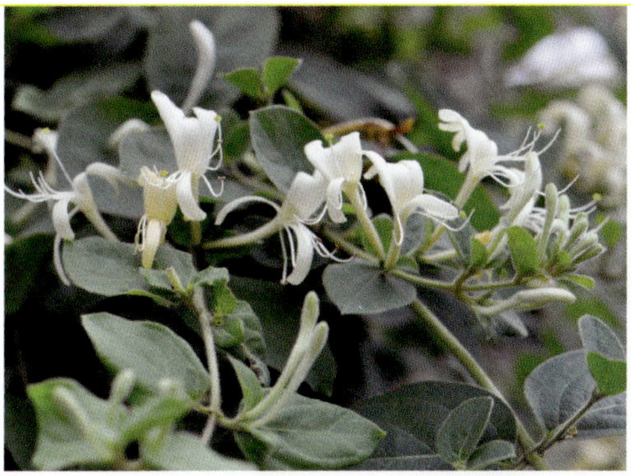

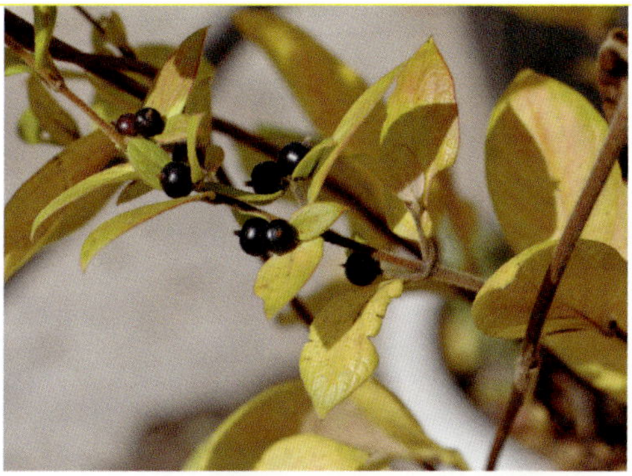

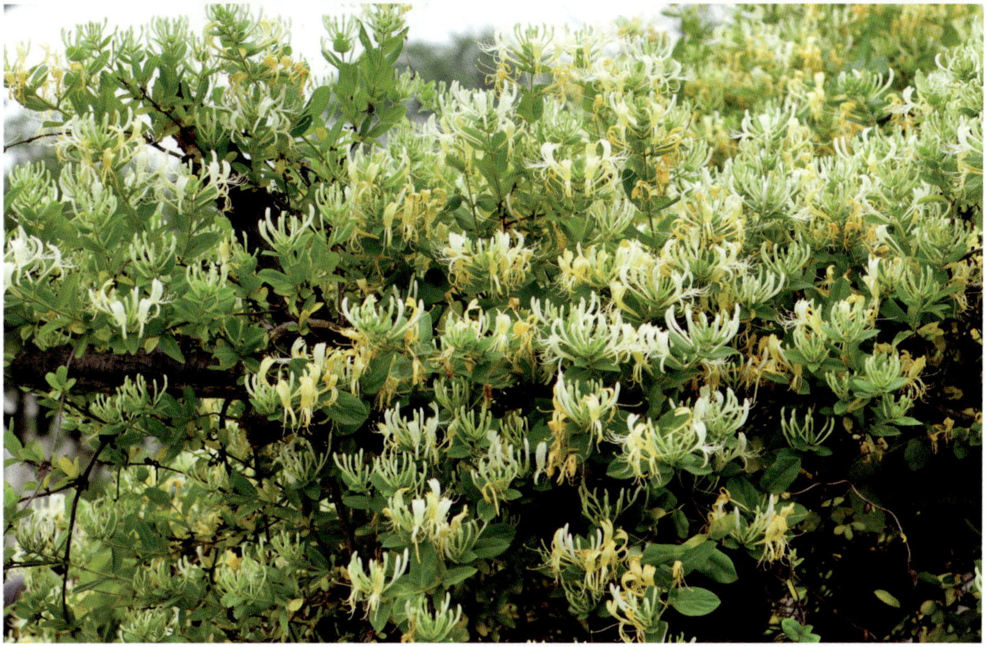

药材性状

金银花

棒状，上粗下细，略弯曲，长 2~3cm，上部直径约 3mm，下部直径约 1.5mm。表面黄白色或绿白色（贮久色渐深），密被短柔毛。偶见叶状苞片。花萼绿色，先端 5 裂，裂片有毛，长约 2mm。开放者花冠筒状，先端二唇形；雄蕊 5 枚，附于筒壁，黄色；雌蕊 1 枚，子房无毛。气清香，味淡、微苦。

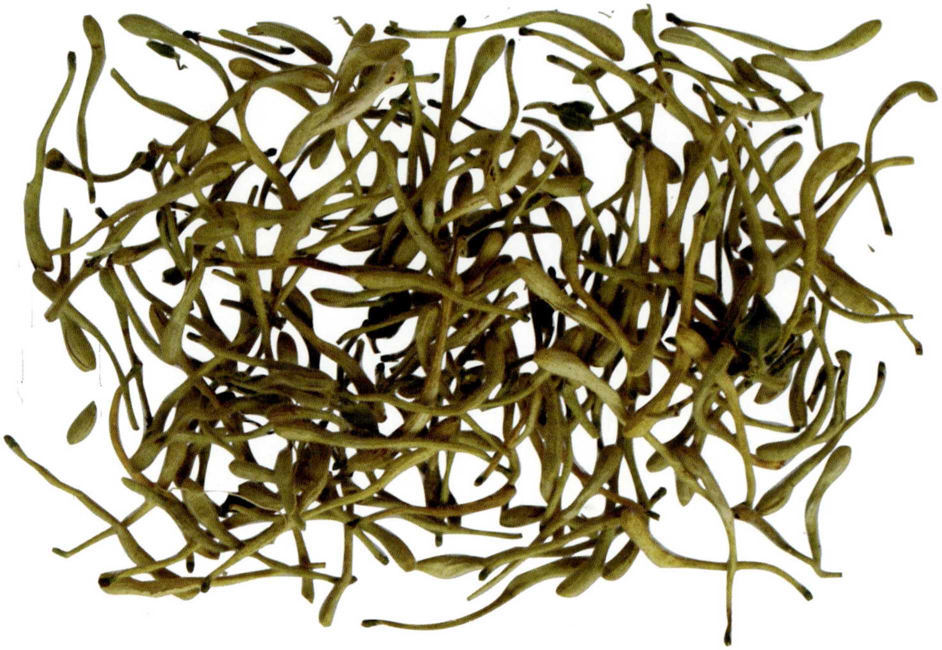

1cm　金银花

性味	甘，寒。
功效	清热解毒，疏散风热。
主治	痈肿疔疮，喉痹，丹毒，热毒血痢，风热感冒，温病发热。
用量用法	6~15g。

药材性状

忍冬藤

长圆柱形，多分枝，常缠绕成束，直径 1.5~6mm。表面棕红色至暗棕色，有的灰绿色，光滑或被茸毛；外皮易剥落。枝上多节，节间长 6~9cm，有残叶及叶痕。质脆，易折断，断面黄白色，中空。气微，老枝味微苦，嫩枝味淡。

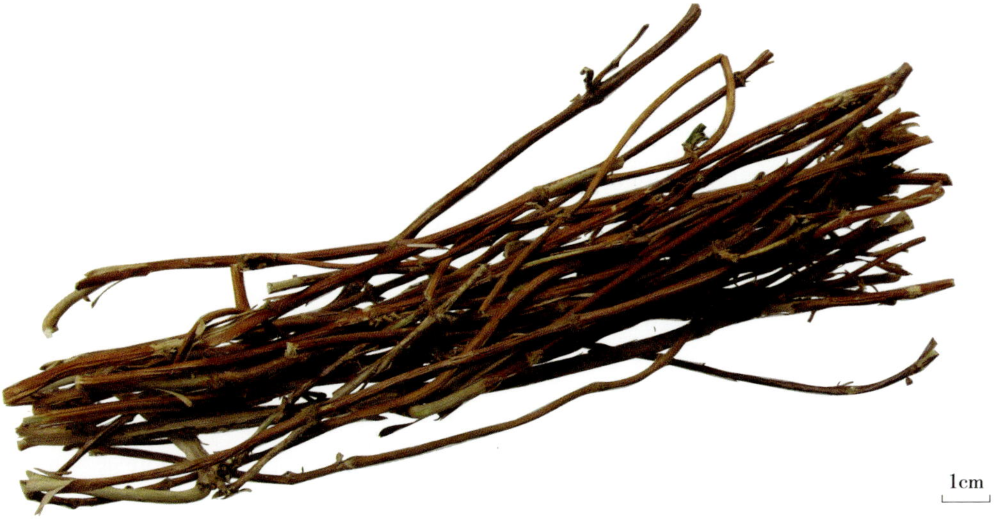

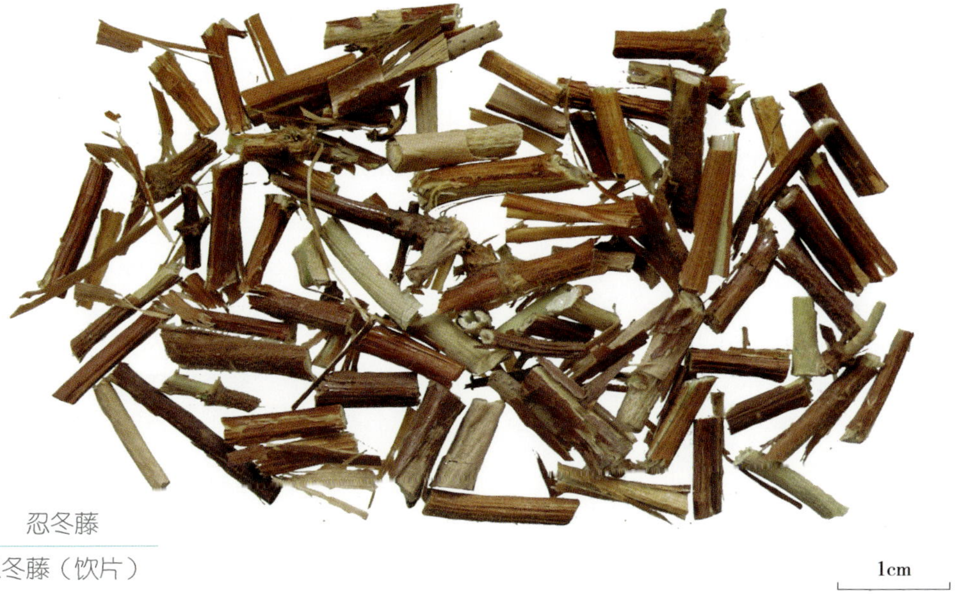

忍冬藤

忍冬藤（饮片）

性味	甘，寒。
功效	清热解毒，疏风通络。
主治	温病发热，热毒血痢，痈肿疮疡，风湿热痹，关节红肿热痛。
用量用法	9~30g。

败酱科

黄花败酱 *Patrinia scabiosifolia* Link

别名：败酱、黄花龙芽。| 药材名：败酱草（根茎、根及全草）。

植物形态

多年生草本。根状茎细长，横卧或斜生，节处生有多数细根，有特殊臭气。茎直立，节间长，黄绿色，近无毛或有侧生粗毛。基生叶丛生，花时枯萎，有长柄；叶片卵形或椭圆状披针形，不分裂、羽状分裂或全裂。茎生叶对生，几无柄；叶片羽状全裂或深裂，椭圆状披针形，边缘有粗锯齿。聚伞圆锥花序伞房状，顶生或腋生；总花梗近方柱形，相对的两侧或一侧有粗白毛；总苞片线形，甚小；花小；花萼短；花冠黄色，5 裂，花冠筒短，内侧生白色长毛；雄蕊 4 枚。瘦果长椭圆形，具 3 条棱。种子扁平。花期 7~9 月，果期 9~10 月。

生境分布： 生于山坡、林缘草地或沟谷灌丛边及半湿草地。分布于东北、华北、华东、华中、华南以及四川、贵州等地。

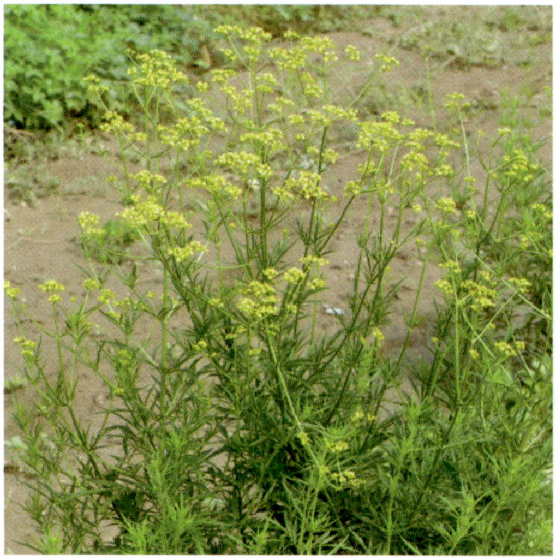

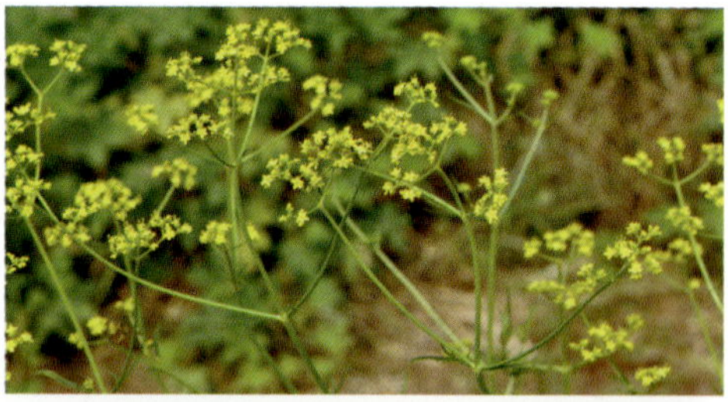

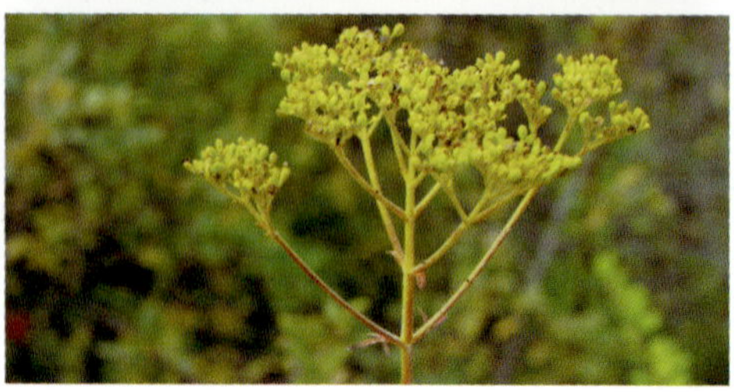

药材性状

败酱草

根茎呈圆柱形，向一侧弯曲，长 3~10cm，直径 2~5mm，上部较粗，可达 9mm。表面暗棕色至紫棕色，节明显，在上部较密，并被有暗棕色至紫棕色鳞叶或叶柄残基，顶端有时带短残茎；节部生有数条圆柱形的根，并常带有突起的芽痕或断根残痕。质轻，断面不整齐，黄白色。茎圆柱形，有纵棱；表面黄绿色至黄棕色，节明显，有倒生粗毛；质脆，断面有髓或中空。叶对生，多皱缩破碎，完整者为羽状深裂至全裂，边缘有粗锯齿，上表面黄棕色，下表面淡灰棕色；基部稍抱茎。伞房状聚伞圆锥花序，花黄色。气特异，味微苦。

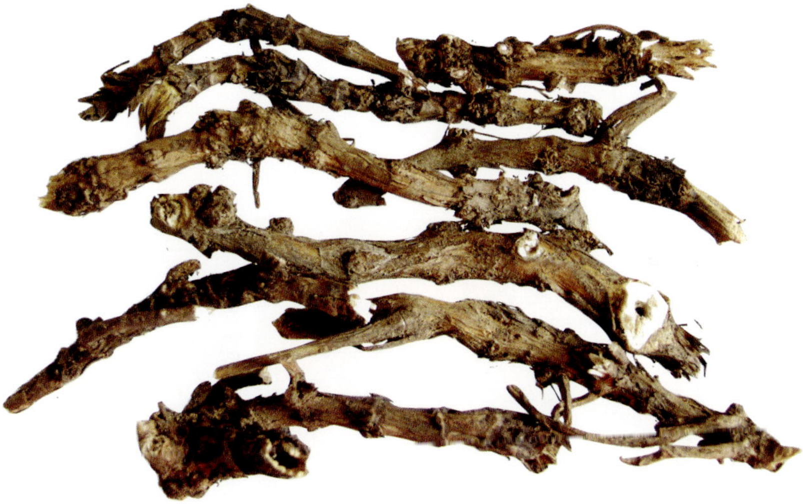

1cm 败酱草

性味	辛、苦，微寒。
功效	解毒，消肿，活血，安神。
主治	阑尾炎，痢疾，肠炎，肝炎，结膜炎，产后瘀血腹痛，痈肿疔疮，神经衰弱失眠。
用量用法	9~15g。

★ 蜘蛛香 *Valeriana jatamansi* Jones

别名：马蹄香、大救驾、老君须。| **药材名**：蜘蛛香（根茎和根）。

植物形态

多年生草本，全株密被柔毛。根茎横走，肥厚，粗大，节间紧密，黄褐色，有特异气味。叶基生，具长柄，被密毛；叶片卵状心形，边缘具疏锯齿或略呈波状，上表面深绿色，下表面淡绿色或微带紫红色。茎生叶与基生叶近似而具短柄叶状总苞，对生，宽卵形或三出复叶状。花葶高 15~70cm；圆锥聚伞花序顶生，常呈伞房状；花小，花萼裂片在花时向内卷曲，开花后展开成毛状；花冠管状，白色或带紫色，雄蕊 3 枚。瘦果长柱状，顶端有多条羽毛状宿萼。花期 4~5 月，果期 6~7 月。

生境分布：生于溪边、疏林或灌木林中较潮湿的地方。分布于河南、湖北、四川、贵州、云南等地。

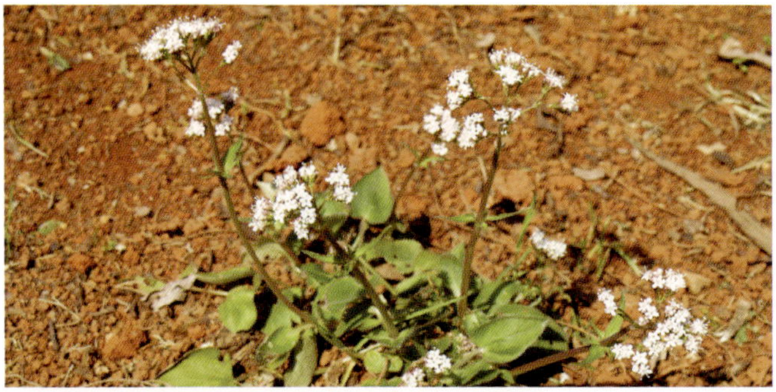

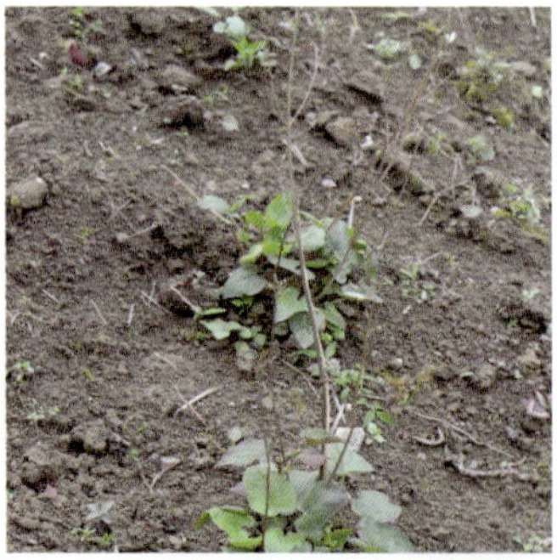

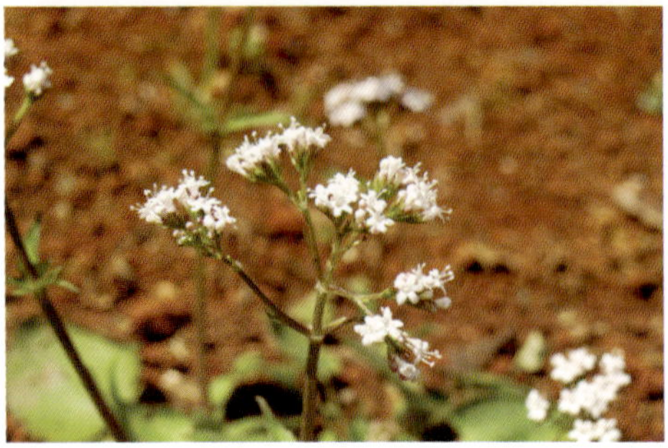

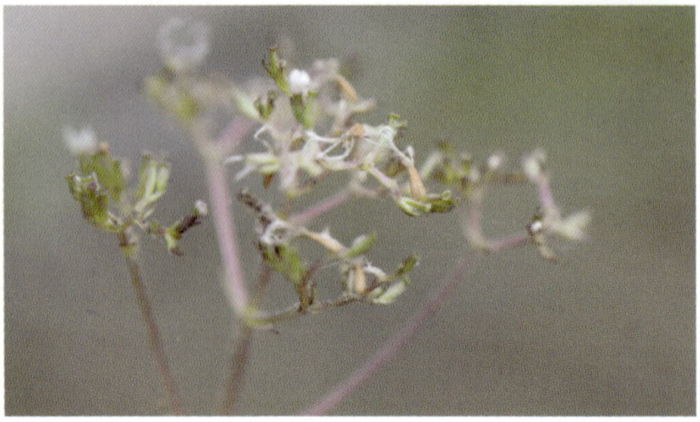

药材性状

蜘蛛香

根茎呈圆柱形，略扁，稍弯曲，少分枝，长1.5~8cm，直径0.5~2cm；表面暗棕色或灰褐色，有紧密隆起的环节和凸起的点状根痕，有的顶端略膨大，具茎、叶残基；质坚实，不易折断，折断面略平坦，黄棕色或灰棕色，可见筋脉点（维管束）断续排列成环。根细长，稍弯曲，长3~15cm，直径约0.2cm，有浅纵皱纹，质脆。气特异，味微苦、辛。

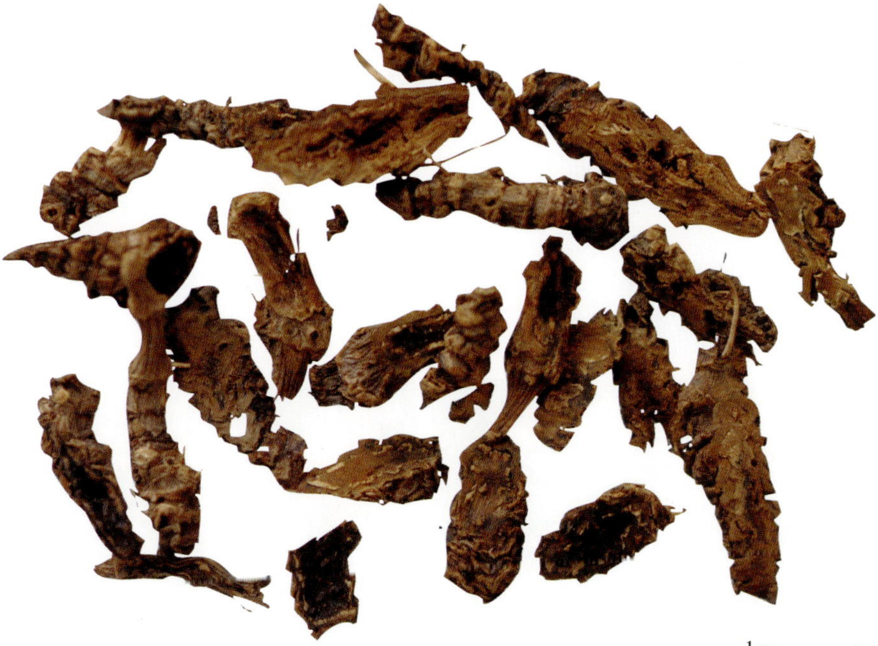

1cm 蜘蛛香

性味	微苦、辛，温。
功效	理气止痛，消食止泻，祛风除湿，镇惊安神。
主治	脘腹胀痛，食积不化，腹泻痢疾，风湿痹痛，腰膝酸软，失眠。
用量用法	3~6g。

菊科

★ 轮叶泽兰 *Eupatorium lindleyanum* DC.

别名：轮叶佩兰、林泽兰。| 药材名：野马追（地上部分）。

植物形态

多年生草本。嫩茎和叶均密被细软毛。叶对生，无柄或近无柄，线状披针形、披针形至卵状披针形，3 裂或不分裂，两面粗糙无毛或下表面沿脉有细柔毛及黄色腺点，边缘有疏锯齿。头状花序，在茎顶排列成伞房状；总苞钟状，苞片淡绿色或带紫红色，先端急尖；头状花序含 5 朵筒状两性花，花淡紫色或白色。瘦果，黑色或暗褐色，有腺点；冠毛 1 层，白色。花期 7~9 月，果期 8~10 月。

生境分布：生于山坡、草地、溪旁、沙地。广泛分布于东北、华北、华东各地。

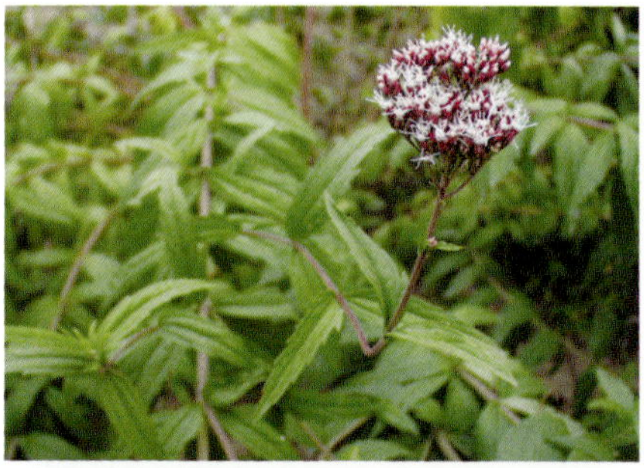
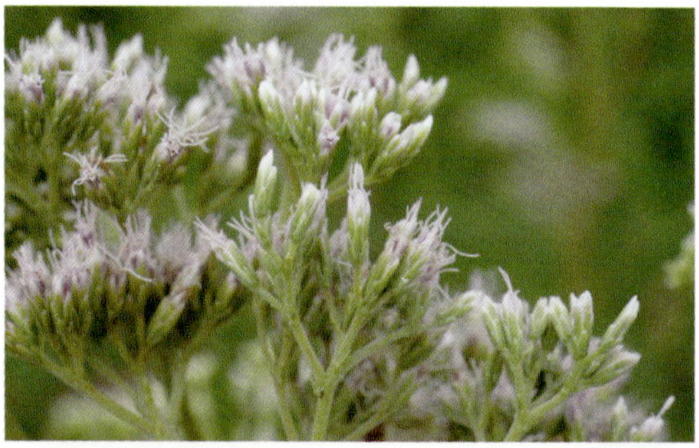
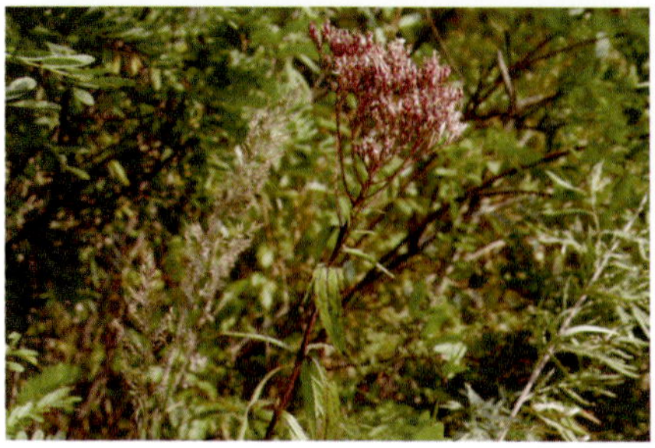
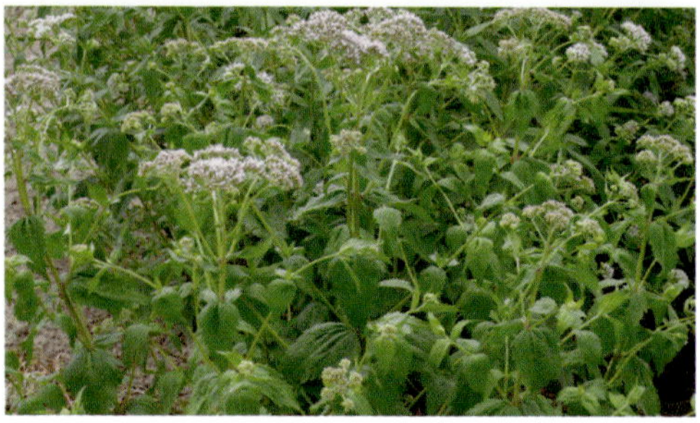

药材性状

野马追

茎呈圆柱形，长 30~90cm，直径 0.2~0.5cm；表面黄绿色或紫褐色，有纵棱，密被灰白色茸毛；质硬，易折断，断面纤维性，髓部白色。叶对生，无柄；叶片多皱缩，完整者展平后 3 裂，似轮生，裂片条状披针形，中间裂片较长，先端钝圆，边缘具疏锯齿，上表面绿褐色，下表面黄绿色，两面均被毛，有腺点。头状花序顶生。气微，叶味苦、涩。

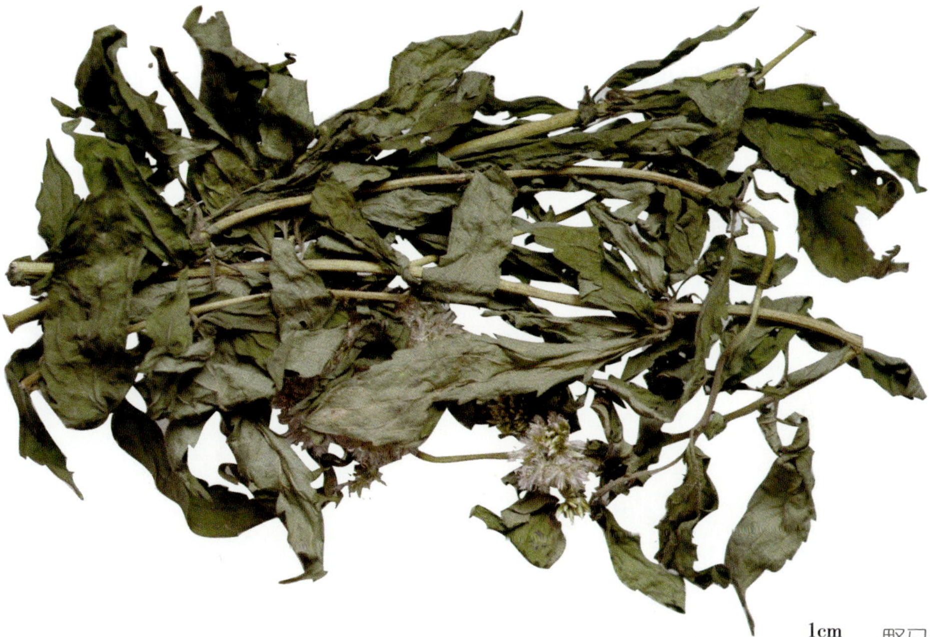

1cm 野马追

性味	苦，平。
功效	化痰止咳平喘。
主治	痰多咳嗽气喘。
用量用法	30~60g。

★ 紫菀 *Aster tataricus* L. f.

别名：驴耳朵菜。| **药材名**：紫菀（根和根茎）。

植物形态

多年生草本。茎直立，粗壮。基生叶大型，花时枯萎，长圆形或椭圆状匙形，边缘具小尖头的圆齿或浅齿，两面疏生短硬毛；下部叶及中部叶椭圆状匙形至披针形，边缘有锯齿或近全缘，侧脉 6~10 对；上部叶渐变小，披针形至线状披针形，无柄，全缘。头状花序，多数排成伞房状；总苞半球形；总苞片 3 层，外层渐短，全部或上部草质，长圆状披针形；舌状花蓝紫色；管状花长约 6mm。瘦果，倒卵状圆形，紫褐色，冠毛污白色或带红色。花、果期 7~9 月。

生境分布：生于山地、河旁、草地。分布于黑龙江、吉林、辽宁、河北、内蒙古、山西、陕西、甘肃、青海、安徽等地。

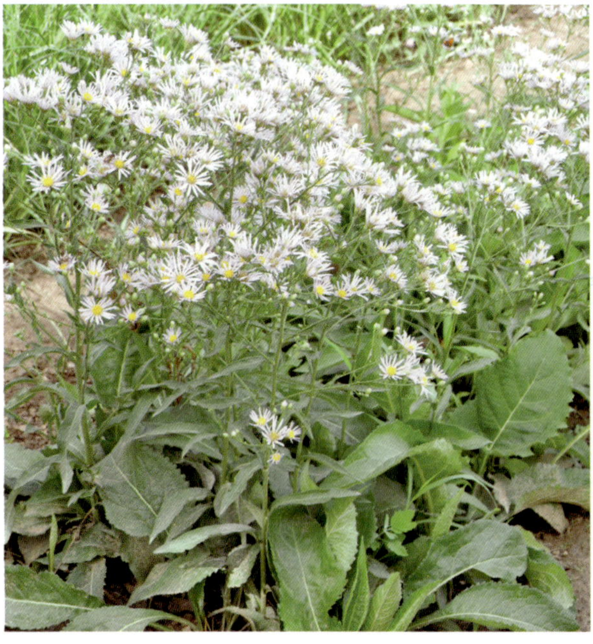

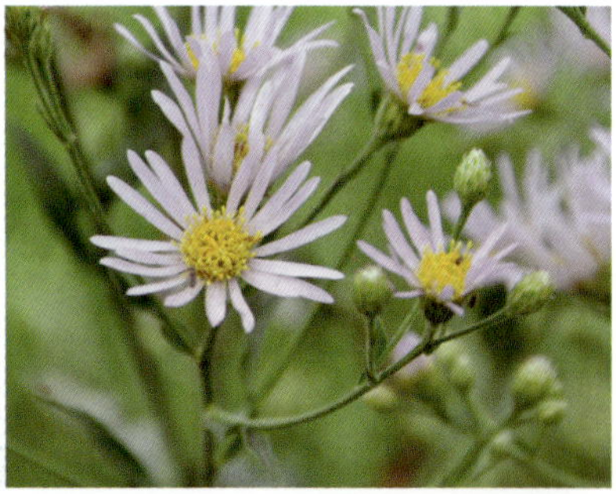

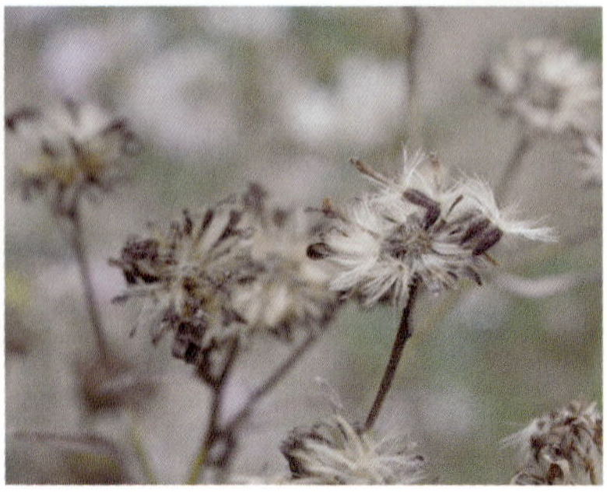

药材
性状

紫菀

根茎呈不规则块状，大小不一，顶端有茎、叶的残基；质稍硬。根茎簇生多数细根，长3~15cm，直径0.1~0.3cm，多编成辫状；表面紫红色或灰红色，有纵皱纹；质较柔韧。气微香，味甜、微苦。

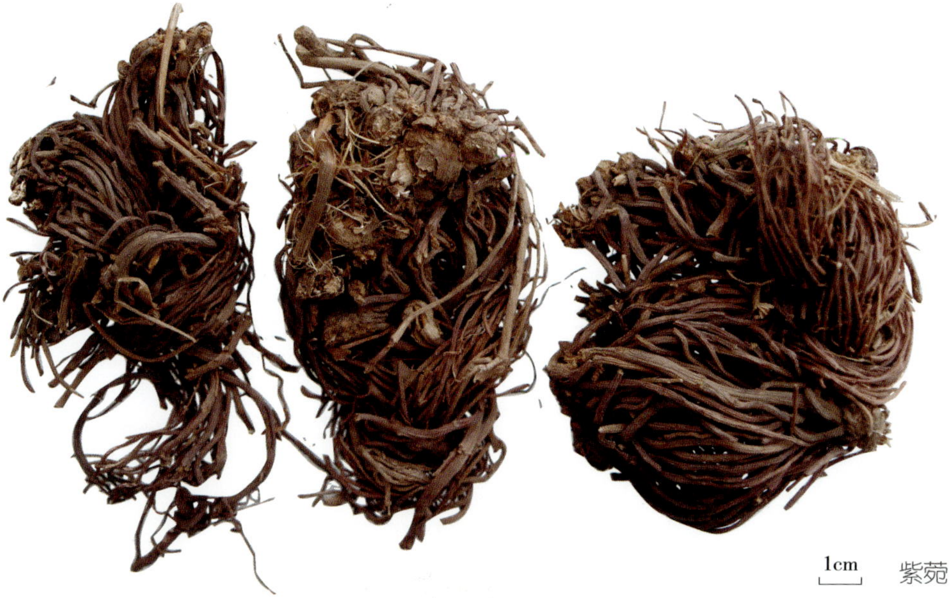

1cm 紫菀

性味	辛、苦，温。
功效	润肺下气，消痰止咳。
主治	痰多喘咳，新久咳嗽，劳嗽咳血。
用量用法	5~10g。

附　注：《中国药典》2015年版记载药材紫菀为菊科植物紫菀的干燥根和根茎，文献记载菊科橐吾属近40种植物的干燥根和根茎在民间亦作紫菀使用，统称“山紫菀”。

★ 短葶飞蓬 *Erigeron breviscapus* (Vant.) Hand. -Mazz.

别名：灯盏花。| **药材名**：灯盏细辛（全草）。

植物形态

多年生草本。茎被硬毛，兼有短贴毛和腺毛。基生叶倒卵状披针形或宽匙形，全缘，边缘被硬毛；茎生叶窄长圆状披针形或窄披针形；上部叶线形。头状花序单生于茎或分枝顶端；总苞半球形，总苞片线状披针形，绿色，外层背面被短硬毛，兼有短贴毛和腺毛；外围雌花舌状，舌片蓝或粉紫色，上部疏被毛，顶端全缘；中央花两性，管状，黄色。瘦果窄长圆形，扁，密被毛；冠毛淡褐色。花期 3~10 月。

生境分布：生于海拔 1200~3500m 的开旷山坡、草地或林缘。分布于湖北、湖南、广西、贵州、四川、云南、西藏等地。

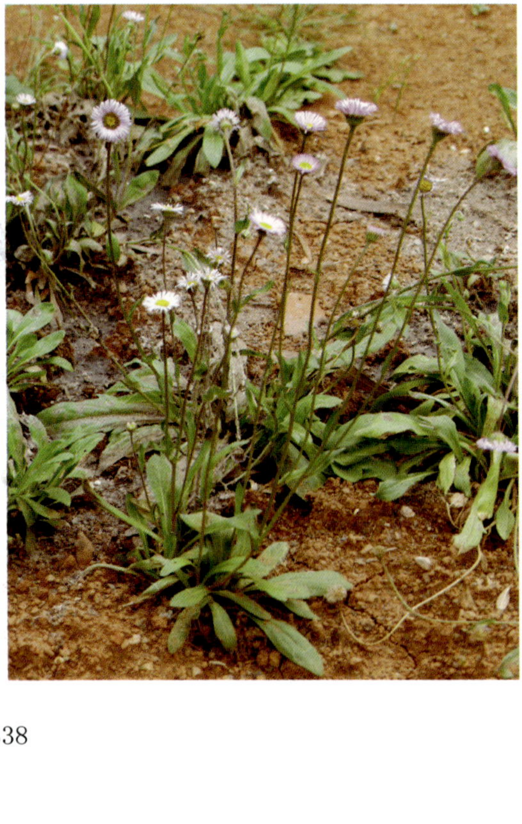

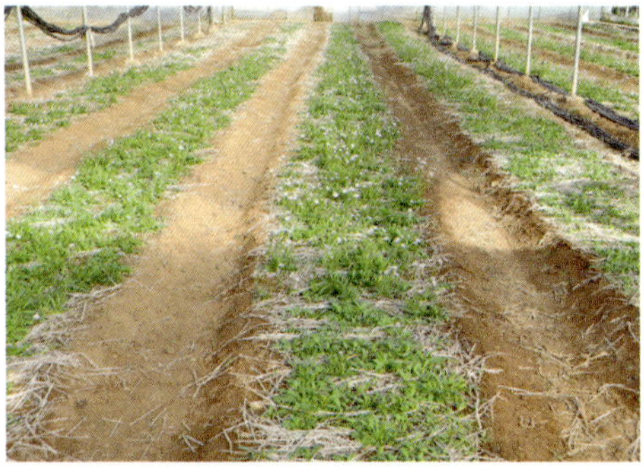

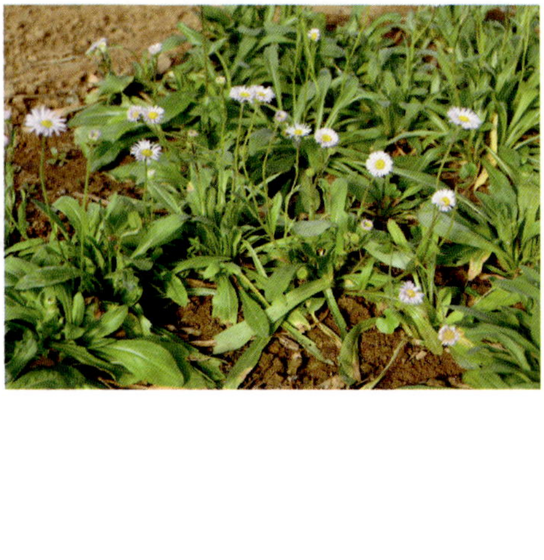

药材性状

灯盏细辛

本品长15~25cm。根茎长1~3cm，直径0.2~0.5cm；表面凹凸不平，着生多数圆柱形细根，直径约0.1cm，淡褐色至黄褐色。茎圆柱形，长14~22cm，直径0.1~0.2cm；黄绿色至淡棕色，具细纵棱线，被硬毛，兼有短贴毛和腺毛；质脆，断面黄白色，有髓或中空。基生叶皱缩、破碎，完整者展平后呈倒卵状披针形、匙形、阔披针形或阔倒卵形，长1.5~9cm，宽0.5~1.3cm，黄绿色，先端钝圆，有短尖，基部渐狭，全缘；茎生叶互生，披针形，基部抱茎。头状花序顶生。瘦果扁倒卵形。气微香，味微苦。

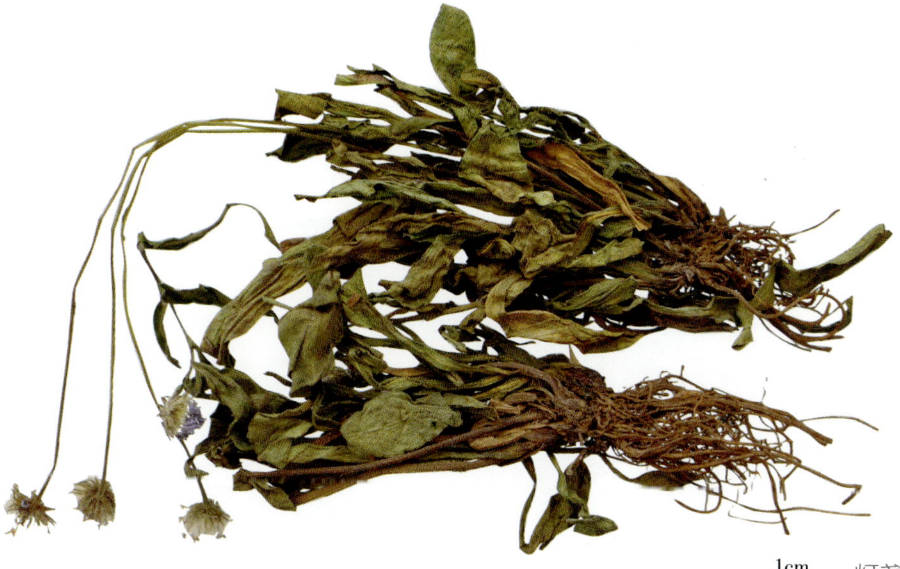

1cm 灯盏细辛

性味	辛、微苦，温。
功效	活血通络止痛，祛风散寒。
主治	中风偏瘫，胸痹心痛，风湿痹痛，头痛，牙痛。
用量用法	9~15g，煎服或研末蒸鸡蛋服。外用适量。

★ 翼齿六棱菊 *Laggera pterodonta* (DC.) Benth.

别名：臭灵丹。| 药材名：臭灵丹草（地上部分）。

植物形态

草本。茎疏被柔毛或兼有腺体，边缘有粗细相间的密重齿。中部叶两面疏被柔毛，兼有腺体；上部叶锯齿较小。头状花序排成总状或近伞房状短圆锥花序，花序梗密被腺状柔毛；总苞近钟形；总苞片外层长圆形或长圆状披针形，背面被腺状短柔毛；内层上部有时紫红色，线形，背面脊处被腺状柔毛；最内层丝状。雌花花冠丝状；两性花花冠管状。瘦果近纺锤形，被白色长柔毛。花、果期 4~10 月。

生境分布： 生于旷野草地或山谷疏林中。产于广西、贵州南部、云南、西藏东南部及四川南部等地。

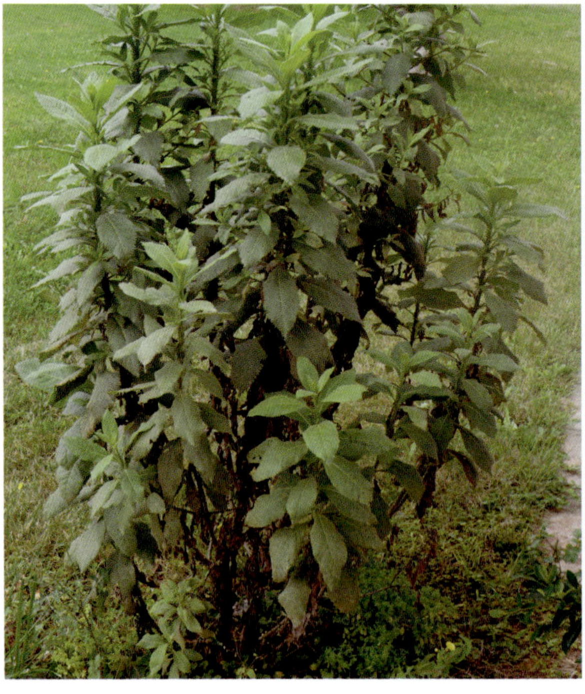

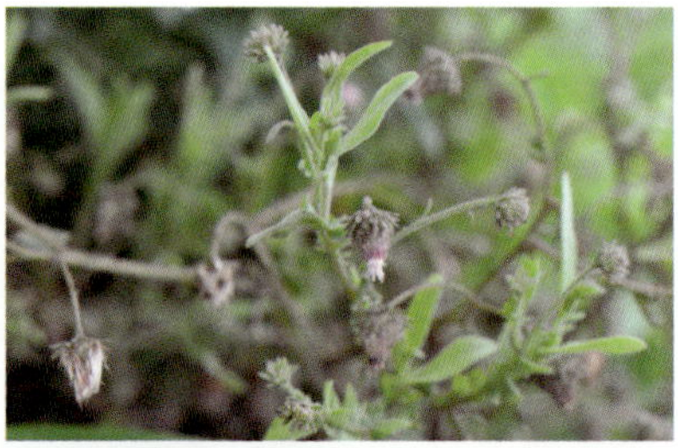

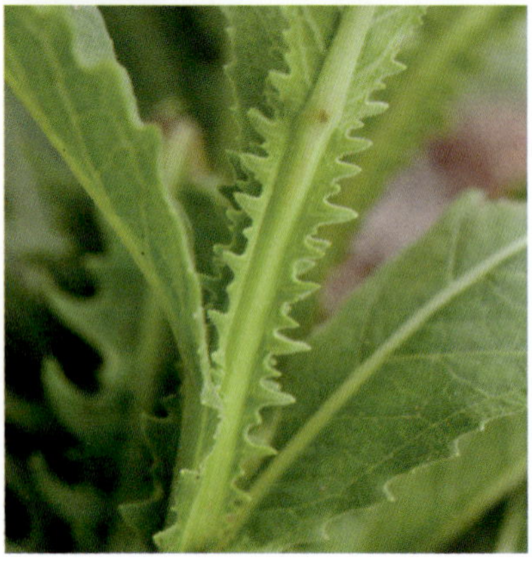

药材性状

臭灵丹草

本品长 50~150cm，全体密被淡黄色腺毛和柔毛。茎圆柱形，具 4~6 纵翅，翅缘锯齿状，易折断。叶互生，叶片倒卵形或倒卵状椭圆形，暗绿色，先端短尖或渐尖，基部楔形，下延成翅，边缘有锯齿。头状花序着生于枝端。气特异，味苦。

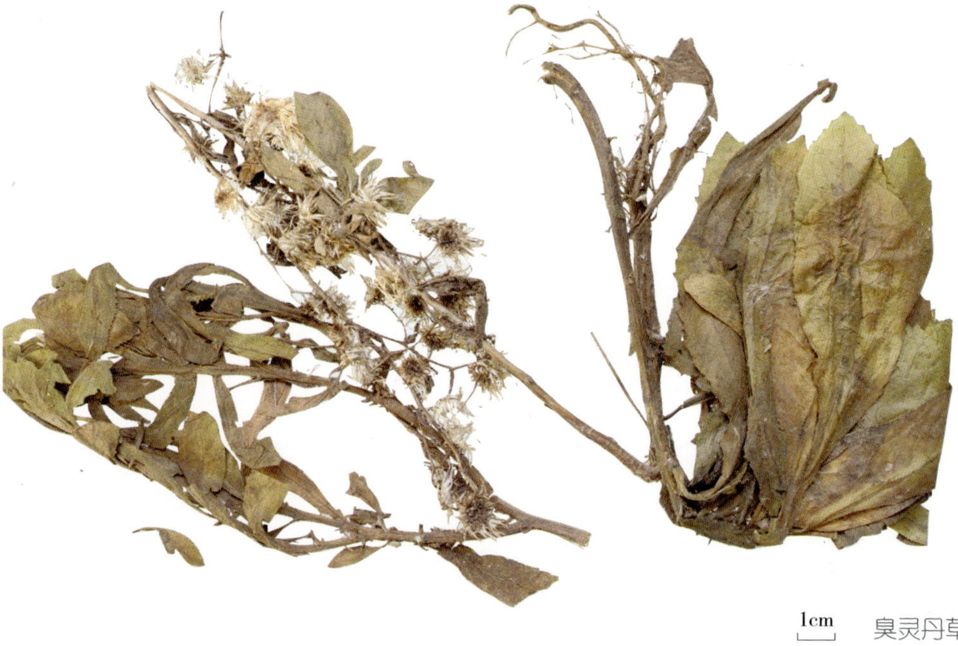

臭灵丹草

性味	辛、苦，寒；有毒。
功效	清热解毒，止咳祛痰。
主治	风热感冒，咽喉肿痛，肺热咳嗽。
用量用法	9~15g。

附　注：同属植物六棱菊易与翼齿六棱菊混淆。

★ 条叶旋覆花 *Inula linariifolia* Turcz.

别名：线叶旋覆花。| 药材名：金沸草（地上部分）。

植物形态

多年生草本，被疏柔毛，基部常有不定根。茎直立，单生或簇生。基部叶花期多枯萎；上部叶互生，线状披针形或线形，全缘，边缘常反卷，下表面有腺点及蛛丝状柔毛或长伏毛。头状花序单生于枝顶或排列成伞房状，直径 1.5~2.5cm。梗长 0.5~3cm。总苞半球形；总苞片被腺点和短柔毛或长柔毛；内层苞片除中脉外全为干膜质，有睫毛。舌状花黄色，背面有腺点；管状花背面有腺点；雄蕊 5 枚；雌蕊 1 枚。瘦果圆柱形，有细沟，被短粗毛；冠毛白色。花期 7~9 月，果期 8~10 月。

生境分布： 生于海拔 1800m 以下的山坡路旁、河岸田边。分布于我国东北、华北、华中、华东等地。

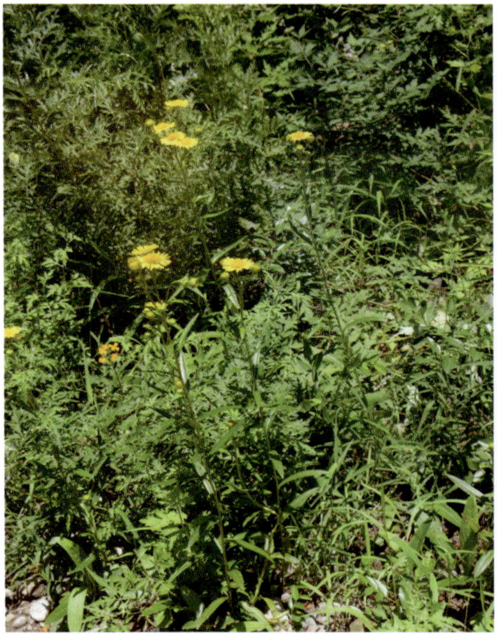

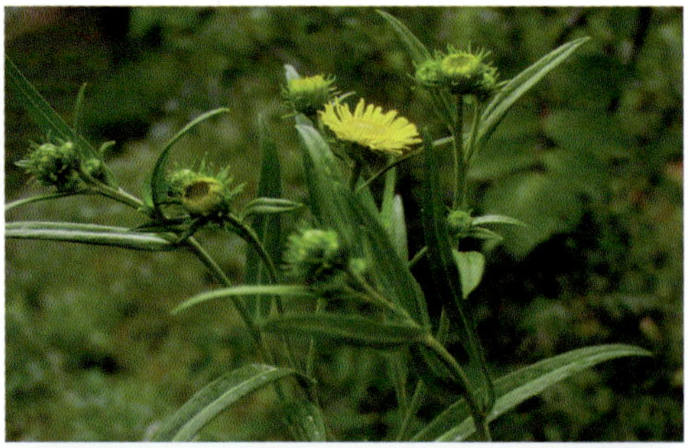

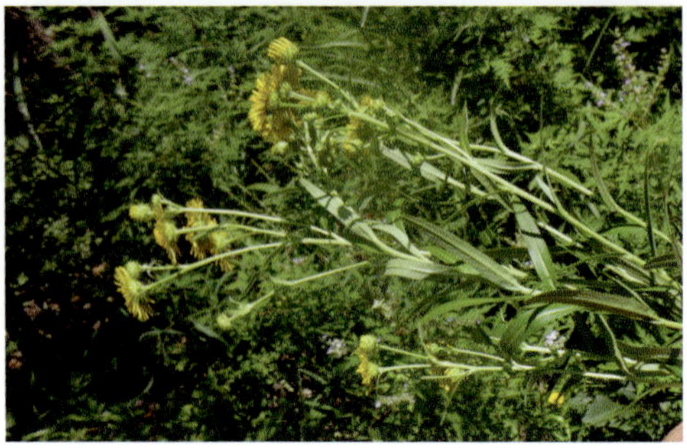

药材
性状

金沸草

茎呈圆柱形，上部分枝，长30~70cm，直径0.2~0.5cm；表面绿褐色或棕褐色，疏被短柔毛，有多数细纵纹；质脆，断面黄白色，髓部中空。叶互生，叶片条形或条状披针形，长5~10cm，宽0.5~1cm，先端尖，基部抱茎，全缘，边缘反卷，上表面近无毛，下表面被短柔毛。头状花序顶生，直径0.5~1cm；冠毛白色，长约0.2cm。气微，味微苦。

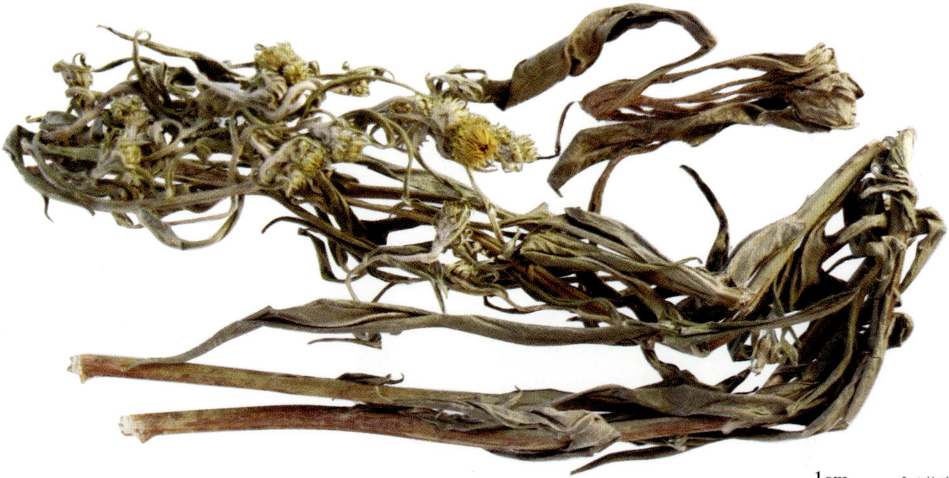

1cm 金沸草

性味	苦、辛、咸，温。
功效	降气，消痰，行水。
主治	外感风寒，痰饮蓄结，喘咳痰多，胸膈痞满。
用量用法	5~10g。

附　注：《中国药典》2015年版记载同属植物旋覆花与条叶旋覆花的干燥地上部分同等入药。

★ 苍耳 *Xanthium sibiricum* Patr.

别名： 老苍子、刺儿棵。| **药材名：** 苍耳子（带总苞的果实）。

植物形态

一年生草本，株高 30~90cm。叶片三角形状卵形或心形，不分裂或有 3~5 不明显浅裂，边缘有缺刻及不规则的粗锯齿，基出脉 3 条，两面贴生糙伏毛；叶柄长 3~11cm。雄头状花序球形，密生柔毛。雌头状花序椭圆形，外层总苞片披针形，被短柔毛；内层总苞片结合成囊状，在瘦果成熟时变坚硬，绿色、淡黄绿色或带红褐色，外面疏生具钩的总苞刺，被短柔毛。瘦果 2 枚，灰黑色。花期 7~8 月，果期 8~9 月。

生境分布： 生于荒地、草地、沟边及路边干燥向阳处。分布于全国各地。

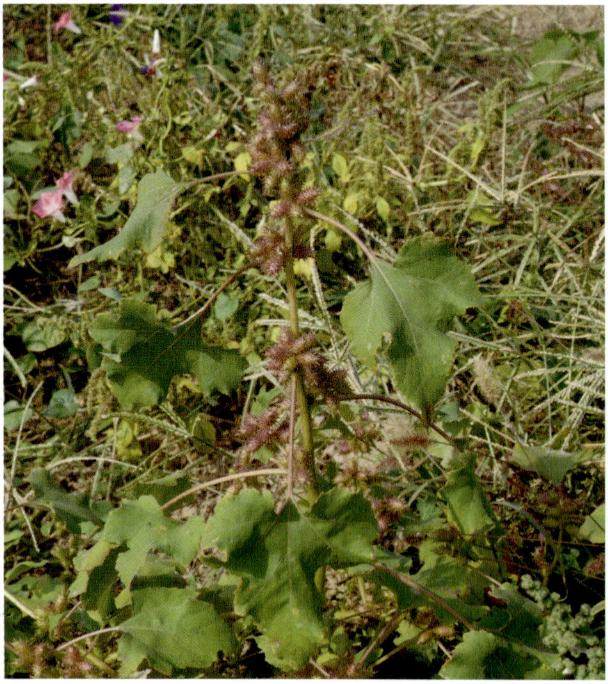

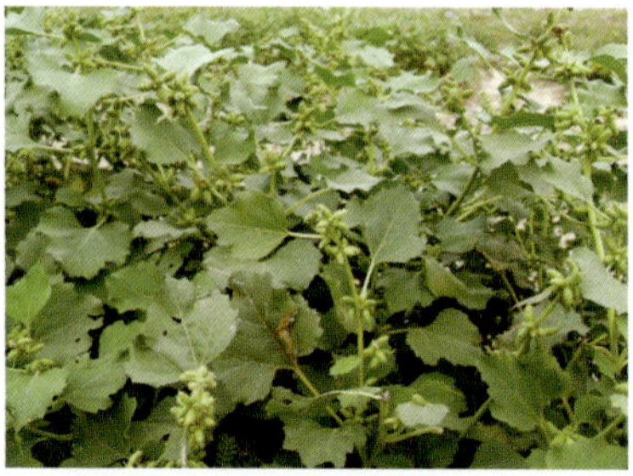

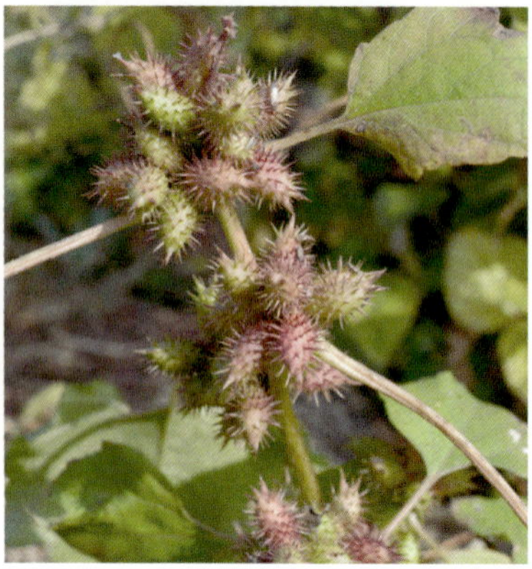

药材
性状

苍耳子

纺锤形或卵圆形，长 1~1.5cm，直径 0.4~0.7cm。表面黄棕色或黄绿色，全体有钩刺，顶端有 2 枚较粗的刺，分离或相连，基部有果梗痕。质硬而韧，横切面中央有纵隔膜，2 室，各有 1 枚瘦果。瘦果略呈纺锤形，一面较平坦，顶端具一突起的花柱基，果皮薄，灰黑色，具纵纹。种皮膜质，浅灰色，子叶 2 枚，有油性。气微，味微苦。

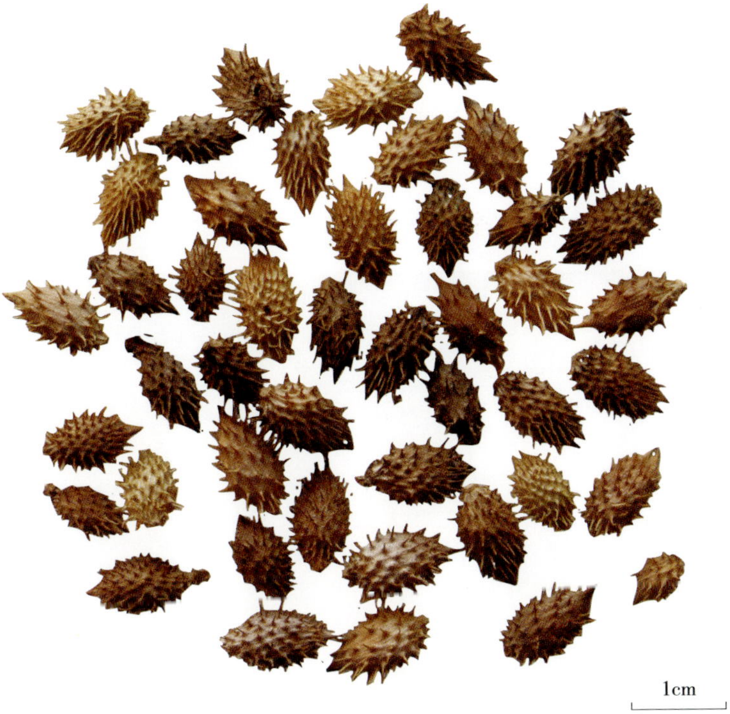

苍耳子

性味	辛、苦，温；有毒。
功效	散风寒，通鼻窍，祛风湿。
主治	风寒头痛，鼻塞流涕，鼻鼽，鼻渊，风疹瘙痒，湿痹拘挛。
用量用法	3~10g。

★ 豨莶 *Siegesbeckia orientalis* L.

别名：肥猪菜。| **药材名**：豨莶草（地上部分）。

植物形态

一年生草本，被白色柔毛。茎直立，方形，常带紫色，上部分枝二歧状，全部分密生短柔毛。叶对生，茎中部叶三角状卵形或卵状披针形，两面被毛，下表面有腺点，边缘有不规则的锯齿。头状花序多数排成圆锥状；总苞片条状匙形，背面被紫褐色头状有柄腺毛；总花梗不分枝，被紫褐色头状有柄腺毛；舌状花黄色，雌性，稍短；管状花两性。瘦果稍膨胀而常弯曲，长 3~3.5mm；无冠毛。花期 5~7 月，果期 7~9 月。

生境分布：生于山坡、路边、林缘。分布于秦岭和长江流域以南。

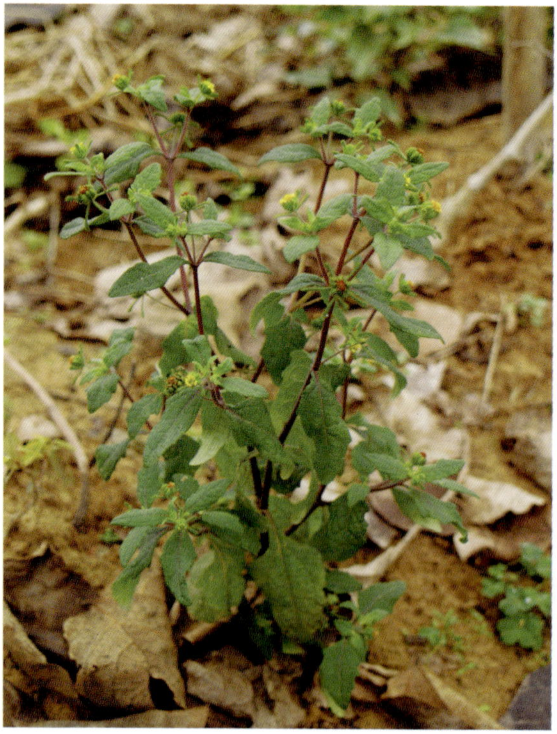

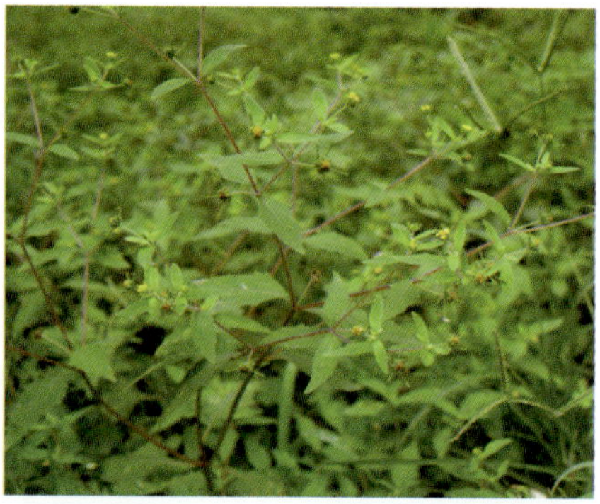

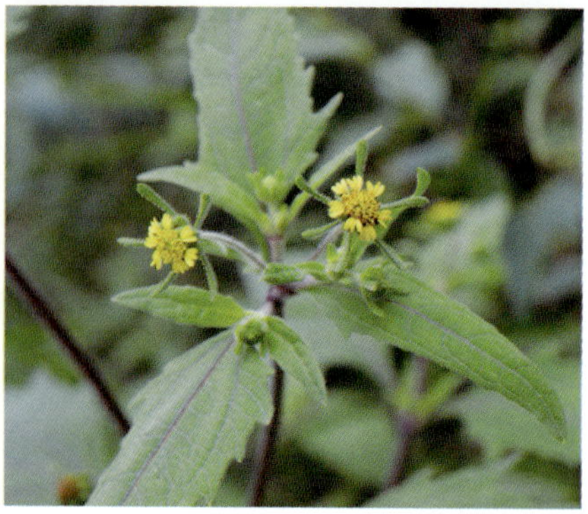

药材性状

豨莶草

茎略呈方柱形，多分枝，长30~100cm，直径0.3~1cm；表面灰绿色、黄棕色或紫棕色，有纵沟及细纵纹，被灰色柔毛；节明显，略膨大；质脆，易折断，断面黄白色或带绿色，髓部宽广，类白色，中空。叶对生，多皱缩、卷曲，完整者展平后呈卵状披针形，灰绿色，边缘有钝锯齿，两面皆有白色柔毛，主脉3出。有的可见黄色头状花序，总苞片匙形。气微，味微苦。

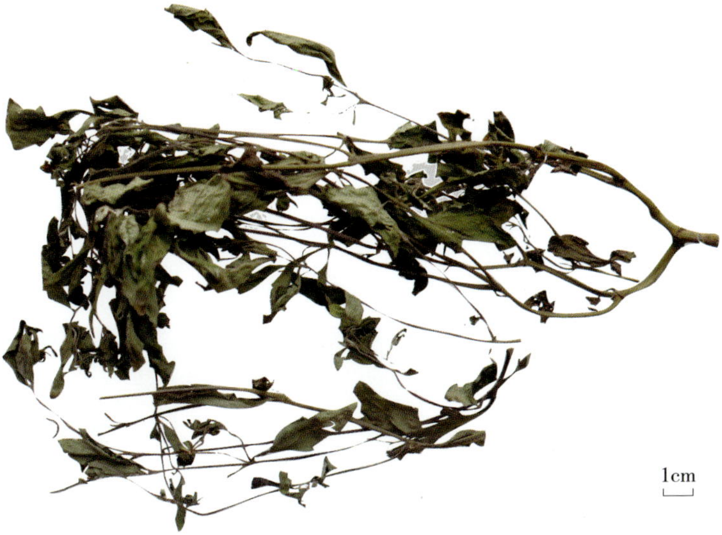

1cm　豨莶草

性味	辛、苦，寒。
功效	祛风湿，利关节，解毒。
主治	风湿痹痛，筋骨无力，腰膝酸软，四肢麻痹，半身不遂，风疹湿疮。
用量用法	9~12g。

附　注：《中国药典》2015年版记载同属植物腺梗豨莶、毛梗豨莶与豨莶的干燥地上部分同等入药。

★ 菊 *Chrysanthemum morifolium* Ramat.

别名：白菊花。| 药材名：菊花（头状花序）。

植物形态

多年生草本。茎直立，基部木质，多分枝，密被白色短柔毛，略带紫红色。叶片卵形至披针形，羽状深裂或浅裂，裂片长圆状卵形至近圆形，边缘有缺刻和锯齿，两面密被白色短毛；叶柄有沟槽。头状花序，单生或数个集生于茎枝顶端；总苞片 3~4 层，外层卵形或卵状披针形，绿色，边缘膜质，内层长椭圆形，边缘宽，褐色膜质；舌状花冠白色、黄色、淡红色、淡紫色至紫红色；管状花黄色。花、果期 9~10 月。

生境分布：栽培于气候温暖、阳光充足、具有排水良好的沙质土壤的地方。分布于华东、华南、华中及西南各地。

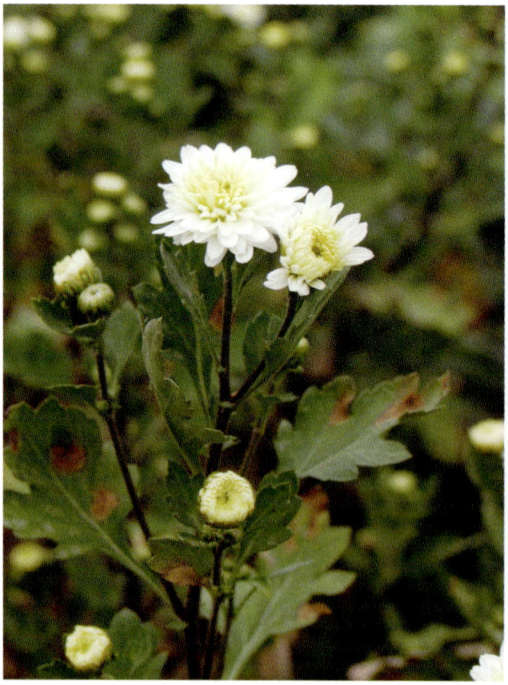

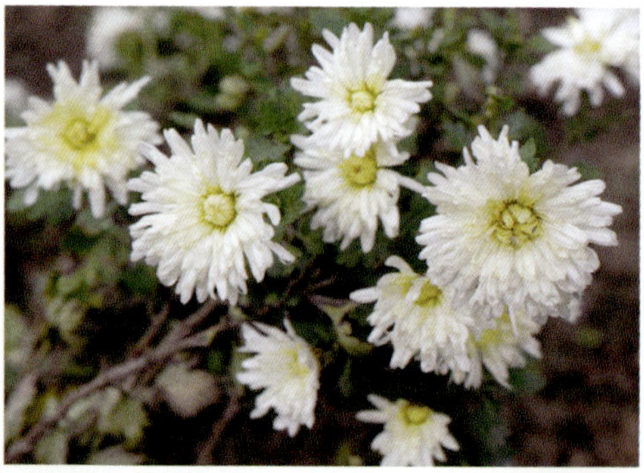

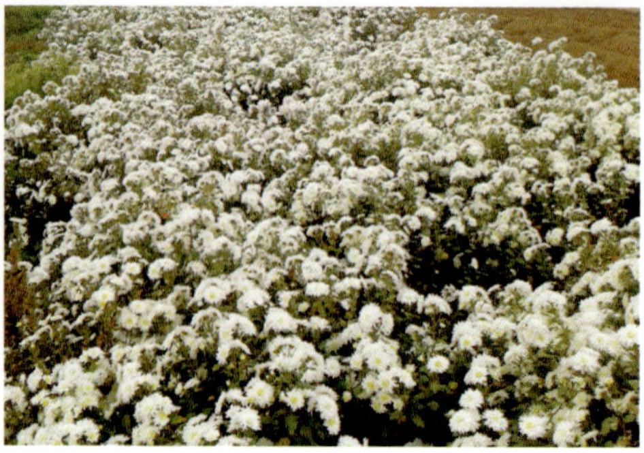

药材
性状

亳菊

倒圆锥形或圆筒形，有时稍压扁呈扇形，直径1.5~3cm，离散。总苞碟状；总苞片3~4层，卵形或椭圆形，草质，黄绿色或褐绿色，外面被柔毛，边缘膜质。花托半球形，无托片或托毛。舌状花数层，雌性，位于外围，类白色，劲直，上举，纵向折缩，散生金黄色腺点；管状花多数，两性，位于中央，为舌状花所隐藏，黄色，顶端5齿裂。瘦果不发育，无冠毛。体轻，质柔润，干时松脆。气清香，味甘、微苦。

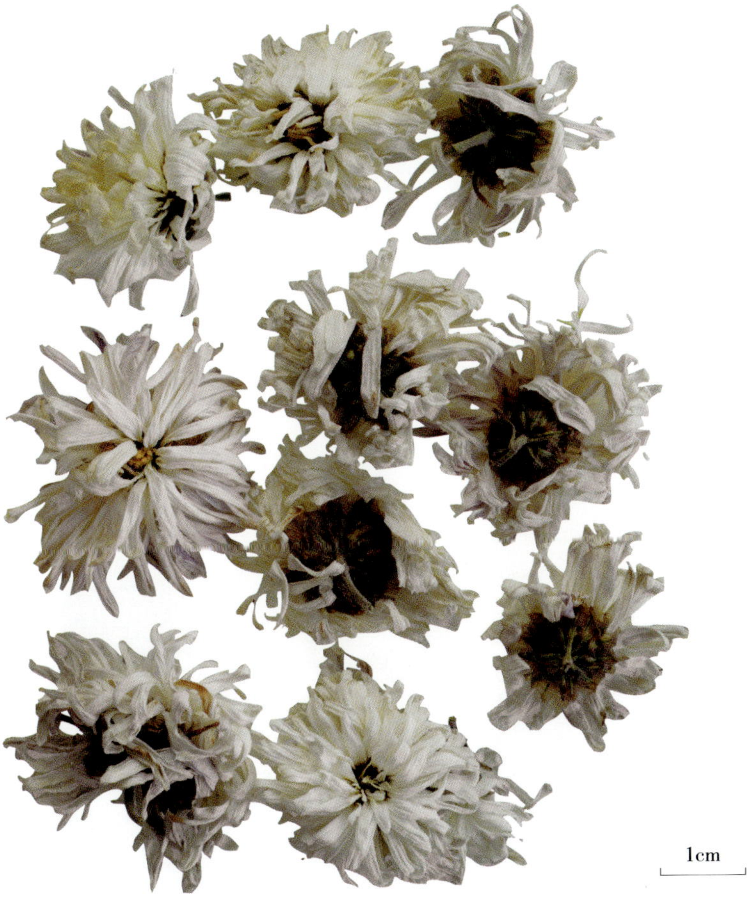

亳菊

药材性状

滁菊

不规则球形或扁球形，直径 1.5~2.5cm。舌状花类白色，不规则扭曲，内卷，边缘皱缩，有时可见淡褐色腺点；管状花大多隐藏。

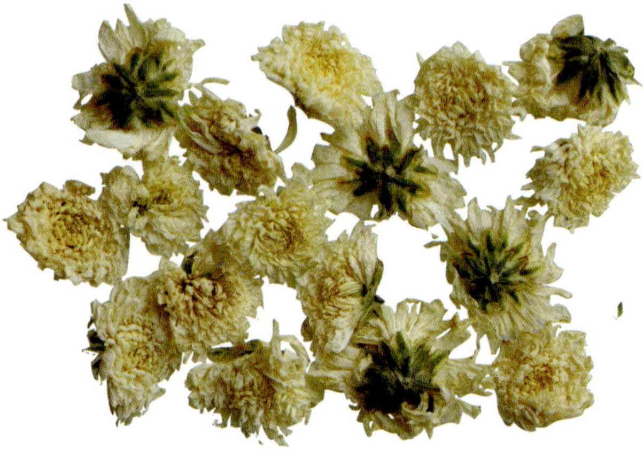

1cm　滁菊

药材性状

贡菊

扁球形或不规则球形，直径 1.5~2.5cm。舌状花白色或类白色，斜升，上部反折，边缘稍内卷而皱缩，通常无腺点；管状花少，外露。

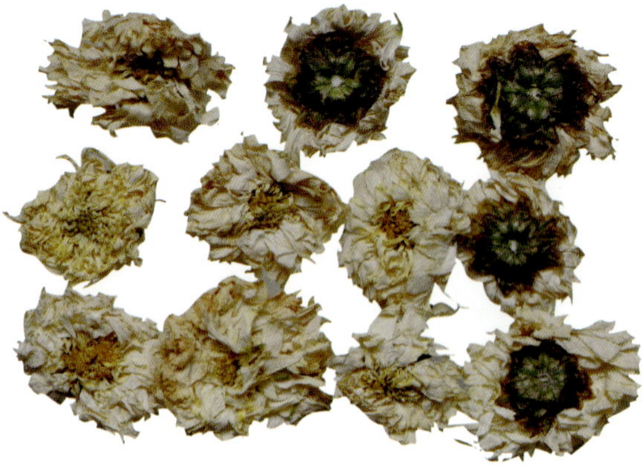

1cm　贡菊

药材性状

杭菊

碟形或扁球形，直径 2.5~4cm，常数个相连成片。舌状花类白色或黄色，平展或微折叠，彼此粘连，通常无腺点；管状花多数，外露。

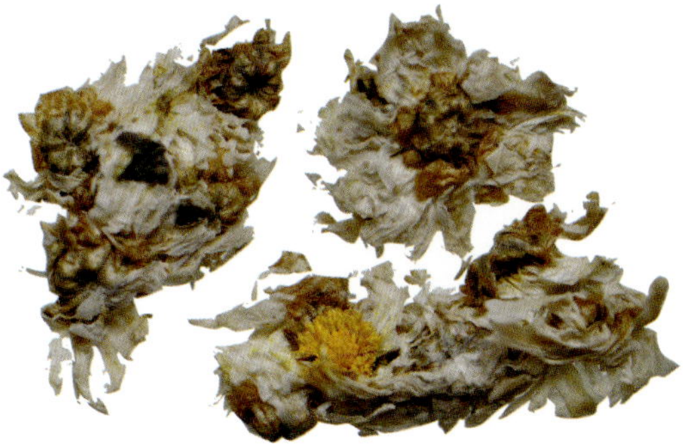

1cm 杭菊

药材性状

怀菊

不规则球形或扁球形，直径 1.5~2.5cm。多数为舌状花，舌状花类白色或黄色，不规则扭曲，内卷，边缘皱缩，有时可见腺点；管状花大多隐藏。

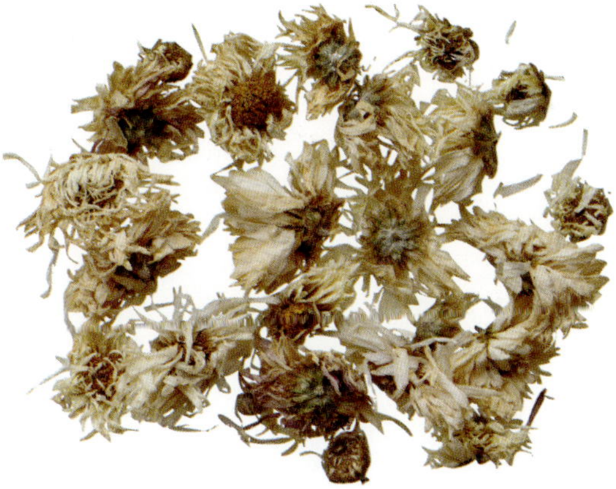

1cm 怀菊

性味	甘、苦，微寒。
功效	疏散风热，平肝明目，清热解毒。
主治	风热感冒，头痛眩晕，目赤肿痛，目暗昏花，疮痈肿毒。
用量用法	5~10g。

★ 茵陈蒿 *Artemisia capillaris* Thunb.

别名：绵茵陈、白茵陈。| **药材名**：茵陈（地上部分）。

植物形态

半灌木，有垂直或歪斜的根。茎直立，多分枝；当年枝顶端有叶丛，被密绢毛；花茎初有毛，后近无毛，具开展的分枝。叶 2 回羽状分裂，下部叶裂片较宽短，常被短绢毛；中部以上叶长 2~3cm，裂片细，条形；上部叶羽状分裂。头状花序在枝端排列成复总状花序，有短梗及线形苞叶；总苞球形；总苞片卵形，边缘膜质，背面稍绿色；花黄色，外层雌性，能育，内层较少，不育。瘦果矩圆形，无毛。花、果期 7~10 月。

生境分布：生于山坡、荒地、路边草地上。分布于全国各地。

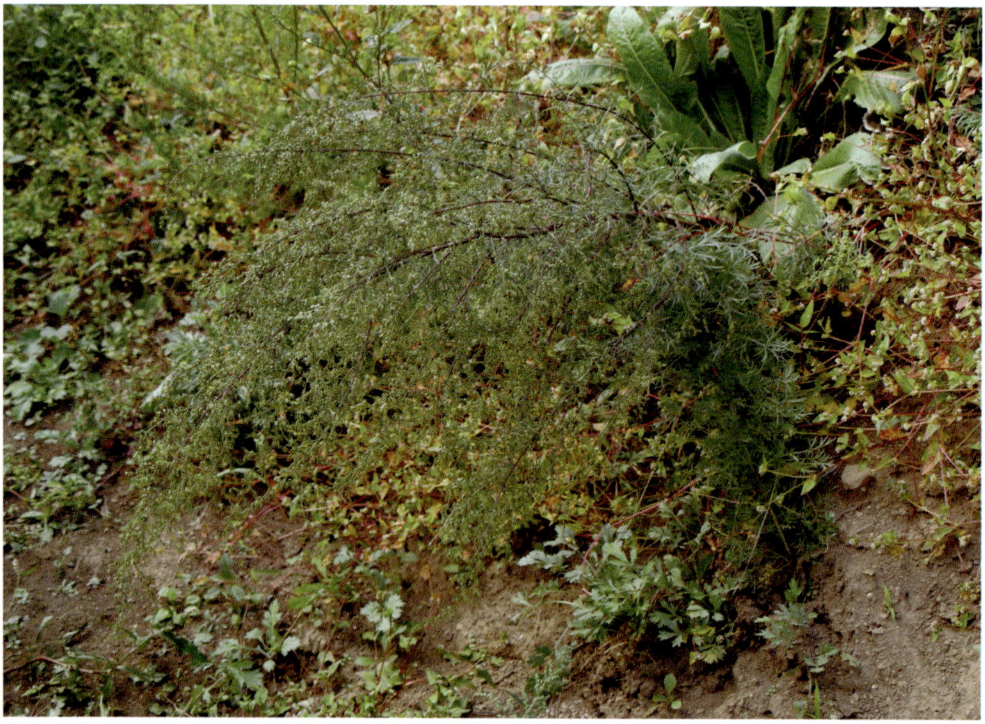

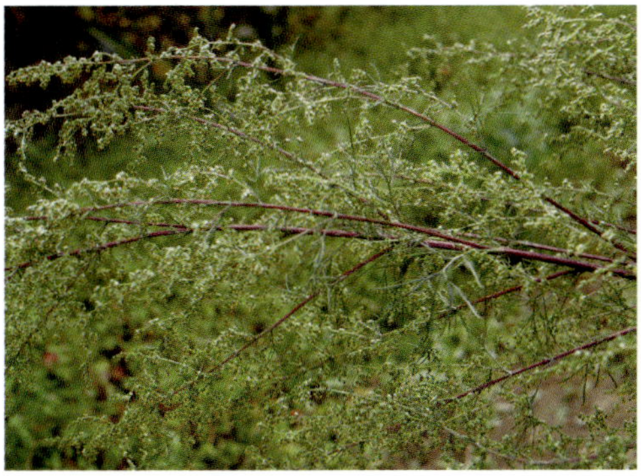

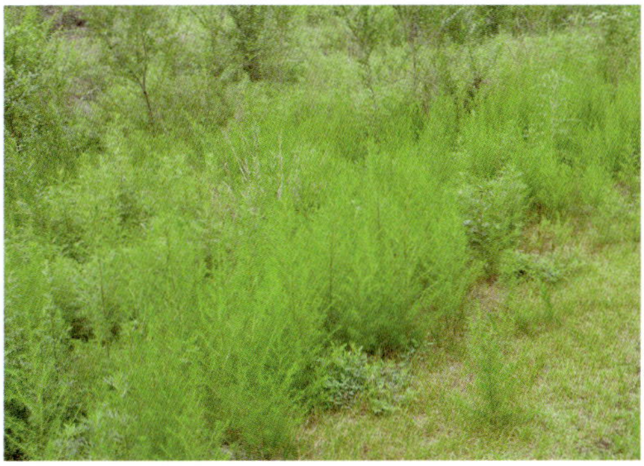

药材性状

绵茵陈

多卷曲成团状，灰白色或灰绿色，全体密被白色茸毛，绵软如绒。茎细小，长 1.5~2.5cm，直径 0.1~0.2cm，除去表面白色茸毛后可见明显纵纹；质脆，易折断。叶具柄；完整者展平后呈 1~3 回羽状分裂，叶片长 1~3cm，宽约 1cm；小裂片卵形或稍呈倒披针形、条形，先端锐尖。气清香，味微苦。

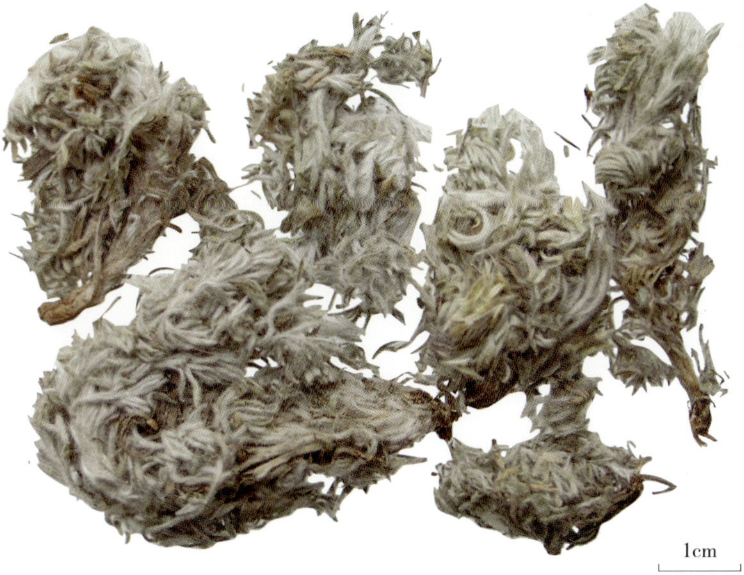

绵茵陈

药材性状

花茵陈

茎呈圆柱形，多分枝，长 30~100cm，直径 2~8mm；表面淡紫色或紫色，有纵条纹，被短柔毛；体轻，质脆，断面类白色。叶密集或多脱落；下部叶 2~3 回羽状深裂，裂片条形或细条形，两面密被白色柔毛；茎生叶 1~2 回羽状全裂，基部抱茎，裂片细丝状。头状花序卵形，多数集成圆锥状，长 1.2~1.5mm，直径 1~1.2mm，有短梗；总苞片 3~4 层，卵形，苞片 3 裂；外层雌花 6~10 朵，可多达 15 朵，内层两性花 2~10 朵。瘦果长圆形，黄棕色。气芳香，味微苦。

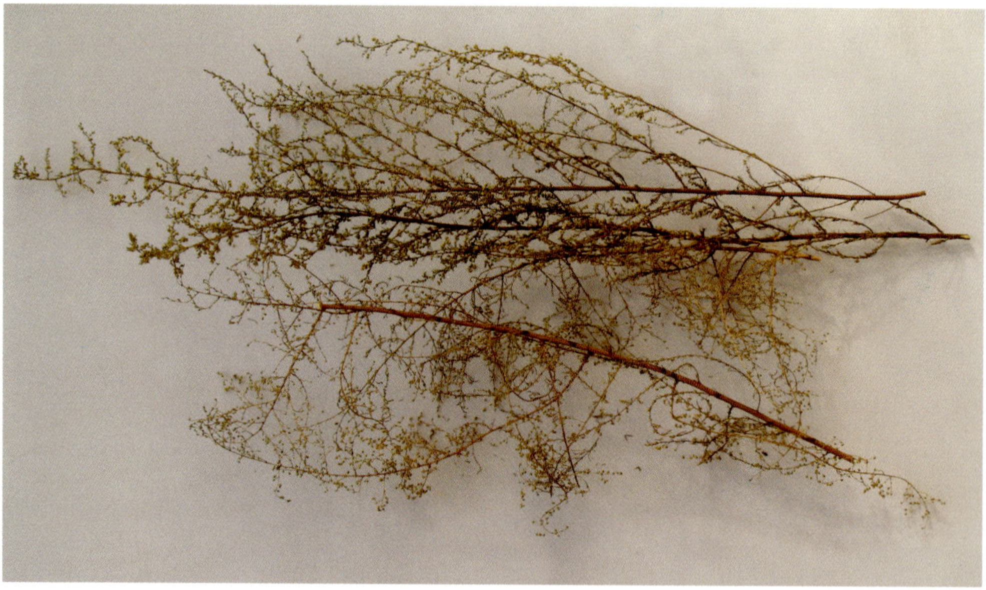

1cm 花茵陈

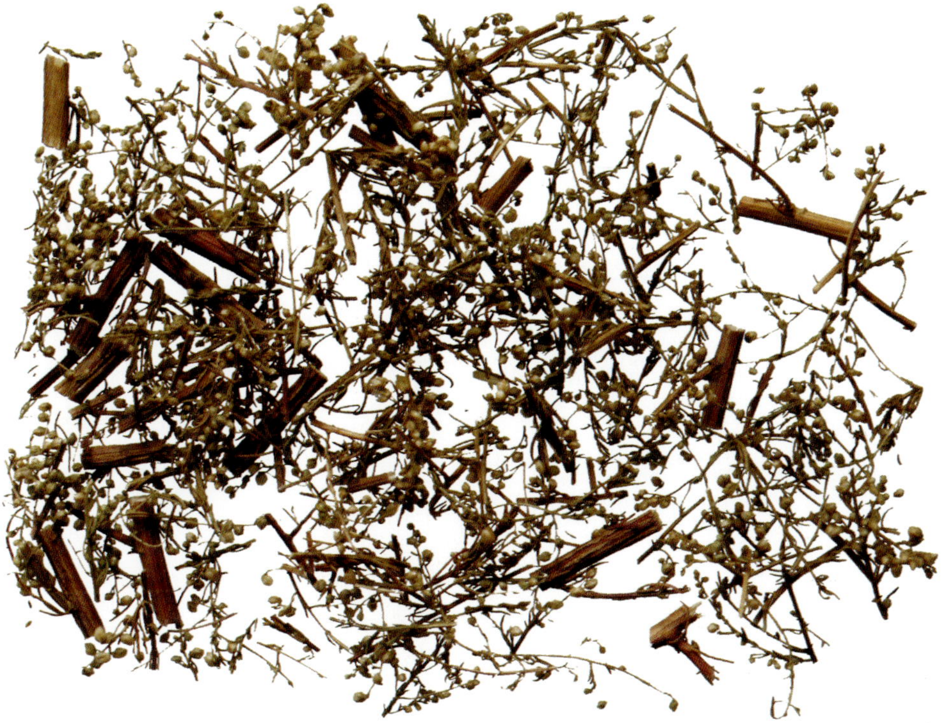

1cm　花茵陈（饮片）

性味	苦、辛，微寒。
功效	清热利湿，利胆退黄。
主治	黄疸尿少，湿温暑湿，湿疮瘙痒。
用量用法	6~15g。外用适量，煎汤熏洗。

附　注：《中国药典》2015年版记载同属植物滨蒿与茵陈蒿的干燥地上部分同等入药；唇形科植物牛至和玄参科植物阴行草在南方局部地区直接混称茵陈，形成地区习惯用药，属同名异物。

一点红 *Emilia sonchifolia* (L.) DC.

别名：红背草、羊蹄草。| 药材名：一点红（全草）。

植物形态

一年生直立草本，光滑无毛或被疏毛。茎通常分枝，柔弱，近根基倾斜，粉绿色或淡紫色。叶稍肉质；茎下部叶卵形，琴状分裂，边缘具钝齿；茎上部叶较小，常抱茎，通常全缘或有细齿，上表面绿色，下表面常为紫红色。头状花序具长梗，组成疏散的伞房花序，花枝常二歧分裂；总苞圆柱状，基部稍膨大；苞片 1 层，绿色；全为管状两性花，花冠紫红色，5 齿裂；雄蕊 5 枚；雌蕊 1 枚，子房下位。瘦果狭矩圆柱形，有棱；具白色柔软的冠毛。花期 7~11 月，果期 9~12 月。

生境分布：生于山坡草地、荒地、村旁、路边。分布于浙江、江西、福建、广东、广西、湖南、贵州、四川、云南等地。

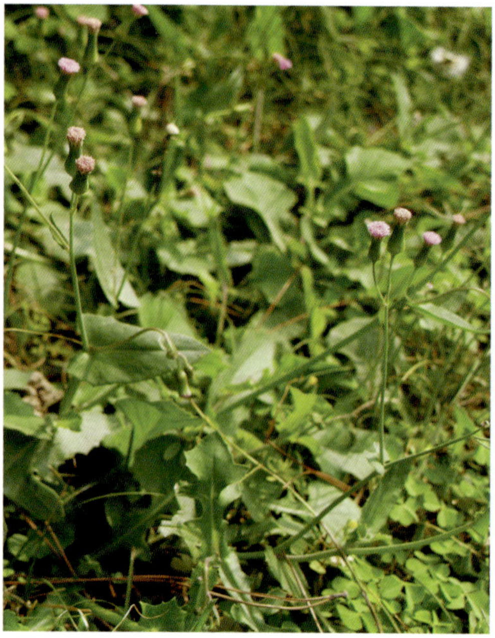

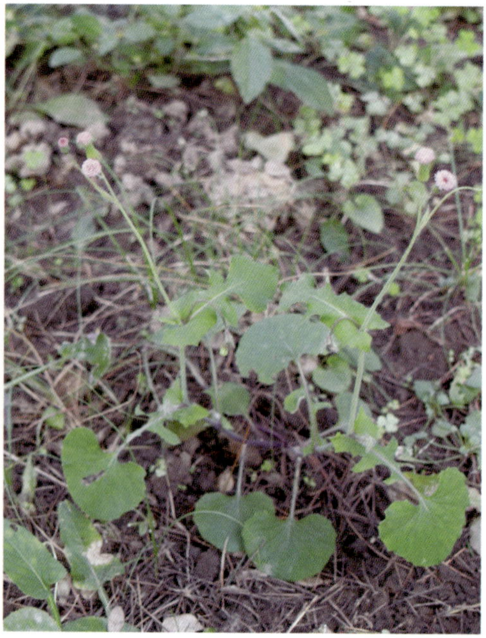

药材性状

一点红

干燥全草长约 30 cm。根茎细长，圆柱形，浅棕黄色。茎具分枝，细圆柱形，有纵纹，灰青色或黄褐色。叶纸质，多皱缩破碎；茎下部叶卵形，琴状分裂；茎上部叶小，基部抱茎，灰青色。头状花序花多脱落，仅存花托与总苞，苞片干膜质，茶褐色。瘦果浅黄褐色，冠毛多，白色。有干草气，味淡、略咸。

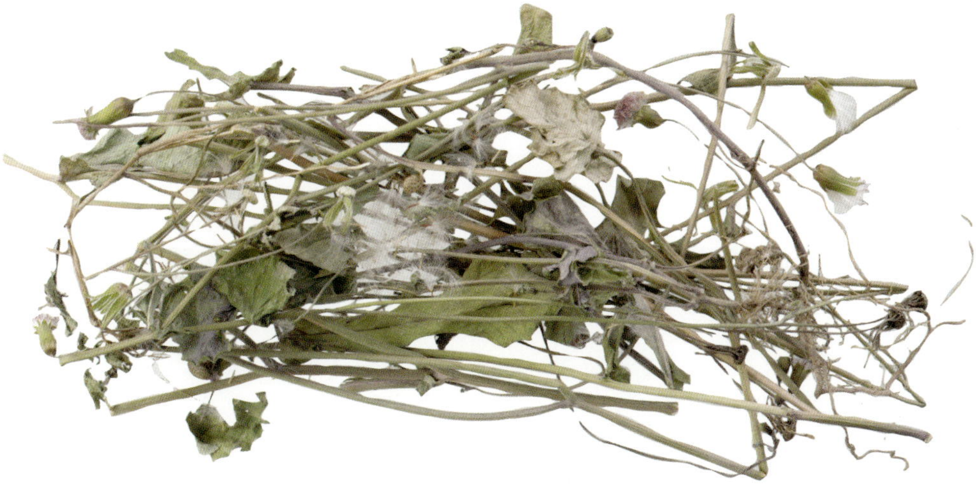

1cm 一点红

性味	苦，凉。
功效	清热解毒，散瘀消肿，活血，利尿。
主治	感冒，咽喉肿痛，口腔溃疡，肺炎，急性肠炎，尿路感染等。
用量用法	15~25g。

★ 木香 *Aucklandia lappa* Decne.

别名：云木香、广木香。| 药材名：木香（根）。

植物形态

多年生高大草本。主根圆柱形，表面褐色。茎上被稀疏短柔毛。基生叶大型，具长柄，叶片三角状卵形或长三角形，边缘不规则浅裂或微波状，疏生短刺，两面均被短毛；茎生叶较小，叶基翼状，下延抱茎。头状花序顶生及腋生，通常 2~3 个丛生于花茎顶端；总苞片三角状披针形或长披针形；花全部管状，暗紫色，花冠 5 裂，雄蕊 5 枚，聚药。瘦果线形。花期 5~8 月，果期 9~10 月。

生境分布：原产克什米尔，我国陕西、甘肃、湖北、湖南、广东、广西、四川、云南、西藏等有引种栽培，主要栽培于高山地区。

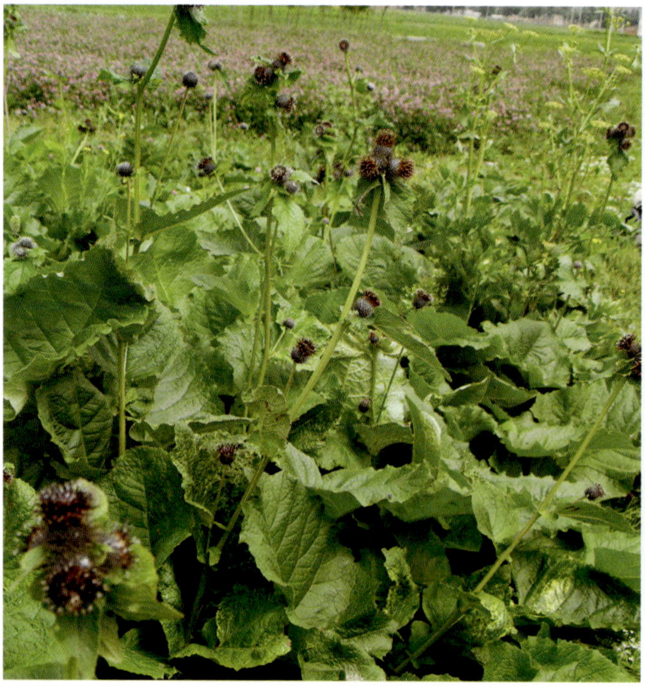

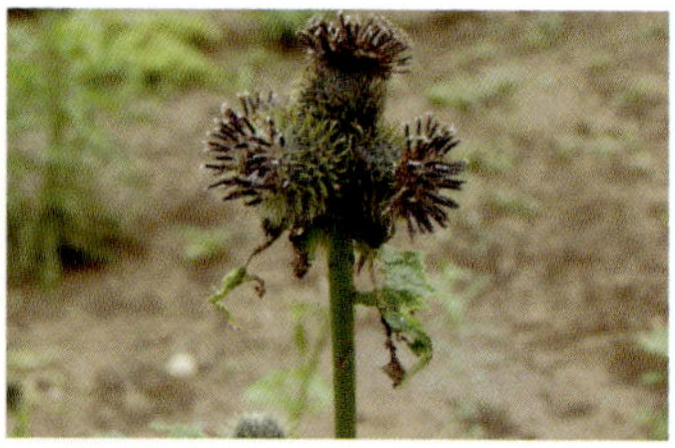

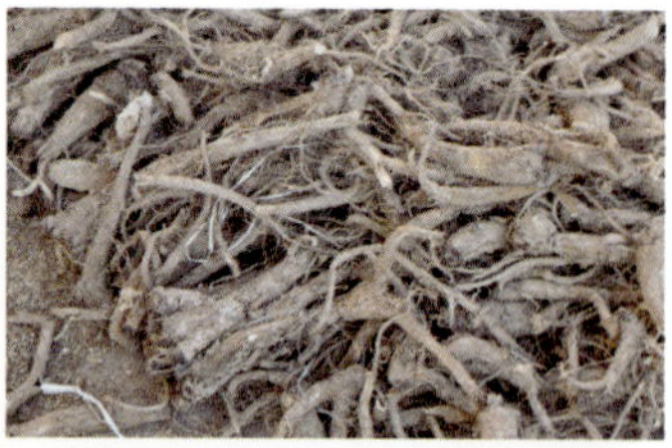

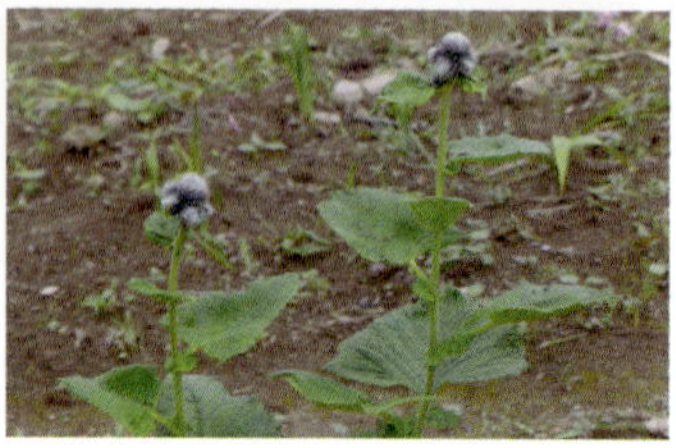

药材性状

木香

圆柱形或半圆柱形，长 5~10cm，直径 0.5~5cm。表面黄棕色至灰褐色，有明显的皱纹、纵沟及侧根痕。质坚，不易折断，断面灰褐色至暗褐色，周边灰黄色或浅棕黄色，形成层环棕色，有放射状纹理及散在的褐色点状油室。气香特异，味微苦。

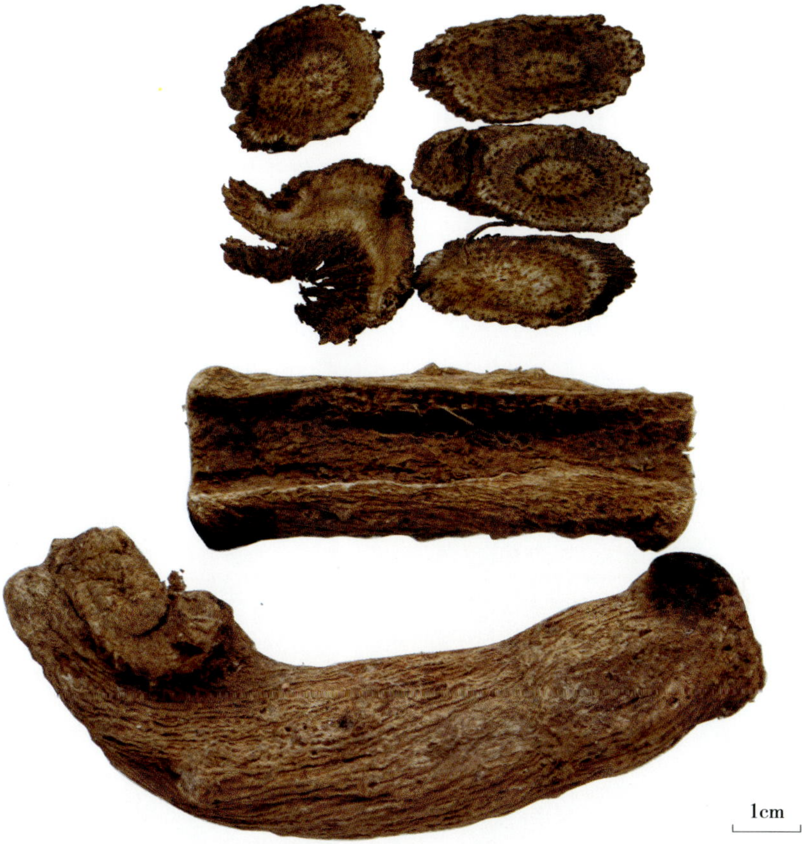

木香

性味	辛、苦，温。
功效	行气止痛，健脾消食。
主治	胸胁、脘腹胀痛，泻痢后重，食积不消，不思饮食。
用量用法	3~6g。

★ 蓟 *Cirsium japonicum* Fisch. ex DC.

别名： 将军草、山萝卜、牛口刺。| **药材名：** 大蓟（地上部分）。

植物形态

多年生草本。根长纺锤形或长圆锥形，簇生。茎直立，有细纵纹，被白色或黄褐色丝状毛。基生叶开花时不凋落，叶片倒披针形或倒卵状椭圆形，边缘齿状，齿端具刺；中部叶基部抱茎；上部叶渐小。头状花序单一或数个生于枝端集成圆锥状；总苞钟状，被丝状毛；总苞片线状披针形；花两性，管状花，花冠紫色或紫红色；雄蕊 5 枚。瘦果长椭圆形；冠毛羽状，暗灰色。花、果期 4~11 月。

生境分布： 生于海拔 400~2100m 的林下、林缘、荒地、山坡、农田、路边。分布于河北、山东、江苏、安徽、浙江、江西、福建、台湾、湖北、湖南、广东、广西、陕西、四川、贵州等地。

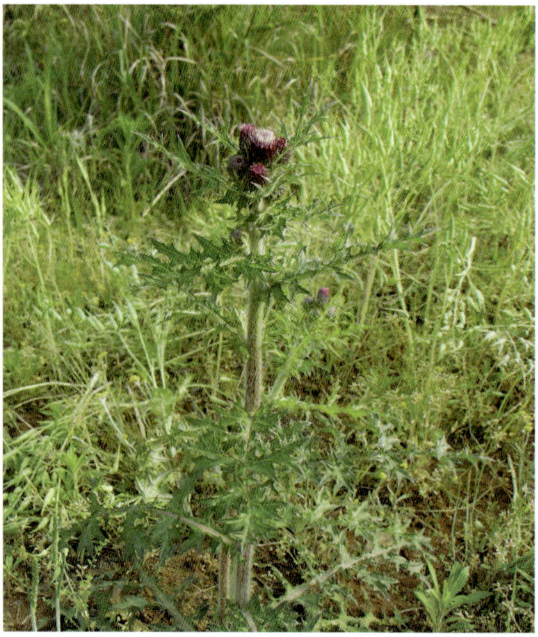

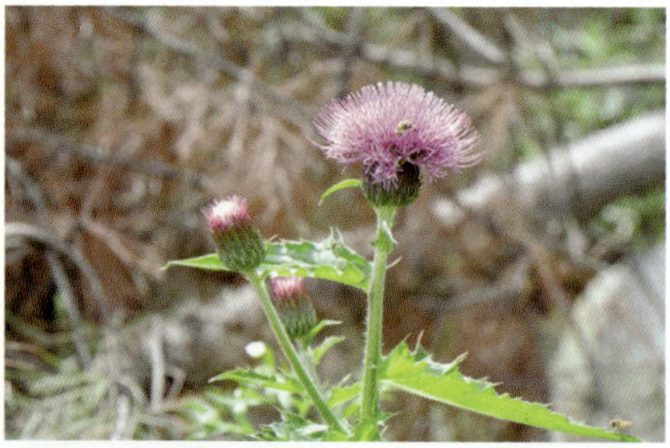

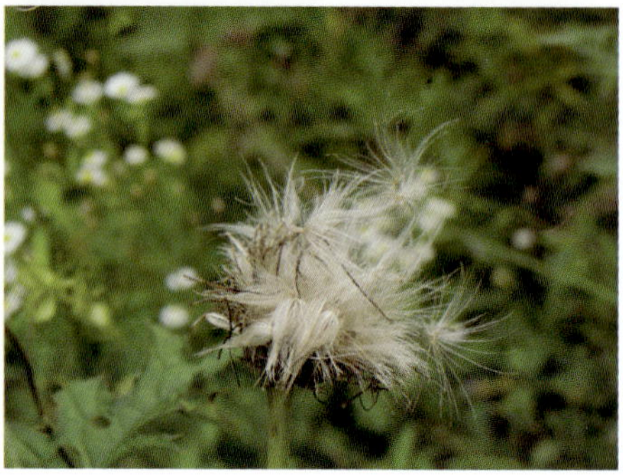

药材性状

大蓟

茎呈圆柱形，基部直径可达 1.2cm；表面绿褐色或棕褐色，有数条纵棱，被丝状毛；断面灰白色，髓部疏松或中空。叶皱缩，多破碎，完整者展平后呈倒披针形或倒卵状椭圆形，羽状深裂，边缘具不等长的针刺，上表面灰绿色或黄棕色，下表面色较浅，两面均被灰白色丝状毛。头状花序顶生，球形或椭圆形；总苞黄褐色；羽状冠毛灰白色。气微，味淡。

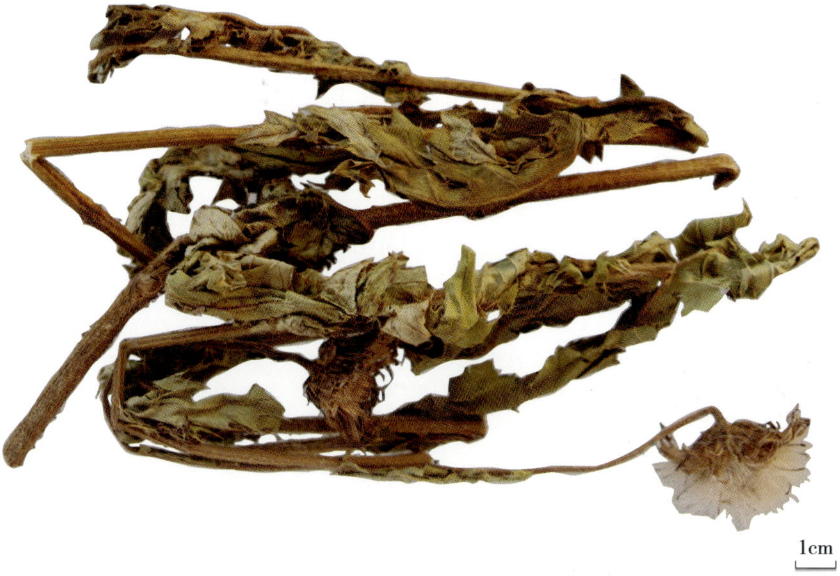

大蓟

性味	甘、苦，凉。
功效	凉血止血，散瘀解毒消痈。
主治	衄血，吐血，尿血，便血，崩漏，外伤出血，痈肿疮毒。
用量用法	9~15g。

附　注：《中国药典》2015 年版同时收载药材小蓟，其来源于同属植物刺儿菜的干燥地上部分。

★ 祁州漏芦 *Rhaponticum uniflorum* (L.) DC.

别名： 大烟袋花。| **药材名：** 漏芦（根）。

植物形态

多年生草本。根肥厚，木质。茎直立，具纵沟棱，被绵毛或短柔毛。基生叶与茎下部叶羽状深裂至全裂，裂片长圆形、卵状披针形或线状披针形，边缘具不规则锯齿，两面被软毛；叶柄被厚绵毛。头状花序单生于茎枝顶端。总苞宽钟状，基部凹；总苞片多层，具干膜质的苞片；外层苞片卵形；中层苞片呈掌状分裂；内层苞片披针形。管状花花冠淡紫色，下部线形，上部稍扩展成圆筒形，裂片狭长。瘦果，倒圆锥形，棕褐色；冠毛淡褐色。花期 5~6 月，果期 6~7 月。

生境分布： 生于山丘、向阳旱坡、草地、路旁。分布于东北、华北及陕西、甘肃等地。

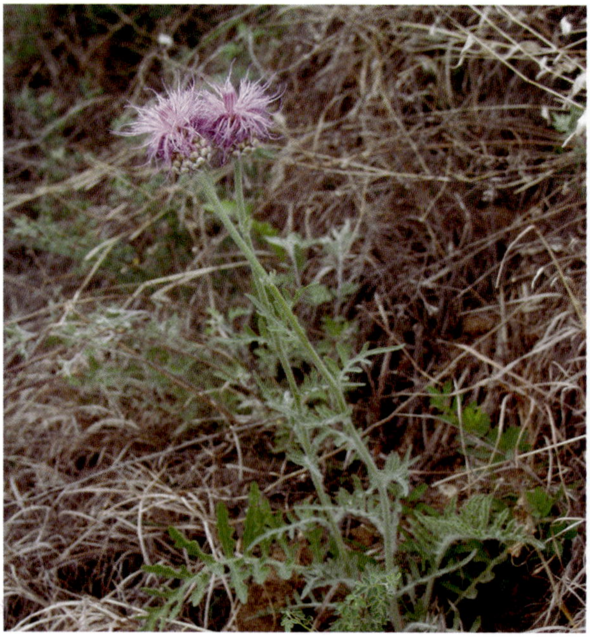

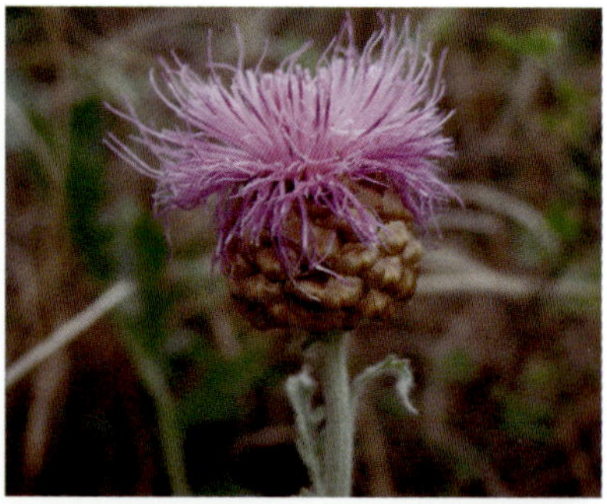

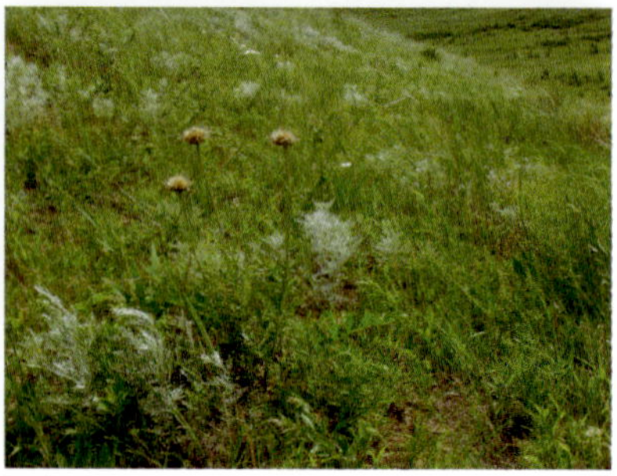

药材性状

漏芦

圆锥形或扁片块状，多扭曲，长短不一，直径 1~2.5cm。表面暗棕色、灰褐色或黑褐色，粗糙，具纵沟及菱形的网状裂隙。外层易剥落，根头部膨大，有残茎及鳞片状叶基，顶端有灰白色绒毛。体轻，质脆，易折断，断面不整齐，灰黄色，有裂隙，中心有的有星状裂隙，灰黑色或棕黑色。气特异，味微苦。

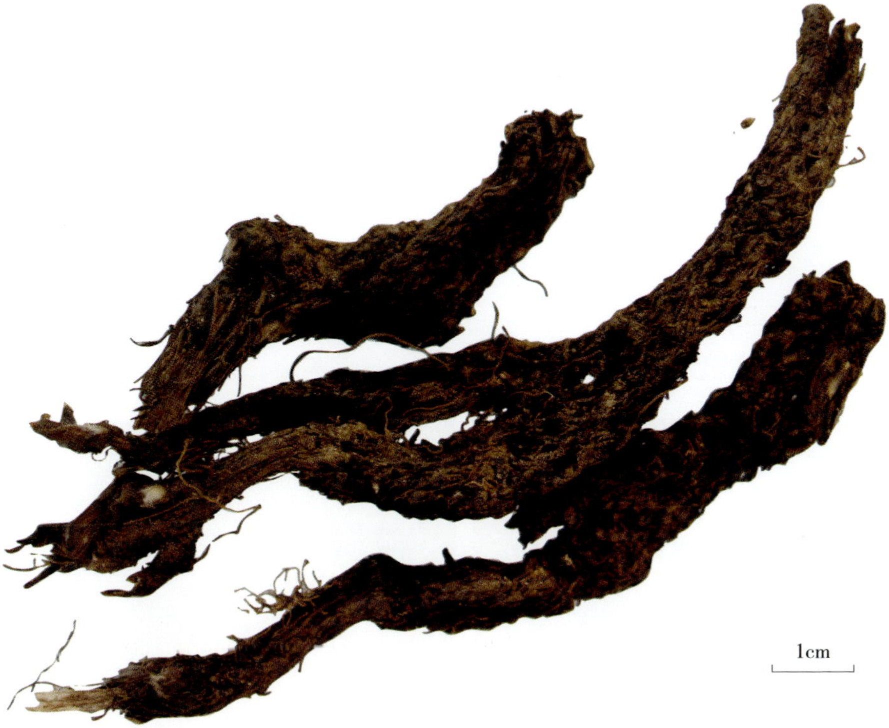

漏芦

性味	苦，寒。
功效	清热解毒，消痈，下乳，舒筋通脉。
主治	乳痈肿痛，痈疽发背，瘰疬疮毒，乳汁不通，湿痹拘挛。
用量用法	5~9g。孕妇慎用。

苣荬菜 *Sonchus arvensis* L.

别名： 裂叶苣荬、苦马菜。| **药材名：** 苣荬菜（全草）。

植物形态

多年生草本。茎直立，有纵条纹，上部有伞房状花序分枝。基生叶与下部茎叶呈卵形、长椭圆形或倒披针形，羽状深裂、半裂或浅裂，极少不裂，向下渐狭，无柄或有短翼柄，全缘；中上部茎叶较小；最上部茎叶呈宽线形或宽线状披针形；接花序下部的叶常钻形；全部叶两面光滑无毛。头状花序少数在茎枝顶端排成伞房状花序。总苞钟状；总苞片最外层卵形，中层长三角形至披针形，内层长披针形，全部总苞片外面光滑无毛。舌状小花黄色。瘦果长椭圆状，褐色，稍压扁，每面有高起的纵肋，肋间有横皱纹；冠毛白色，纤细而柔软，单毛状。花、果期6~9月。

生境分布： 生于路边、地旁、庭园等地。分布于全国各地。

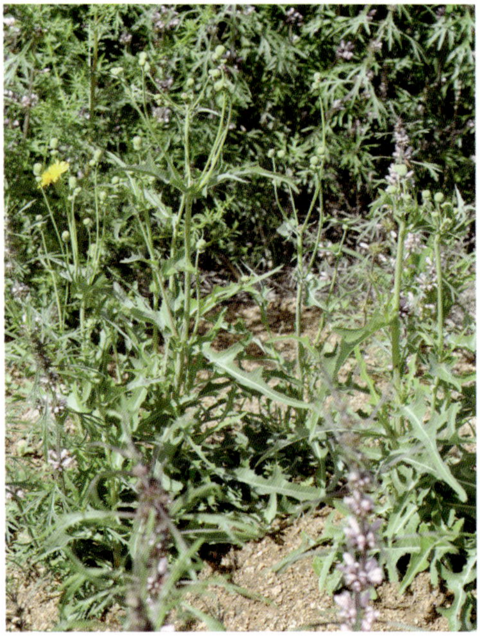

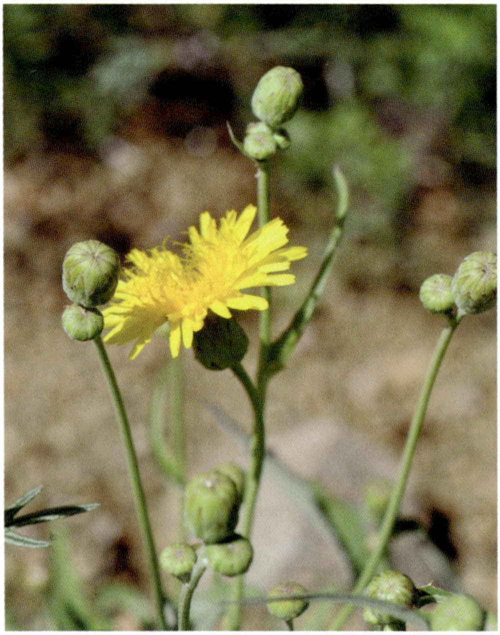

药材性状

苣荬菜

根圆柱形，下部渐细，表面淡黄棕色，顶端具基生叶痕和茎。茎圆柱形，表面淡黄棕色。叶皱缩或破碎，上表面深绿色，下表面灰绿色，完整者展平后呈宽披针形或长圆状披针形，长 8~16cm，宽 1.5~2.5cm，先端有小尖刺，基部呈耳状抱茎。有时带有残存的头状花序。质脆易碎。味淡，微咸。

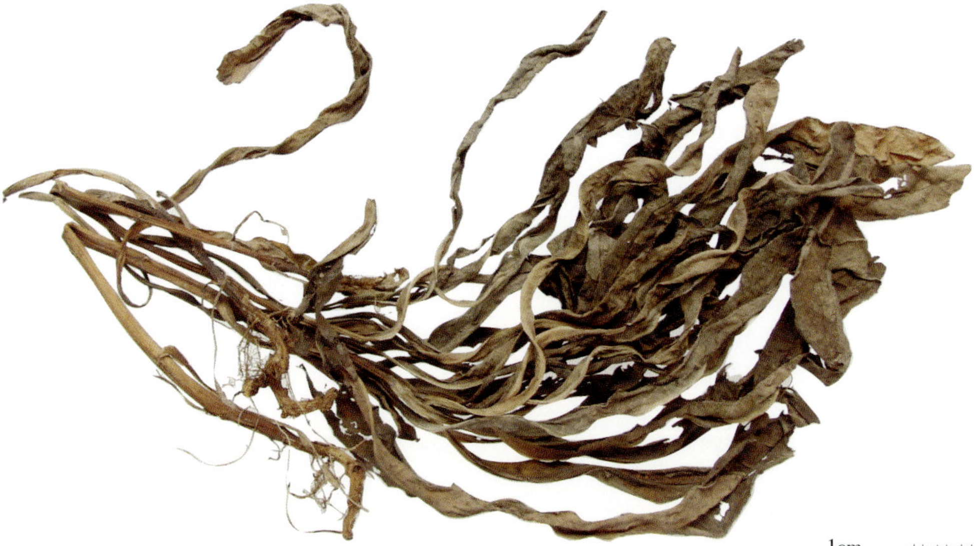

1cm 苣荬菜

性味	苦，寒。
功效	清热解毒，利湿排脓，凉血止血。
主治	咽喉肿痛，疮疖肿毒，痔疮，急性细菌性痢疾，肠炎，肺脓肿，急性阑尾炎，吐血，衄血，咯血，尿血，便血，崩漏。
用量用法	9~15g；鲜品 30~60g，煎汤或绞汁。外用适量，煎汤熏洗或鲜品捣敷。

泽泻科

★ 泽泻 *Alisma orientale* (Sam.) Juzep.

别名：东方泽泻。| 药材名：泽泻（块茎）。

植物形态

多年生沼泽生草本。具块茎。叶基生；叶片长椭圆形或宽卵形，具 7~11 条脉；叶柄长 10~40cm。花葶高 40~80cm；花序分枝轮生，组成顶生的圆锥花序；花两性；具苞片；外轮花被片宽卵形，绿色或带紫色，宿存，内轮花被片倒宽卵形，边缘波状，膜质，白色；雄蕊 6 枚，花丝线状；心皮多数，离生，花柱弯曲，长约 0.5mm。瘦果排列不整齐，果期花托呈凹形；瘦果，扁平。花期 6~7 月，果期 7~9 月。

生境分布：生于浅沼泽地或水稻田中，喜温暖气候，多栽培于潮湿而富含腐殖质的黏质土壤中。分布于全国各地，福建、四川等地有大量栽培。

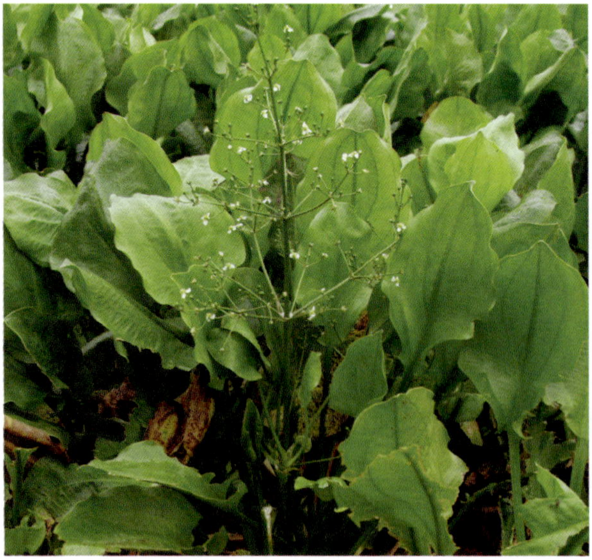

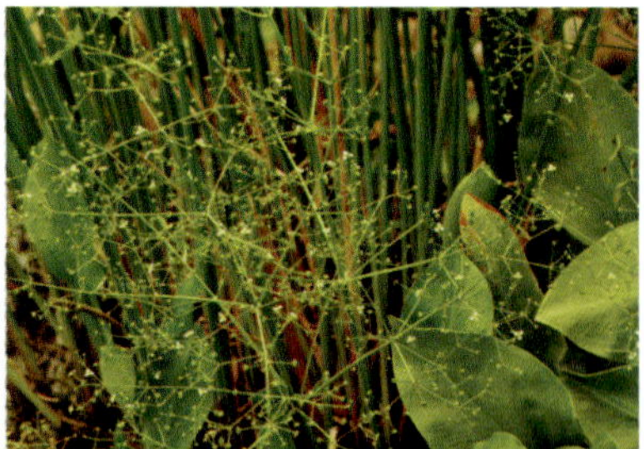

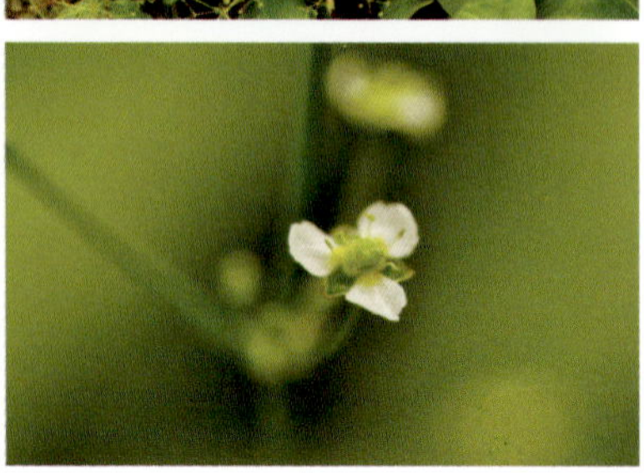

药材性状

泽泻

类球形、椭圆形或卵圆形，长 2~7cm，直径 2~6cm。表面黄白色至淡黄棕色，有不规则的横向环状浅沟纹及多数细小突起的须根痕，底部有的有瘤状芽痕。质坚实，断面黄白色，粉性，有多数细孔。气微，味微苦。

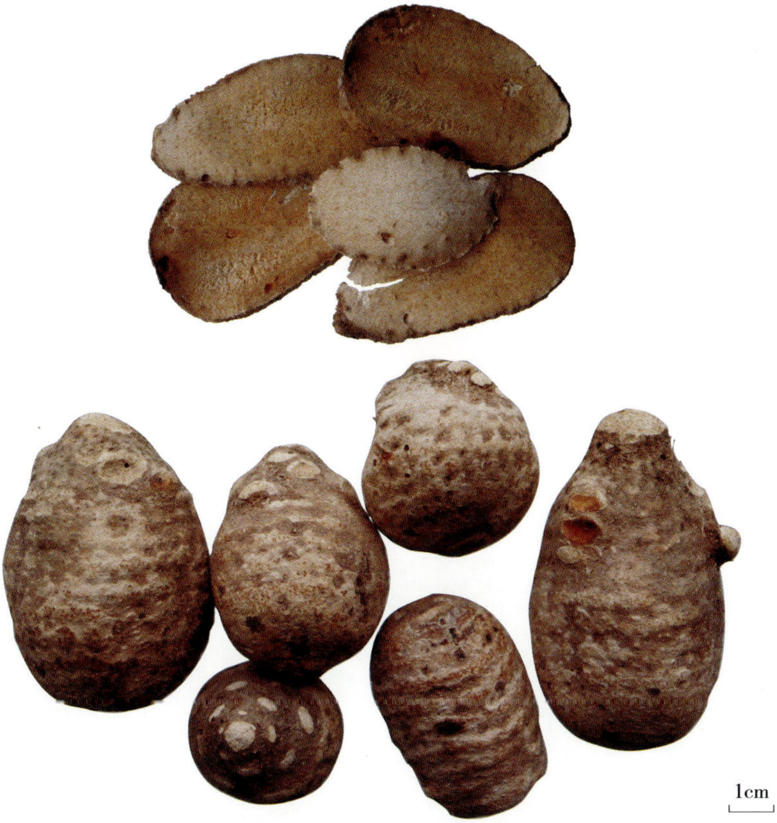

泽泻

性味	甘、淡，寒。
功效	利水渗湿，泄热，化浊降脂。
主治	小便不利，水肿胀满，泄泻尿少，痰饮眩晕，热淋涩痛，高脂血症。
用量用法	6~10g。

天南星科

★ 石菖蒲 *Acorus tatarinowii* Schott

别名：水剑草、石蜈蚣、金钱蒲。| **药材名：**石菖蒲（根茎）。

植物形态

多年生常绿草本，全株有香气。根茎横走，圆柱形或稍扁，细长而弯曲，节密集，节上密布须根，分枝甚多而植株呈丛生状，外皮黄褐色或带绿色。叶基生，叶片剑状线形，中部以上平展，无明显中肋。肉穗状花序从当年生叶的叶腋抽出，花葶长10~30cm，花序狭圆柱形，较柔弱；叶状佛焰苞长13~25cm。花小，密生，两性，淡黄绿色；花被片6枚，2轮；雄蕊6枚。浆果倒卵形。花期4~7月，果期8月。

生境分布：生于山涧浅水石上或溪流旁的岩石缝中。分布于河南、山东、江苏、浙江、江西、福建、台湾、湖北、湖南、广东、广西、陕西、贵州、四川、云南、西藏等地。

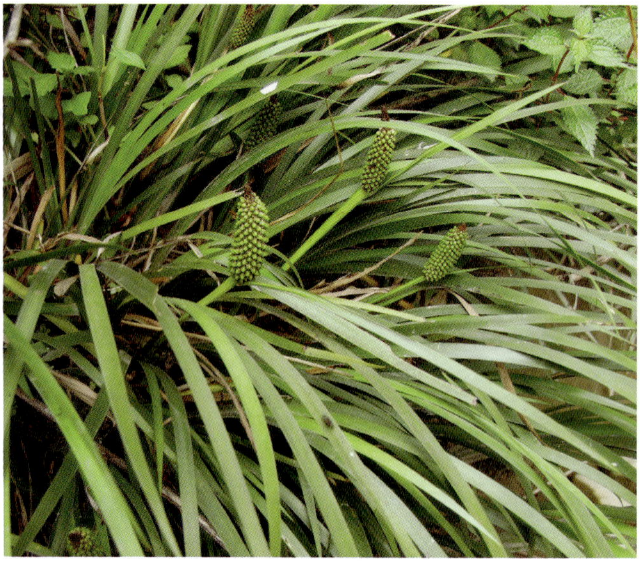

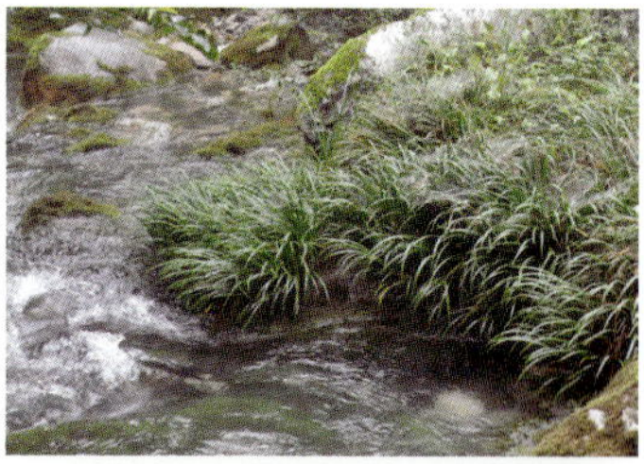

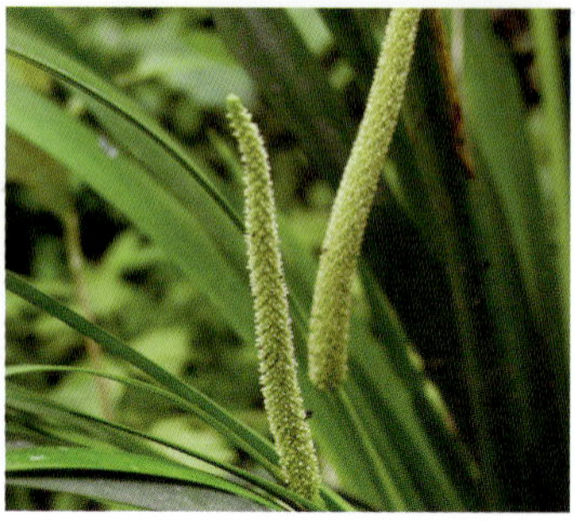

药材性状

石菖蒲

扁圆柱形，多弯曲，常有分枝，长 3~20cm，直径 0.3~1cm。表面棕褐色或灰棕色，粗糙，有疏密不均匀的环节，节间长 0.2~0.8cm，具细纵纹，一面残留须根或圆点状根痕；叶痕呈三角形，左右交互排列，有的其上有毛鳞状的叶基残余。质硬，断面纤维性，类白色或微红色，内皮层环明显，可见多数维管束小点及棕色油细胞。气芳香，味苦、微辛。

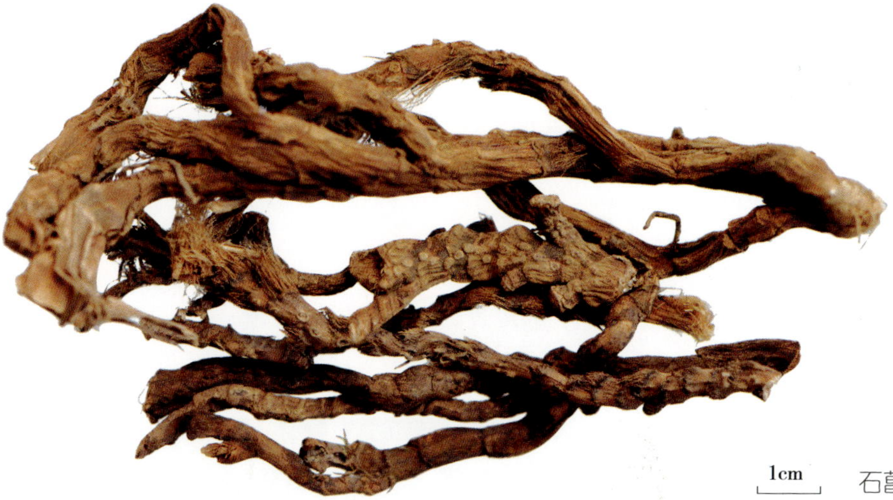

石菖蒲

性味	辛、苦，温。
功效	开窍豁痰，醒神益智，化湿开胃。
主治	神昏癫痫，健忘失眠，耳鸣耳聋，脘痞不饥，噤口下痢。
用量用法	3~10g。

附　注： 同属植物藏菖蒲（水菖蒲）常与石菖蒲混淆。除菖蒲属的植物外，偶见毛茛科植物阿尔泰银莲花和百合科植物吉祥草的干燥根茎混入石菖蒲使用。

水半夏 *Typhonium flagelliforme* (Lodd.) Bl.

别名： 鞭檐犁头尖。| **药材名：** 水半夏（块茎）。

植物形态

多年生草本。块茎圆锥形、椭圆形或倒卵形，上部密生多数肉质须根。叶基生；叶柄中部以下具宽鞘；叶片一年生者窄长椭圆形，不裂；二年生以上者箭形或戟状长圆形，3 裂。花序柄长 5~15cm。佛焰苞管部卵圆形或长圆形，绿色；檐部披针形，绿色或绿白色。肉穗花序上部线形，下部长圆锥形，具柄；雄花部分黄白色；中性花部分长约 1.5cm，中部以上中性花为锥形，下倾，有时内弯，中部以下棒状，上弯，先端紫色；雌花部分卵形，子房倒卵形，柱头圆形。浆果卵圆形，绿色。花期 4 月，果期 6~7 月。

生境分布： 生于水沟边、田边或低洼湿地，或栽培。分布于广东、广西、云南等地。

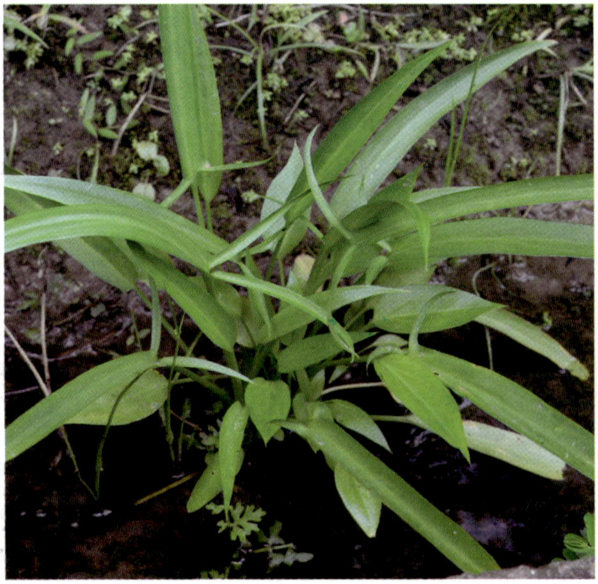

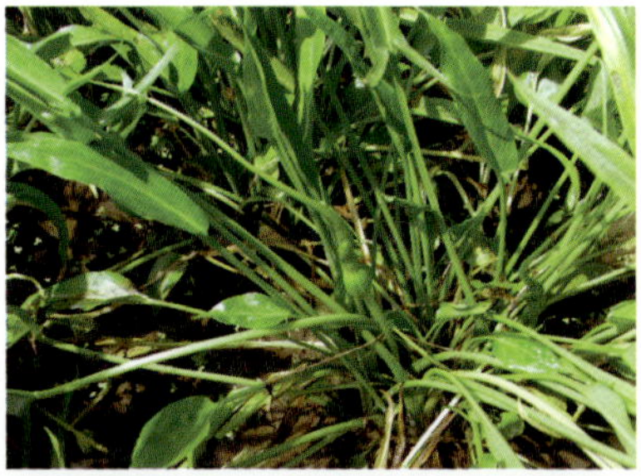

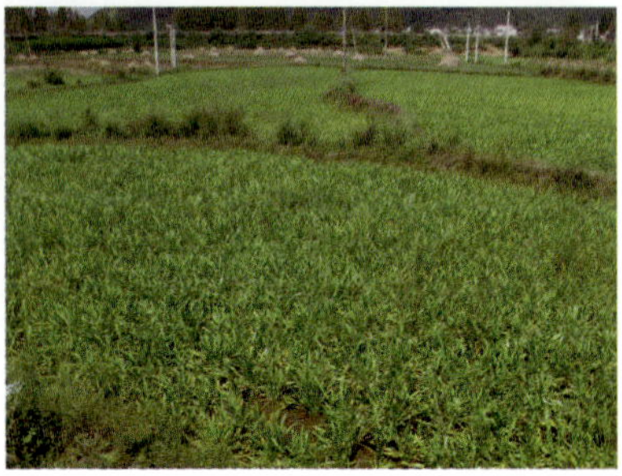

药材
性状

水半夏

块茎略呈椭圆形、圆锥形或半圆形，直径0.5~1.5cm，高0.8~3cm。表面类白色或淡黄色，不平滑，有多数隐约可见的点状根痕；上端类圆形，有常呈偏斜而凸起的叶痕或芽痕，呈黄棕色；有的下端略尖。质坚实，断面白色，粉性。气微，味辛辣，麻舌而刺喉。

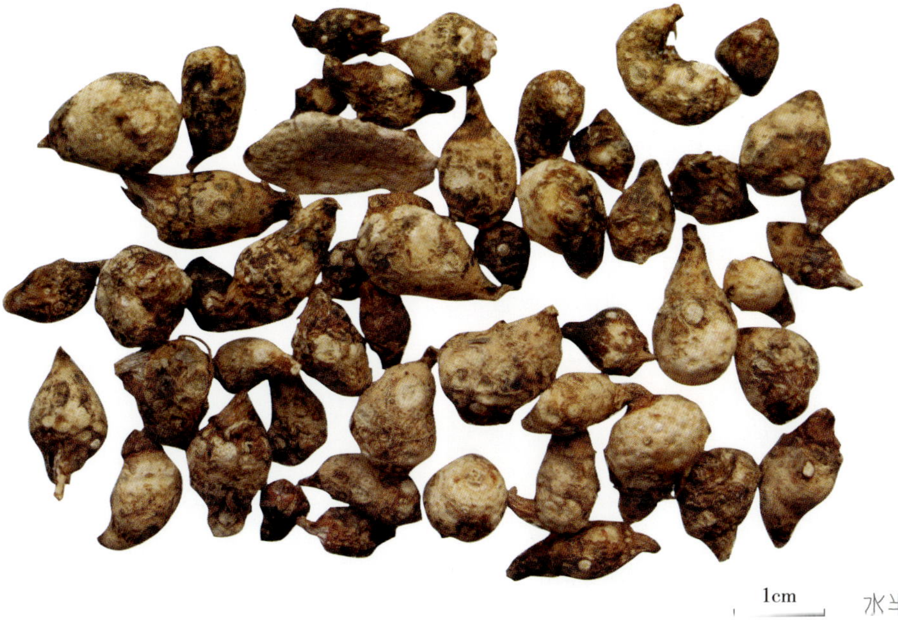

水半夏

性味	辛，温；有毒。
功效	燥湿化痰，解毒消肿，止血。
主治	咳嗽痰多，痈疮疖肿，无名肿毒，毒虫蜇伤，外伤出血。
用量用法	3~9g；或入丸、散。外用适量，捣敷或研末调敷。阴虚燥咳者及孕妇慎用。

附　注：水半夏大量栽培，其干燥块茎混充半夏使用。

★ 异叶天南星 *Arisaema heterophyllum* Bl.

别名：独脚莲、狗爪半夏。| 药材名：天南星（块茎）。

植物形态

多年生草本。块茎扁球形。叶常只有 1 枚；叶柄圆柱形，下部 3/4 鞘筒状；叶片鸟足状分裂，裂片 11~19（~21）枚，倒披针形或长圆形，全缘，中裂片无柄或具短柄，通常比侧裂片短小。花序柄通常比叶柄短；佛焰苞管部长 3~8cm，喉部斜形，边缘稍外卷；花序轴与佛焰苞分离；雌雄同株或雄花异株，花序附属器细长，绿白色，基部膨大。浆果红色。种子 1 粒。花期 4~5 月，果期 6~7 月。

生境分布： 生于海拔低于 2700m 的林下、灌丛中阴湿地。分布于除西藏外的其他地区。

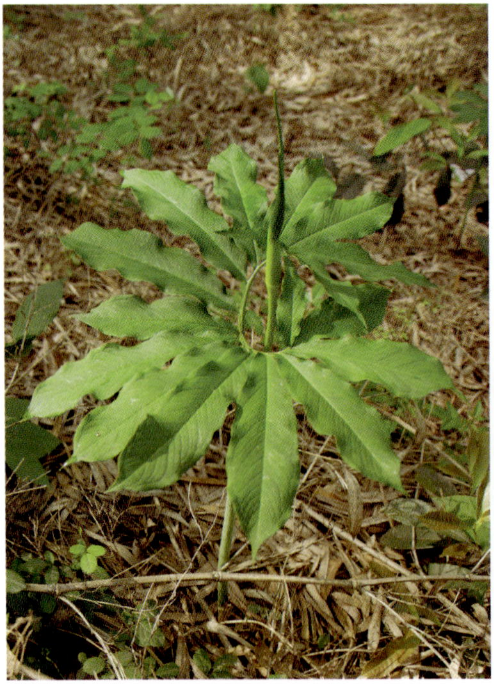
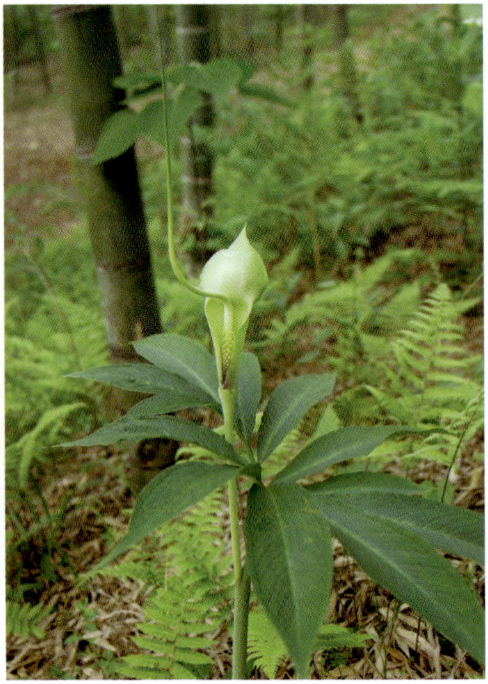

药材性状

天南星

扁球形，高 1~2cm，直径 1.5~6.5cm。表面类白色或淡棕色，较光滑，顶端有凹陷的茎痕，周围有麻点状根痕，有的块茎周边有小扁球状侧芽。质坚硬，不易破碎，断面不平坦，白色，粉性。气微辛，味麻辣。

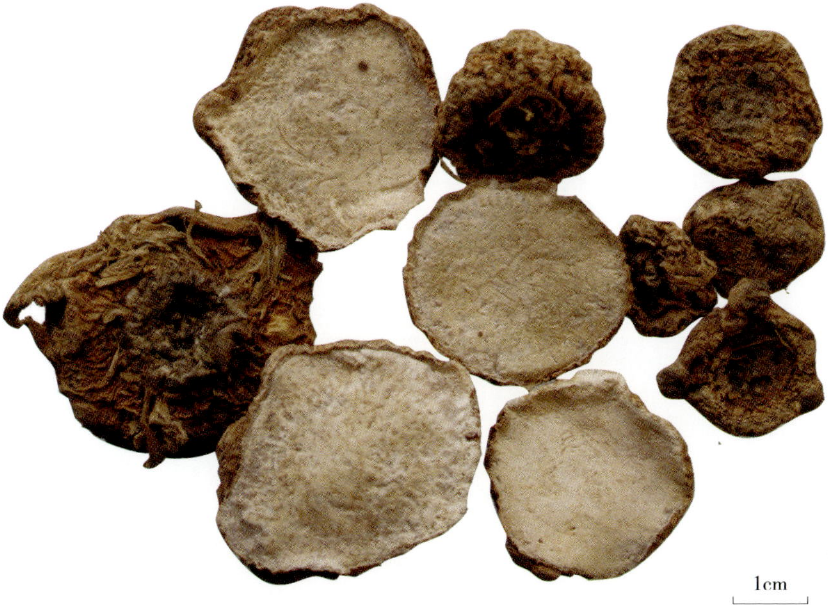

天南星

性味	苦、辛，温；有毒。
功效	散结消肿。
主治	痈肿，蛇虫咬伤。
用量用法	外用生品适量，研末以醋或酒调敷患处。孕妇慎用；生品内服宜慎。

附　注：《中国药典》2015 年版记载同属植物天南星、东北天南星与异叶天南星的干燥块茎同等入药。

浮萍科

★ 紫萍 *Spirodela polyrrhiza* (L.) Schleid.

别名：水萍、浮萍草。| 药材名：浮萍（全草）。

植物形态

水生漂浮植物。叶状体扁平，阔倒卵形，长 5~8mm，宽 4~6mm，上表面绿色，下表面紫色，具掌状脉 5~11 条，下表面中央生 5~11 条根。根长 3~5cm，白绿色，根鞘（冠）尖；根基附近的一侧囊内形成圆形新芽，萌发后，幼小叶状体渐从囊内浮出，由 1 根细的柄与母体相连。花期 6~7 月。

生境分布：生于池沼、湖泊或静水中。分布于全国各地。

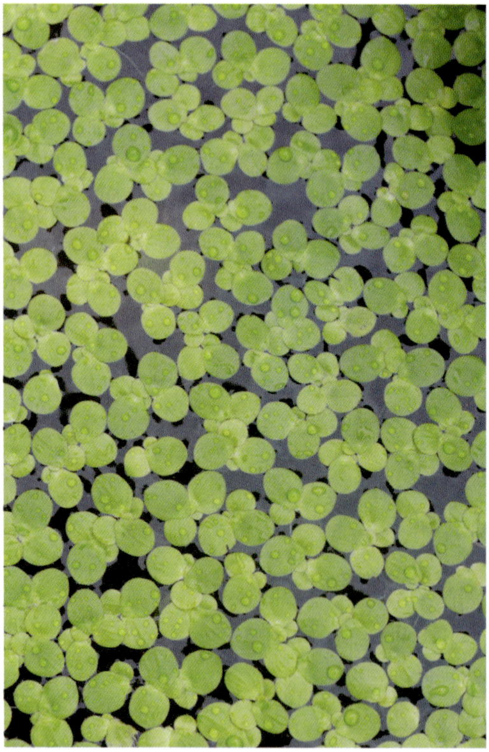

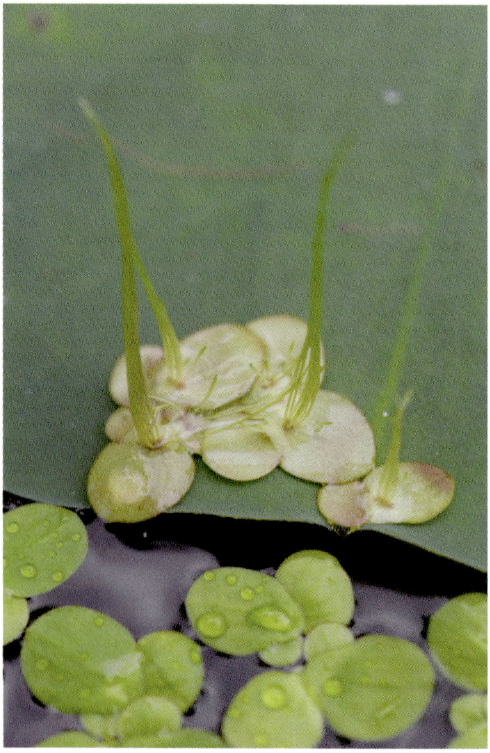

药材性状

浮萍

本品为扁平叶状体，呈卵形或卵圆形，长径2~5mm。上表面淡绿色至灰绿色，偏侧有1小凹陷，边缘整齐或微卷曲。下表面紫绿色至紫棕色，着生数条须根。体轻，手捻易碎。气微，味淡。

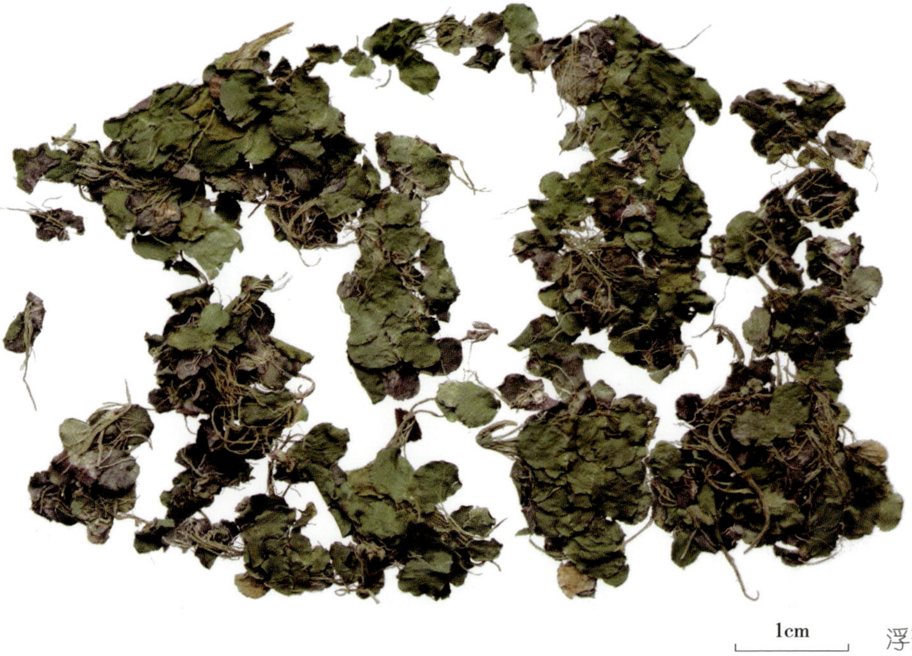

浮萍

性味	辛，寒。
功效	宣散风热，透疹，利尿。
主治	麻疹不透，风疹瘙痒，水肿尿少。
用量用法	3~9g。外用适量，煎汤浸洗。

附　注：浮萍科植物青萍易与紫萍混淆；天南星科植物大薸在广东、广西亦作为浮萍使用。

灯心草科

★ 灯心草 *Juncus effusus* L.

药材名：灯心草（茎髓）。

植物形态

多年生草本。根茎横走，具多数须根。茎丛生，直立，圆柱状，绿色，具纵条纹，髓部白色。下部鞘状叶数枚，红褐色或淡黄色；上部的绿色，有光泽；叶片退化成刺芒状。聚伞花序假侧生，多花，排列密集或疏散；总苞圆柱状，直立；花小，淡绿色，具短柄；花被片 6 枚，条状披针形，边缘膜质；雄蕊 3 枚；雌蕊 1 枚。蒴果卵状三棱形或椭圆形，3 室，顶端钝或微凹，略与花被片等长或稍长。种子多数，卵状长圆形，褐色。花期 5~6 月，果期 6~7 月。

生境分布：生于湿地、沼泽边、溪边、田边等潮湿地带。分布于全国各地。

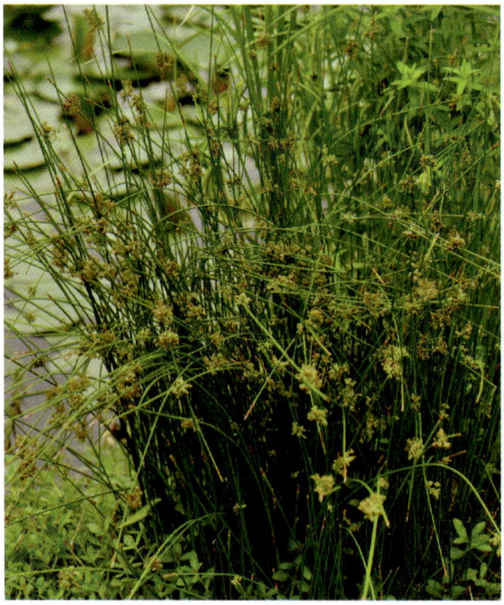

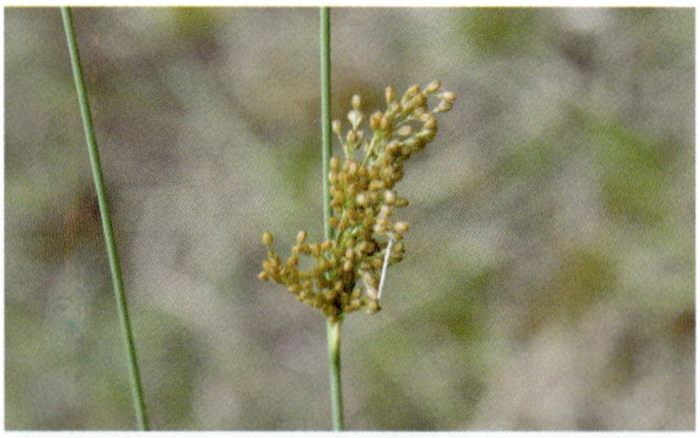

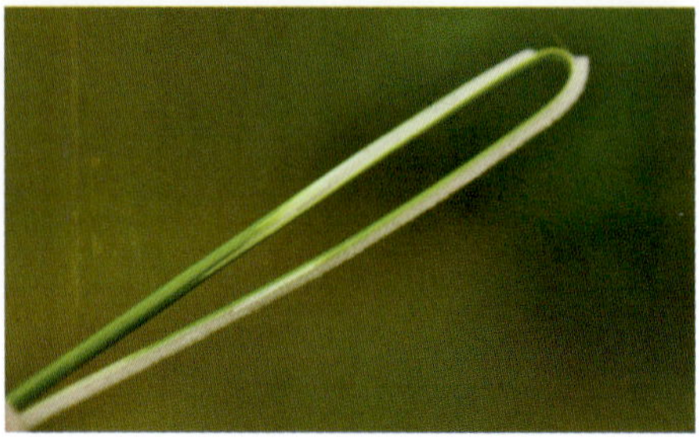

药材
性状

灯心草

细圆柱形，长达90cm，直径0.1~0.3cm。表面白色或淡黄白色，有细纵纹。体轻，质软，略有弹性，易拉断，断面白色。气微，味淡。

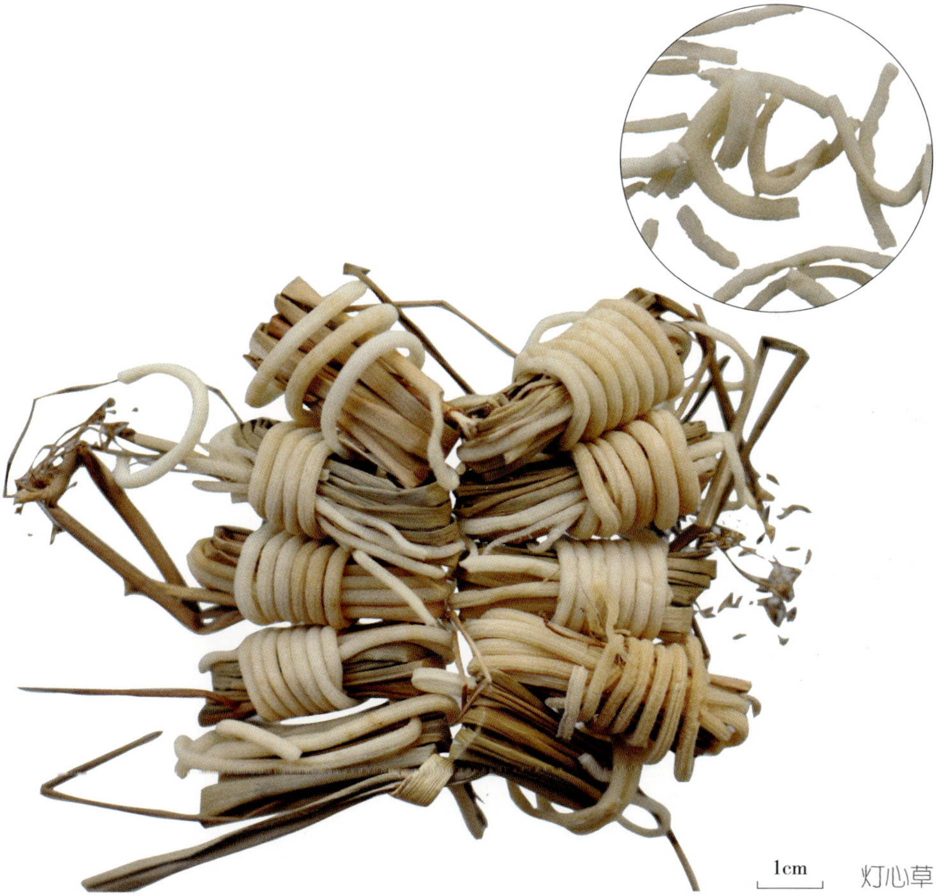

灯心草

性味	甘、淡，微寒。
功效	清心火，利小便。
主治	心烦失眠，尿少涩痛，口舌生疮。
用量用法	1~3g。

禾本科

★ 青秆竹 *Bambusa tuldoides* Munro

别名：水竹、硬头黄竹。| 药材名：竹茹（茎秆的中间层）。

植物形态

秆高 8~10m，直径 3~5cm，节间近无毛，圆筒形，有沟槽；节处微隆起，基部第一至二节于箨环之上下方各环生一圈灰白色绢毛。秆箨脱落，箨鞘顶部斜拱状，鲜时近两侧边缘有数条黄白色纵条纹；箨耳边缘具波曲状缝毛，大耳卵形至卵状椭圆形，小耳卵圆形至椭圆形；箨舌高 3~4mm；箨叶直立，三角形。小枝具 6 枚叶；叶片披针形至狭披针形，上表面无毛或近基部疏生柔毛，下表面密被短柔毛。

生境分布： 生于低丘陵地或溪河两岸，也常栽培于村落附近。产于广东，香港亦产。

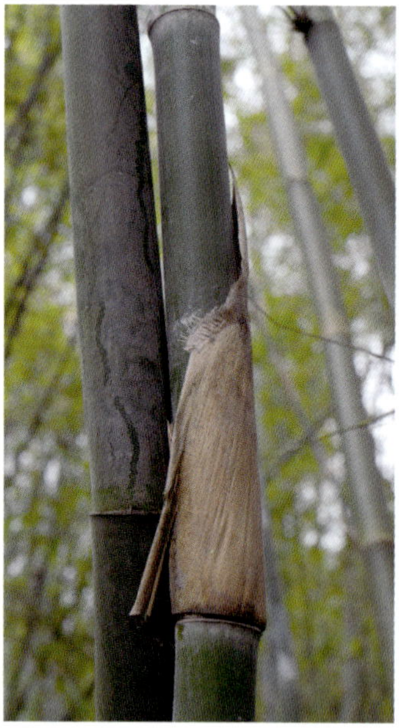
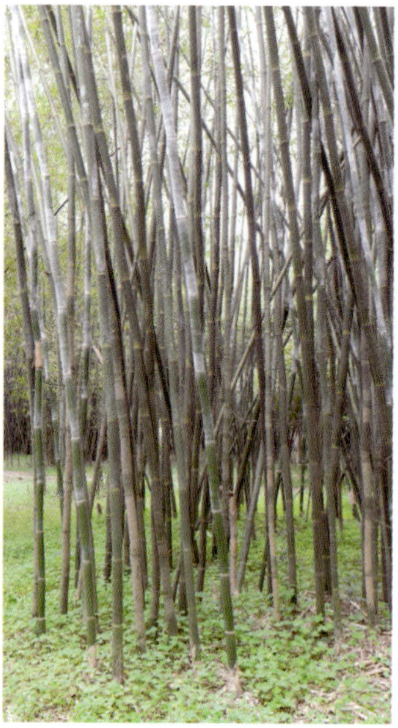
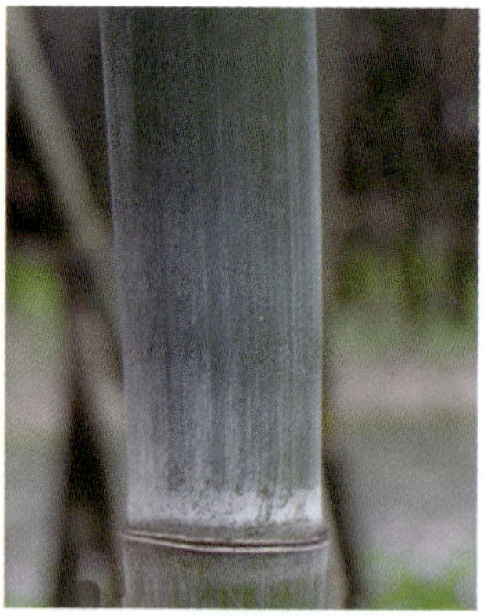
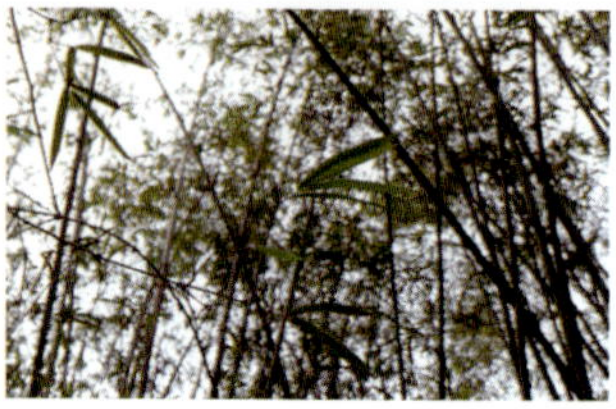

药材性状

竹茹

本品为卷曲成团的不规则丝条或呈长条形薄片状。宽窄厚薄不等，浅绿色或黄绿色。体轻松，质柔韧，有弹性。气微，味淡。

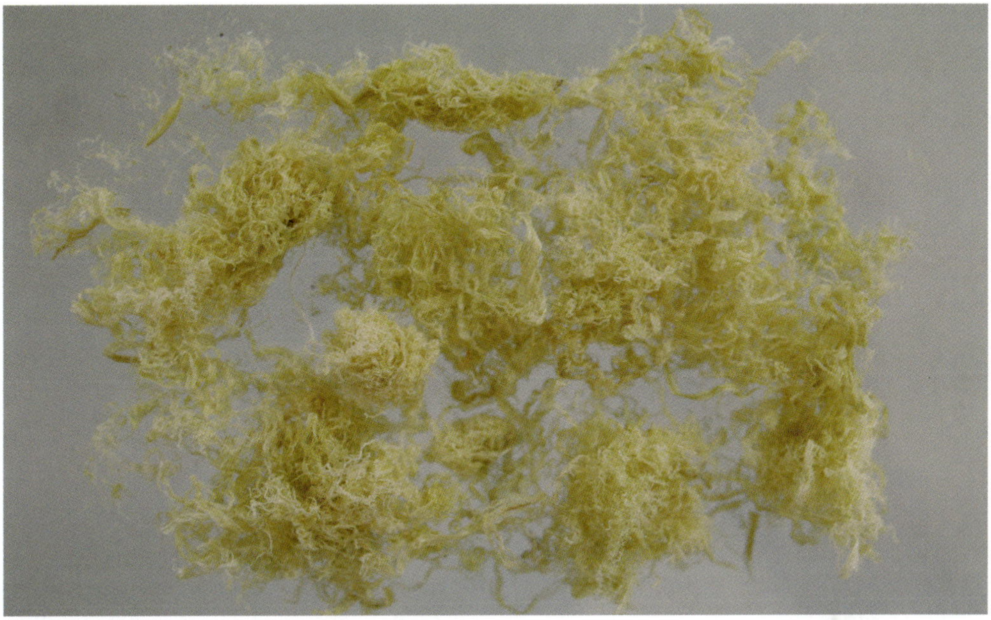

1cm 竹茹

性味	甘、微寒。
功效	清热化痰，除烦，止呕。
主治	痰热咳嗽，胆火挟痰，惊悸不宁，心烦失眠，中风痰迷，舌强不语，胃热呕吐，妊娠恶阻，胎动不安。
用量用法	5~10g。

附　注：《中国药典》2015年版记载禾本科植物大头典竹、淡竹与青秆竹的茎秆的干燥中间层同等入药。

★白茅 *Imperata cylindrica* Beauv. var. *major* (Nees) C. E. Hubb.

别名： 茅根、白茅花。| **药材名：** 白茅根（根茎）。

植物形态

多年生草本，具长根状茎。秆直立，形成疏丛，具 2~3 节。叶多数基部丛生；叶鞘无毛或鞘口具纤毛，老时常破碎成纤维状；叶舌干膜质，钝尖；叶片主脉明显，向背部凸出，顶生叶片极短小。圆锥花序，圆柱状，分枝短缩密集；小穗成对或有时单生，基部围以细长丝状柔毛，呈披针形或长圆形；两颖等长；第一颖较狭；第二颖较宽；第一外稃长 1.5mm，无内稃；第二外稃长 1.2mm，有内稃，具数齿。雄蕊 2 枚，花药黄色；柱头深紫色。颖果。花期 4~6 月，果期 6~7 月。

生境分布： 生于路旁、荒地、干草地或山坡。分布于全国大部分地区。

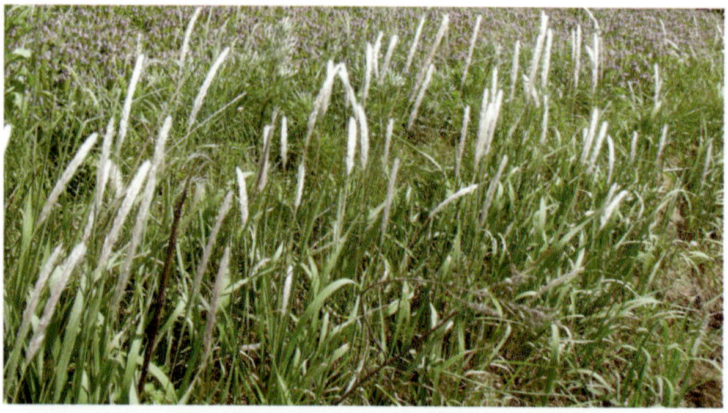

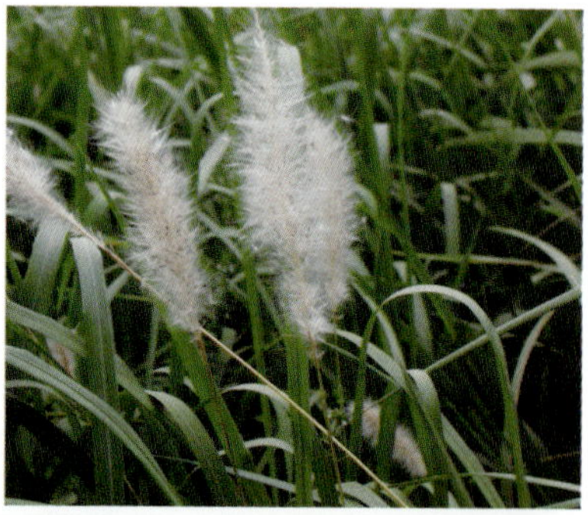

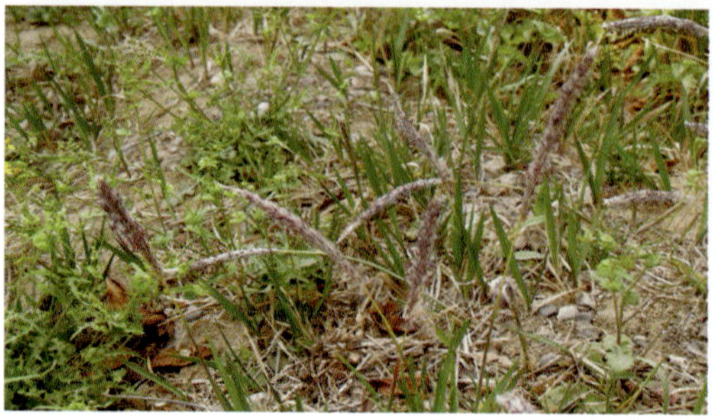

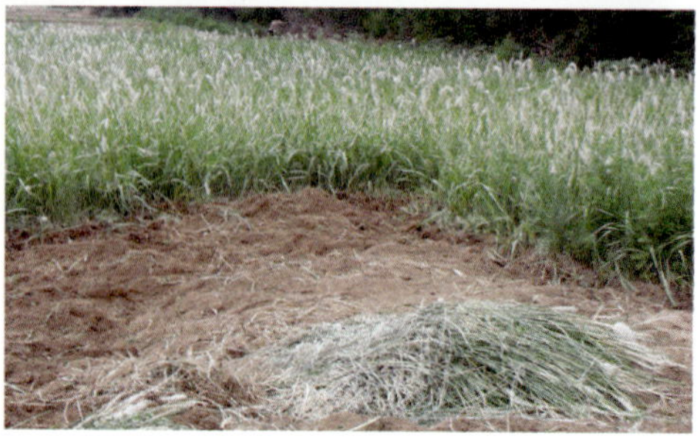

药材性状

白茅根

长圆柱形，长 30~60cm，直径 0.2~0.4cm。表面黄白色或淡黄色，微有光泽，具纵皱纹，节明显，稍突起，节间长短不等，通常长 1.5~3cm。体轻，质略脆，断面皮部白色，多有裂隙，放射状排列，中柱淡黄色，易与皮部剥离。气微，味微甘。

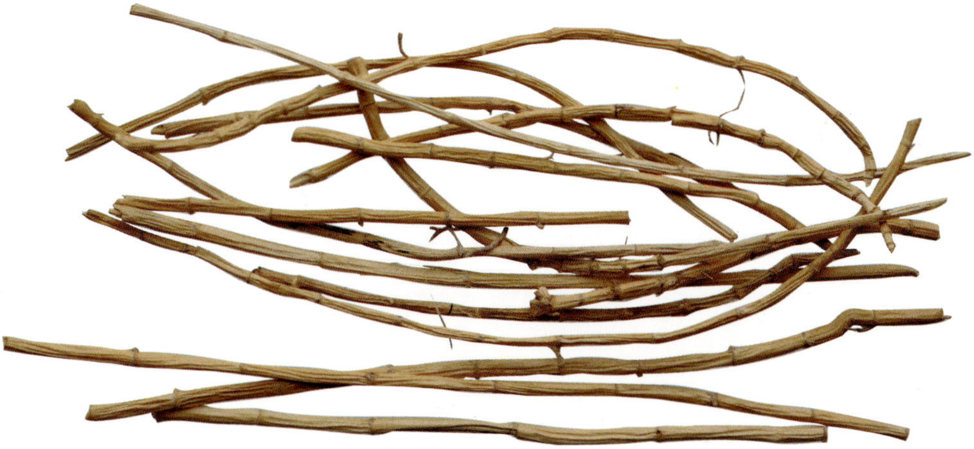

白茅根

性味	甘，寒。
功效	凉血止血，清热利尿。
主治	血热吐血，衄血，尿血，热病烦渴，湿热黄疸，水肿尿少，热淋涩痛。
用量用法	9~30g。

附　注： 在辽宁等地，禾本科植物白草的干燥根茎与白茅根混用。

★ 稻 *Oryza sativa* L.

别名：糯。| **药材名：**稻芽（果实经发芽干燥的炮制加工品）。

植物形态

一年生栽培谷物。秆直立，丛生。叶鞘无毛，下部叶鞘长于节间；叶舌膜质较硬，披针形，2深裂；叶片长30~60cm，宽6~15mm。圆锥花序松散，成熟时下垂；小穗长圆形，两侧压扁；颖极退化，2枚退化外稃锥刺形，作颖片状；能育外稃硬纸质，遍生细毛或无毛，具芒，芒长达7cm或无芒；内稃被细毛；具1朵两性花，鳞被2个，雄蕊6枚，花柱2枚，柱头帚刷状。颖果长椭圆形。花期8月，收割期10月。

生境分布：全国各地均有栽培。

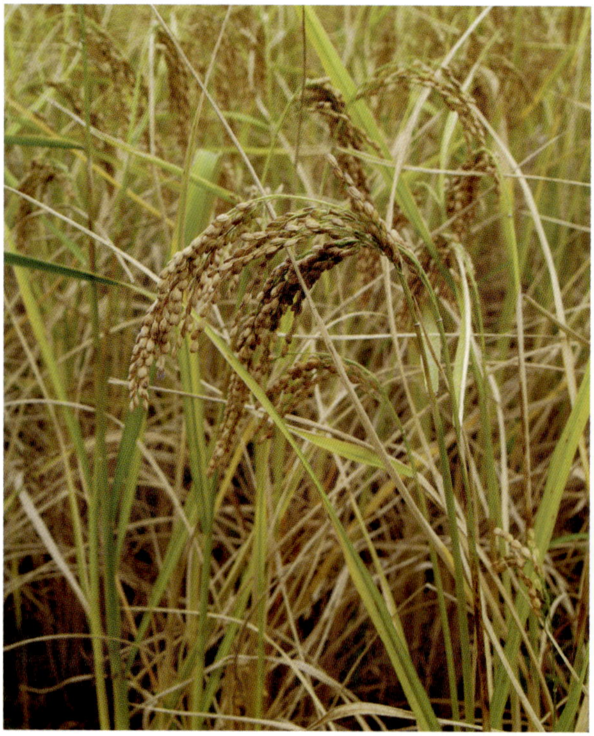

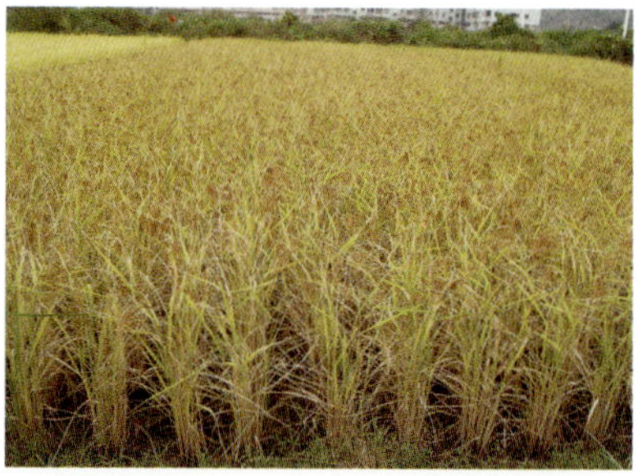

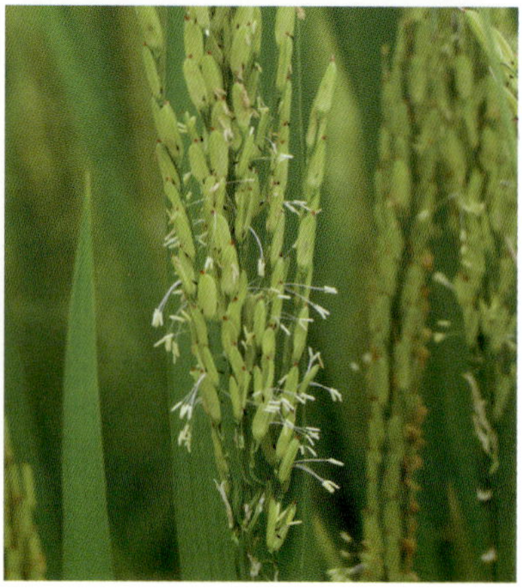

药材性状

稻芽

扁长椭圆形，两端略尖，长 7~9mm，直径约 3mm。外稃黄色，被白色细茸毛，具 5 条脉。一端有 2 枚对称的白色条形浆片，长 2~3mm，于 1 枚浆片内侧伸出弯曲的须根 1~3 条，长 0.5~1.2cm。质硬，断面白色，粉性。气微，味淡。

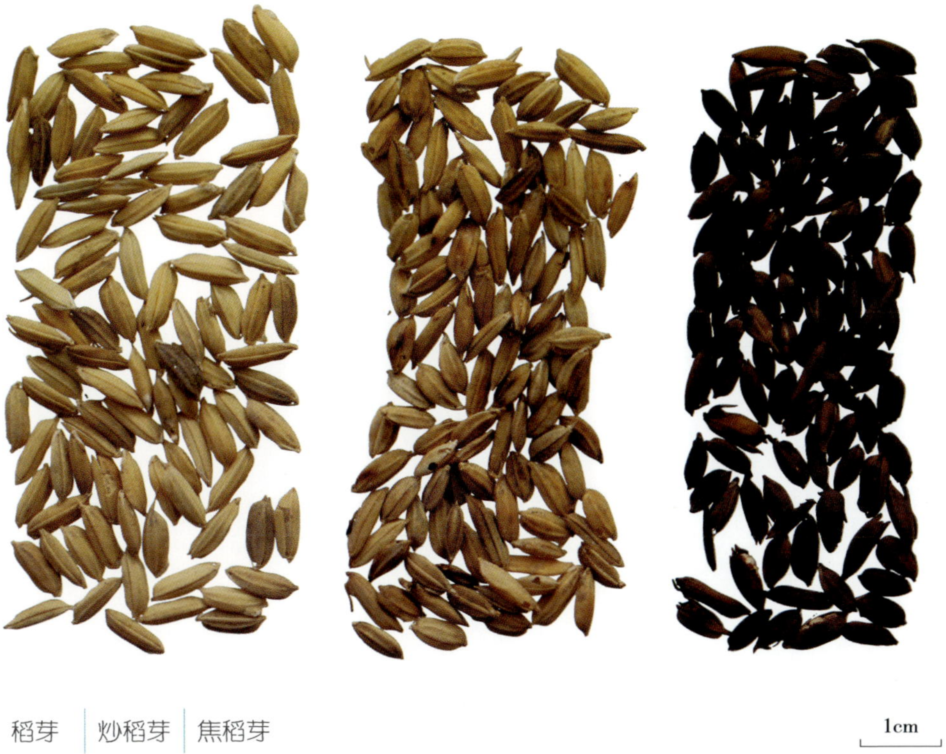

稻芽 | 炒稻芽 | 焦稻芽

性味	甘，温。
功效	消食和中，健脾开胃。
主治	食积不消，腹胀口臭，脾胃虚弱，不饥食少。
用量用法	9~15g。

小麦 *Triticum aestivum* L.

别名：普通小麦。| **药材名：**浮小麦（干瘪颖果）。

植物形态

一年生或两年生草本植物，高 60~100cm。秆直立，通常 6~9 节。叶片扁平，长披针形；叶鞘比节间短，无毛或略有短柔毛；叶舌多膜质，短小。穗状花序长 5~10cm；小穗具小花 3~9 朵，上部小花常不结实；颖革质，具 5~9 条脉，上部具脊，顶端有短尖头；外稃厚纸质，顶端通常具芒；内、外稃等长，脊上有生微纤毛的狭翼；颖果顶端具毛。花期 4~5 月，果期 5~6 月。

生境分布：栽培。分布于全国各地。

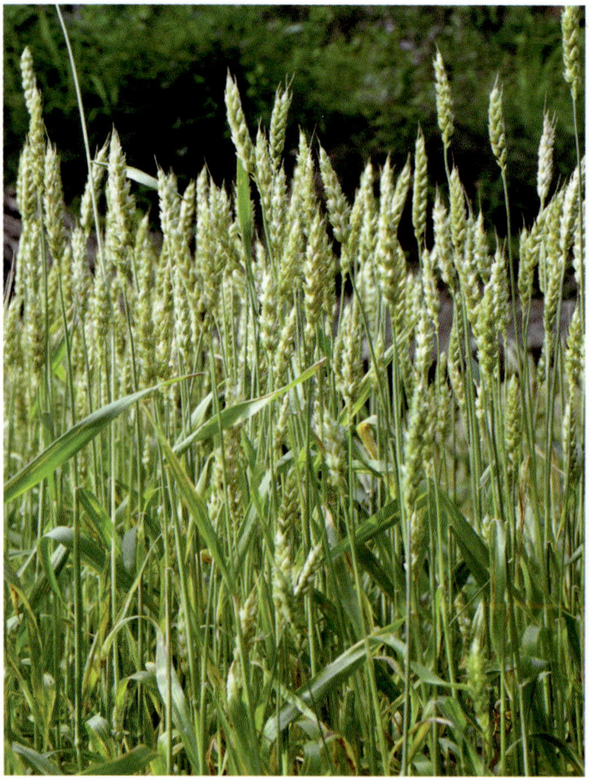

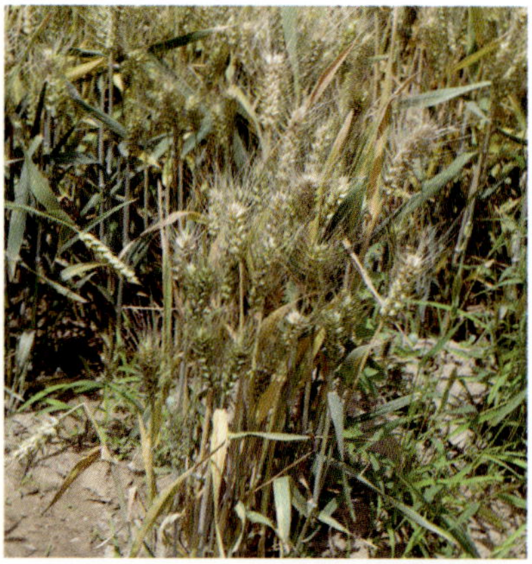

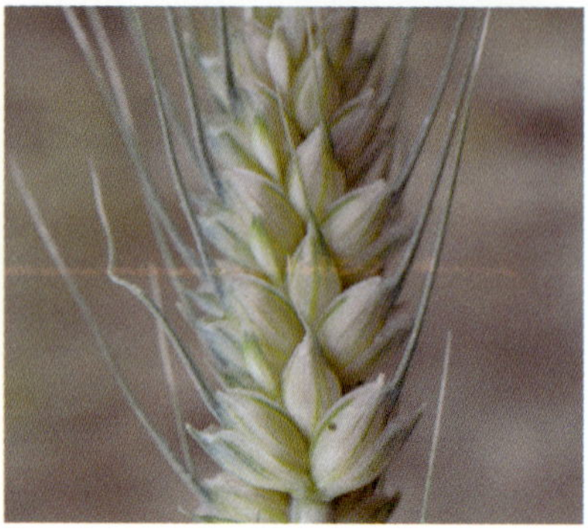

药材性状

浮小麦

长圆形，两端稍尖，长可至6mm，直径1.5~2.5mm。表面黄白色或浅黄棕色，略皱缩，腹面有1条纵行深沟，顶端钝圆形，具黄白色柔毛，另一端为斜尖形，有脐。质硬，断面白色，粉性。气弱，味淡。

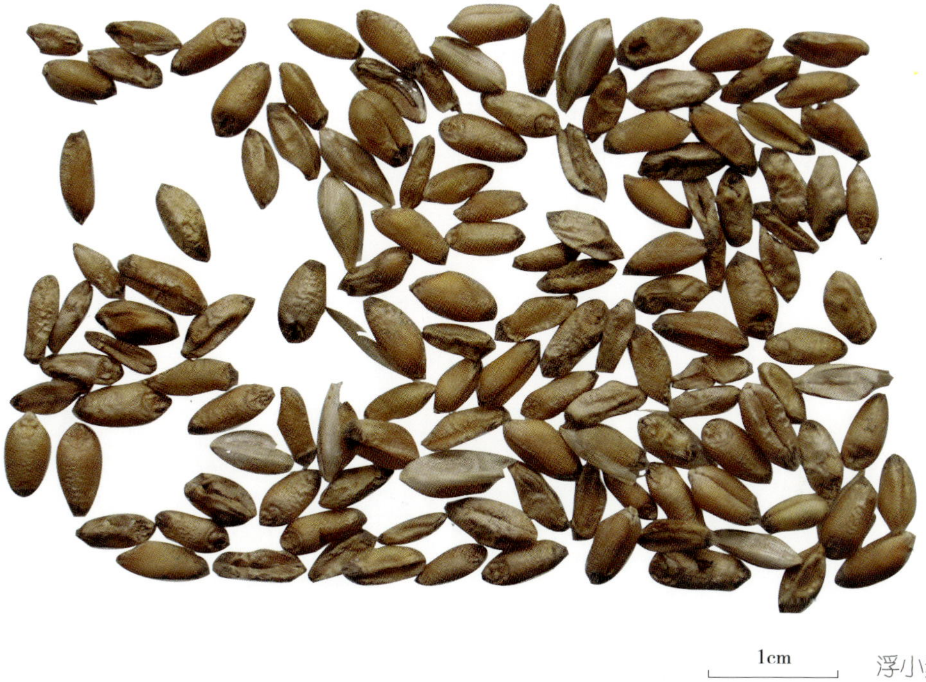

浮小麦

性味	甘，凉。
功效	养心安神，退热止汗。
主治	肺结核或其他原因引起的潮热、多汗、心烦、口渴、盗汗。
用量用法	10~30g。

香蒲科

长苞香蒲 *Typha domingensis* Persoon

别名：毛蜡烛。| 药材名：蒲黄（花粉）。

植物形态

多年生沼生草本，高 1~3m。根茎横生，有须根。茎直立，粗壮。叶线形；叶鞘圆筒状，半抱茎。花小，单性，雌雄同株，集合成圆柱状肥厚的穗状花序，粗壮；雌、雄花序共长达 50cm，雌、雄花序分离，相隔约 3cm；雄花序在上，雄花有雄蕊 3 枚，毛长于花药，花粉粒单生；雌花有小苞片，与柱头近等长，两者均比毛长。果穗长短变化较大，通常短于雄花序。小坚果无沟。花、果期 6~8 月。

生境分布：生于水边及池沼中。分布于东北、华北、华东及河南、陕西、甘肃、新疆、四川等地。

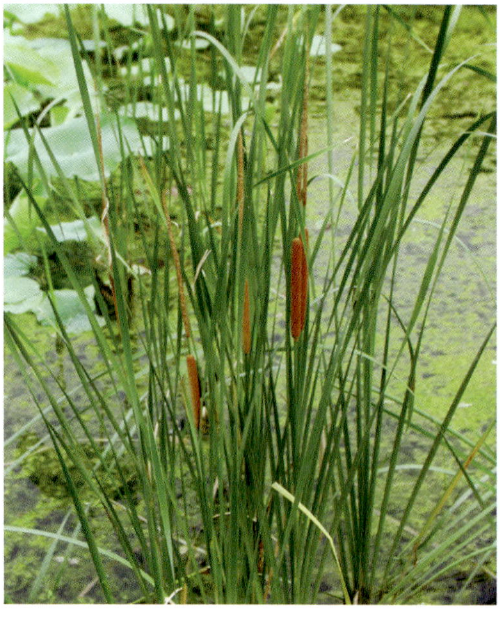

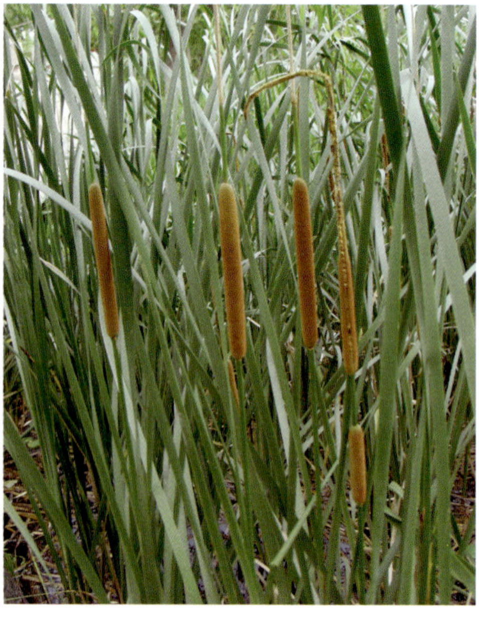

药材性状

蒲黄

本品为黄色粉末状物，质轻，手捻有润滑感，入水浮于水面。气微，味淡。

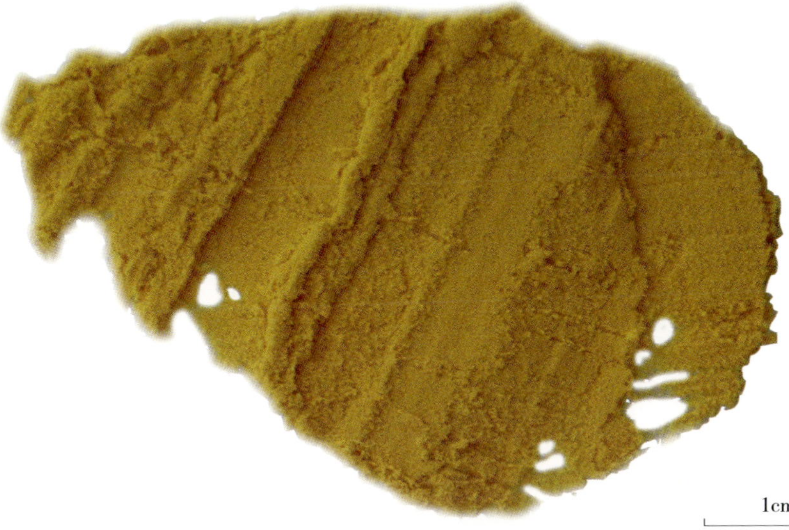

1cm 蒲黄

性味	甘、辛，凉。
功效	止血，活血化瘀。
主治	血热吐血，尿血，便血，血瘀经闭腹痛，产后瘀滞腹痛，功能失调性子宫出血，血淋，外伤出血等。
用量用法	5~10g。外用适量。

附　注：《中国药典》2015年版记载同属植物水烛香蒲、东方香蒲或同属其他植物的干燥花粉同等入药。

姜科

★ 姜黄 *Curcuma longa* L.

别名：黄姜。| 药材名：姜黄（根茎）、郁金（块根）。

植物形态

根茎发达，成丛，多分枝，椭圆形或圆柱状，橙黄色，极香。根粗壮，末端膨大成块根。叶片长圆形或椭圆形，长 30~45（90）cm，宽 15~18cm，绿色，两面均无毛；叶柄长 20~45cm。花葶由叶鞘内抽出；穗状花序圆柱状；苞片卵形或长圆形，淡绿色，上部无花的较狭，开展，白色，边缘染淡红晕；花萼白色，具钝齿，被微柔毛；花冠淡黄色，上部膨大，裂片三角形；侧生退化雄蕊与花丝及唇瓣的基部相连成管状；唇瓣倒卵形，淡黄色，中部深黄，花期 8 月。

生境分布：栽培于福建、台湾、广东、广西、四川、西藏、云南等地。

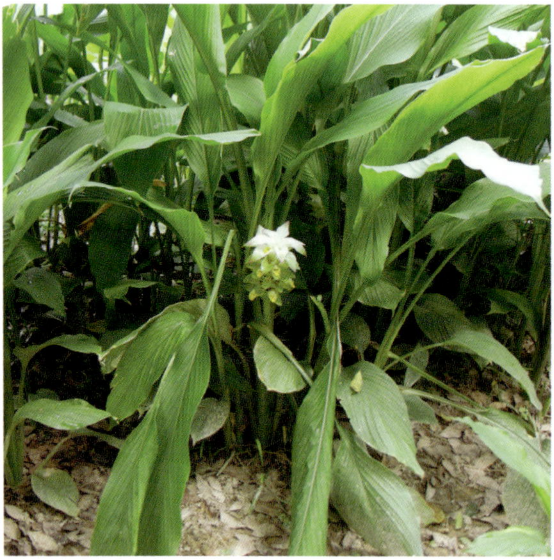
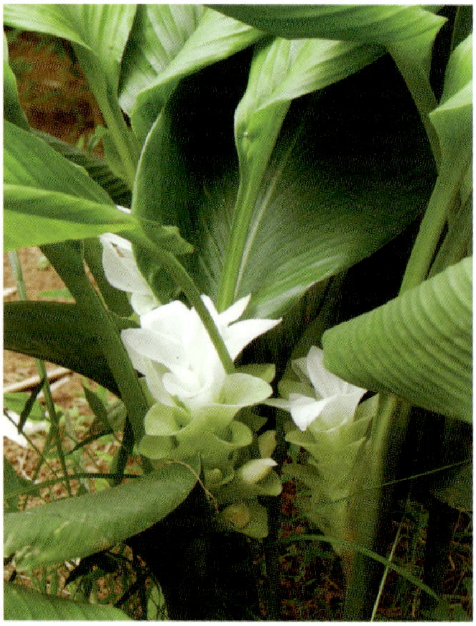

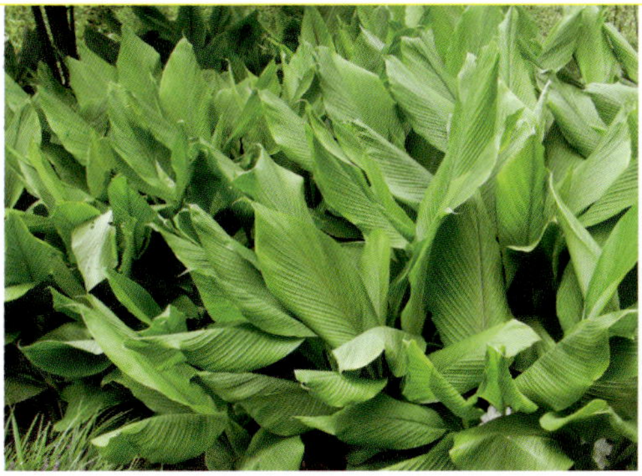

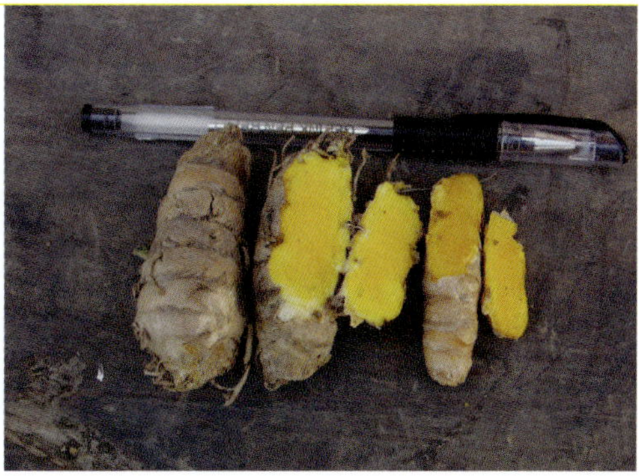

药材性状

姜黄

不规则卵圆形、圆柱形或纺锤形，常弯曲，有的具短叉状分枝，长 2~5cm，直径 1~3cm。表面深黄色，粗糙，有皱缩纹理和明显环节，并有圆形分枝痕及须根痕。质坚实，不易折断，断面棕黄色至金黄色，角质样，有蜡样光泽，内皮层环纹明显，维管束呈点状散在。气香特异，味苦、辛。

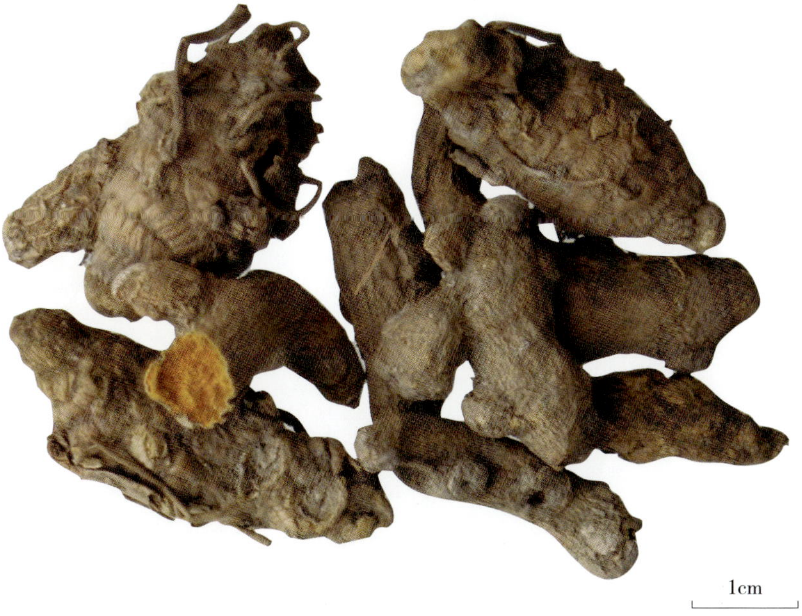

姜黄

性味	辛、苦，温。
功效	破血行气，通经止痛。
主治	胸胁刺痛，胸痹心痛，经闭痛经，癥瘕，风湿肩臂疼痛，跌扑肿痛。
用量用法	3~10g。外用适量。

药材性状

郁金

纺锤形，有的一端细长，长2.5~4.5cm，直径1~1.5cm。表面棕灰色或灰黄色，具细皱纹。断面橙黄色，外周棕黄色至棕红色。气芳香，味辛辣。

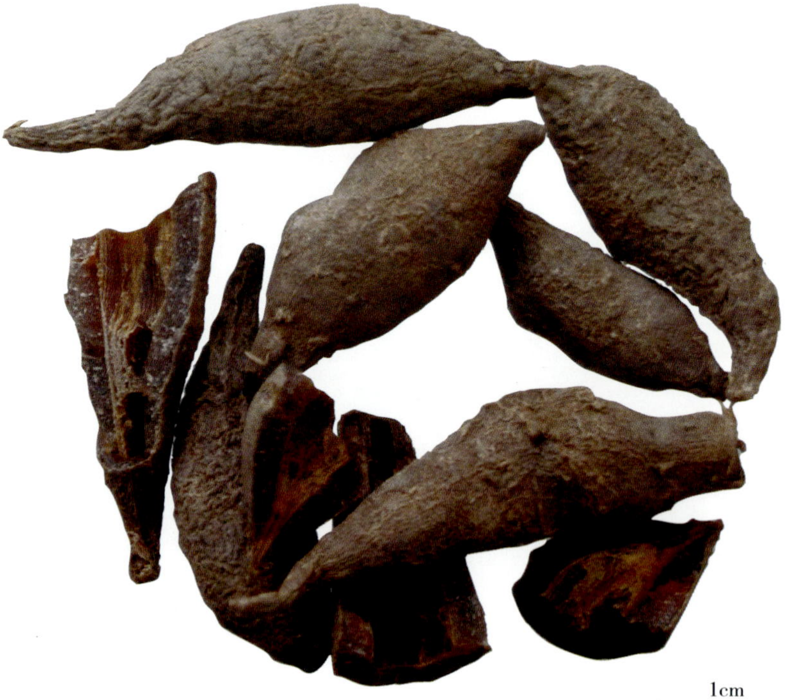

1cm

郁金

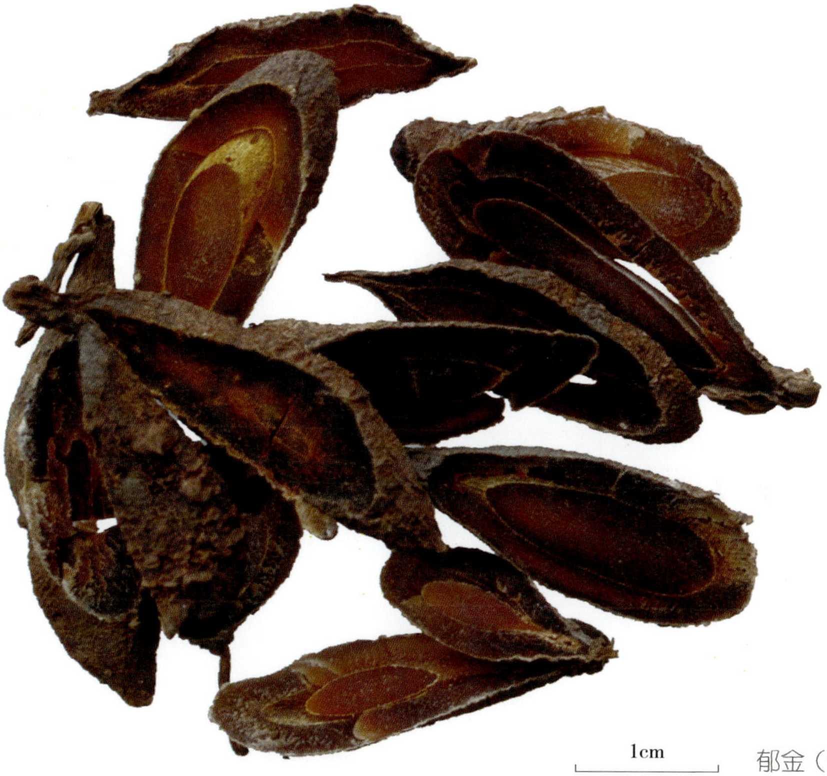

1cm 郁金（饮片）

性味	辛、苦，寒。
功效	活血止痛，行气解郁，清心凉血，利胆退黄。
主治	胸胁刺痛，胸痹心痛，经闭痛经，乳房胀痛，热病神昏，癫痫发狂，血热吐衄，黄疸尿赤。
用量用法	3~10g。不宜与丁香、母丁香同用。

附　注：《中国药典》2015 年版记载同属植物温郁金、蓬莪术、广西莪术与姜黄的干燥块根同等入药。

★ 山柰 *Kaempferia galanga* L.

别名：三柰、沙姜。| 药材名：山柰（根茎）。

植物形态

多年生草本。根茎块状，芳香。叶贴地生长；叶片近圆形或宽卵形，上表面绿色，有时叶缘及先端紫色，幼叶被短柔毛，后变无毛或于下表面被疏长柔毛；叶基具苞状退化叶，膜质，长圆形。穗状花序自叶鞘中抽出，具花 5~12 朵，每朵花晨开午谢；小苞片披针形，绿色；萼管长 2.5cm；花冠管细长，花冠裂片窄披针形，白色；侧生的退化雄蕊花瓣状，倒卵状楔形，白色；唇瓣 2 裂至中部以下，白色，喉部紫红色；能育雄蕊 1 枚，药隔附属体正方形。蒴果。花期 8~9 月。

生境分布：生于山坡、林下、草丛中，多为栽培。分布于广东、广西、云南、福建、台湾等地。

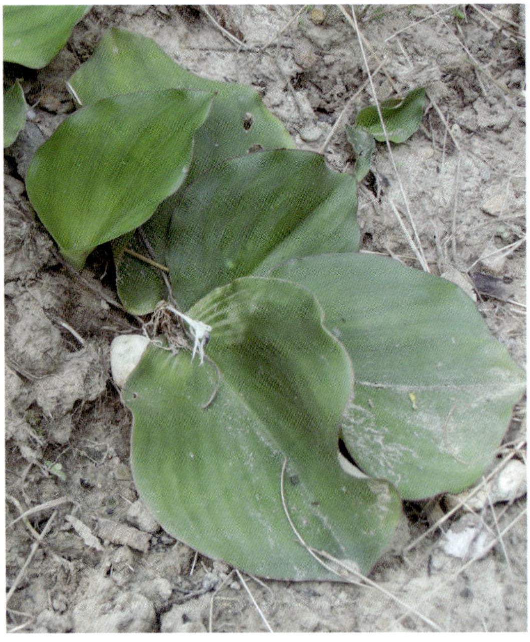

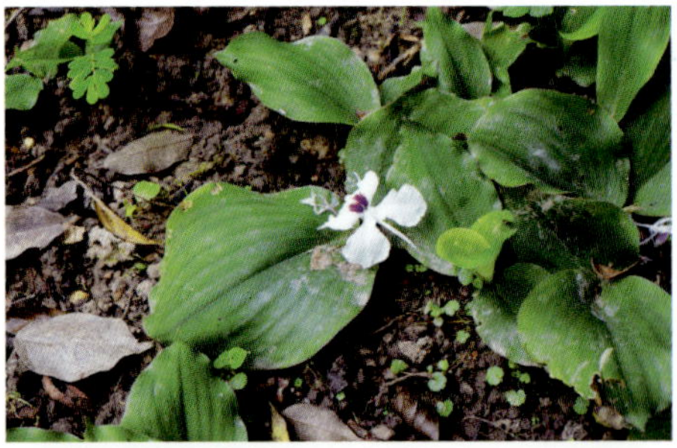

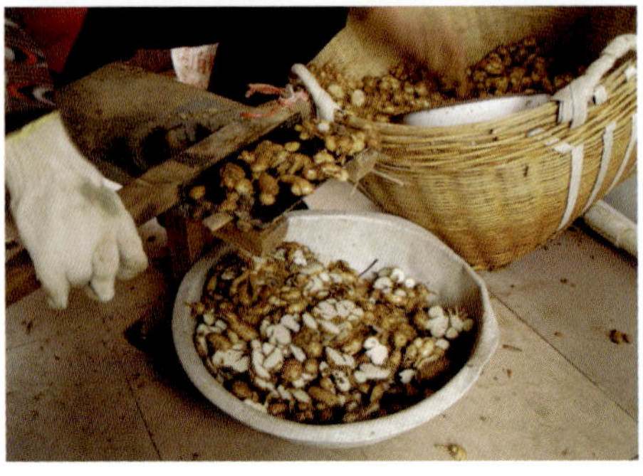

药材
性状

山柰

本品多为圆形或近圆形的横切片，直径1~2cm，厚0.3~0.5cm。外皮浅褐色或黄褐色，皱缩，有的有根痕或残存须根；切面类白色，粉性，常鼓凸。质脆，易折断。气香特异，味辛辣。

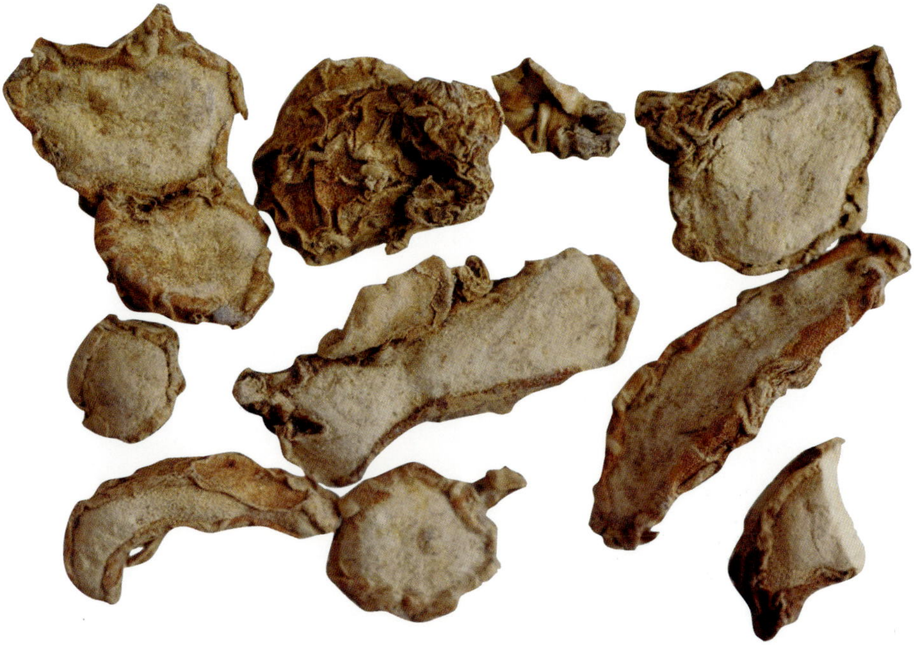

1cm 山柰

性味	辛，温。
功效	行气温中，消食，止痛。
主治	胸膈胀满，脘腹冷痛，饮食不消。
用量用法	6~9g。

★ 草豆蔻 *Alpinia katsumadai* Hayata

别名： 草蔻、草蔻仁。| **药材名：** 草豆蔻（种子）。

植物形态

多年生草本，高达 3m。叶片条状披针形，边缘被毛；叶舌外被粗毛。总状花序直立，花序轴被粗毛，花梗长约 3mm；苞片宽椭圆形，基部被粗毛；花萼钟状；花冠管内被长柔毛，裂片矩圆形，边缘稍内卷，具缘毛；唇瓣三角状卵形，具自中央向边缘放射的彩色条纹；雄蕊长约 1.2cm。果球形，直径约 3cm，成熟时金黄色。花期 4~5 月，果期 7~9 月。

生境分布： 生于沟谷、河边、林缘的阴湿处或草丛中。分布于海南、广东、广西等地。

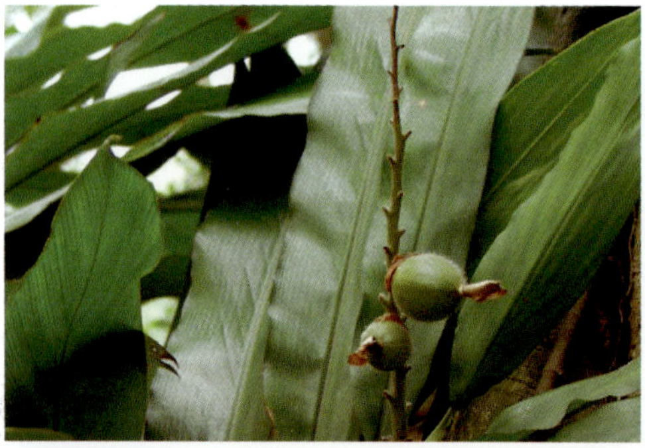
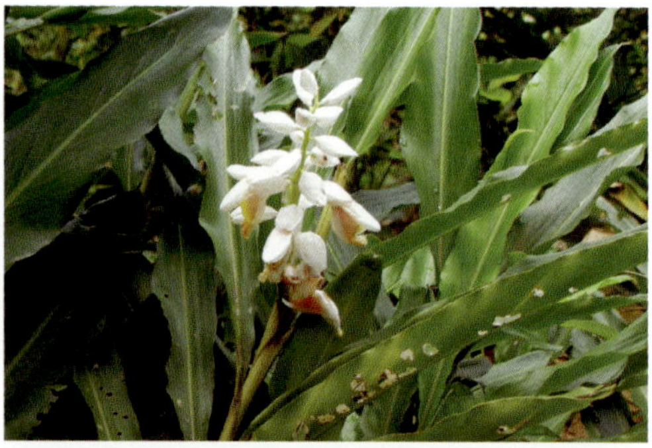
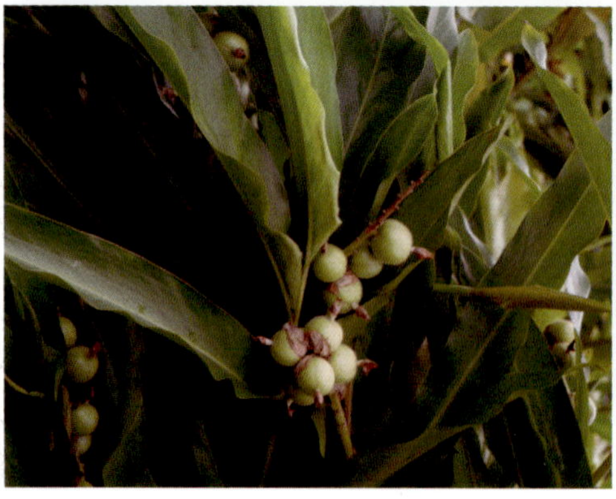
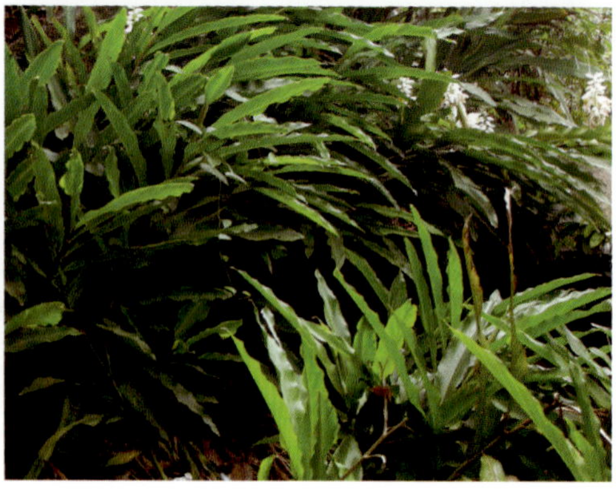

药材性状

草豆蔻

本品为类球形的种子团，直径 1.5~2.7cm。表面灰褐色，中间有黄白色的隔膜，将种子团分成 3 瓣，每瓣有种子多数，粘连紧密，种子团略光滑。种子为卵圆状多面体形，长 3~5mm，直径约 3mm，外被淡棕色膜质假种皮，种脊为 1 条纵沟，一端有种脐；质硬，将种子沿种脊纵剖 2 瓣，纵断面观呈斜心形，种皮沿种脊向内伸入部分约占整个表面积的 1/2；胚乳灰白色。气香，味辛、微苦。

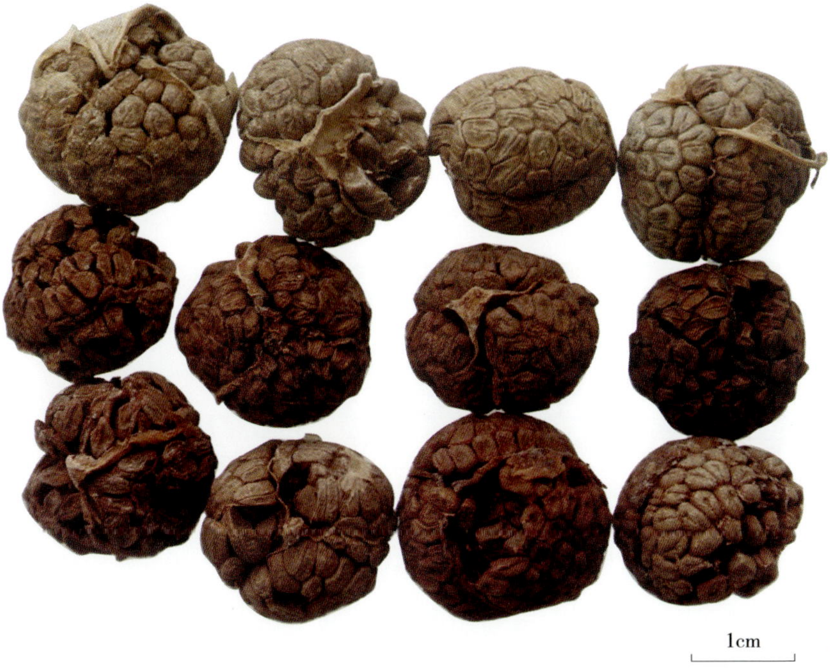

草豆蔻

性味	辛，温。
功效	燥湿行气，温中止呕。
主治	寒湿内阻，脘腹胀满冷痛，嗳气呕逆，不思饮食。
用量用法	3~6g。

★ 益智 *Alpinia oxyphylla* Miq.

别名： 益智仁。| **药材名：** 益智（果实）。

植物形态

多年生丛生草本。根茎横走，发达。茎直立。叶 2 列；叶柄短；叶舌膜质，棕色，被淡棕色柔毛；叶片宽披针形，边缘有细锯齿和脱落性的小刚毛。总状花序顶生，直立，在花蕾时包藏于鞘状的总苞片内；花梗长 1~2mm；苞片膜质，棕色；花萼管状，被短柔毛；花冠管裂片 3 枚，长圆形，外被短柔毛；唇瓣倒卵形，粉红色而具红色条纹，边缘波状；退化雄蕊钻状；雄蕊 1 枚；子房下位，密被茸毛。蒴果椭圆形。花期 1~3 月，果期 3~6 月。

生境分布： 生于林下阴湿处，或栽培。分布于广东和海南等地，福建、广西、云南有栽培。

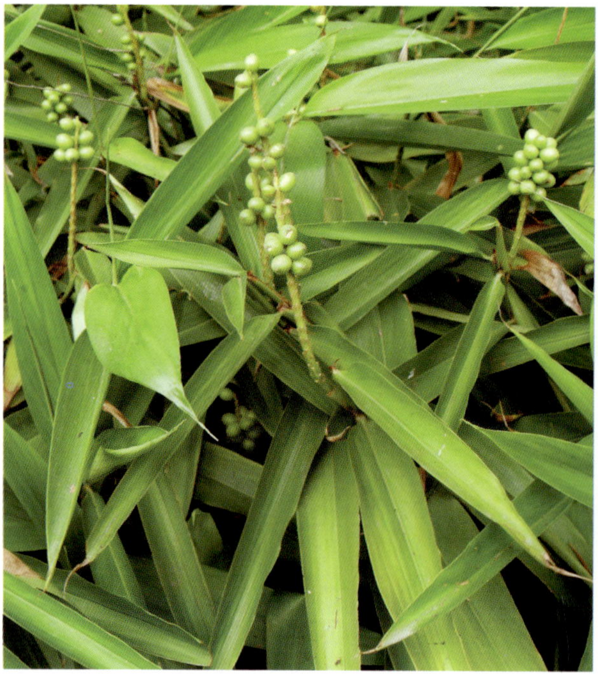

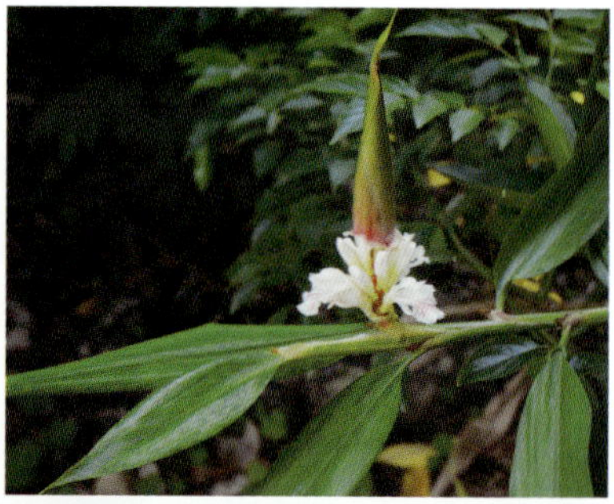

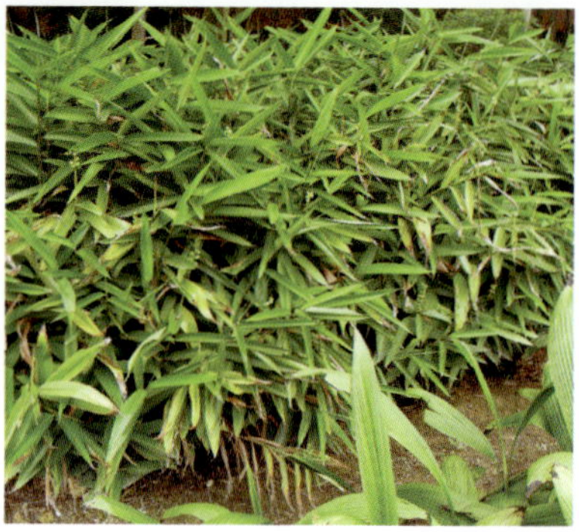

药材性状

益智

椭圆形，两端略尖，长 1.2~2cm，直径 1~1.3cm。表面棕色或灰棕色，有纵向凹凸不平的突起棱线 13~20 条，顶端有花被残基，基部常残存果梗。果皮薄而稍韧，与种子紧贴，种子集结成团，中有隔膜将种子团分为 3 瓣，每瓣有种子 6~11 粒。种子呈不规则扁圆形，略有钝棱，直径约 3mm，表面灰褐色或灰黄色，外被淡棕色膜质的假种皮，质硬，胚乳白色。有特异香气，味辛、微苦。

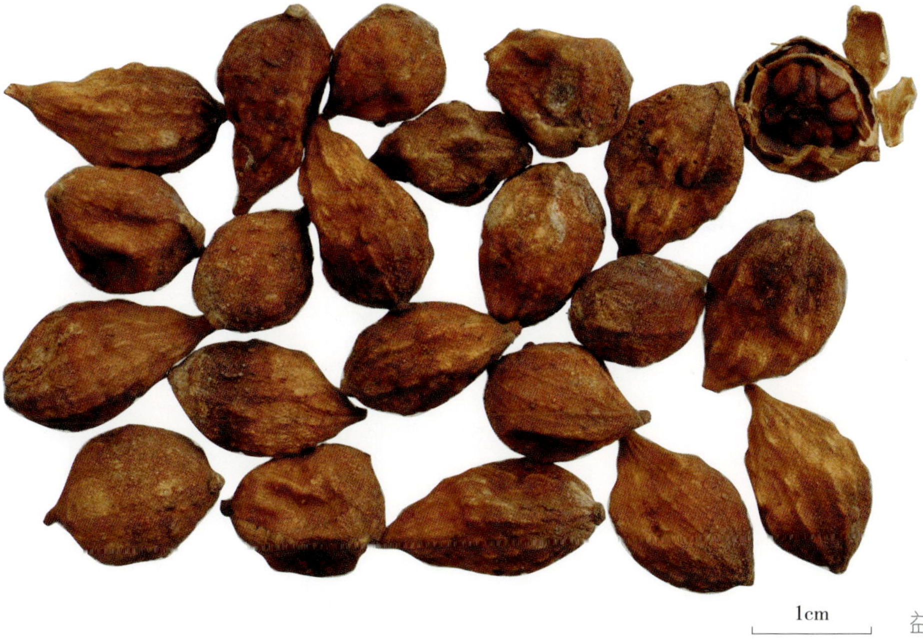

益智

性味	辛，温。
功效	暖肾固精缩尿，温脾止泻摄唾。
主治	肾虚遗尿，小便频数，遗精白浊，脾寒泄泻，腹中冷痛，口多唾涎。
用量用法	3~10g。

★爪哇白豆蔻 *Amomum compactum* Soland ex Maton

药材名： 豆蔻（果实）。

植物形态

株高 1~1.5m。根茎延长，茎基叶鞘红色。叶片披针形，具缘毛，无柄；叶舌圆形，初被疏长毛，后脱落而仅被疏缘毛；叶鞘口无毛。穗状花序圆柱形，长约 5cm，宽约 2.5cm，花后逐渐延长；总花梗长达 8cm；苞片卵状长圆形，长 2~2.5cm，宽 7~10mm，麦秆色，具纵条纹及缘毛，宿存，小苞片管状，被毛；花萼管与花冠管等长，被毛；花冠白色或稍带淡黄，裂片长圆形；唇瓣椭圆形，淡黄色，中脉有带紫边的橘红色带，被毛；无侧生退化雄蕊；子房被长柔毛。果扁球形。花期 2~5 月，果期 6~8 月。

生境分布： 原产于印度尼西亚（爪哇），我国海南有引种。

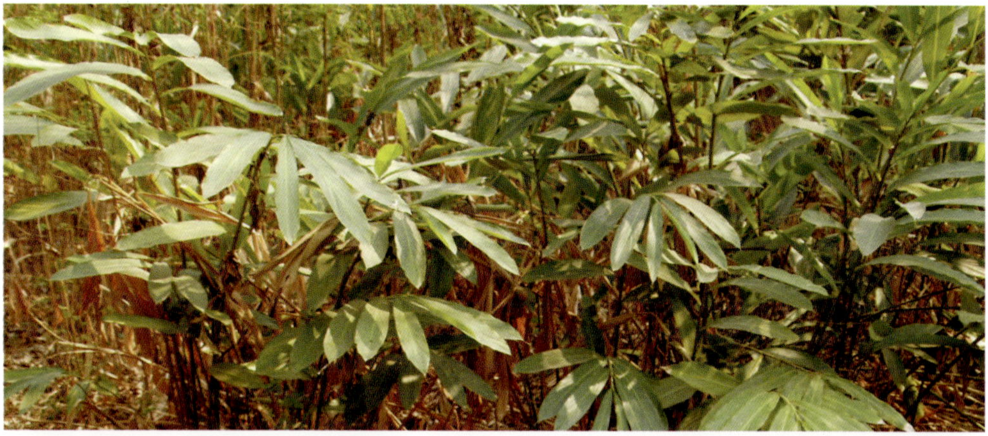

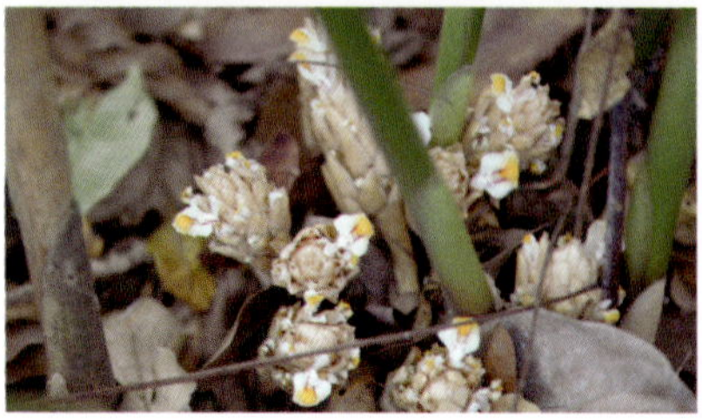

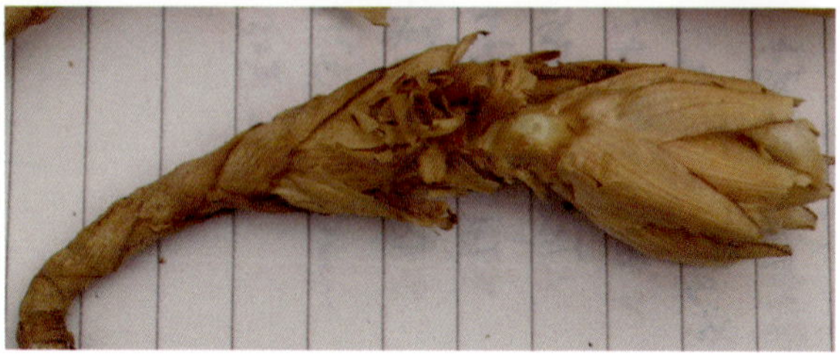

药材性状

豆蔻

类球形，直径 1.2~1.8cm。表面黄白色至淡黄棕色，有 3 条较深的纵向槽纹，顶端有突起的柱基，基部有凹下的果柄痕，两端均具浅棕色绒毛。果皮体轻，质脆，易纵向裂开，内分 3 室，每室含种子约 10 粒；种子呈不规则多面体，背面略隆起，直径 3~4mm，表面暗棕色，有皱纹，并被有残留的假种皮。气芳香，味辛凉略似樟脑。

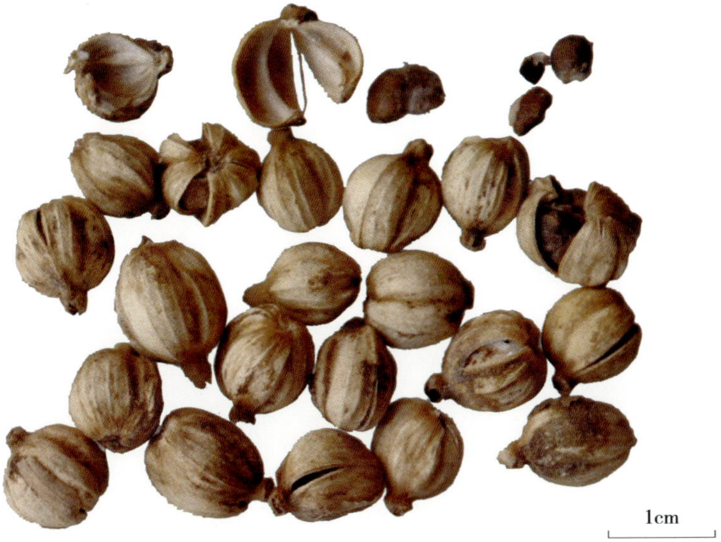

豆蔻

性味	辛，温。
功效	化湿行气，温中止呕，开胃消食。
主治	湿浊中阻，不思饮食，湿温初起，胸闷不饥，寒湿呕逆，胸腹胀痛，食积不消。
用量用法	3~6g，后下。

附　注：《中国药典》2015 年版记载同属植物白豆蔻与爪哇白豆蔻的干燥果实同等入药。

★ 海南砂 *Amomum longiligulare* T. L. Wu

别名：海南壳砂仁、海南砂仁。| **药材名：**砂仁（果实）。

植物形态

多年生本草，株高 1~1.5m，具匍匐根茎。叶片线形或线状披针形；叶柄长约 5mm；叶舌披针形，长 2~4.5cm，薄膜质，无毛。花序生于单独由根茎发出的花葶上；总花梗长 1~3cm，被宿存鳞片；苞片披针形，褐色，小苞片包卷住萼管；萼管白色；花冠管裂片长圆形；唇瓣圆匙形，白色，中脉隆起，紫色。蒴果卵圆形，成熟时褐黑色，干时灰褐色或灰棕色，外被分裂的片状短柔刺。花期 4~6 月，果期 6~9 月。

生境分布：生于山谷密林中。产于海南，广东徐闻、湛江一带有栽培。

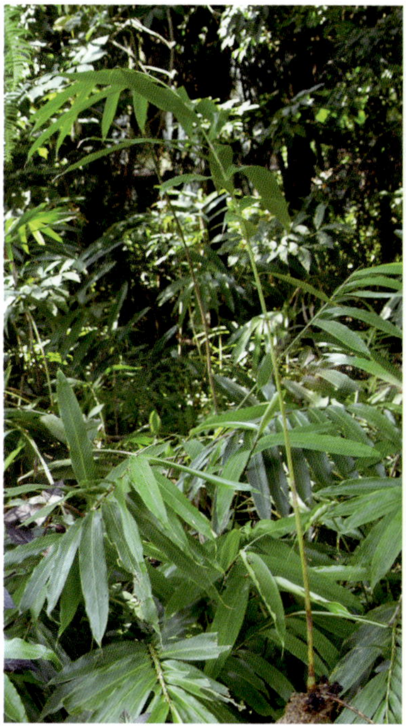

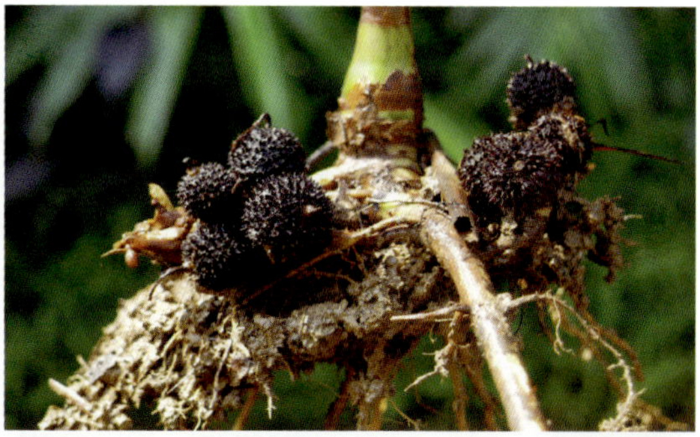

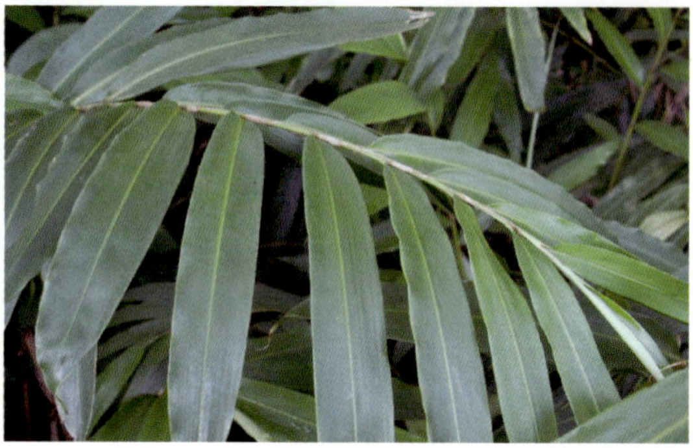

药材性状

砂仁

长椭圆形或卵圆形，有明显的3棱，长1.5~2cm，直径0.8~1.2cm。表面被片状、分枝的软刺，基部具果梗痕。果皮厚而硬。种子团较小，每瓣有种子3~24粒；种子直径1.5~2mm。气味稍淡。

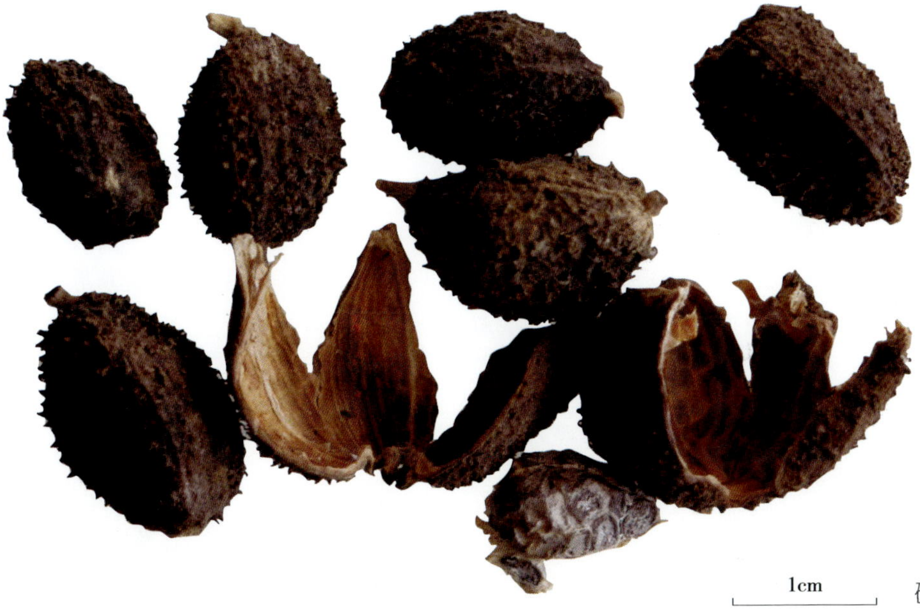

砂仁

性味	辛，温。
功效	化湿开胃，温脾止泻，理气安胎。
主治	湿浊中阻，脘痞不饥，脾胃虚寒，呕吐泄泻，妊娠恶阻，胎动不安。
用量用法	3~6g，后下。

附　注：《中国药典》2015年版记载同属植物绿壳砂、阳春砂与海南砂的干燥果实同等入药。

百合科

★ 知母 *Anemarrhena asphodeloides* Bge.

别名： 羊胡子。| **药材名：** 知母（根茎）。

植物形态

多年生草本。根状茎粗壮，为残存的叶鞘所覆盖。叶基生，线形，基部渐宽而呈鞘状，具多条平行脉，中脉不明显。花葶比叶长得多；花排成总状花序；苞片小，卵形或卵圆形；花为粉红色、淡紫色至白色；花被片线形，中央具 3 条脉，宿存。蒴果狭椭圆形，顶端具短喙。花期 5~7 月，果期 7~9 月。

生境分布： 生于海拔 1500m 以下的山坡、干燥丘陵或草原地带。分布于黑龙江、吉林、辽宁、河北、内蒙古、山西、陕西、甘肃、河南、山东等地。

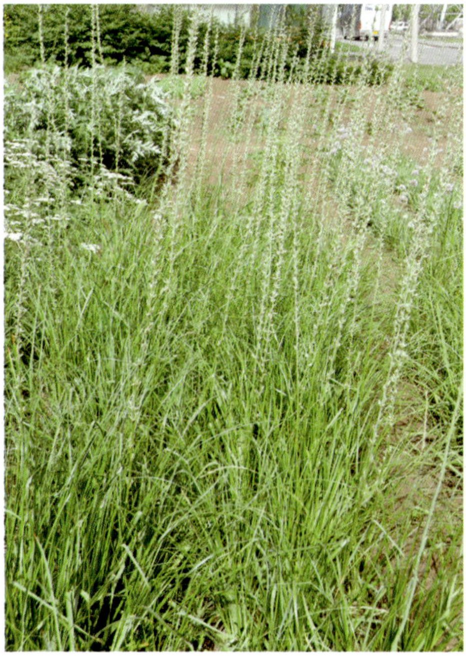

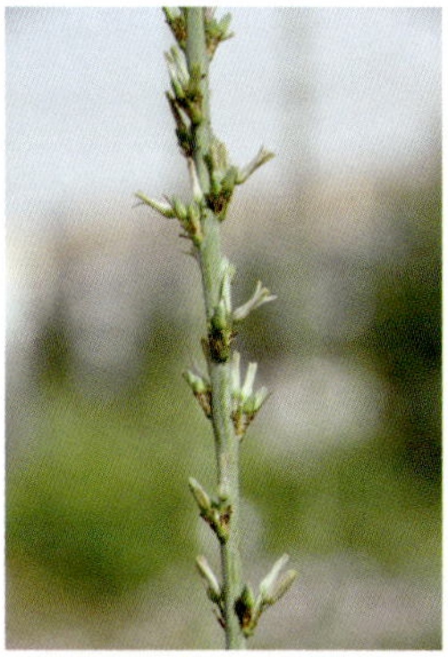

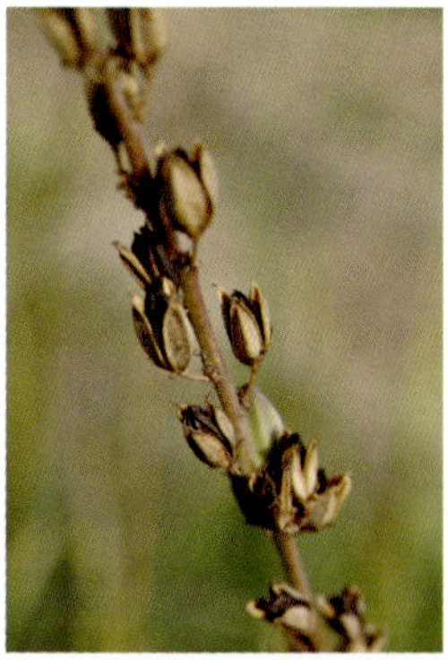

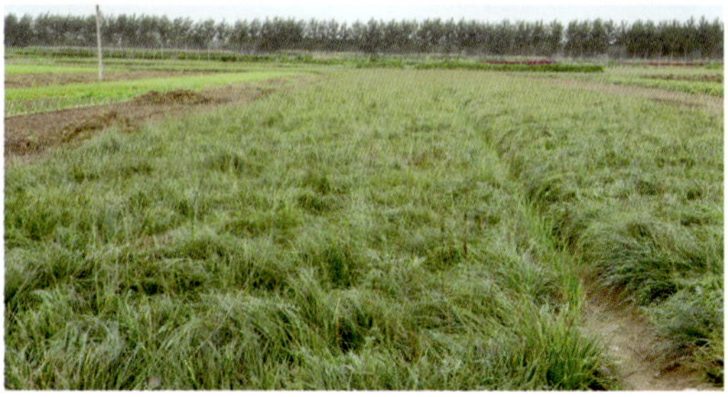

药材性状

知母

长条状，微弯曲，略扁，偶有分枝，长3~15cm，直径0.8~1.5cm，一端有浅黄色的茎叶残痕。表面黄棕色至棕色；上面有1条凹沟，具紧密排列的环状节，节上密生黄棕色的残存叶基，由两侧向根茎上方生长；下面隆起而略皱缩，并有凹陷或突起的点状根痕。质硬，易折断，断面黄白色。气微，味微甜、略苦，嚼之带黏性。

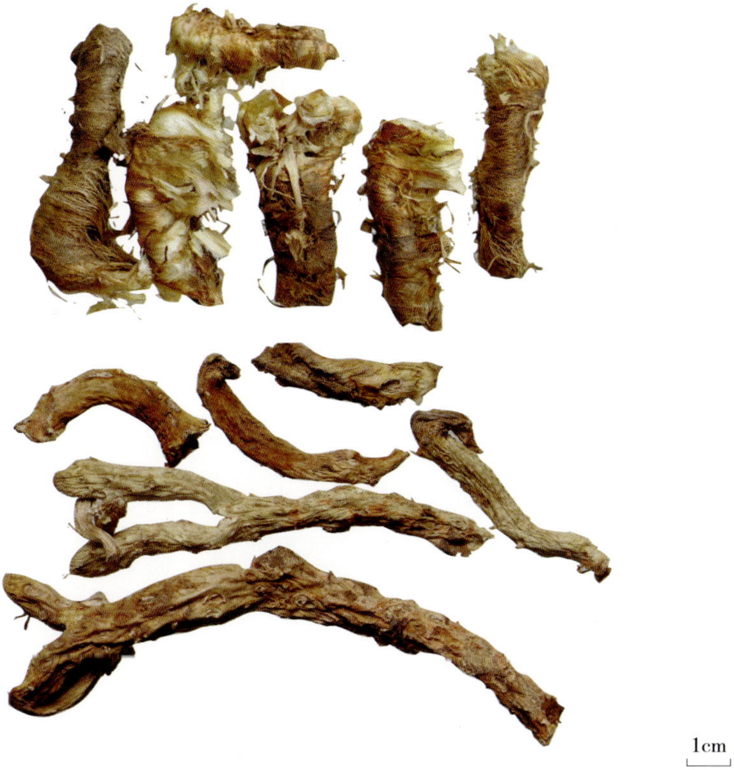

毛知母

知母肉

性味	苦、甘，寒。
功效	清热泻火，滋阴润燥。
主治	外感热病，高热烦渴，肺热燥咳，骨蒸潮热，内热消渴，肠燥便秘。
用量用法	6~12g。

小黄花菜 *Hemerocallis minor* Miller

别名：红萱、黄花菜。| **药材名**：萱草根（根）。

植物形态

多年生草本。绳索状的根密生于短缩的根茎上，细长圆柱形，稀有膨大部分。叶基生，条形。花葶纤细，不分枝，顶生1~3朵花；花淡黄色，芳香，具短梗或近无梗，下部筒状，上部漏斗状；花被长7~9cm，花被管长1~2.5cm；裂片6枚，内轮裂片较外轮裂片宽，盛开时，花被裂片向外反卷；雄蕊伸出，上弯；雌蕊伸出，上弯，比雄蕊长。蒴果长圆形，长2~3cm。花期6~8月，果期7~9月。

生境分布：生于山坡草地、林缘、湿地。分布于黑龙江、吉林、辽宁、河北、河南、山东、山西、内蒙古、江苏、江西、陕西、甘肃等地。

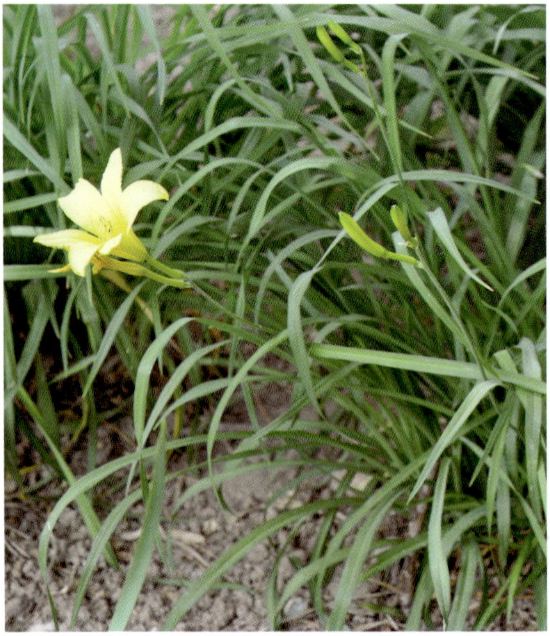

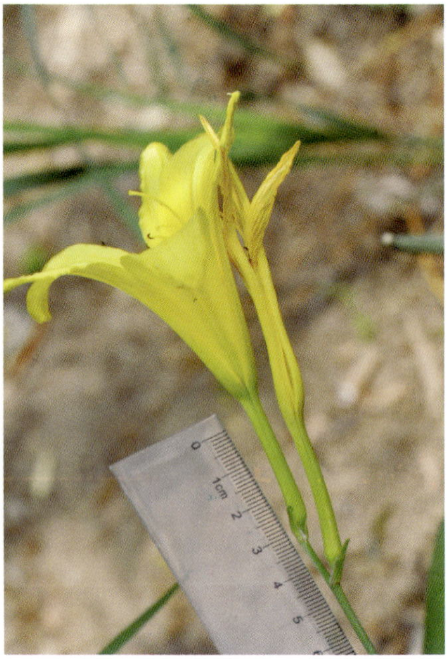

药材性状

萱草根

马尾状。根状茎短，圆柱形，直径 1~1.5m。根细长，丛生于根茎上，长 5~15cm，直径 2~3mm，末端尖细；表面灰黄色、灰黄棕色或灰棕色，具细密横纹；稀见末端膨大成块根。质轻，具韧性，难折断，断面灰白色。

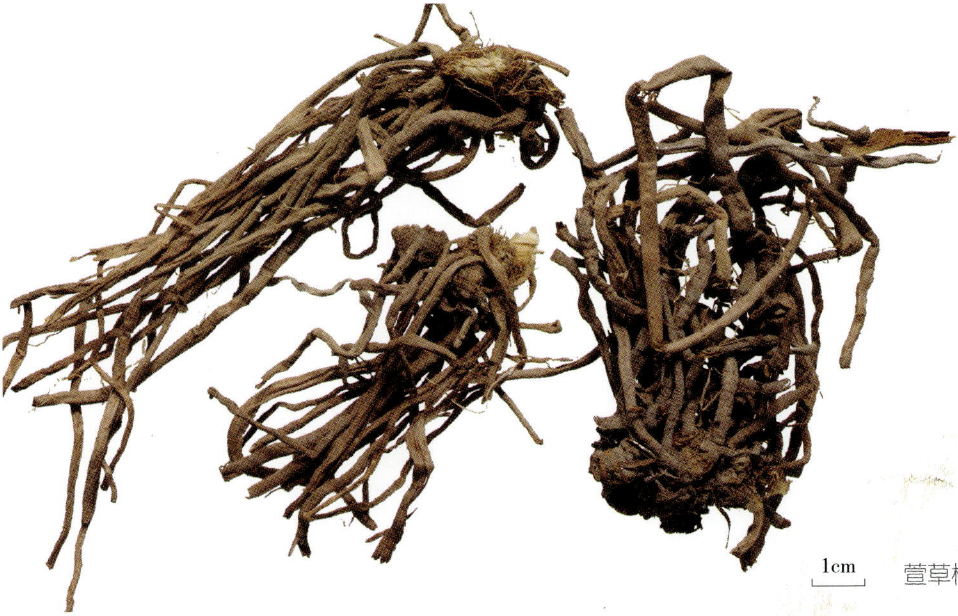

萱草根

性味	甘，凉；有毒。
功效	清热利尿，凉血止血。
主治	小便不利，浮肿，腮腺炎，黄疸，膀胱炎，尿血，月经不调，衄血，便血，淋病，乳腺炎肿痛等。
用量用法	6~12g。外用适量。

附　注：北黄花菜、金针菜的形态与小黄花菜接近，容易混淆。

★川贝母 *Fritillaria cirrhosa* D. Don

别名：卷叶贝母。| 药材名：川贝母（鳞茎）。

植物形态

植株长 15~60cm。鳞茎由 2 枚鳞叶组成。叶通常对生，少数在中部兼有散生或 3~4 枚轮生，条形至条状披针形。花通常单朵，极少 2~3 朵；叶状苞片 3 枚；花下垂，钟状或狭钟状；花梗较花被片短；花被片黄色至黄绿色，通常有紫色小方格，少数仅具斑点或条纹，长圆形；蜜腺椭圆形或卵形，蜜腺窝在背面明显凸出；雄蕊长 2~3 cm；花丝稍具或不具小乳突；花柱柱头裂片长 3~5mm。蒴果棱上有狭翅。花期 5~7 月，果期 8~10 月。

生境分布：通常生于海拔 3200~4600m 的林中、灌丛下、草地或河滩、山谷等湿地或岩缝中。分布于甘肃、青海、四川、西藏、云南等地。

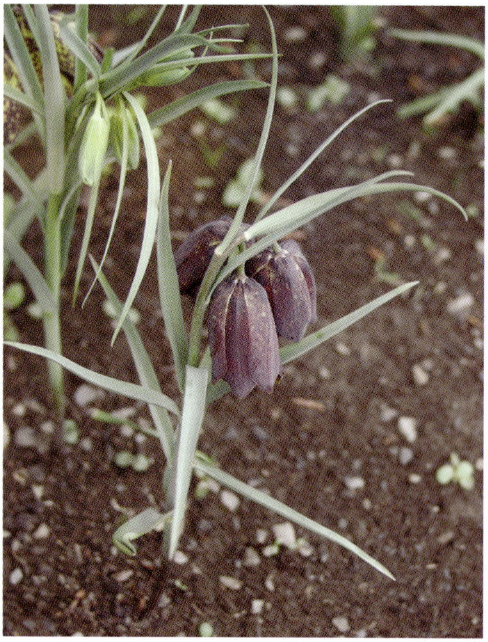

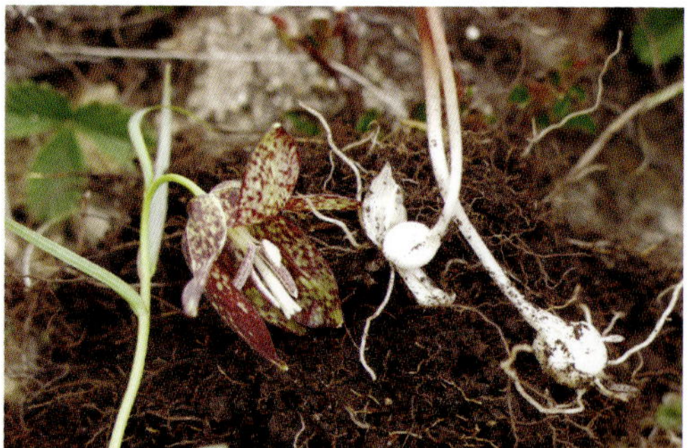

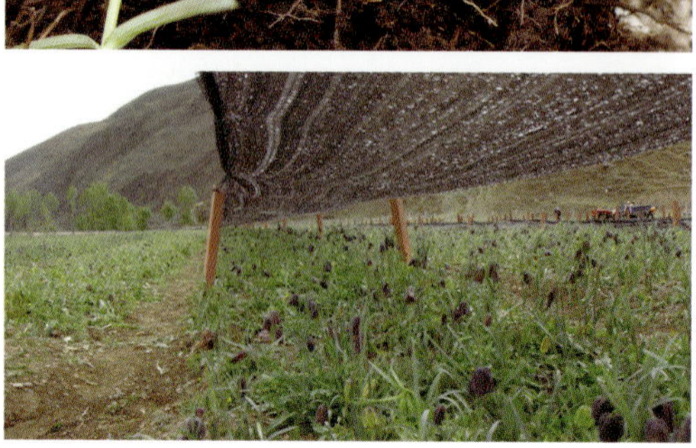

药材性状

川贝母

松贝类圆锥形或近球形，高 0.3~0.8cm，直径 0.3~0.9cm。表面类白色。外层鳞叶 2 瓣，大小悬殊，大瓣紧抱小瓣，未抱部分呈新月形，习称“怀中抱月”；顶部闭合，内有类圆柱形、顶端稍尖的心芽和小鳞叶 1~2 枚；先端钝圆或稍尖，底部平，微凹入，中心有 1 个灰褐色的鳞茎盘，偶有残存须根。质硬而脆，断面白色，富粉性。气微，味微苦。青贝类扁球形，高 0.4~1.4cm，直径 0.4~1.6cm。外层鳞叶 2 瓣，大小相近，相对抱合，顶部开裂，内有心芽和小鳞叶 2~3 枚及细圆柱形的残茎。

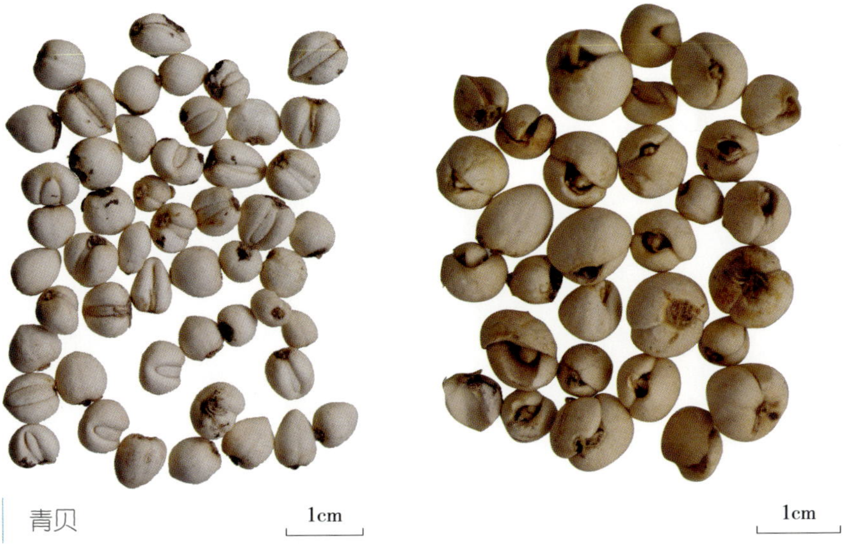

松贝 | 青贝

性味	苦、甘，微寒。
功效	清热润肺，化痰止咳，散结消痈。
主治	肺热燥咳，干咳少痰，阴虚劳嗽，痰中带血，瘰疬，乳痈。
用量用法	3~10g；一次 1~2g，研粉冲服。不宜与川乌、制川乌、草乌、制草乌、附子同用。

附　注：《中国药典》2015 年版记载同属植物暗紫贝母、甘肃贝母、梭砂贝母、太白贝母及瓦布贝母与川贝母的干燥鳞茎同等入药。

★ 新疆贝母 *Fritillaria walujewii* Regel

别名：天山贝母。| **药材名**：伊贝母（鳞茎）。

植物形态

多年生草本，高 25~40cm。鳞茎直径 1~2.5cm。叶披针形至线形，最下面的 2 枚对生，先端不卷曲，中部至上部的叶对生或 3~5 枚轮生，先端稍卷曲。花单一，粗壮植株有时 2 朵或多朵，顶生，深紫色，有浅色小方格状；苞片 3 枚，先端强烈卷曲。蒴果具棱，棱翅宽 4~5mm。花期 5~6 月，果期 7~8 月。

生境分布：生于海拔 1300~2000m 的林下、草地或沙滩石缝中。分布于新疆。

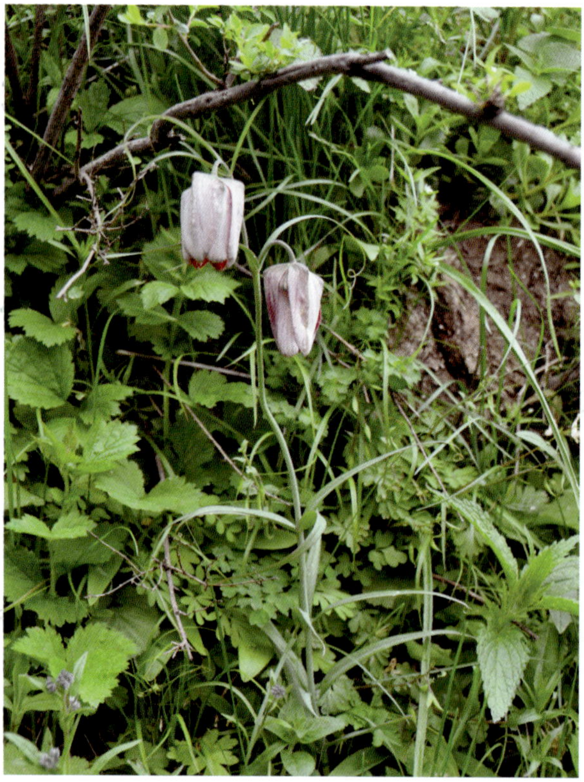

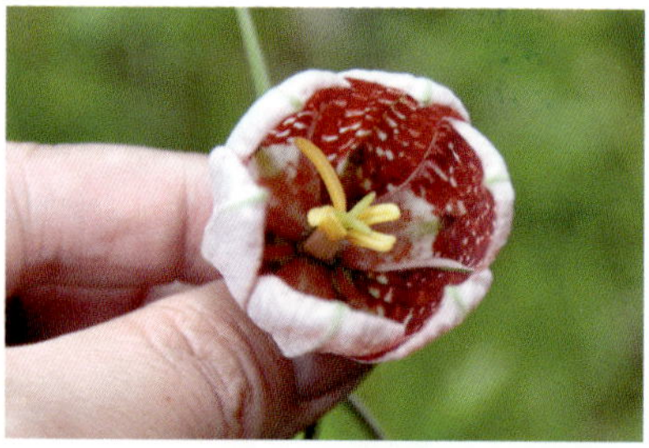

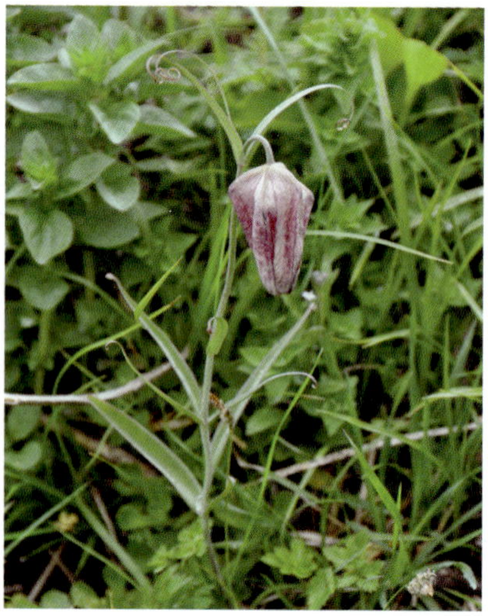

药材性状

伊贝母

扁球形，高 0.5~1.5cm。表面类白色，光滑。外层鳞叶 2 瓣，月牙形，肥厚，大小相近而紧靠。顶端平展而开裂，基部圆钝，内有较大的鳞片及残茎、心芽各 1 枚。质硬而脆，断面白色，富粉性。气微，味微苦。

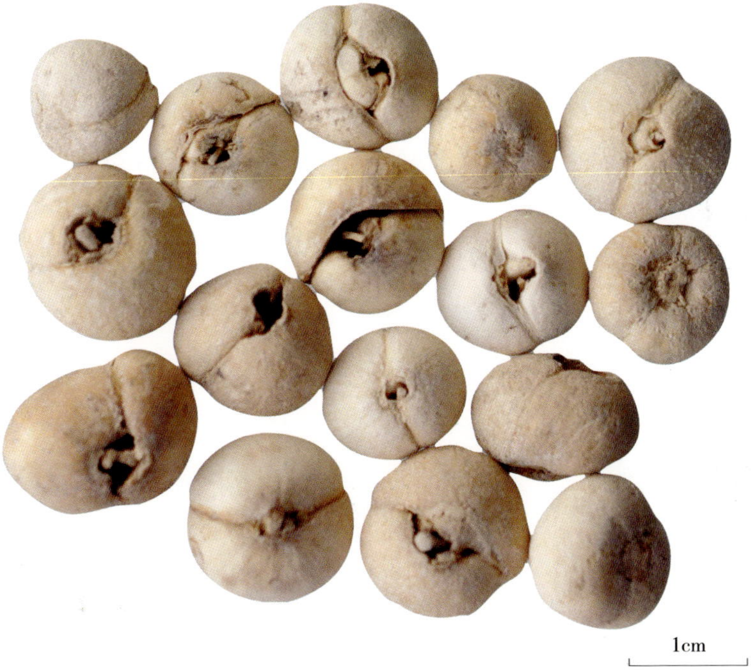

伊贝母

性味	苦、甘，微寒。
功效	清热润肺，化痰止咳。
主治	肺热燥咳，干咳少痰，阴虚劳嗽，咳痰带血。
用量用法	3~9g。不宜与川乌、制川乌、草乌、制草乌、附子同用。

附　注：《中国药典》2015 年版记载同属植物伊犁贝母与新疆贝母的干燥鳞茎同等入药。

★ 卷丹 *Lilium lancifolium* Thunb.

别名：山百合。| 药材名：百合（肉质鳞叶）。

植物形态

多年生草本。鳞茎宽卵状球形，白色，鳞叶宽卵形。茎直立，常带紫色条纹，具白色绵毛。叶互生，长圆状披针形或披针形，先端具白毛，叶缘具乳头状突起，上部叶腋具珠芽。花 3~6 朵或更多；苞片叶状，卵状披针形；花下垂，花被片披针形，反卷，橙红色，具紫黑色斑点，蜜腺两边具乳头状突起；雄蕊向四面张开，淡红色；子房圆柱形，柱头膨大，3 裂。蒴果狭长卵形。花期 7~8 月，果期 8~10 月。

生境分布： 生于林缘路旁、山坡草地，多有栽培。分布于河北、河南、山西、甘肃、陕西、青海、山东、江苏、安徽、浙江、江西、湖北、湖南、广西、四川等地。

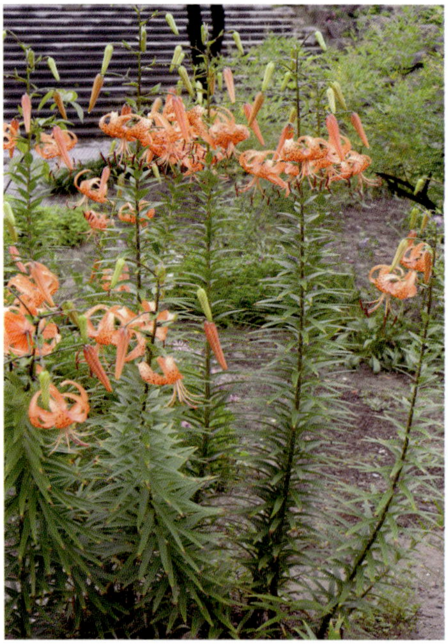

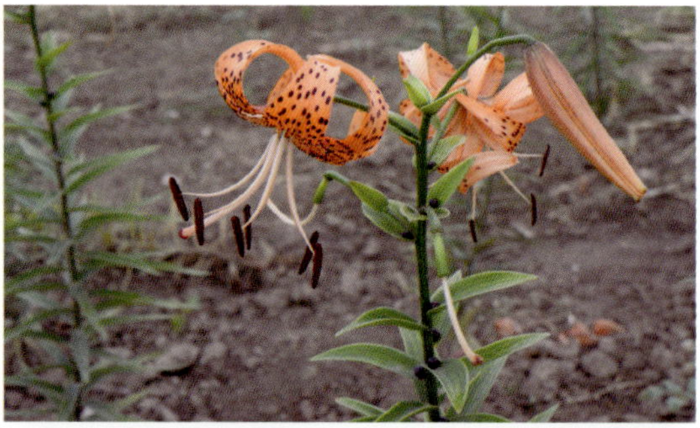

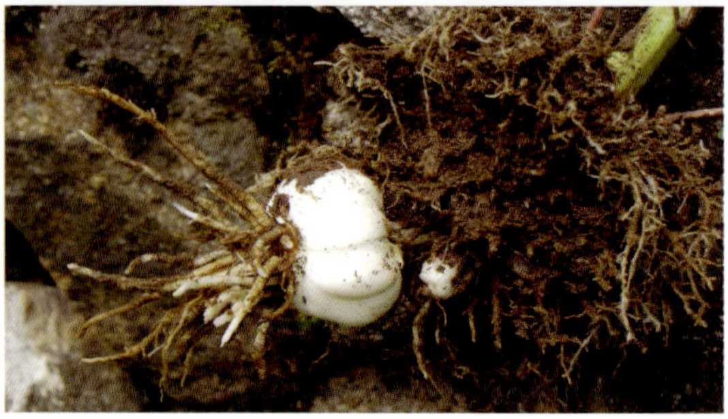

药材
性状

百合

长椭圆形，长 2~5cm，宽 1~2cm，中部厚 1.3~4mm。表面类白色、淡棕黄色或微带紫色，有数条纵直平行的白色维管束。顶端稍尖，基部较宽，边缘薄，微波状，略向内弯曲。质硬而脆，断面较平坦，角质样。气微，味微苦。

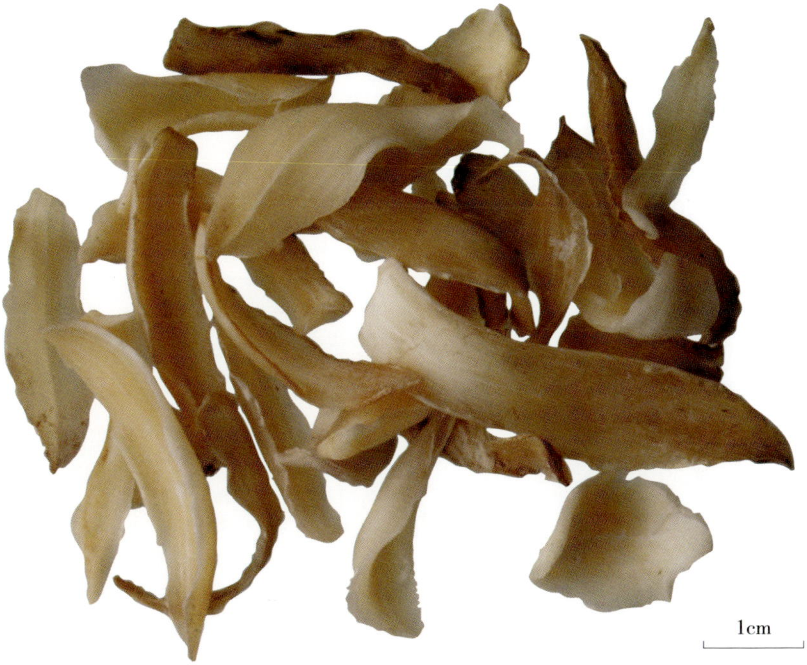

百合

性味	甘，寒。
功效	养阴润肺，清心安神。
主治	阴虚燥咳，劳嗽咳血，虚烦惊悸，失眠多梦，精神恍惚。
用量用法	6~12g。

附　注：《中国药典》2015 年版记载同属植物细叶百合、百合与卷丹的干燥肉质鳞叶同等入药。

★ 薤 *Allium chinense* G. Don

别名： 藠头、薤白头、荞头。| **药材名：** 薤白（鳞茎）。

植物形态

鳞茎数枚聚生，窄卵状，外皮白色或带红色，膜质，不裂。叶棱柱状，具 3~5 条纵棱，中空。花葶侧生，圆柱状；总苞 2 裂，宿存；伞形花序近半球状，花疏生；花梗近等长；花淡紫或暗紫色。花、果期 10~11 月。

生境分布： 栽培于河南、湖北、湖南、江西、安徽、浙江、福建、广东、广西、海南、四川、贵州等地，有野生。

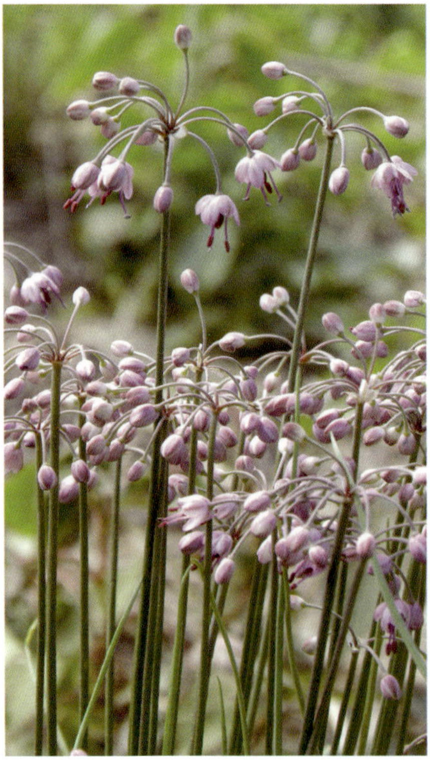

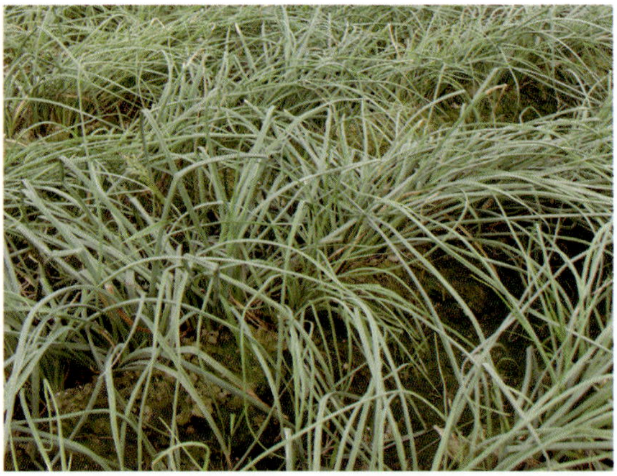

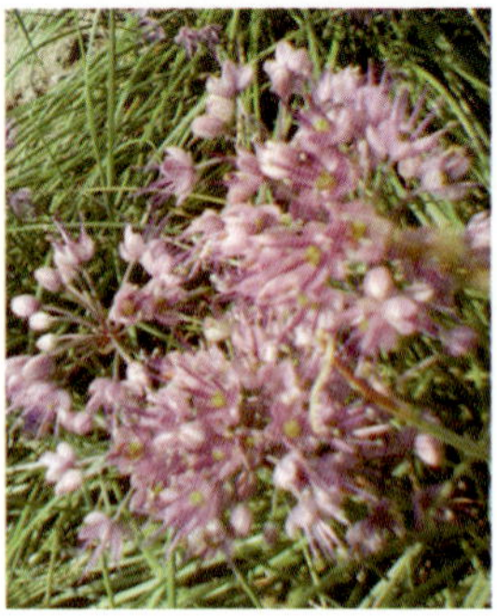

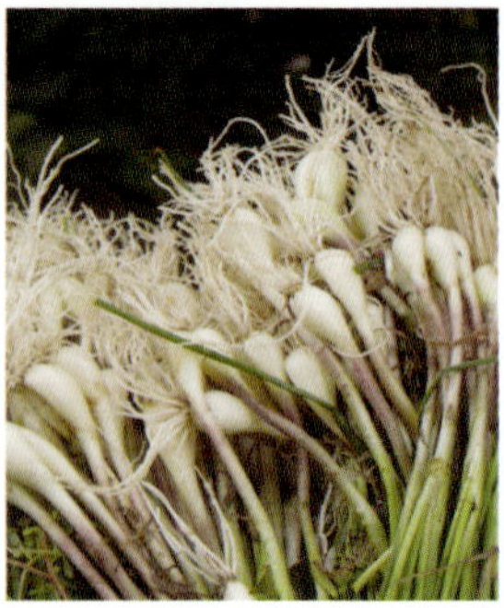

药材性状

薤白

略扁的长卵形，高 1~3cm，直径 0.3~1.2cm。表面淡黄棕色或棕褐色，具浅纵皱纹。质较软，断面可见鳞叶 2~3 层，嚼之粘牙。

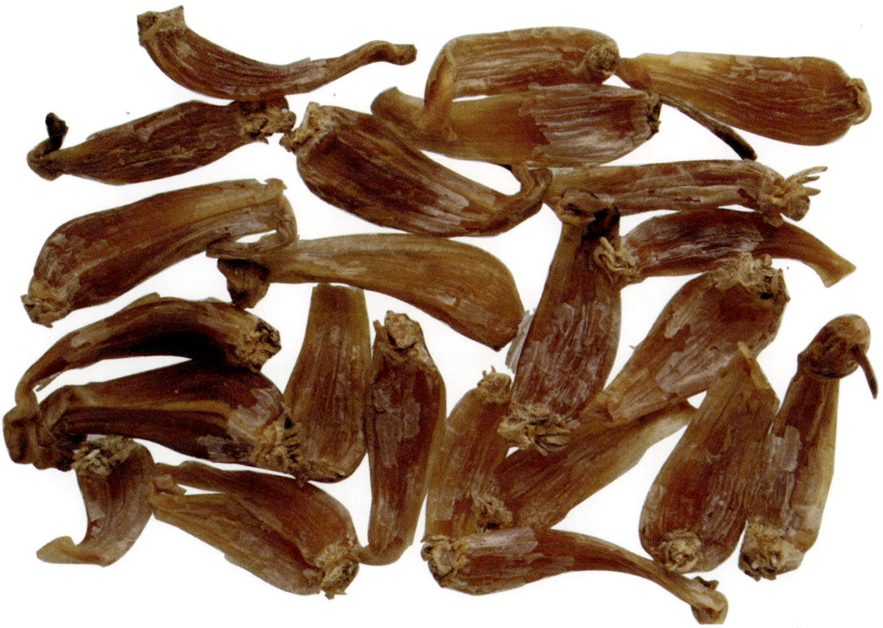
1cm 薤白

性味	辛、苦，温。
功效	通阳散结，行气导滞。
主治	胸痹心痛，脘腹痞满胀痛，泻痢后重。
用量用法	5~10g。

附　注：《中国药典》2015 年版记载同属植物小根蒜与薤的干燥鳞茎同等入药。

★ 大蒜 *Allium sativum* L.

别名：蒜。| 药材名：大蒜（鳞茎）。

植物形态

多年生草本，具强烈蒜臭味。鳞茎球形或扁球形，常由多个肉质瓣状小鳞茎组成，鳞茎外包白色至淡紫色干膜质鳞被。叶基生，条状披针形，扁平，灰绿色。花葶直立，圆柱形，实心，中部以下具叶鞘；总苞具喙；伞形花序顶生；花小，多数；花梗纤细；苞片大，卵形，膜质；花被片淡红色，外轮花被片比内轮长；雄蕊白色；雌蕊 1 枚。具蒴果。种子黑色。花期 5~7 月，果期 9~10 月。

生境分布：广泛栽培于全国各地。

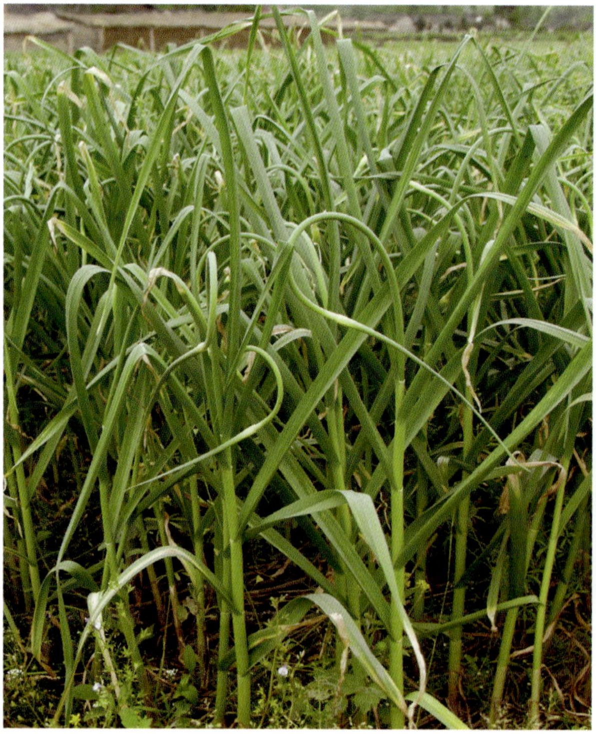

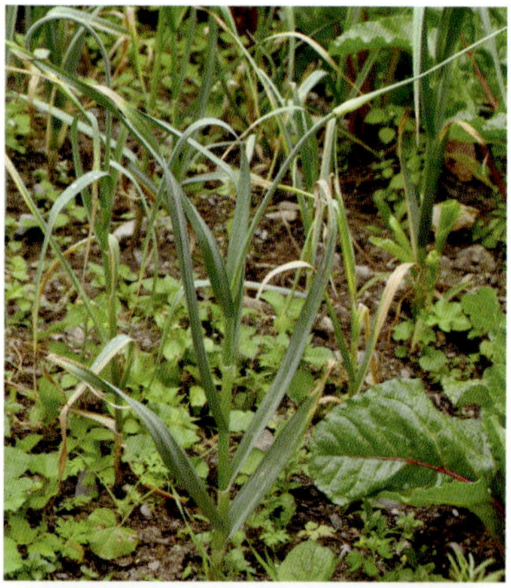

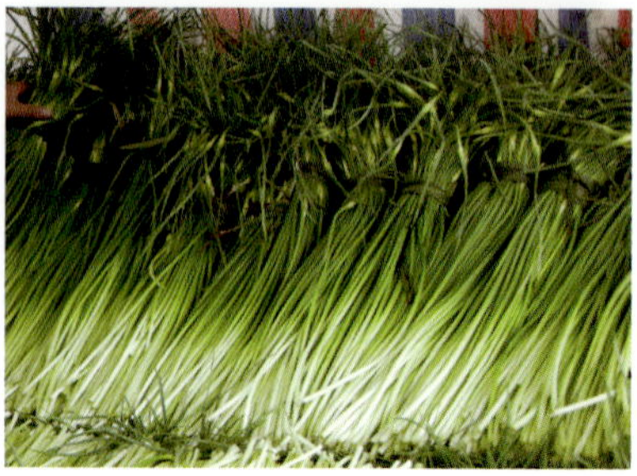

药材性状

大蒜

类球形，直径 3~6cm。表面被白色、淡紫色或紫红色的膜质鳞皮。顶端略尖，中间有残留花葶，基部有多数须根痕。剥去外皮，可见独头或 6~16 枚瓣状小鳞茎，着生于残留花葶的周围。鳞茎瓣略呈卵圆形，外皮膜质，先端略尖，一面弓状隆起，剥去皮膜，白色，内质。气特异，味辛辣，具刺激性。

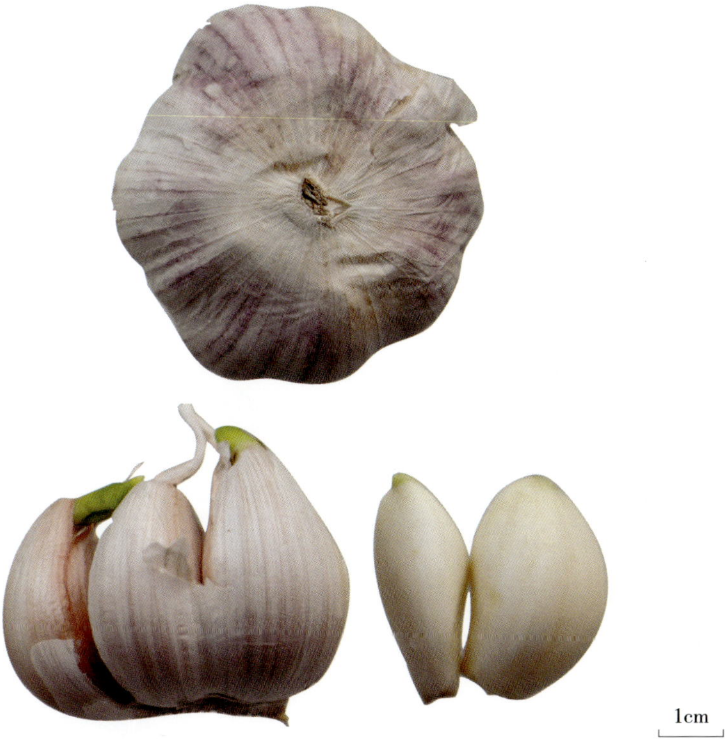

大蒜

性味	辛，温。
功效	解毒消肿，杀虫，止痢。
主治	痈肿疮疡，疥癣，肺痨，顿咳，泄泻，痢疾。
用量用法	9~15g。

★ 滇黄精 *Polygonatum kingianum* Coll. et Hemsl.

别名：大黄精。| 药材名：黄精（根茎）。

植物形态

多年生草本。根茎肥大，稍呈块状或结节状膨大。茎顶端常作缠绕状。叶轮生，每轮通常 4~8 枚叶，叶片线形至线状披针形，无柄。花腋生，下垂，通常由 2~4 朵组成短聚伞花序；总花梗长 1~2cm，花梗长 0.5~1.5cm，花梗基部有膜质小苞片；花被筒状，通常粉红色，全长 18~25mm，裂片窄卵形；雄蕊着生在花被管 1/2 以上处。浆果球形，成熟时红色。花期 3~5 月，果期 9~10 月。

生境分布： 生于林下、灌丛或阴湿草坡。分布于广西、四川、贵州、云南等地。

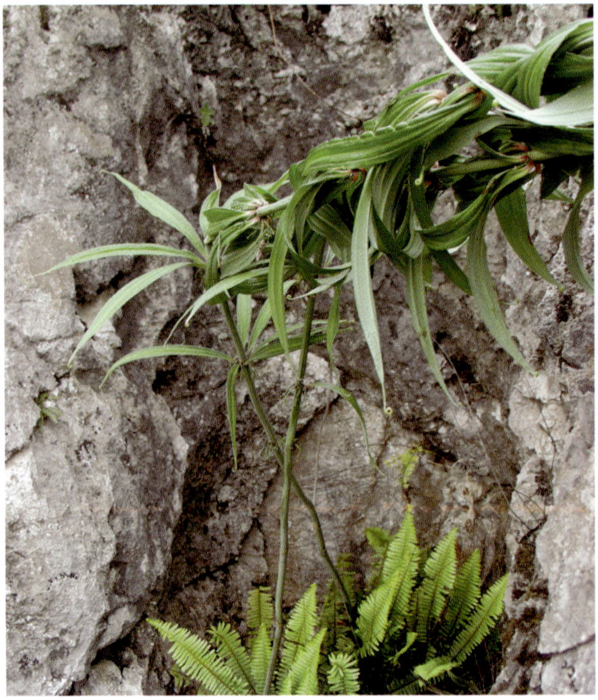

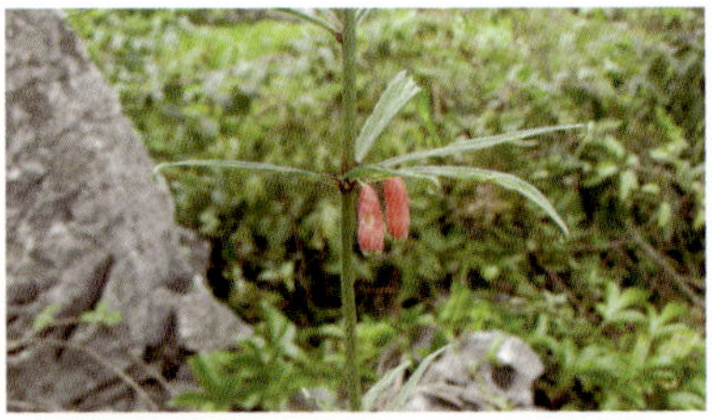

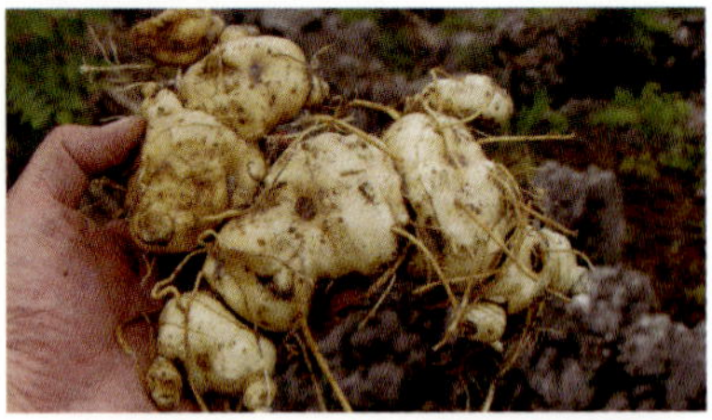

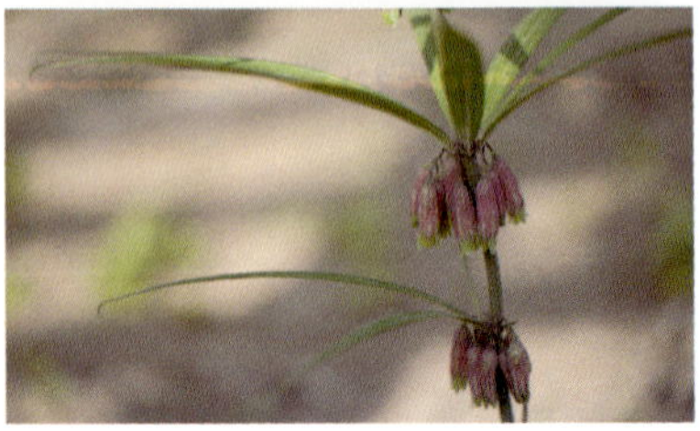

药材性状

黄精

肥厚肉质的结节块状，结节长可达10cm以上，宽3~6cm，厚2~3cm。表面淡黄色至黄棕色，具环节，有皱纹及须根痕，结节上侧茎痕呈圆盘状，圆周凹入，中部突出。质硬而韧，不易折断，断面角质，淡黄色至黄棕色。气微，味甜，嚼之有黏性。

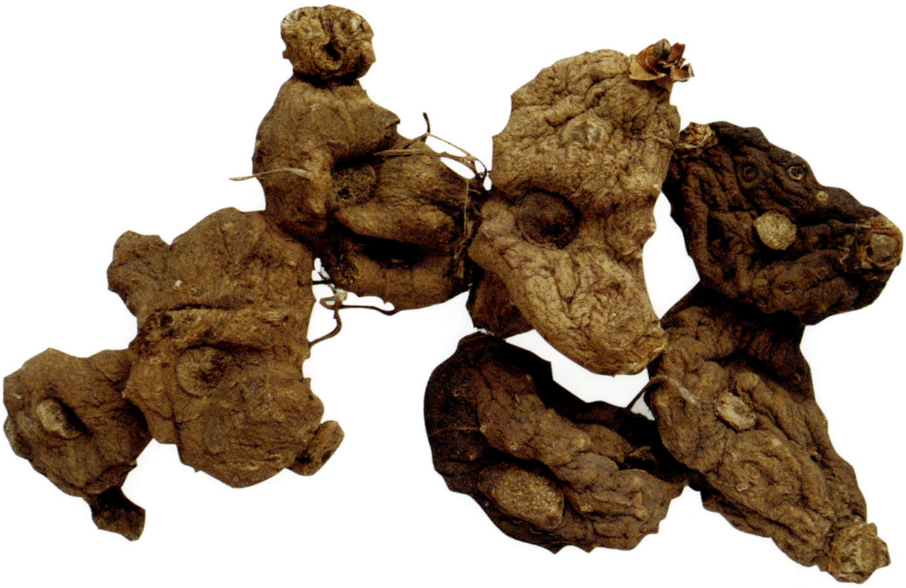

1cm 黄精

性味	甘，平。
功效	补气养阴，健脾，润肺，益肾。
主治	脾胃气虚，体倦乏力，胃阴不足，口干食少，肺虚燥咳，劳嗽咳血，精血不足，腰膝酸软，须发早白，内热消渴。
用量用法	9~15g。

附　注：《中国药典》2015年版记载同属植物黄精、多花黄精与滇黄精的干燥根茎同等入药。

★ 湖北麦冬 *Liriope spicata* (Thunb.) Lour. var. *prolifera* Y. T. Ma

别名： 麦门冬（通称）、麦冬、土麦冬。| **药材名：** 山麦冬（块根）。

植物形态

根近末端常膨大成矩圆形、椭圆形或纺锤形的肉质块根。根状茎匍匐。叶片线状，背面绿灰色，叶柄有膜质鞘，边缘具细锯齿。花葶通常长 25~65 cm；花序长 6~15（~20）cm，花多数；苞片披针形，花序基部的苞片长 5~6mm；花常（2~）3~5 朵簇生；花梗长约 4mm；花被片淡紫色或淡蓝色，近椭圆形。种子近球形。花期 5~7 月，果期 8~10 月。

生境分布： 生于海拔 1800m 以下的山地林下或潮湿处。除东北、内蒙古、新疆、青海、西藏之外，其他地区均有广泛分布和栽培。

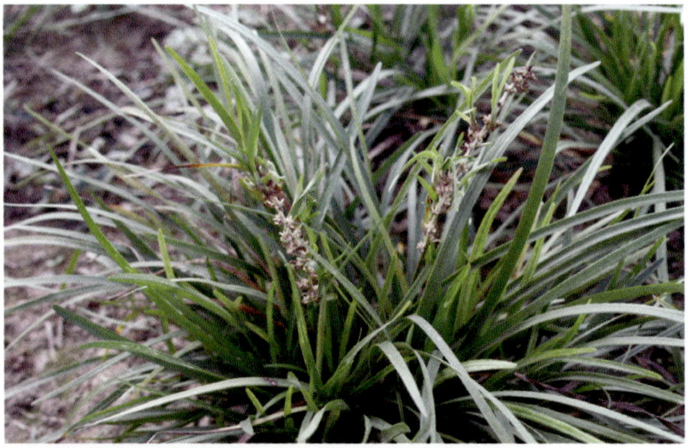

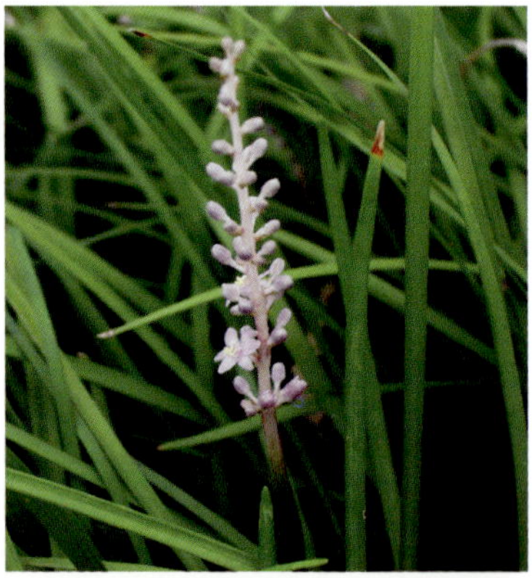

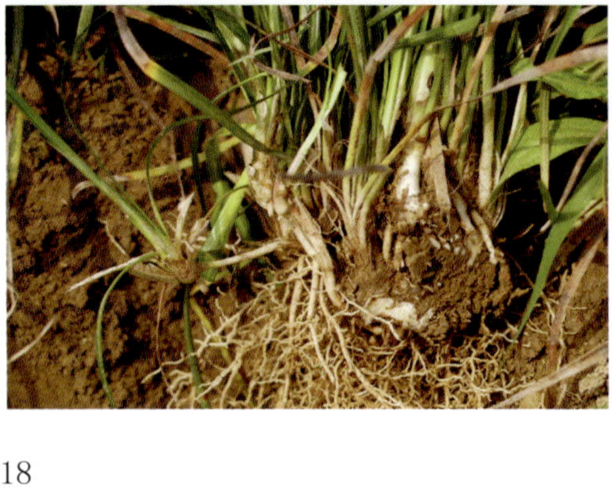

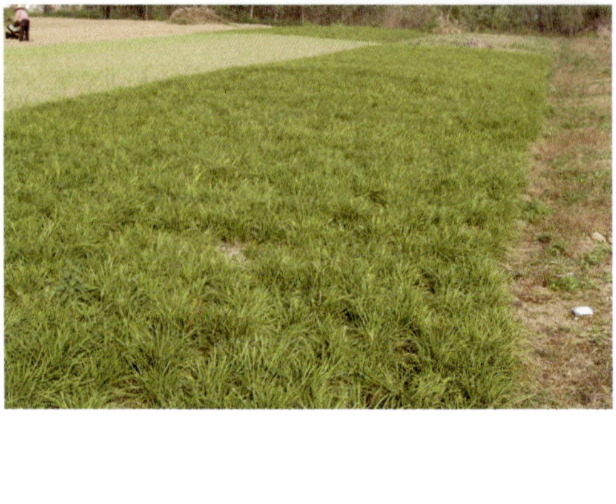

药材性状

山麦冬

纺锤形，两端略尖，长1.2~3cm，直径0.4~0.7cm。表面淡黄色至棕黄色，具不规则纵皱纹。质柔韧，干后质硬脆，易折断，断面淡黄色至棕黄色，角质样，中柱细小。气微，味甜，嚼之发黏。

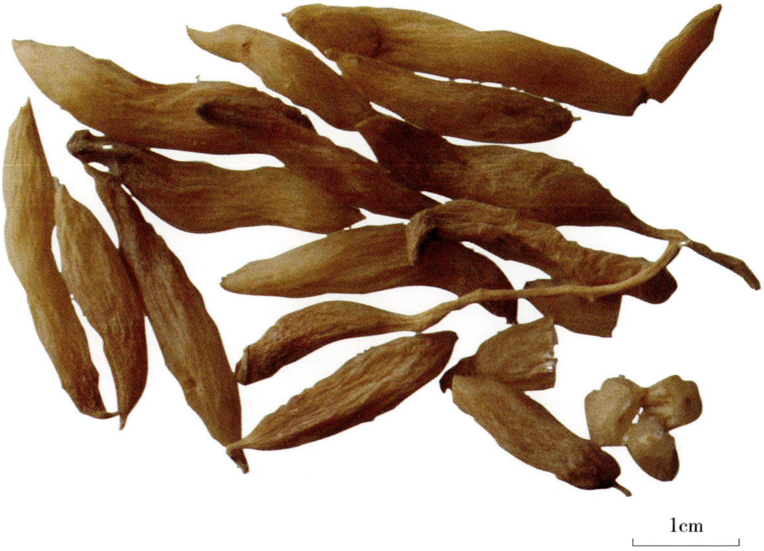

山麦冬

性味	甘、微苦，微寒。
功效	养阴生津，润肺清心。
主治	肺燥干咳，阴虚痨嗽，喉痹咽痛，津伤口渴，内热消渴，心烦失眠，肠燥便秘。
用量用法	9~15g。

附　注：《中国药典》2015年版记载同属植物短葶山麦冬与湖北麦冬的干燥块根同等入药，称“山麦冬”；百合科麦冬（沿阶草）的块根入药称“麦冬”，二者的植物形态及药材性状相近，极易混淆。

★ 菝葜 *Smilax china* L.

别名：金刚兜。| 药材名：菝葜（根茎）。

植物形态

落叶攀缘灌木。根茎横走，粗大，坚硬，木质，膨大部分呈不规则的菱角状，疏生须根，棕色。茎圆柱形，坚硬，有疏刺，具少数分枝。单叶互生；叶柄脱落点位于中部以上，两侧具卷须，下半部具鞘；叶片革质，有光泽，干后红褐色或古铜色，宽卵形或椭圆形，全缘，光滑，下表面微白色。伞形花序腋生，生于小枝上；总花梗长 1~2cm；花单性，雌雄异株，绿黄色；雄花外轮花被片矩圆形，内轮花被片稍窄，雄蕊 6 枚；雌花具退化雄蕊 6 枚。浆果球形，成熟时红色，有种子 1~3 粒。花期 4~5 月，果期 6~8 月。

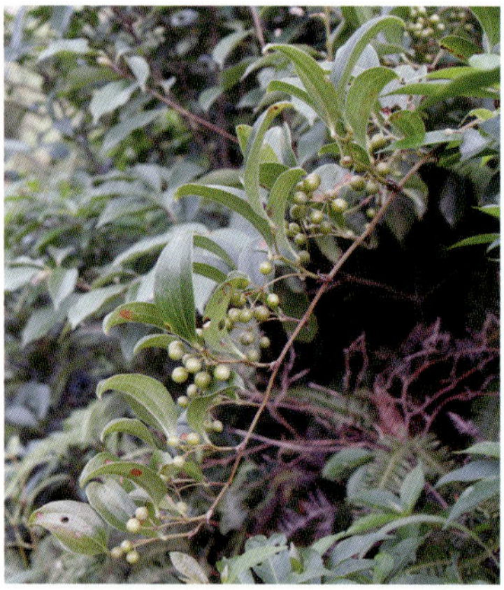
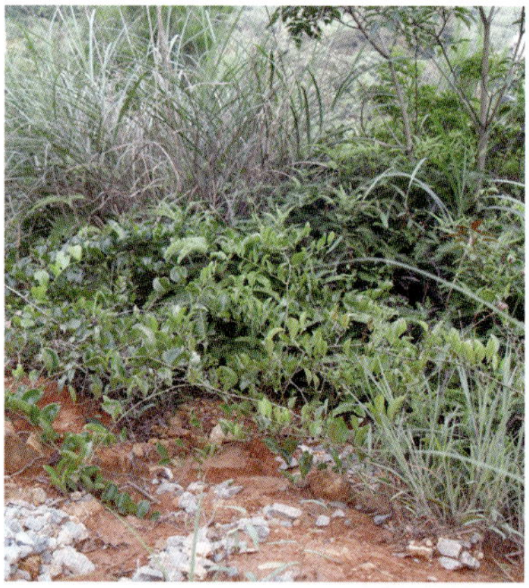
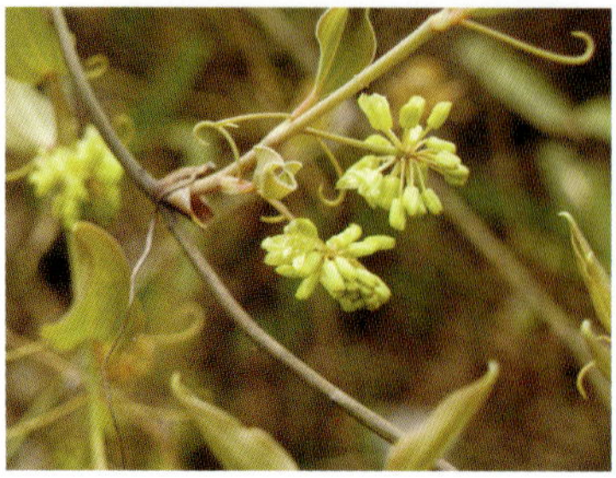
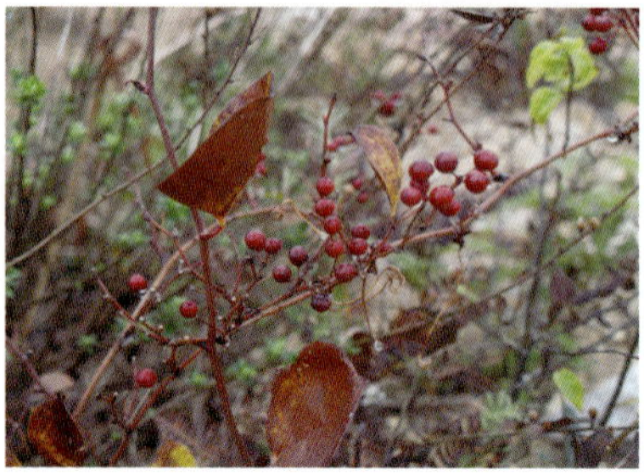

生境分布：生于山坡林下、灌木丛中、路旁。分布于陕西、山东、安徽、江苏、浙江、江西、河南、湖北、湖南、四川、广西等地。

药材性状

菝葜

本品为不规则块状或弯曲扁柱形，有结节状隆起，长10~20cm，直径2~4cm。表面黄棕色或紫棕色，具圆锥状突起的茎基痕，并残留坚硬的刺状须根残基或细根。质坚硬，难折断，断面呈棕黄色或红棕色，纤维性，可见点状维管束及多数小亮点。切片呈不规则形，厚0.3~1cm，边缘不整齐，切面粗纤维性；质硬，折断时有粉尘飞扬。气微，味微苦、涩。

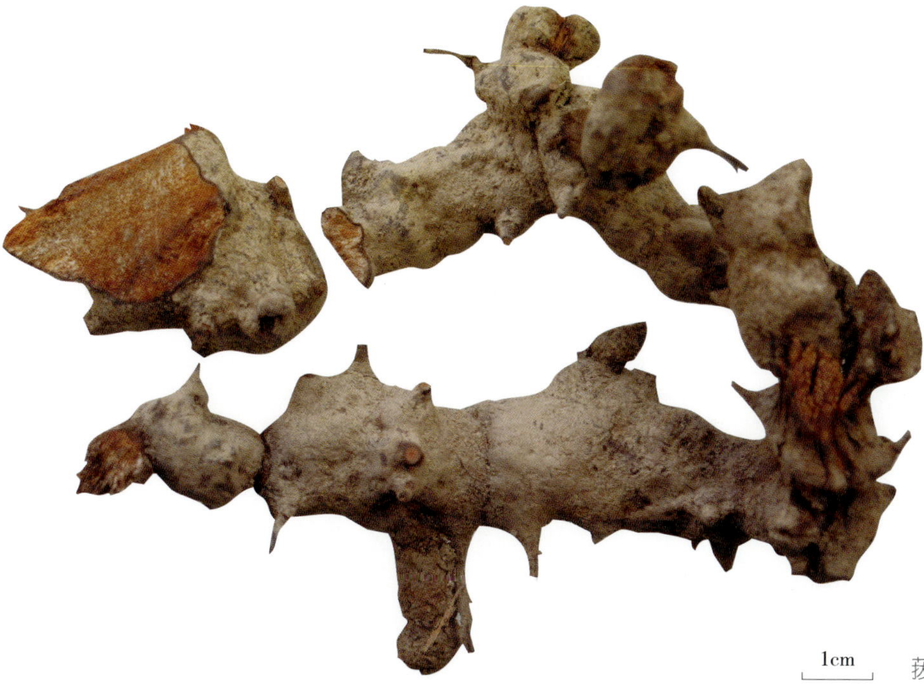

菝葜

性味	甘、微苦、涩，平。
功效	利湿去浊，祛风除痹，解毒散瘀。
主治	小便淋浊，带下量多，风湿痹痛，疔疮痈肿。
用量用法	10~15g。

百部科

★ 蔓生百部 *Stemona japonica* (Bl.) Miq.

别名：药虱药。| 药材名：百部（块根）。

植物形态

多年生攀缘草本。块根成簇，肉质，长纺锤形。茎长 100cm 左右。叶 2~4（~5）枚轮生；叶柄长 1.5~3cm；叶片卵形、卵状披针形；叶具柄。花梗贴生于叶片中脉上；花单生或数朵排成聚伞状花序；花被片 4 片，2 轮，淡绿色，披针形，开放后反卷；雄蕊紫红色，花丝短，花药条形，顶端具箭头状附属物，药隔延伸为钻状附属物。蒴果卵形，稍扁，熟时裂为 2 瓣。种子椭圆形，紫褐色，具槽纹。

生境分布：生于灌木林下、河边、路边。分布于华东及湖南、湖北、陕西、四川等地。

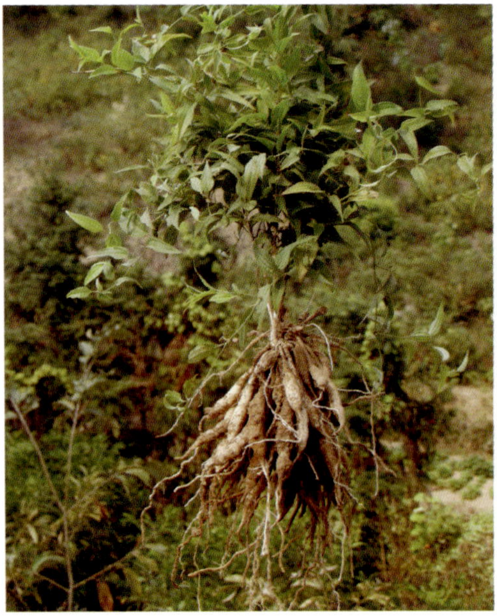

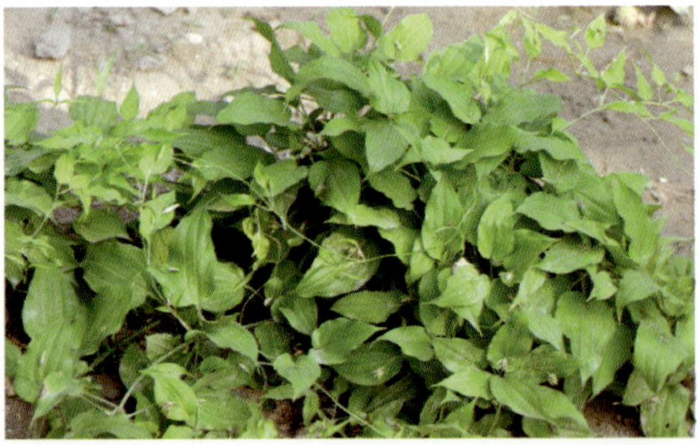

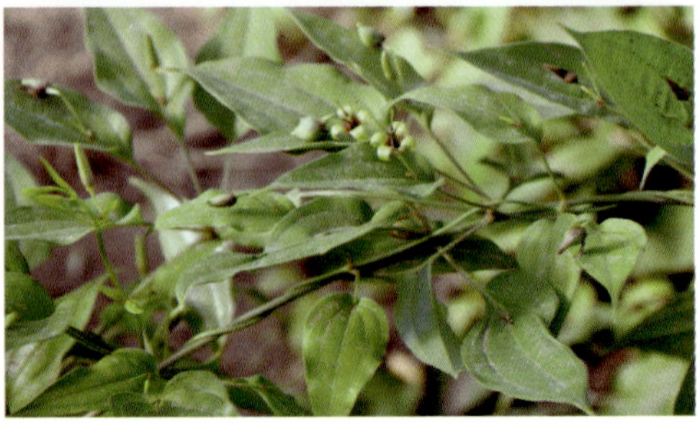

药材性状

百部

纺锤形，两端稍狭细，皱缩弯曲，长 5~12cm，直径 0.5~1cm。表面黄白色或淡棕黄色，多不规则皱褶及横皱纹。质脆，易折断，断面平坦，角质样，淡黄棕色或黄白色，皮部较宽，中柱扁缩。气微，味甘、苦。

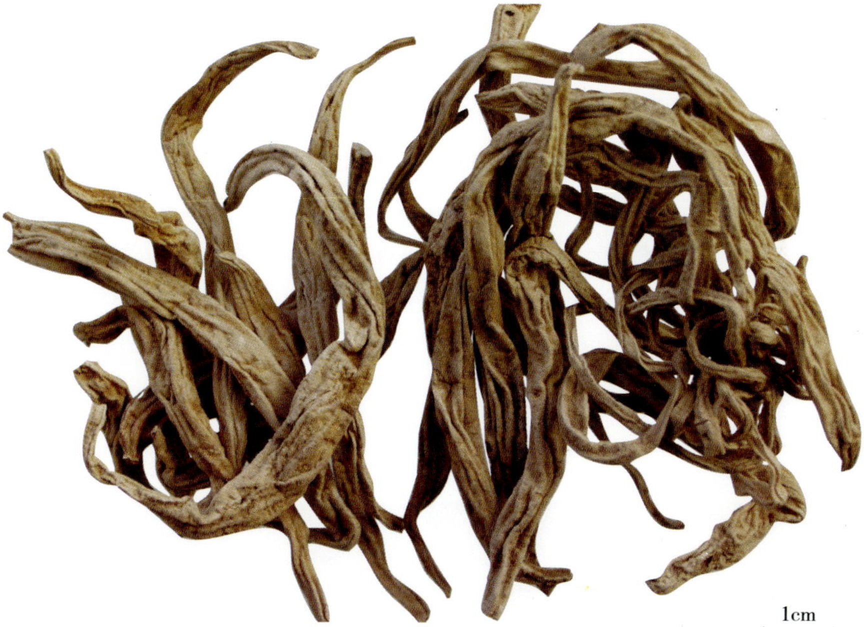

1cm 百部

性味	甘、苦，微温。
功效	润肺下气止咳，杀虫灭虱。
主治	新久咳嗽，肺痨咳嗽，顿咳；外用于头虱，体虱，蛲虫病，阴痒。
用量用法	3~9g。外用适量，水煎或酒浸。

附　注：《中国药典》2015 年版记载百部科植物直立百部、对叶百部与蔓生百部的干燥块根同等入药。

薯蓣科

薯莨 *Dioscorea cirrhosa* Lour.

别名： 红孩儿。| **药材名：** 薯莨（块茎）。

植物形态

粗壮藤本。块茎圆锥形、矩圆形或卵形，表面棕黑色，栓皮粗裂具凹纹，断面新鲜时红色，干后铁锈色。茎圆形，有分枝，平滑无毛，近基部有刺。单叶互生，革质或近革质，长椭圆形，上部叶对生，卵形，下表面网状支脉明显。雄花序穗状，高大植株雄花序呈金字塔形圆锥花序，雄花花被片阔卵形，雄蕊与花被等长；雌花序与雄花序相似。蒴果光滑无毛，不反曲。种子扁平，着生于果实每室的中央，四周围有薄膜状的翅。

生境分布： 生于海拔 1500m 以下的山谷阳处、疏林下或灌丛中。分布于西南、华南、华中和台湾、福建、浙江等地。

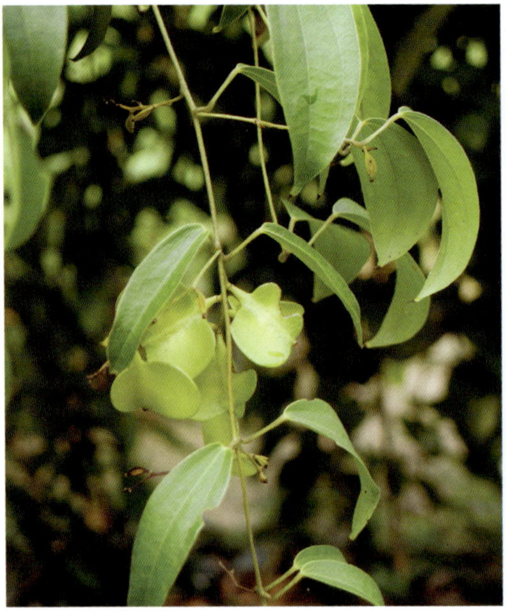

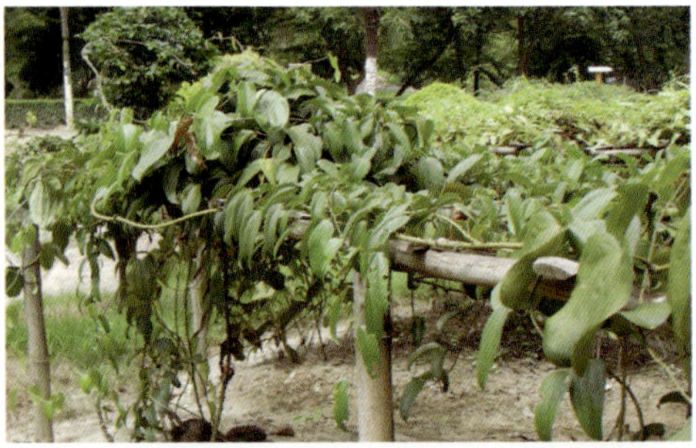

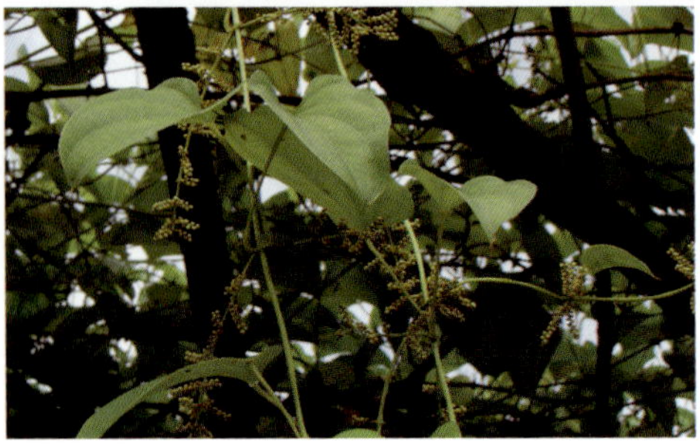

药材性状

薯莨

本品为纵切或斜切块片，多数呈长卵形，长3~12cm，厚0.2~0.7cm。表面深褐色，粗裂，有瘤状突起和凹纹，有时具须根或点状须根痕。质硬而实，断面颗粒状，有明显的或隐约可见红黄相间的花纹。气微，味涩、苦。

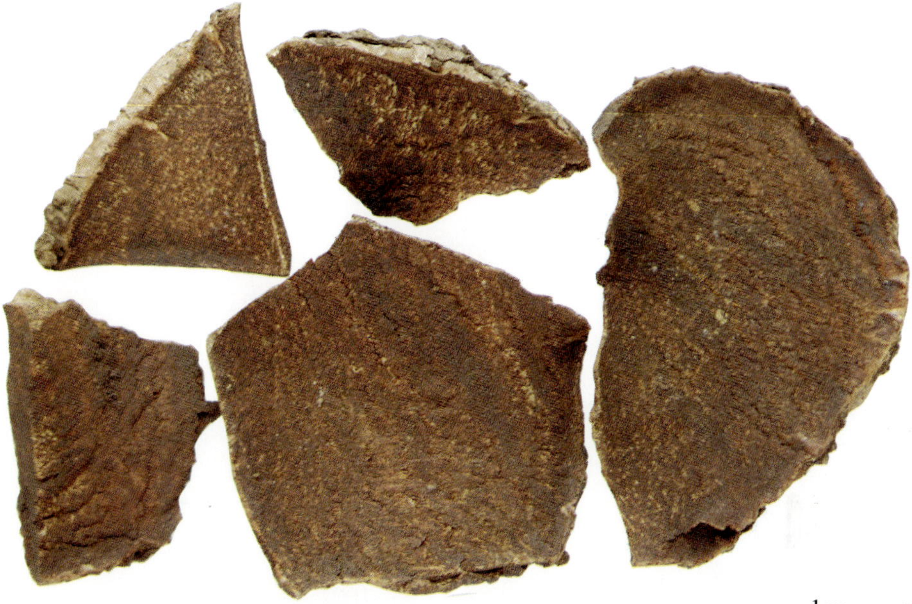

1cm 薯莨

性味	苦，凉；有小毒。
功效	活血补血，收敛固涩。
主治	功能失调性子宫出血，产后出血，咯血，吐血，便血，尿血，腹泻，烧伤。
用量用法	3~9g。外用适量，研末敷或磨汁涂。

★ 穿龙薯蓣 *Dioscorea nipponica* Makino

别名： 穿山龙。| **药材名：** 穿山龙（根茎）。

植物形态

多年生缠绕草本。根茎肉质圆柱状，横走，具分枝，外表成薄片状剥落。茎圆柱形，具沟纹。叶具长柄；叶片广卵形或卵状心形，掌状 3~7 浅裂，叶脉隆起，密布细毛，叶基心形。花雌雄异株。雄花序穗状，生于叶腋，雄花具短柄，雄蕊 6 枚；雌花序下垂，单生于叶腋，花小，黄绿色，花被片椭圆形。蒴果倒卵形至长圆形，具 3 翅。种子的顶端具长方形翅。花期 7~8 月，果期 8~9 月。

生境分布： 生于海拔 300~2000m 的山坡、林边、沟边或灌木丛中。分布于东北、华北及山东、江苏、安徽、浙江、陕西、宁夏、甘肃、青海、四川等地。

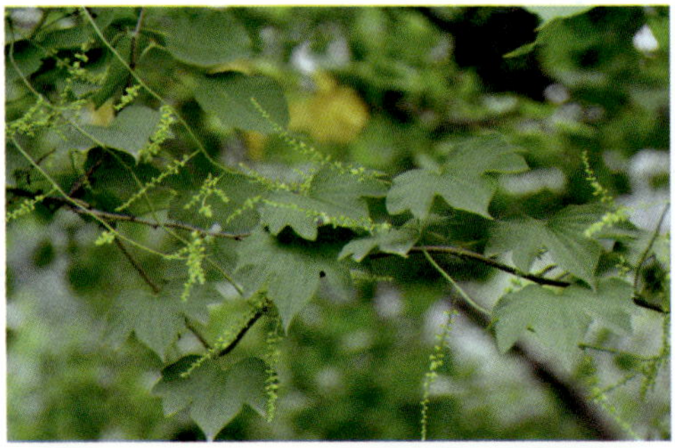
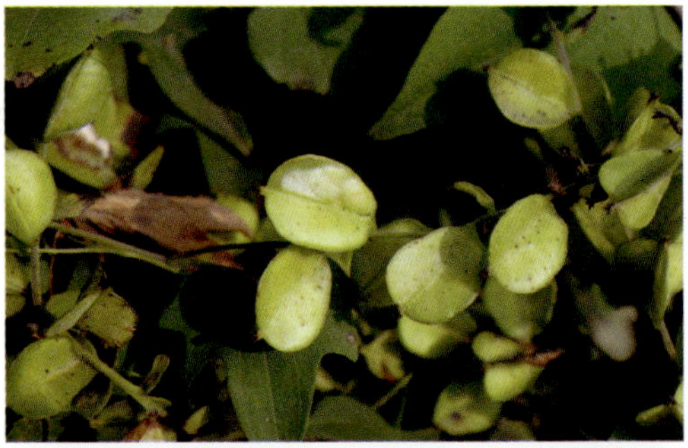
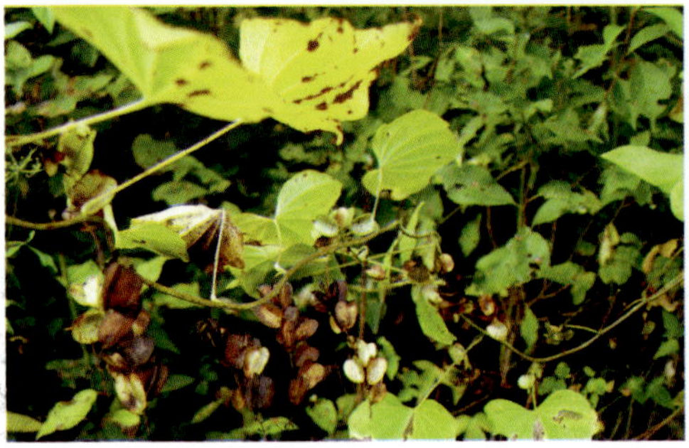
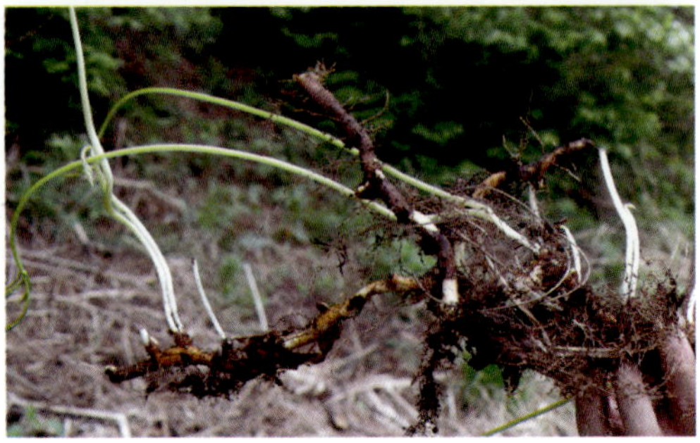

药材性状

穿山龙

类圆柱形，稍弯曲，长 15~20cm，直径 1.0~1.5cm。表面黄白色或棕黄色，有不规则纵沟、刺状残根及偏于一侧的突起茎痕。质坚硬，断面平坦，白色或黄白色，散有淡棕色维管束小点。气微，味苦涩。

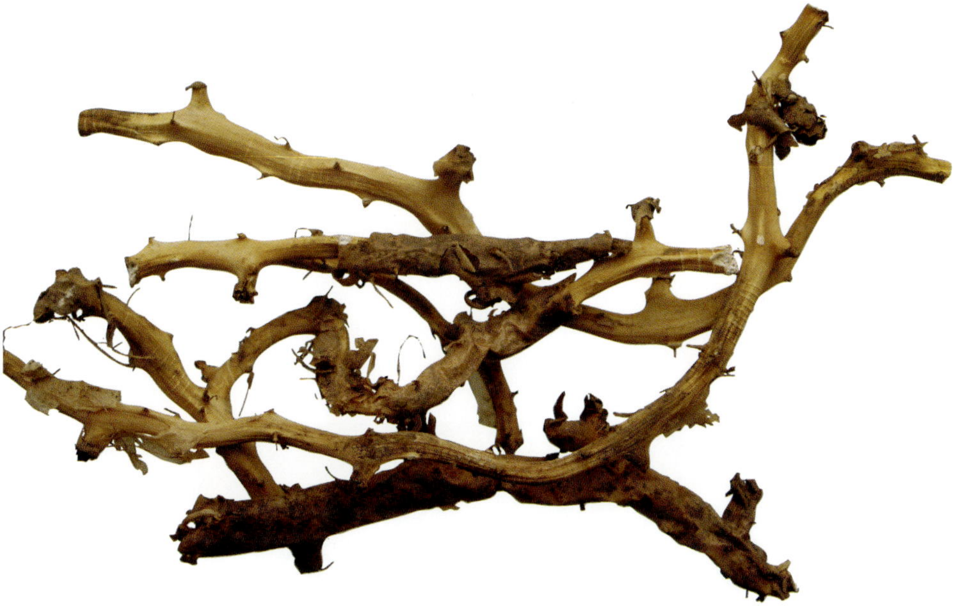

穿山龙

性味	甘、苦，温。
功效	祛风除湿，舒筋通络，活血止痛，止咳平喘。
主治	风湿痹病，关节肿胀，疼痛麻木，跌扑损伤，闪腰岔气，咳嗽气喘。
用量用法	9~15g；也可制成酒剂用。

附　注：薯蓣科植物柴黄姜与穿龙薯蓣的根茎同等入药。

兰科

★ 天麻 *Gastrodia elata* Bl.

别名：赤箭、明天麻。| **药材名：**天麻（块茎）。

植物形态

多年生寄生植物。块茎椭圆形或卵圆形，横生，肉质。茎单一，圆柱形，黄褐色。叶呈鳞片状，膜质，下部鞘状抱茎。总状花序顶生；苞片膜质，窄披针形，或条状长椭圆形，长约 1cm；花淡黄绿色或黄色；萼片和花瓣合生成歪筒，口部偏斜，顶端 5 裂；合蕊柱长 5~6mm，顶端有 2 个小的附属物；子房倒卵形。种子多数而细小，粉尘状。花期 6~7 月，果期 7~8 月。

生境分布：生于林下阴湿、腐殖质较厚地。分布于我国大部分地区。

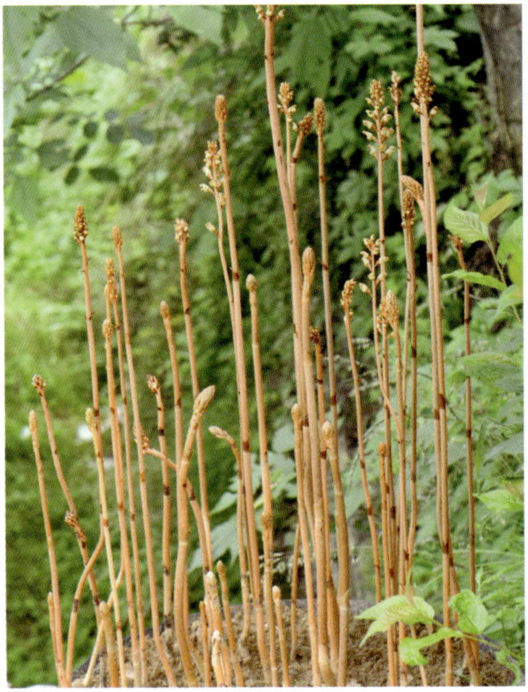

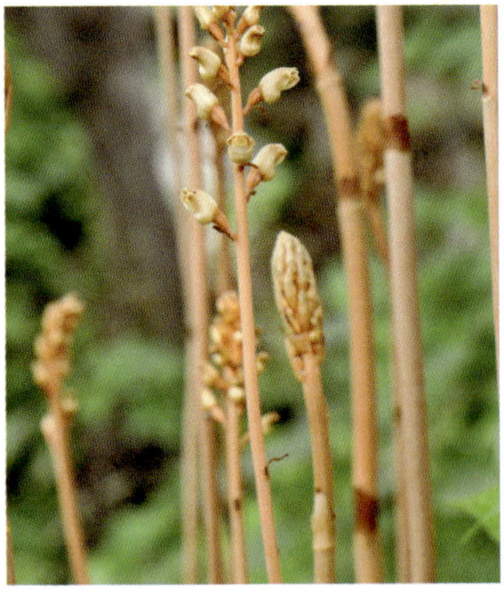

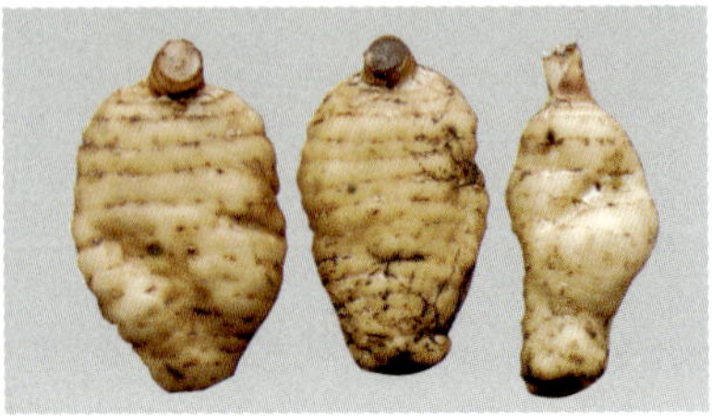

药材性状

天麻

椭圆形或长条形，略扁，皱缩而稍弯曲，长3~15cm，宽1.5~6cm，厚0.5~2cm。表面黄白色至淡黄棕色，有纵皱纹及由潜伏芽排列而成的横环纹多轮，有时可见棕褐色菌索。顶端有红棕色至深棕色鹦嘴状的芽或残留茎基；另端有圆脐形瘢痕。质坚硬，不易折断，断面较平坦，黄白色至淡棕色，角质样。气微，味甘。

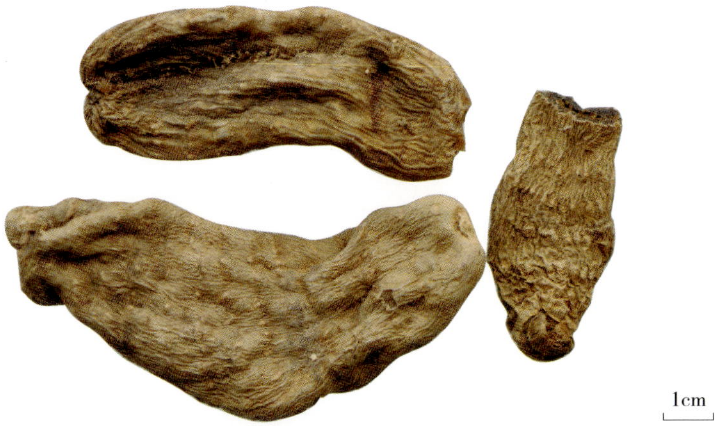

天麻

性味	甘，平。
功效	息风止痉，平抑肝阳，祛风通络。
主治	小儿惊风，癫痫抽搐，破伤风，头痛眩晕，手足不遂，肢体麻木，风湿痹痛。
用量用法	3~10g。

附　注：天麻历来为名贵药材，曾有漆树科羊角天麻、菊科华蟹甲、茄科阳芋（马铃薯、洋芋）的块茎，菊科大丽花、紫茉莉科紫茉莉的块根，以及美人蕉科蕉芋的根茎等仿照正品天麻加工后混充天麻，现已少见。

黄花白及 *Bletilla ochracea* Schltr.

别名：小白及、棕叶白及。| 药材名：小白及（块茎）。

植物形态

植株高 25~100cm。假鳞茎扁斜卵形，富黏性。茎较粗壮，常具 4 枚叶。叶长圆状披针形。花序具花 3~10 朵，通常不分枝或极罕分枝；花苞片长圆状披针形，开花时凋落；花黄色，或萼片和花瓣外侧黄绿色，内面黄白色，罕近白色；萼片长圆形；唇瓣椭圆形，白色或淡黄色，中部以上 3 裂，侧裂片直立，中裂片近正方形，边缘微波状；唇盘上具纵脊状褶片，褶片仅在中裂片上面为波状；子房细圆柱形，扭转。蒴果纺锤形。花期 6~7 月，果期 9~10 月。

生境分布： 生于海拔 300~2400m 的石灰岩山林下，松林、灌丛下，草坡、路边草丛中或沟边。分布于甘肃、广西、贵州、河南、湖北、湖南、陕西、四川、云南等地。

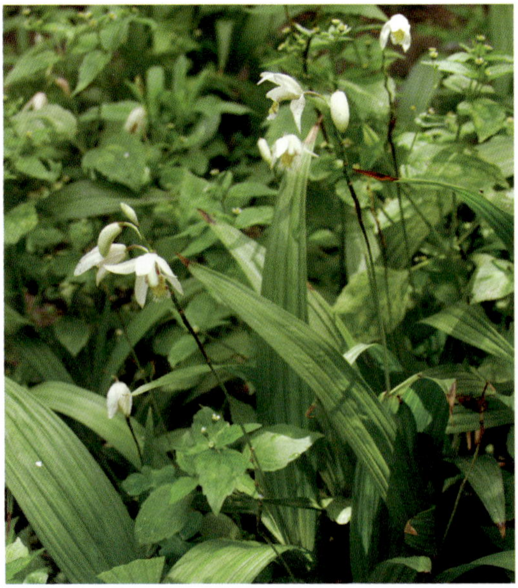

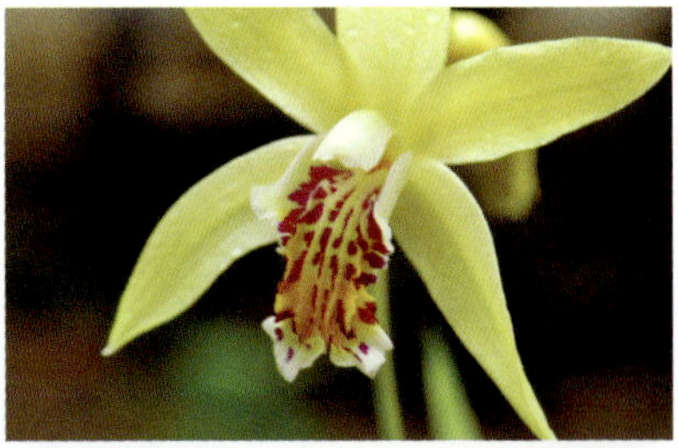

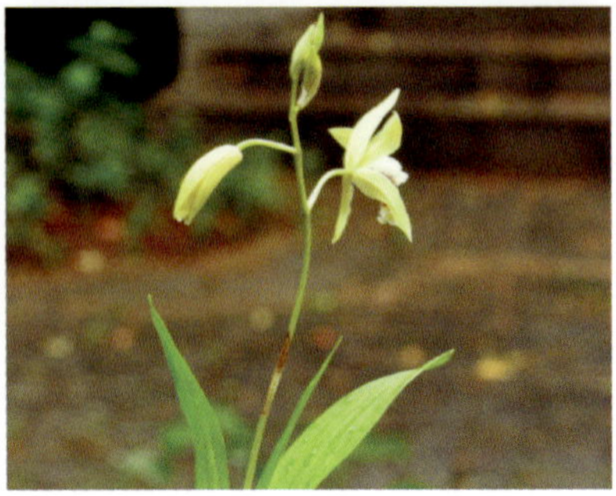

药材
性状

小白及

不规则扁圆形，较瘦小，多有2~3个爪状分枝，长1.5~3cm，厚0.5~1cm。表面灰白色或黄白色，有数圈同心环节和棕色点状须根痕，上面有突起的茎痕，下面有连接另一块茎的痕迹。质坚硬，不易折断，断面类白色，角质样。气微，味苦，嚼之有黏性。

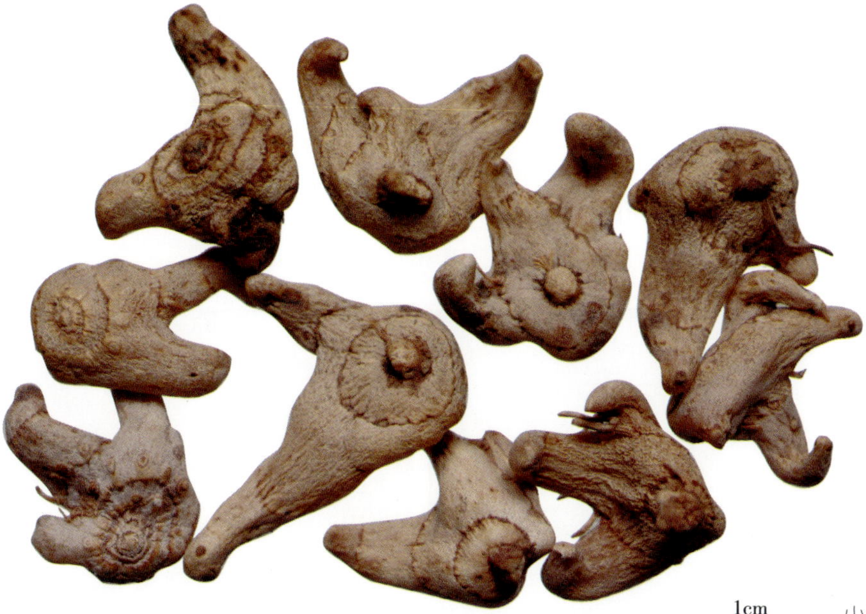

小白及

性味	苦、甘、涩，微寒。
功效	收敛止血，消肿生肌。
主治	咯血，吐血，外伤出血，疮疡肿毒，皮肤皲裂。
用量用法	6~15g；研粉吞服3~6g。外用适量。反乌头。

附　注：同属植物白及、小白及的块茎常与黄花白及混淆。

★ 金钗石斛 *Dendrobium nobile* Lindl.

别名：石斛。| 药材名：石斛（茎）。

植物形态

多年生草本。茎丛生，直立，稍扁，黄绿色，茎节明显。叶近革质，长圆形。总状花序，生于节上，常具 2~3 朵花；苞片膜质；花白色，带淡紫色顶缘，下垂；萼片长圆形；萼囊短而钝；花瓣椭圆形，与萼片等大，先端钝；唇瓣宽卵状长圆形，比萼片略短，具短爪，两面被毛，上面具 1 个紫褐色斑点；合蕊柱具紫色条纹，狭长，半圆筒状。花期 5~6 月。

生境分布：附生于高山的树干上或岩石上。分布于湖北、台湾、广东、广西、四川、贵州、云南等地。

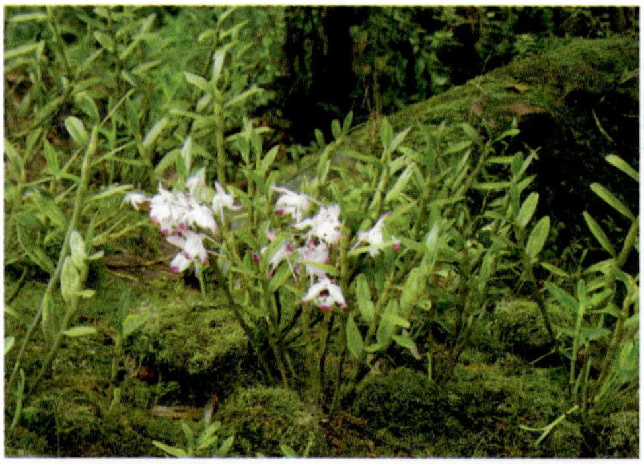
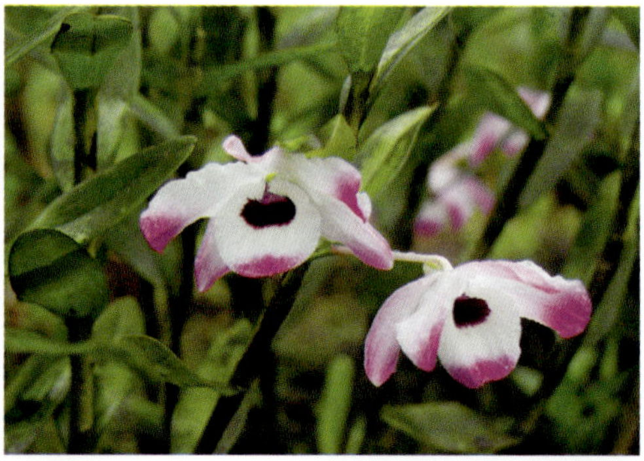
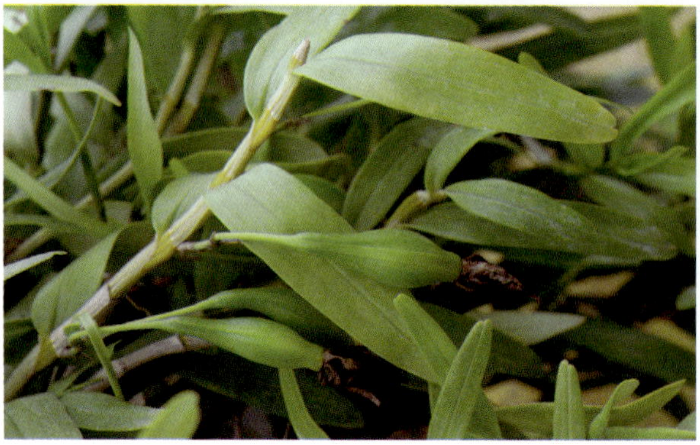
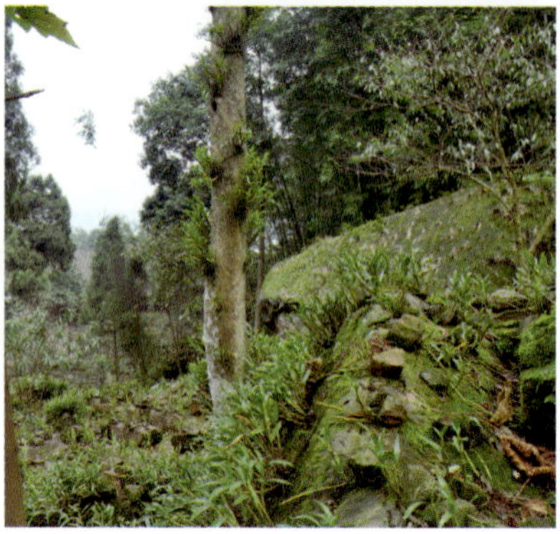

药材性状

石斛

鲜品呈圆柱形或扁圆柱形，长约 30cm，直径 0.4~1.2cm。表面黄绿色，光滑或有纵纹，节明显，色较深，节上有膜质叶鞘。肉质，多汁，易折断。气微，味微苦而回甜，嚼之有黏性。干品呈扁圆柱形，长 20~40cm，直径 0.4~0.6cm，节间长 2.5~3cm。表面金黄色或黄中带绿色，有深纵沟。质硬而脆，断面较平坦而疏松。气微，味苦。

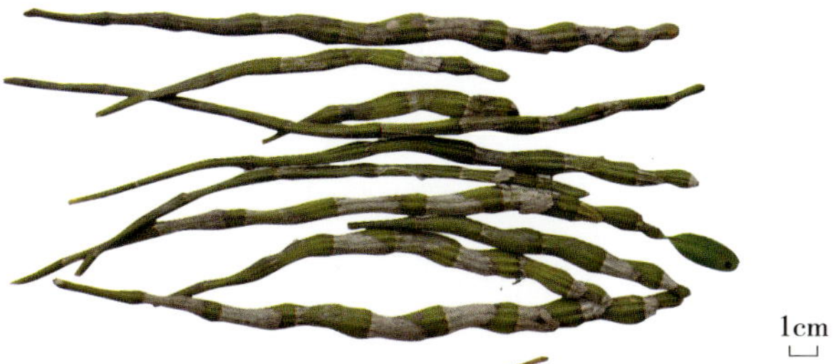

石斛（鲜品）

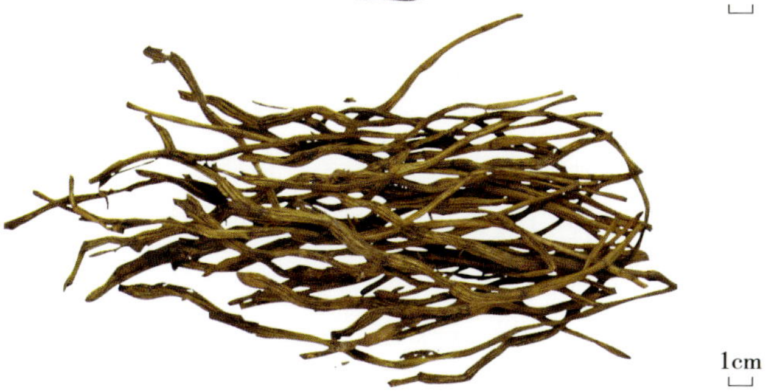

石斛（干品）

性味	甘，微寒。
功效	益胃生津，滋阴清热。
主治	热病津伤，口干烦渴，胃阴不足，食少干呕，病后虚热不退，阴虚火旺，骨蒸劳热，目暗不明，筋骨痿软。
用量用法	6~12g，鲜品 15~30g。

附　注：《中国药典》2015 年版记载同属植物鼓槌石斛、流苏石斛或金钗石斛的栽培品及其同属植物近似种的新鲜或干燥茎同等入药。

内科·肺系疾患

支气管哮喘：沉香 1.5g，侧柏叶 3g，共研细末，睡前顿服。

急慢性支气管炎：罗汉果 15g，百合 9g，水煎服。

慢性支气管炎：①知母、藕节、桔梗、南沙参各 10g，款冬花 9g，水煎服。②淫羊藿以总量的 80%煎取浓汁，以 20%研成细粉，两者混合后制成丸。每日用量相当于生药 30g，分 2 次服。③玉竹、藕片、百合、北沙参各 10g，水煎服。④南沙参、枇杷叶、石仙桃、洋玉兰叶各 15g，水煎服。⑤洋金花 15g，研为极细末，倒入 500ml 60 度粮食白酒中，摇匀，密封存放 7 日后开始服用。每日 3 次，每次服 1~2ml。⑥白果、黄芩、地龙干各 9g，水煎服。⑦紫菀、党参、芙蓉花各 10g，款冬花 9g，陈皮 6g，水煎服。⑧诃子、甘草、桔梗各 8g，百部、百合各 12g，水煎服。⑨佛手、姜半夏各 8g，水煎服。

支气管扩张咯血：①白茅根 30g，苇茎、鱼腥草、侧柏叶各 15g，水煎服。②白及、白茶花、石榴花各 10g，百合 9g，仙鹤草 15g，水煎服。

肺结核：垂盆草 30~60g，冬瓜仁、薏苡仁、鱼腥草各 15g，水煎服。

肺结核咯血：白头翁、白石榴花、白木槿花各 15g，水煎服。

肺脓肿：合欢皮 15g，水煎温服。

肺炎：穿心莲、十大功劳各 15g，陈皮 6g，水煎服。

肺热咳嗽：①白薇、麦冬、天冬、炒栀子各 9g，藕片 15g，水煎服。②天冬、麦冬各 10g，藕片 15g，水煎服。

肺燥咯血：生地黄 15g，川贝母、山茶花、藕节各 10g，水煎服。

肺气肿咯血：白薇、白茶花、白石榴花各 15g，水煎服。

无痰干咳：野菊花、白茅根各 30g，水煎 2 次，取汁加白糖 30g，早晚各服 1 次。

咳嗽：①儿茶 60g，细辛 12g，共研末，猪胆 1 个，取胆汁炼熟，三药共为丸，每丸 3g，空腹含化，每日 4 次，每次 1 丸。②桔梗、前胡各 10g，石仙桃 15g，水煎服。③白前、桔梗、前胡各 10g，鱼腥草 15g，杏仁 9g，水煎服。

④百部 10g，连钱草、积雪草、枇杷叶各 15g，甘草 5g，水煎服。⑤紫菀 10g，枇杷叶、连钱草各 15g，水煎服。

燥咳：苦杏仁、百部各 9g，川贝母 8g，百合、生地黄各 15g，水煎服。

久嗽不止：①粟壳去筋，蜜炙为末，每次 3g，蜜汤送服。②明党参 15g，北沙参、麦冬各 10g，天冬 9g，水煎服。

久咳咽干：款冬花 9g，山麦冬、北沙参、玄参各 10g，水煎服。

久咳痰稀、浑身无力：人参 15g，蜜黄芪 30g，五味子、煮半夏各 9g，水煎服。

久咳声音嘶哑：百合、北沙参各 15g，石斛 10g，乌梅 1 枚，水煎服。

久咳无痰或少痰：①北沙参、藕片各 15g，天冬、麦冬各 10g，水煎服。②乌梅肉 9 g（焙干），罂粟壳 3 g，共研末，睡前用蜜水送服。

久咳肺燥：川贝母 10g，梨 1 只，冰糖适量，炖服。

久咳虚喘：五味子 6g，山茱萸 10g，熟地黄、山药各 15g，水煎服；或人参 10g，蛤蚧 1 对，五味子 6g，研末，每次 5g，每日 2 次。

肺虚久咳：冬虫夏草、麦冬、款冬花各 10g，百合、沙参、熟地黄各 15g，水煎服。

痰饮咳喘，不得平卧：炒牵牛子 9g，紫苏子 10g，葶苈子 6g，杏仁 8g，水煎服。

咳嗽痰黄：山豆根 6g，浙贝母 10g，桔梗 9g，鱼腥草、枇杷叶各 15g，水煎服。

咳嗽痰多：①香橼 9g，半夏、陈皮各 8g，茯苓 15g，紫苏子 12g，水煎服。②南沙参 15g，桔梗、浙贝母各 10g，水煎服。③浙贝母、桔梗、旋覆花各 10g，鱼腥草 15g，水煎服。④制天南星、浙贝母、桔梗各 10g，鱼腥草 15g，水煎服。

哮喘：①厚朴、旋覆花各 10g，佛手柑 6g，紫苏子、葶苈子各 9g，水煎服。②罗汉果 15g，百合 9g，水煎服。

百日咳：①侧柏叶、百部、麦冬各 9g，炙甘草 3g，水煎服。②白前、前胡、一枝黄花、一点红各 6g，杏仁、百部各 3g，水煎服。③苦杏仁 3g，沙参、麦冬各 8g，紫菀、款冬花各 6g，水煎服。④枇杷叶、桑白皮各 15g，地骨皮 9g，甘草 3g，水煎服。或枇杷叶 1000g，百部 250g，蜂蜜、桑白皮各 500g，制成糖浆 2000ml。1 岁以下小儿每次 10ml，3~4 岁每次 20~30ml，5~6 岁每次 30~50ml，每日 3~5 次。⑤款冬花、天冬、紫菀、爵床各 6g，百部 5g，水煎服。⑥紫菀、桔梗、鱼腥草、穿心莲各 6g，百部 5g，水煎服。

内科·脾胃系疾患

腹胀：①薄荷、防风、紫苏、全蝎（研粉）各 3g，和葱一起捣烂，均匀地摊在纱布上，烤热，敷脐部。②火麻仁 12g，大黄 6g，枳实、厚朴各 8g，水煎服。③郁李仁、火麻仁各 9g，枳壳 6g，水煎服。④生莱菔子 9g，捣汁，皂荚末 6g，开水冲服。

食积腹胀：炒莱菔子、炒麦芽、厚朴各 9g，水煎服。

浅表性胃炎：蒲公英 40g，加水 300ml，煎取 150ml，加白及粉 30g，调成糊状，分 2 次于早晚空腹服，连续 6 周。

单纯性胃炎：广藿香、佩兰、半夏、黄芩各 9g，陈皮 6g，制川厚朴 5g，水煎服。食积加麦芽 15g；呕吐剧烈加姜竹茹 9g，黄连 3g；腹痛加木香 6g。

慢性胃炎：①鲜佛手 20g，开水冲泡，代茶饮；或佛手、延胡索各 6g，水煎服。②石菖蒲、大腹皮、川厚朴各 9g，蒲公英 15g，水煎服。③沉香、三七各 3g，黄连、川贝母各 5g，白及 15g，共研末为散，装入胶囊中备用。每次 8 粒（含生药 4.5g），每日 3 次，空腹服，3 个月为一疗程。

消化性胃溃疡：①大枣 500g（蒸熟去皮核），红糖 250g（炒焦），鲜生姜 120g（捣烂取汁），花椒或白胡椒 60g（研细末），一并纳入新鲜猪肚内，缝合，文火蒸 2 小时，放冰箱冷藏，每餐饭前食用 1~2 匙，7 日为一疗程。②洋金花 1 朵（0.4~0.5g），炒白芍 21g，陈皮 12g，煅瓦楞子 15g，白及、贝母、甘草粉各 9g，水煎浓缩至 100ml，每次 50ml，每日 2 次。③浙贝母、甘草各 15g，海螵蛸 30g，一起研细粉，拌匀，每次 5g，调温水服。④沉香、三七各 3g，黄连、川贝母各 5g，白及 15g，共研末为散，装入胶囊中备用。每次 8 粒（含生药 4.5g），每日 3 次，空腹服，3 个月为一疗程。

胃溃疡出血：白及粉、海螵蛸粉各 6g，水调服。

胃出血：①地榆 10g，侧柏叶、紫珠叶各 15g，水煎服。②三七粉 1g，生大黄粉 2g，调水服。

胃痛：①徐长卿 10g，枳壳 9g，木香 6g，鸡矢藤 15g，水煎服。②千年健、神曲、谷芽、麦芽各 15g，延胡索 9g，水煎服。③木香 3g，制香附、南山楂、神曲各 9g，水煎服。④制香附 10g，川木香 5g，延胡索 9g，荜澄茄 3g，金银花 15g，水煎服。⑤延胡索、制香附各 10g，川木香 5g，神曲 15g，水煎服。

气滞胃痛：乌药、制香附各 9g，川木香 3g，水煎服。

胃寒疼痛：肉桂 2g，荜澄茄 6g，水煎服。

心下（胃脘）大痛：胡椒 49 粒，乳香 3g，研匀，男用生姜、女用当归，酒送服。

胃脘冷痛，得温则减：花椒、干姜各 6g，党参 12g，水煎温服。

胃脘冷痛、反胃呕吐：草果 5g，附子、生姜各 6g，红枣 10 枚，水煎服。

胃脘寒痛、呕吐食少：檀香 3~5g，研为极细末，干姜汤泡服。

胃冷恶心（进食即想吐）：豆蔻仁 3 枚捣细，温酒送服，数服以后即见效。

胃脘疼痛：鲜枫香叶 30g，绞汁冲服。

胃脘胀痛：①陈皮、苍术各 8g，厚朴 10g，水煎服。②鲜香椽 500g，食盐 60g，腌制，用时每次取 6g，水煎服或开水泡服；或香椽、枳壳、生姜各 9g，黄连 1g，水煎服。

脐下绞痛：木瓜 1~2 片，桑叶 7 片，大枣 3 枚（碎之），加水 2L，煮取 0.5L，顿服。

腹痛：①白芷、荜澄茄、制香附各 15g，共研末，调水敷脐部。②延胡索 10g，川楝子、娑罗子、乌药各 9g，水煎服。

顽固性呃逆：粉葛根、党参各 9g，旋覆花、白术、附子各 6g，茯苓 4.5g，豆蔻、半夏、橘核各 3g，丁香 1.5g，煨姜 3 片为引，水煎服。

呃逆、嗳气：属寒者，柿蒂、丁香各 8g，生姜、陈皮各 6g，水煎频服、热服；属热者，柿蒂、竹茹各 10g，黄连 6g，代赭石 15g，水煎凉服；属虚者，柿蒂、旋覆花各 8g，党参、大枣各 15g，水煎服。

寒湿中阻之脘腹冷痛、吐清涎酸水：草豆蔻、吴茱萸各 6g，高良姜 5g，水煎服。

胃寒气逆呕吐：陈皮、生姜各 6g，半夏 8g，水煎服。

反胃呕吐：胡椒 1g（末），生姜 30g，煎服，每日 3 次。

反胃：豆蔻、缩砂仁各 10g，丁香 5g，水煎，加姜汁适量，慢慢含服。

呕吐、吞酸：吴茱萸 4.5g，黄连 2g，水煎，少量频服。

寒湿吐泻：花椒、草豆蔻、砂仁各 6g，苍术 10g，水煎服。

食欲不振：①茯苓 10g，白术 9g，太子参 15g，甘草、陈皮各 6g，水煎服。②炒谷芽、炒麦芽各 12g，啤酒花 5g，炒神曲 9g，水煎服。③白术、太子参、茯苓各 10g，甘草 5g，陈皮 6g，山楂 9g，水煎服。

食欲不振、脘腹痞满：佛手、陈皮各 6g，麦芽、神曲各 10g，水煎服。

积滞内停而脘腹痞满、嗳腐不食：枳实、厚朴、白术各 9g，麦芽 15g，半夏 6g，陈皮 8g，水煎服。

肉食积滞、嗳腐、便溏：炒山楂、炒麦芽各 12g，陈皮 6g，水煎服。

脾虚食少、消化不良：谷芽、麦芽各 12g，炒扁豆、白术、党参各 15g，陈皮 6g，水煎服。

谷劳病（饱食便卧，四肢烦重）：大麦 150g，花椒 30g，干姜 60g，捣末，每次 2~3g，每日 3~4 次。

脾虚腹泻：木香、白术各 6g，太子参、茯苓、葛根各 9g，甘草、砂仁各 3g，水煎服。

脾胃虚寒腹泻：①太子参 30g，白术 10g，桂枝 6g，生姜 3 片，红枣 5 枚，水煎服。②山药、党参各 15g，白术 9g，茯苓 10g，炙甘草 6g，砂仁 3g，水煎服。

肠胃虚寒腹泻：白术、党参、茯苓各 10g，荜澄茄 6g，水煎服。

慢性腹泻：草乌、吴茱萸各适量，研细粉，水调成药饼，贴肚脐上。

秋季腹泻：青蒿 20~25g，水煎，分 3 次温服（过热易致恶心呕吐），至体温恢复正常，消化道症状消失即停药。

胃肠功能紊乱腹泻：党参 24g，白术、荜澄茄各 9g，豆蔻 6g，水煎服。

腹泻：薏苡仁、白术各 12g，苍术、陈皮各 10g，水煎服。

五更泻：①吴茱萸、五味子各 4.5g，肉豆蔻 10g，补骨脂 8g，水煎服。②补骨脂、肉豆蔻各 15g，吴茱萸、五味子各 6g，水煎服。③菟丝子、益智仁、补骨脂、乌药各 10g，肉豆蔻、荜澄茄各 6g，水煎服。

腹泻、脘腹胀满、不思饮食：草豆蔻、苍术各 8g，陈皮、木香各 6g，水煎服。

脾虚腹泻、食少：芡实、白术、党参、淮山药各 12g，陈皮、山楂各 8g，水煎服；或芡实、莲子各 20g，煮粥食用。

久泻：①菟丝子、益智仁、补骨脂、乌药各 10g，肉豆蔻、荜澄茄各 6g，水煎服。②莲子 50g，胡椒 10g，炖猪肚服；如小儿食少，莲子、芡实、淮山药、茯苓各适量，炒黄研末，每次 1 小匙炖米粉食用。

久泻久痢：①煨诃子 5g，研末吞服；或煨诃子、罂粟壳各 5g，党参、白术各 10g，肉豆蔻、木香各 6g，水煎服。②肉豆蔻 10g，刀豆壳 30g，烧灰存性，每次 6g，水煎送服。

虚寒久泻：草果 50g，胡椒 30g，研细末，装入胶囊，清晨饭前温开水送服，每次 3 粒。

肠炎水泻：车前子、茯苓各 15g，藿香、黄连各 6g，水煎服。

水样腹泻不止：罂粟壳 1 枚，乌梅肉、大枣肉各 10 枚，水煎温服。

里急后重，泻而不爽：莱菔子、木香各 9g，大黄 8g，水煎服。

大便干燥：川贝母 10g，生地黄 30g，大枣 15g，水煎服。

大便燥结难解，或伴头痛目赤、牙龈肿痛：胖大海 4 枚，沸水泡，代茶饮。

便秘：①紫苏子、亚麻子、决明子各 12g，水煎服。②紫苏子、火麻仁各 9g，洗净，研极细，用水再研，取汁 50ml，分 2 次，煮粥服。③生地黄 30g，生大黄 10g，草决明 15g，大枣 5 个，水煎服。④火麻仁 15g，水煎服；或火麻仁 10g，当归、生地黄、肉苁蓉各 12g，水煎服。⑤郁李仁、火麻仁各 9g，枳壳 6g，水煎服。⑥牵牛子 6g，枳实 10g，水煎服。⑦虎杖、生地黄各 30g，火麻仁、郁李仁各 15g，水煎服。⑧枳实、厚朴、芒硝（冲服）各 9g，大黄 8g，水煎服。⑨生莱菔子 9g，捣汁，皂荚末 6g，开水冲服。⑩罗汉果 3 个，打碎或切片，兑入蜂蜜少许，开水冲泡当茶饮。

风热气秘：炮三棱、郁李仁、酒陈皮各 30g，共捣为散，每次 6g，煎水空心服。

寒积便秘急症：巴豆霜 0.1g，冷开水送服。

慢性结肠炎：①穿心莲 60g，生地榆 30g，加水浓煎得 100~150ml 药液，晚上临睡前保留灌肠 1 次，14 日为一疗程。②乌梅 15g，水煎加适量白糖，每日 1 剂，当茶饮。

急性胃肠炎：佩兰、藿香、苍术、三颗针各 9g，水煎服。

急性肠炎：①白头翁、马齿苋、神曲、凤尾草各 15g，水煎服。②厚朴 9g，鱼腥草 15g，凤尾草 30g，水煎服。③黄连、葛根各 9g，神曲、谷芽、麦芽、凤尾草各 15g，水煎服。

肠炎：鸡冠花 15g，石榴皮 9g，刺黄柏 6g，水煎服。

痢疾：①白头翁、神曲、谷芽、麦芽各 15g，水煎服。②海金沙（全草）、凤尾草各 24g，水煎服。③石菖蒲 9g，鱼腥草 10g，马齿苋、凤尾草各 15g，水煎服。

细菌性痢疾：马齿苋、铁苋菜、仙鹤草、凤尾草各 15g，水煎服。

内科·心系疾患

心脾痛：高良姜、槟榔各等量，炒后，研末，米汤调服。

胸闷：郁金、丝瓜络各 10g，枳壳、紫苏梗各 9g，水煎服。

失眠：①百合、合欢皮、夜交藤、绞股蓝、酸枣仁各 15g，水煎服。②灵芝 10g，蜜枣仁、茯神、小春花各 15g，远志 9g，水煎服。③远志 9g，茯神、柏子仁、蜜枣仁各 10g，水煎服。④钩藤、蜜枣仁、茯神、小春花各 15g，五味子 10g，远志 9g，水煎服。⑤南五味子 6g，生地黄、麦冬、丹参各 15g，酸枣仁 10g，水煎服。

心烦胁痛不眠：郁金、千里光各 10g，炒栀子 9g，阴地蕨 15g，水煎服。

烦闷不眠：淡豆豉、生栀子各 10g，水煎服。

心烦口渴：麦冬、天花粉各 12g，甜瓜子 9g，水煎服。

心热吐血口干：小蓟根汁、生藕汁、生牛蒡汁、生地黄汁各 15g，白蜜 1 匙，搅匀服用。

热病心烦：生栀子 9g，淡豆豉 15g，水煎服；或生栀子 5 粒，去外壳，炖糯米饭。

神经衰弱、失眠健忘：龙眼肉、黄芪、党参、当归各 12g，远志 8g，夜交藤、酸枣仁各 10g，水煎服。

神经衰弱、失眠多梦：酸枣仁 15g，研末，睡前开水冲服。

健忘：远志 9g，胡桃肉 15g，西洋参 10g，水煎服。

冠状动脉粥样硬化性心脏病（冠心病）：①葛根 15g，丹参、赤芍各 10g，盐肤木 30g，水煎服。②檀香 3g，砂仁 5g，丹参 30g，水煎服。③生山楂、葛根、菊花各 12g，水煎服。

冠心病心绞痛：①川芎、丹参、薤白各 10g，三七 6g，瓜蒌 15g，郁金 9g，水煎服。②西红花 1g，泡开水代茶饮。③丹参 15g，三七 6g，薤白 10g，瓜蒌 24g，水煎服。

冠心病气急：薤白 12g，栝楼实 24g，白酒适量，水煎温服。

冠心病胸痛彻背：薤白 9g，栝楼实 24g，半夏 12g，白酒适量，水煎服。

心肌劳累：西洋参、蜜枣仁、茯神各 15g，五味子 9g，当归 6g，柏子仁 10g，水煎服。

心悸：①龙眼肉 30g，鸡蛋炖服。如病后体虚偏热，加西洋参 5g，炖服。②远志 9g，绿心豆 30g，放入洗净的猪心内，水炖服。③南五味子 6g，生地黄、麦冬、丹参各 15g，酸枣仁 10g，水煎服。

肺源性心脏病心力衰竭、喘急肿满：葶苈子 9g，紫苏子 12g，杏仁 6g，半夏、陈皮各 8g，大枣 10 枚，水煎服。

内科·肾系疾患

小便不利：①茯苓皮、赤小豆、泽泻各 15g，水煎服。②木通 6g，地肤子、车前子、滑石各 15g，甘草 3g，水煎服。

夜尿多：生黄芪 30g，枸杞子、菟丝子各 15g，水煎服。

肾虚夜尿多：制首乌、枸杞子、桑椹、菟丝子各 15g，水煎服。

尿频：①白果 10 个，煨熟食，每日 1 次。②覆盆子 15g，焙干研末服；或覆盆子、山茱萸、芡实各 15g，益智仁、鸡内金各 10g，水煎服。

老人夜尿频多：补骨脂、覆盆子、山药各 15g，鸡内金、桑螵蛸各 10g，水煎服。

肾虚尿频：锁阳、枸杞子、桑椹、金樱子各 15g，水煎服。

肾气虚尿频：制黄精、太子参各 24g，枸杞子、何首乌各 15g，淫羊藿 10g，水煎服。

小便不禁：①仙茅、枸杞子、菟丝子、覆盆子各 10g，水煎服。②芡实、金樱子各 15g，莲须 10g，水煎服。

遗尿：①南五味子 6g，山茱萸、菟丝子、覆盆子各 15g，水煎服。②覆盆子 15g，焙干研末服；或覆盆子、山茱萸、芡实各 15g，益智仁、鸡内金各 10g，水煎服。③莲子 15g 或莲须 5g，沙苑子、金樱子、鹿角霜各 15g，水煎服。④鲜金樱子 30g，益智仁 9g，水煎服。⑤山茱萸、鹿角霜各 12g，金樱子、鸡内金各 10g，水煎服。

尿急、尿痛：①木通 6g，地肤子、车前子、滑石各 15g，甘草 3g，水煎服。②车前子、白茅根各 15g，紫花地丁、栀子各 10g，水煎服。

尿路感染：①石韦、蒲公英、马齿苋各 30g，苦参 9~15g，柴胡 9~18g，黄柏 9g，水煎服。②泽泻、一点红、爵床、猫须草各 15g，半边莲 30g，水煎服。③芦根 30g，蒲公英、车前草、半枝莲各 15g，水煎服。④赤芍 9g，槟榔（焦）6g，为末，每次 3g，水煎，空腹服。⑤粉萆薢、穿心莲、半边莲、白花蛇舌草各 15g，一点红 30g，水煎服。⑥猪苓、蒲公英、半枝莲、薏苡根、爵床各 15g，水煎服。⑦车前子、白茅根各 15g，紫花地丁、栀子各 10g，水煎服。⑧海金沙、车前草、石斛、金银花、一点红各 15g，水煎服。⑨鸡冠花、萹蓄各 15g，鸭跖草 6g，水煎服。⑩黄柏、泽泻、车前草各 10g，赤小豆 15g，薏苡根 24g，水煎服。

腹水：葶苈子、防己、大黄各 9g，椒目 6g，水煎服。

尿潴留：鲜青蒿 200~300g，捣碎（不让汁水流掉），旋即敷于脐部，外覆塑料薄膜及棉垫，固定，待排尿后去药。

水肿：①干香薷 9g，煎汤，冲白术细粉 6g，每日 3 次。②郁李仁、桑白皮各 9g，大腹皮 12g，大黄 6g，水煎服。③商陆 9g，车前草 15g，泽泻 10g，水煎服。④泽兰、积雪草各 30g，一点红 25g，水煎服；或泽兰、防己各等量，研末，每次 6g。⑤白扁豆适量，炒黄，磨成粉，三餐前服，大人 9g，小儿 3g，灯心草汤调服。

特发性水肿：淡竹叶 10~20g，开水冲泡当茶饮，连用 1 个月。

肾炎水肿：①芦根、猫须草、赤小豆各 30g，香茹 15g，水煎服。②京大戟研末，每次 2g，水调服。③泽泻、车前草各 15g，薏苡根、赤小豆各 30g，水煎服。④灯心草、胜红蓟、猫须草各 30g，嫩鲜茶叶 15g，水煎服。⑤防己、泽泻、猪苓各 10g，车前草 15g，水煎服。⑥猪苓、茯苓皮、泽泻、五加皮各 15g，赤小豆 30g，水煎服。⑦通草、茯苓皮各 15g，泽泻 5g，猪苓、香茹各 10g，白术 9g，赤小豆 30g，水煎服。⑧海金沙、泽泻、车前草各 15g，猪苓、香茹各 10g，水煎服。⑨粉萆薢、猫须草、车前草、泽泻各 15g，鲜茶叶 10g，水煎服。

泌尿系统结石：①金钱草、海金沙各 20~30g，石韦 15~20g，水煎服，每日 1 剂，平均服药 21 剂。②石韦 20g，金钱草 30g，巴戟天 15g，生大黄、生甘草各 10g。每日 1 剂，水煎服。绞痛重者加延胡索、琥珀；血尿重者加白茅根、三七。③萹蓄、海金沙藤、车前草各 30g，水煎服。④广金钱草 24g，小茴香、大茴香各 5g，大黄 15g（后下），萹蓄 30g，水煎服。

慢性肾盂肾炎：车前子、滑石各 15g，金银花、蒲公英各 20g，水煎服。

内科·肝胆系疾患

胆石症：①茵陈、鸡内金各15g，枳壳9g，水煎服。②川楝子、延胡索各30g，研细末，每次3g，每日2~3次。

肝肿大：丹参15g，积雪草、叶下珠各24g，鸡内金10g，枳壳9g，水煎服。

肝热目赤、羞明多泪：蔓荆子、青葙子、栀子各9g，水煎服。

湿热黄疸：鸡骨草、田基黄各15g，山栀子12g，水煎，分3次服。

肝炎：灵芝、绵茵陈各15g，田基黄、积雪草各30g，水煎服。

黄疸型肝炎、面目身黄：生栀子、鲜茵陈各15g，垂盆草20g，水煎服。

胆囊炎：龙胆10g，蒲公英15g，青皮9g，半枝莲24g，水煎服。

急性病毒性肝炎黄疸：①白茅根、白毛藤各30g，茵陈15g，水煎服。②白芍18g，绵茵陈、积雪草各30g，水煎服。③伸筋草、茵陈、积雪草各15g，水煎服。

气血瘀滞之胸胁、心腹痛：降香1~2g，研末服。

胸胁疼痛：乌药、丝瓜络各10g，柴胡9g，三叉苦15g，水煎服。

胁肋胀痛：香橼、川楝子、柴胡、香附、川芎各9g，水煎服。

胸闷胁痛：白前、紫苏梗、丝瓜络各10g，枳壳9g，水煎服。

肝郁胁痛：蒺藜、香附各9g，当归、川芎各8g，川楝子、延胡索各12g，水煎服。

瘰疬：①连翘15g，夏枯草、玄参各30g，水煎服。②芥子研末，加等量葱白捣成泥状，调敷患处。

颈淋巴结结核：①海藻、昆布各15g，水煎服。②白附子研粉，加大黄粉，加水调匀敷患处。

甲状腺肿大：昆布15g，射干9g，黄药子、白芍各10g，水煎服。

癥瘕痞块：千金子霜0.3g，青黛3g，装胶囊服。

各种痞结：西红花每次1朵，冲汤服。忌油、盐。

腹中包块：三棱、丹参各9g，皂角刺3g，水煎服。

癌肿：山慈菇6g，重楼8g，龟甲15g，水煎服。

肝硬化、晚期血吸虫病腹水：千金子霜0.5g，研末，装胶囊，冷开水送服。

肝硬化腹水：①京大戟、商陆根各适量，共研细粉，以开水调药粉，敷脐部。②通草24g，半边莲30g，马鞭草、车前草各15g，大腹皮10g，水煎服。③昆布 15g，薏苡根、半边莲各 30g，猫须草 24g，水煎服。

内科 · 杂病

砒霜中毒： 生白扁豆捣烂，加水绞汁服。
疟疾： ①干姜、高良姜各等量，研末，每次 6g，水冲服。②高良姜、白姜各等量，火煅存性，研末，每次 10g，加雄猪胆 1 个，温水和胆汁调服。③威灵仙 15g，酒煎温服。④常山、北柴胡各 9g，草果 6g，水煎服。
醉酒或伤酒呕吐、干渴： 陈皮、葛花各 9g，水煎代茶。

内科 · 气血津液疾患

衄血： 赤芍适量，研为末，开水送服，每次 3g。
衄血不止： 麦冬、生地黄，每次 30g，水煎服。
咯血： ①明党参 18g，藕节、白石榴花各 15g，水煎服。②鲜半枝莲 30~60g，洗净，捣烂绞汁，调入蜂蜜少许，炖热温服，每日 2 次。
吐血： 鲜半枝莲 30~60g，洗净，捣烂绞汁，调入蜂蜜少许，炖热温服，每日 2 次。
便血： 侧柏叶炭 12g，荷叶、生地黄、百草霜各 9g，水煎服。
下痢脓血： 鸦胆子仁分装胶囊，每次 10 粒，每日 3 次，饭后服，服 7~10 日。
热毒下血： 生粉葛、鲜藕各适量，分别捣汁和服。
血尿： ①白茅根 30g，车前草、蒲公英各 15g，水煎服。②柿蒂 30g，烧灰存性，每次 5g，白茅根 30g，煎汤送服。
尿血： ①马齿苋、鲜爵床各 60~95g，水煎服。②白薇 12g，车前草、旱莲草、荠菜各 15g，水煎服。③地榆 10g，车前草、旱莲草、半边莲各 15g，水煎服。④墨旱莲 30g，大蓟根 20g，爵床 12g，水煎服。
乳糜尿： 甘草、荠菜各 24g，车前草 15g，水煎服。
白浊： ①白果 9g（或银杏根 30g），白鸡冠花 15g，炖猪脊骨或乌鸡服。②莲子 15g 或莲须 5g，沙苑子、金樱子、鹿角霜各 15g，水煎服。

血淋：土茯苓、茶根各15g，水煎服，白糖调服。

消渴（糖尿病）：①粉萆薢、女贞子、淮山药、天花粉各15g，水煎服。②绵萆薢、女贞子、淮山药、天花粉各15g，水煎服。③赤小豆120g，猪脾1个，同煮，炖服。④太子参30g，淮山药、天花粉、枸杞子各15g，水煎服。⑤淮山药40g，积雪草20g，旱莲草、女贞子各15g，水煎服。

消渴（糖尿病）口渴：①天冬、麦冬、石斛各10g，水煎服。②北沙参18g，石斛、玄参各10g，积雪草、女贞子、石仙桃各15g，水煎服。

消渴（糖尿病）口干、四肢无力：人参、旱莲草、女贞子各15g，生黄芪24g，积雪草18g，水煎服。

消渴（糖尿病）浑身无力：西洋参、枸杞子、山茱萸各15g，生黄芪30g，水煎服。

高脂血症：①茵陈、泽泻、葛根各15g，水煎服或制成糖衣片，分3次口服。②檀香、丹参、砂仁、山楂、何首乌各适量，水煎服，1个月为一疗程。③山楂、玉米须各12g，水煎代茶。④泽泻、北山楂、草决明各15g，水煎服。

贫血：①生地黄、鸡血藤、党参各15g，当归10g，水煎服。②大枣10枚，当归、熟地黄各12g，党参15g，水煎服。③党参30g，当归9g，鸡血藤24g，水煎服。④生黄芪、羊肉各30g，当归6g，同炖服。

血小板减少性紫癜：紫草、茜草各6g，海螵蛸15g，水煎服。

阴虚发热：女贞子、墨旱莲各15g，地骨皮、银柴胡各10g，水煎服。

病后疲劳：西洋参15g，五味子9g，麦冬10g，水煎服。

病后体虚：冬虫夏草、白术、茯苓各10g，党参15g，蜜黄芪24g，水煎服。

干燥综合征：①玉竹、旱莲草、芦根、女贞子各10g，水煎服。②北沙参、旱莲草各18g，黑芝麻、生地黄各15g，麦冬10g，水煎服。③天冬10g，旱莲草30g，生地黄、黑芝麻各15g，水煎服。

内科・肢体经络疾患

脚气：苍术、泽泻、茯苓、川牛膝各10g，薏苡仁30g，紫苏叶、木瓜各9g，水煎服。

脚气肿满：大腹皮、槟榔、郁李仁各30g，木香15g，木通、桑白皮、炒牵牛子各60g，捣筛为散，每次12g，入生姜、葱白适量，水煎送服。

筋骨疼痛、脚膝肿痛、跌打损伤：月季花瓣研末，每次3g，酒冲服。

风寒背脊酸痛：藁本、防风、骨碎补、桑枝各10g，桂枝6g，威灵仙9g，水煎服。

腰膝酸软：山茱萸、熟地黄、淮山药各12g，杜仲、附子、淫羊藿各10g，水煎服。

腰酸痛：续断10g，骨碎补15g，盐肤木30g，水煎服。

急性腰扭伤：红花10g，鸡蛋2枚，以红花拌鸡蛋加油炒熟（不加盐）食用。

腰痛：①八角茴香100g，微炒，研成细粉，黄酒60ml，加温备用，每日2次，每次6g，黄酒冲服。②杜仲、骨碎补各15g，盐肤木30g，水煎服。

风湿腰痛：①桑寄生、骨碎补、狗脊各15g，炒杜仲10g，盐肤木24g，水煎服。②五加皮、狗脊、骨碎补各15g，炒杜仲、川牛膝各10g，水煎服。③川牛膝、炒杜仲各10g，骨碎补、狗脊各15g，盐肤木根30g，水煎服。④骨碎补、肖梵天花各30g，炒杜仲、荜澄茄各15g，水煎服。⑤续断、淫羊藿各15g，猪脚节一具，同炖服。

肾虚腰痛：①炒小茴香研末，猪腰子1个，切开剖薄片（不切断），层层掺药末，油纸裹紧，煨熟，细嚼，酒送服。②巴戟天、炒杜仲、菟丝子、山茱萸各15g，水煎服。③补骨脂、杜仲各15g，附子9g，牛膝10g，川芎、当归各12g，水煎服。④肉苁蓉15g，炒杜仲、续断各10g，盐肤木24g，水煎服。⑤沙苑子、杜仲各15g，炖猪腰常服。

腰脚疼痛：威灵仙150g，捣为散，每次3g，饭前温酒调服。

风湿致手足腰膝不能举动：木瓜1枚，去皮脐，开窍，填吴茱萸3g，去梗，蒸熟细研，入青盐15g，细研后和为小丸如梧桐子大，每次服40丸，茶酒送服。

四肢关节酸痛：炒苍术、骨碎补、狗脊各10g，桂枝6g，川牛膝9g，水煎服。

四肢麻木：天麻、川牛膝各10g，桑寄生15g，秦艽9g，水煎服。

膝关节肿痛：川牛膝、千年健、川木瓜各10g，鸡血藤24g，桑寄生15g，水煎服。

风湿痹痛：①苍耳子或苍耳全草9g，威灵仙、川芎各8g，水煎服或浸酒服。②伸筋草、独活、木瓜各12g，红花、桂枝各6g，水煎服，药渣趁热揉搓患处。③路路通、海风藤、秦艽、薏苡仁各9g，水煎服。

风湿骨痛：土茯苓50g，去皮，和猪肉炖烂，分2次服。

风湿关节痛：①防风10g，千年健15g，威灵仙9g，穿山龙24g，水煎服。②秦艽、徐长卿各10g，无花果根、忍冬藤各30g，水煎服。③牛膝、千年健、鸡血藤各15g，当归6g，薜荔30g，水煎服。

风湿性关节炎：①羌活、小牛膝、狗脊各10g，徐长卿、防风各9g，桂枝6g，水煎服。②漏芦、忍冬藤各30g，水煎服。③独活、川牛膝各10g，穿山龙、鸡血藤各24g，山鸡椒15g，水煎服。④防己、骨碎补、鸡血藤各15g，川牛膝、威灵仙各10g，水煎服。⑤制川乌、鸡血藤、威灵仙各15g，盐肤木30g，将药浸于白酒内50日，每次服药酒5ml，每日1~2次。⑥桑寄生30g，当归、木瓜、独活各9g，生黄芪24g，川牛膝10g，水煎服。⑦千年健、鸡血藤、鸡矢藤、骨碎补各15g，水煎服。⑧香加皮、虎杖根、海桐皮、海风藤、土牛膝各30g，水煎熏洗患处。⑨虎杖、梵天花、忍冬藤各30g，穿山龙24g，水煎服。⑩鸡血藤30g，狗脊、骨碎补各15g，川牛膝10g，穿山龙24g，防风9g，水煎服。⑪苏木30g，水煎服。⑫骨碎补、忍冬藤、薜荔各30g，穿山龙24g，水煎服。

类风湿关节炎：①细辛、制附子（先煎）各10~30g，豨莶草30~100g，随证加味。每剂水煎2次，每次煎40分钟，取汁共200ml，分4次服。②制川乌、鸡血藤、威灵仙各15g，盐肤木30g，将药浸于白酒内50日，每次服药酒5ml，每日1~2次。

颈椎病：①葛根、鸡血藤各18g，丹参、赤芍各10g，桑寄生15g，水煎服。②络石藤、葛根、鸡血藤、骨碎补各15g，丹参、赤芍各10g，水煎服。

腰椎间盘突出：续断10g，肖梵天花根30g，狗脊15g，穿山龙24g，水煎服。

肩周炎：①千年健、白茄根各15g，穿山龙、忍冬藤各24g，水煎服。②川乌、羌活、红花、大黄各适量，共研粉，调酒敷患处。

肋间神经痛：①木香6g，川楝子9g，三叉苦、七叶莲各15g，水煎服。②络石藤、千年健各15g，延胡索9g，紫苏梗、丝瓜络各10g，水煎服。

腿皮受凉、风湿肿痛：用生芥末调热醋摊布上，包患处。

各种瘀血肿痛：苏木9g，桃仁6~9g，水煎服。血虚无瘀者不宜，孕妇忌服。

腓肠肌痉挛：白芍15g，虎杖30g，猪脚节一具，水炖服。

静脉炎局部热痛：鲜垂盆草洗净捣烂，加酒精调敷患处。

外科疾患

跌打肿痛：①鲜白蔹根适量，捣烂敷患处。②威灵仙（炒）150g，生川乌、五灵脂各 120g，研末，醋盐汤送服，每次 1~2g。③香加皮、忍冬藤、鸡血藤各 30g，水煎熏洗患处。④白及粉、生大黄粉各适量，用水调成糊状，再加入白酒少许拌匀，涂敷患处。

跌打损伤：①生大黄粉、白芷粉、栀子粉各适量，酒、水各半，调敷患处。②生川乌、独活各 15g，鸡血藤 24g，红花 10g，同浸于白烧酒内 14 日，然后取药酒涂擦患处。（此药液有毒，不可内服。）③草乌、鹅不食草、积雪草各 15g，北细辛 10g，共研细末，水调敷患处。④降香、紫金皮、补骨脂、无名异（酒淬）、川续断、琥珀（另研）、牛膝（酒浸一宿）、桃仁、当归、蒲黄各 30g，大黄（湿纸裹煨）、朴硝（另研）各 45g。上药共研细末，过筛，装瓶备用。每次 6g，以苏木、当归煎汤，加酒适量送服。⑤三七粉、生大黄粉各适量，水、酒各半调敷患处。⑥西红花适量，水煎取汁，加入白酒少许，外洗患处。

骨折：合欢皮 120g，芥子（炒）30g，共为细末，酒调服，临睡服，粗渣外敷。

疮痈肿痛：①牛蒡子 10g，黄芩 9g，升麻、蒲公英各 12g，水煎服。②土茯苓 50g，去皮，和猪肉炖烂，分 2 次服。③鲜月季花适量，捣烂外敷。

痈疮初起未成脓：制马钱子 0.3g，炮穿山甲 10g，僵蚕 12g，研末服。

痈肿初起：皂角刺、炮穿山甲各 10g，紫花地丁 30g，水煎服。

痈肿：①白附子研粉，调猪胆汁敷患处。②芥子末，汤和敷纸上贴患处。

痈疽疔疖：穿心莲 9~15g，水煎服。

痈疽肿毒：山慈菇 6g，蒲公英 15g，水煎服；或山慈菇、黄柏、白及各 30g，研末茶油调敷。

痈疽发背、无名肿毒：紫花地丁草适量，捣烂，加面粉和匀，盐醋浸一夜，贴患处。

无名肿毒：①鲜京大戟适量，捣烂敷患处。②鲜商陆根适量，捣烂敷患处。③鲜水半夏块茎适量，捣烂敷患处。

疔疮疖肿：①鲜玄参根适量，捣烂敷患处。②鲜何首乌根适量，磨汁涂敷患处。

疔疮肿毒：紫花地丁草适量，捣汁服。

疔疮痈肿：甘遂（研粉）、大黄粉各适量，水调成糊状，加蜜少许，敷患处。

热毒疮痈红肿热痛：连翘、金银花各 10g，紫花地丁 15g，水煎服。

恶疮：紫花地丁适量，晒干，烧烟，熏疮，出黄水。

漏疮恶秽：大腹皮适量，煎水洗。

杨梅疮毒：土茯苓 15~30g，水酒浓煎服。

外伤出血：苏木适量，研成细粉，清创后敷于患处。

丹毒：火麻仁 20g，地榆 15g，黄连 10g，大黄 12g，研末，加麻油或猪油调敷患处。

急慢性丹毒：马钱子 1 份，麸皮 2 份，研末，茶油调涂。

烧烫伤：①鲜芦荟捣烂，绞汁，取汁涂患处。②火麻仁 20g，地榆 15g，黄连 10g，大黄 12g，研末，加麻油或猪油调敷患处。③鲜大蓟根洗净切细，捣烂取汁，与食用菜油调成糊状，装瓶备用。治疗时取药涂抹患处。④鲜侧柏叶 300~500g，洗净，捣成泥，加 75% 乙醇（酒精）少许调成糊状，外敷。

肛裂：赤小豆 60g，当归（炒）15g，煮汤内服，每日早、晚各 1 次。

脱肛：①升麻、枳壳各 9g，仙鹤草根 30g，猪大肠 60g，水炖服。②五倍子 9g，石榴皮 30g，白矾 3g，煎水洗患处，或研末，清洗肛门后外敷。

痔疮：①白蔹适量研末，调蜜敷患处。②大蓟、花椒各 40g，黄柏 50g，连翘 35g。上药加水，先用武火烧开 15 分钟后，改用文火煎煮 15~20 分钟，如此煎 3 次，将煎得的 3 次药液混合，趁热熏患处，待稍凉，皮肤可以耐受时坐浴，每次 15~30 分钟，每日中午、晚上各熏 1 次，1 剂可连用 2~3 日。③海藻 30g，荔枝草 60g，水煎服。

痔疮出血：①秦皮 10g，仙鹤草、白木槿花各 15g，瓜蒌 30g，水煎服。②苦参适量，水煎熏洗患处。③商陆 9g，旱莲草 15g，水煎服。④苦楝皮、一点红、野菊花、木芙蓉叶各适量，水煎熏洗患处。⑤皂角刺 10g，侧柏叶 15g，一枝黄花 24g，水煎服。

痔疮肿痛：香加皮、苦参、板蓝根各 30g，水煎熏洗患处。

寒疝腹痛：①吴茱萸、乌药各 4.5g，川楝子、小茴香各 10g，水煎服。②胡芦巴、乌药、小茴香各 9g，吴茱萸 6g，荔枝核 15g，水煎服。③小茴香 6g，川楝子 12g，木香 9g，吴茱萸 3g，水煎服。

疝气痛：川楝子、橘核各 9g，乌药、小茴香各 8g，水煎服。

瘢痕疼痛：蒺藜、山栀子各等份，研末醋调涂。

蜘蛛咬伤：合欢皮适量，捣为末，和墨、生油调涂。

毒蛇咬伤：①鲜半枝莲 60g，洗净，捣烂绞汁，调黄酒少许温服；伤口常规冲洗排毒后用药渣敷患处。②徐长卿 10g，一枝黄花、盐肤木各 30g，水煎服。③鲜佩兰叶适量，洗净，捣烂，局部清理吸出蛇毒后敷药，每日换药 2~3 次。④鲜水半夏、鲜一枝黄花、鲜半边莲各适量，一同捣烂，敷患处。

下肢静脉曲张、溃疡：白鲜皮、土荆皮、半枝莲各适量，水煎浸洗患处。

湿疹：①白鲜皮 10g，徐长卿、白蒺藜各 9g，苍耳子 15g，水煎服。②鲜芦荟捣烂，绞汁，取汁调黄连粉涂患处。③防风、苍耳子、蛇床子、鬼针草各 30g，水煎洗患处。④独活 24g，徐长卿 15g，忍冬藤、豨莶草各 30g，水煎，熏洗患处。⑤蛇床子或全草 30g，煎汤外洗；或蛇床子、苦参、黄柏、枯矾、硼砂各适量，研末麻油调涂。

风疹：白鸡冠花、向日葵各 9g，冰糖 30g，开水炖服。

风疹瘙痒：地肤子、荆芥各 15g，蝉蜕 6g，生地黄 20g，水煎服。

皮肤瘙痒：荆芥、苦参各 15~30g，水煎洗患处。

老年皮肤瘙痒：艾叶 90g，雄黄、花椒各 6g，防风 30g；或艾叶 30g，花椒 9g，地肤子、白鲜皮各 15g。水煎熏洗患处，每日 1 剂，每剂熏洗 2 次，一般用药 3~6 剂。

疥癣瘙痒：①土荆皮、槟榔研末，醋调或酒泡，蒸热，外涂；或配明矾、蛇床子研末，酒调外涂。②萹蓄适量，水煎洗，或捣烂取汁涂搽患处。

浑身瘙痒：苦参、白鲜皮、蒺藜、苍耳子各 30g，水煎洗。

麻疹不透：①荆芥、防风、浮萍各 6g，芦根、紫草各 9g，水煎服。②牛蒡子、葛根各 6g，蝉蜕、荆芥各 3g，水煎服。

预防麻疹：紫草 9g，甘草 3g，水煎，每日服 2 次。

黄褐斑：桑叶 500g，隔水蒸煮消毒，干燥后备用。每日 15g，沸水浸泡后代茶饮。一般 15 日后即可显效。

痤疮：枇杷叶、桑白皮、黄柏各 9g，黄连、甘草、人参各 6g，水煎服。

斑疹：紫草茸、钩藤各等量，共为细末，每次 3g，温酒调下，不计时。

斑秃：骨碎补、陈皮、生姜各适量，浸入 60 度烧酒内 2 周，取药酒涂搽患处。

带状疱疹：①伸筋草 60g，焙干研末，茶油调涂患处。②鲜墨旱莲适量，洗净，绞汁涂擦患处，每日 2~3 次，直至痊愈。③鲜前胡叶、鲜乌蔹莓叶各适量，同捣烂加雄黄粉少许，榨汁涂患处。

癣：①苦参适量，水煎熏洗患处。②生天南星磨酸醋，涂患处。③土荆皮适量，浸酒涂擦或研末，用醋调敷患处。

顽癣：千金子取仁研末调水，外涂患处。

头癣：苦楝皮、羊蹄根、乌桕木根皮各适量，共研细粉，调茶油涂患处。

股癣：①苦楝皮、羊蹄根各适量，浸 75% 乙醇（酒精）2 周，取药液涂患处。②百部 50g，一枝黄花 30g，用白醋浸泡一周，取药液涂患处。

手足癣：白蔹、一枝黄花各 30g，水煎加明矾少许，浸泡患处 30~40 分钟，每日 1~2 次。

足癣：①鲜前胡、一枝黄花各适量，水煎，浸泡局部约 30 分钟，每日 1~2 次。②常山全草适量，水煎，浸泡患足。③鲜独角莲全草适量，水煎浸泡患脚。

鸡眼：鸦胆子仁适量，捣敷。

赘疣：①鸦胆子仁适量，捣敷。②千金子取仁研末调水，外涂患处。

寻常疣：鲜广藿香叶数片，擦揉患处 3~5 分钟。

甲沟炎：①鲜蒲公英适量，洗净晾干，捣烂呈糊状。患处常规消毒后，敷患处，每日换药 1 次。②鲜水半夏块茎、鲜木芙蓉叶各适量，一同捣烂，敷患处。

神经性皮炎：五倍子、大风子、苍术、黄柏、苦参、防风、白鲜皮、独活各等量，上药拌匀后分装两布袋，放蒸笼内蒸热，敷于皮肤上，冷却后另换一袋，交替热敷 1 小时左右，每日 1 次，直至痊愈。

稻田性皮炎：下田前将鲜墨旱莲搓烂外擦手足，至皮肤上染的药汁发黑。

乳头溃疡：天花粉 6g，研细末，鸡蛋清调敷。

阴囊湿疹：①五加皮、大腹皮、薏苡仁各适量，水煎熏洗患处。②地肤子、蛇床子、白鲜皮、苦参各 30g，白矾 15g，水煎，熏洗，每日 2 次。

银屑病：槐花炒黄，研成细粉，每次 5g，每日 2 次，饭后温开水送服。

预防褥疮：红花 3g，加水 100ml，冬天浸泡 2 小时，夏天浸泡半小时，待浸液呈玫瑰红色后即可使用。用时取 4ml 浸出液于手掌心，轻轻揉擦褥疮好发部位，每次揉擦 10~15 分钟。

男科疾患

前列腺炎：灯心草 30g，蒲公英、半枝莲、车前草各 15g，水煎服。

肾虚遗精：制黄精 24g，五味子、白果各 10g，熟地黄 30g，水煎服。

阳痿、遗尿、遗精，伴腰膝酸软：①菟丝子、枸杞子、杜仲各 15g，莲子须、韭菜子各 10g，五味子 6g，水煎服。②沙苑子、淫羊藿、补骨脂、芡实各 10g，水煎服。

阳痿：①仙茅、枸杞子各 15g，肉苁蓉、淫羊藿、女贞子各 10g，水煎服。②冬虫夏草、雪莲花各 3g，泡酒饮用。③肉苁蓉、熟地黄、桑椹、金樱子、菟丝子各 15g，山茱萸 10g，水煎服。④锁阳、肉苁蓉、枸杞子各 15g，熟地黄 24g，水煎服。⑤山茱萸、熟地黄、淮山药各 12g，杜仲、附子、淫羊藿各 10g，水煎服。

阳痿早泄：巴戟天、枸杞子、桑椹各 15g，补骨脂 9g，水煎服。

阳痿、不育：①覆盆子 60g，雄蚕蛾 10g，人参 15g，蛤蚧 1 对，焙干研末，浸入白酒 1000ml，每次 5~20ml，每日 2 次。②蛇床子、菟丝子各 15g，淫羊藿、熟地黄各 12g，金樱子、肉桂各 9g，水煎服。③制黄精、炙黄芪、党参各 24g，枸杞子、菟丝子各 15g，水煎服。

遗精：①南五味子 6g，山茱萸、菟丝子、覆盆子各 15g，水煎服。②芡实、金樱子各 15g，莲须 10g，水煎服。③覆盆子 15g，焙干研末服；或覆盆子、山茱萸、芡实各 15g，益智仁、鸡内金各 10g，水煎服。④莲子 15g 或莲须 5g，沙苑子、金樱子、鹿角霜各 15g，水煎服。⑤金樱子、墨旱莲、桑椹各 15g，水煎服。⑥山茱萸、鹿角霜各 12g，金樱子、鸡内金各 10g，水煎服。

妇科疾患

产后多汗：紫苏子、火麻仁各 9g，洗净，研极细，用水再研，取汁 50ml，分 2 次煮粥。

产后心痛：蒲黄（炒）、五灵脂（酒研）各等量，共研为末，醋调熬膏，水煎，饭前热服。

产后瘀血腹痛：①泽兰、赤芍、延胡索、蒲黄各 9g，丹参 12g，水煎服。②桃仁、川芎、赤芍各 9g，益母草 15g，红花 3g，水煎服。

产后发热：炒麦芽 15g，研细末，开水调服。

产后腹中臌胀：麦芽 30~60g，研末，和酒服食。

瘀血腹痛，产后恶血不行：苏木 9g，益母草 15~20g，水煎服。

阴道炎：淡竹叶 100g，置沙锅内加水浸泡 10 分钟，先用武火煎沸，再用文火慢煎 10 分钟，分早晚 2 次冷服。

念珠菌阴道炎：马鞭草 30g，水煎，滤取药液，待温坐浴。每次浸泡阴道 10 分钟，同时用手指套以消毒纱布清洗阴道皱褶。每日 1 次，5 日为一疗程。

痛经：①牡丹皮、延胡索各 10g，川芎、川楝子、乌药各 9g，水煎服。②制香附 10g，川楝子、延胡索、乌药各 9g，丹参 6g，水煎服。③乌药、白芍各 10g，川楝子、延胡索各 9g，当归 6g，水煎服。④生艾叶 10g，红花 5g，加开水 300ml 冲服。经来前 1 日或经值时服 2 剂。⑤川芎、延胡索、乌药各 9g，水煎服。⑥马鞭草 30g，香附、益母草各 15g，水煎服。⑦延胡索 10g，丹参、川芎各 6g，川楝子、白芍、乌药各 9g，水煎服。⑧鸡血藤 18g，制香附 10g，川芎 6g，延胡索、乌药、川楝子各 9g，水煎服。⑨月季花 30~90g，炖鸡服，每月行经期服 1 剂。⑩苏木 6g，黑豆 125g，加红糖适量，炖服。⑪桃仁、红花各 9g，丹参 15g，牛膝 12g，水煎服。⑫王不留行、当归、川芎各 9g，水煎服。⑬红花 6g，鸡血藤 24g，水煎调酒服用。⑭胡芦巴、当归、川芎各 9g，艾叶 12g，炮姜 6g，水煎，加红糖、红酒适量冲服。⑮蒺藜、香附各 9g，当归、川芎各 8g，川楝子、延胡索各 12g，水煎服。

闭经：①制香附、王不留行各 10g，鸡血藤 18g，川弓、路路通、莪术各 9g，水煎服。②鸡血藤 30g，桃仁、王不留行各 10g，红花 6g，川芎、莪术各 9g，水煎服。③月季花 30~90g，炖鸡服，每月行经期服 1 剂。④牛膝、桃仁、王不留行各 10g，红花 6g，鸡血藤 24g，水煎服。⑤当归、王不留行、路路通各 10g，鸡血藤 18g，川芎 9g，水煎服。⑥蒺藜、香附各 9g，当归、川芎各 8g，川楝子、延胡索各 12g，水煎服。

经闭腹痛：泽兰、铁刺苓各 9g，马鞭草、益母草各 15g，土牛膝 3g，水煎服。

血滞经闭：桃仁、红花各 9g，丹参 15g，牛膝 12g，水煎服。

月经过多：①茜草、龙芽草、旱莲草、紫珠叶各15g，水煎服。②蒲黄90g（微炒），龙骨75g，艾叶30g，捣为末，炼蜜和丸，每次6~9g，煎米汤送服。③棕榈炭、山茱萸、乌贼骨各10g，黄芪15g，水煎服。

崩漏：①地榆炭、紫珠叶、阿胶各15g，槐花10g，龙芽草24g，水煎服。②棕榈炭、山茱萸、乌贼骨各10g，黄芪15g，水煎服。③益智仁（炒）研细，米饮入盐服，每次0.3g。

功能失调性子宫出血：①仙鹤草40g，炒焦贯众、草血竭各30g，炒艾叶15g，加水600ml，煎至200ml，顿服。②鸡冠花15g，海螵蛸12g，白扁豆花6g，水煎服。

月经不调：月季花、益母草各9g，水煎服。

带下：①赤芍、香附各6g，研末，加盐1g，水煎，饭前服。②白果9g（或银杏根30g），白鸡冠花15g，炖猪脊骨或乌鸡服。③莲子15g或莲须5g，沙苑子、金樱子、鹿角霜各15g，水煎服。④金樱子或金樱子根1kg，煎煮去渣，文火熬成膏，每次15g；或鲜金樱子花30g，鸡蛋炖服。

赤白带下：炒白扁豆适量，研末，米汤调服，每次6g。

带下阴痒：地肤子、蛇床子、白鲜皮、苦参各30g，白矾15g，水煎，熏洗，每日2次。

妇人阴痒：小蓟煎汤，每日洗3次。

白带异常：①炒苍术10g，薏苡仁、一点红各30g，水煎服。②白术、苍术、白果各10g，薏苡仁30g，芡实15g，大青叶24g，水煎服。③诃子9g，黄芪、白术各12g，五味子、蛇床子各6g，杜仲、山茱萸各15g，水煎服。

白带量多清稀：①薏苡仁、芡实、淮山药各15g，水煎服。②沙苑子、莲须各12g，白果10g，鹿角霜15g，水煎服。

白带过多：鸡冠花15g，海螵蛸12g，白扁豆花6g，水煎服。

妊娠呕吐：①干姜、人参各30g，法半夏60g，研末，用生姜汁和丸（如玉米粒大），每次10丸，每日3次。②砂仁不拘多少，研为细末，每次6g，以姜汁少许，沸点服（用开水冲服）。

卵巢排卵功能减退：巴戟天、党参、覆盆子各15g，当归9g，淫羊藿10g，水煎服。

乳汁不通、乳房胀痛：路路通、丝瓜络各9g，猪蹄半具，炖服。

乳汁不通：①王不留行、穿山甲各 15g，当归、黄芪各 12g，炖猪蹄同食。②炒麦芽 15g，研细末，开水调服。

乳汁缺少：通草 24g，路路通、丝瓜络各 10g，当归 9g，水煎服。

乳痈（乳腺炎）初起：王不留行、蒲公英、瓜蒌各 15g，水煎服。

急性乳腺炎：①甘遂粉、大黄粉、重楼粉各适量，调水敷患处。②槐花 30g，重楼、生甘草各 15g，烘干研末，分早晚 2 次，以水、酒送服，并配合局部热敷。

乳腺炎：①漏芦、蒲公英、金银花各 15g，炮穿山甲 9g，连翘 10g，爵床 30g，水煎服。②广金钱草、积雪草鲜品各适量，洗净，捣烂敷患处。

乳腺炎初起：皂角刺、炮穿山甲、赤芍各 10g，金银花 15g，筋骨草 30g，水煎服。

轻度乳腺增生：八角茴香 1 枚，核桃 1 个（取仁），饭前嚼烂吞下，每日 3 次，连用 1 个月。

乳腺小叶增生：柴胡、丝瓜络、郁金、丹参、枳壳各 9g，水煎服。

不孕症：①月季花 30~90g，炖鸡服，每月行经期服 1 剂。②肉苁蓉、枸杞子各 15g，当归 6g，熟地黄、太子参各 18g，川芎 9g，水煎服。③锁阳、熟地黄、党参各 15g，五味子、白芍、川芎各 9g，当归 6g，水煎服。④制黄精、炙黄芪、党参各 24g，枸杞子、菟丝子各 15g，水煎服。⑤蛇床子、菟丝子各 15g，淫羊藿、熟地黄各 12g，金樱子、肉桂各 9g，水煎服。

先兆流产：炒杜仲、枸杞子、阿胶各 15g，党参 24g，当归 6g，4 味药（除阿胶外）水煎，阿胶烊化后以药液冲服。

习惯性流产：菟丝子、桑寄生、续断各 15g，苎麻根 12g，水煎，用阿胶 15g（烊化）冲服。

更年期综合征：①银柴胡、绿梅花各 10g，徐长卿、三角麦各 15g，水煎服。②仙茅、枸杞子、绿萼梅各 10g，桑寄生 15g，五味子 9g，水煎服。③淫羊藿 30g，女贞子 10g，灵芝 2.5g，五味子 1g，维生素 $B_1$0.1g，制成糖浆 100ml。每次 10ml，每日 3 次，月经干净后服，3 个月为一疗程。

更年期多汗症：地骨皮、生地黄、桑寄生各 15g，淫羊藿 10g，水煎服。

儿科疾患

小儿腹泻：麻黄 2~4g，前胡 4~8g，水煎取汁 300ml，稍加白糖，频频口服。

小儿慢性腹泻：乌梅肉（炒炭）、神曲各 10g，研末，炖服，每次 3~5g。

小儿咳喘：麻黄粉、胡椒粉按 7 ∶ 3 混匀。在麻油铅丹炼制的膏基制成的膏药上，每张置 0.1g 药粉，合拢备用。用时烘热贴肺俞穴，每日换药 1 次。

小儿脾疳：芦荟、使君子各等量，研末服，每次 3~6g。

小儿疳积、面黄肌瘦：①芡实 15g，陈皮 3g，猪肚 1 个，炖烂食用。②炒使君子每岁 1 粒，嚼服，槟榔 5g，神曲 8g，麦芽 10g，水煎服。

小儿食欲不振：太子参 9g，白术、茯苓、鸡内金、神曲各 6g，陈皮、甘草各 3g，水煎服。

小儿便秘：沉香、槟榔、炒乌药、陈皮、厚朴花、枳壳、木香各 4g，生大黄 3g（另包，泡服），水浓煎，每日 1 剂，分多次喂服。

婴幼儿腹泻：丁香、白胡椒、吴茱萸、干姜各 1 份，肉桂 2 份，研细末，混匀。每次取药粉 4~6g，加适量凡士林调成糊状，敷于脐部。每日 1 次，3 日为 1 个疗程。

婴儿阴部湿疹及皮肤破损：仙鹤草 60g（研末，过 120 目筛），滑石 40g（水飞粉末），在 150ml 麻油中浸泡 24 小时后，置文火上加热搅拌均匀，沸后 5 分钟冷却，装瓶备用。用时先以温水洗患处，再涂擦药油，并注意避免局部的摩擦和刺激。

小儿心热，便赤淋痛，口糜舌疮：木通、生地黄、生甘草各等量，研为末，每次 9g，竹叶煎水送服。

小儿夜间磨牙：灯心草、一点红各 10g，淡竹叶 6g，水煎服。

小儿流涎：生天南星磨酸醋涂敷涌泉穴。

小儿神经性尿频：金钱草、车前、凤尾草、地锦草各 10g，通草、甘草、灯心草各 3g，水煎服。

小儿遗尿：益智仁、白茯苓各等份，研末，每次服 0.3g，米汤调下。

小儿肾虚遗尿：补骨脂、覆盆子、山药各 15g，鸡内金、桑螵蛸各 10g，水煎服。

头面五官科疾患

头晕：①银柴胡、向日葵、刺五加各10g，水煎服。②白芍、蛇不见各15g，菊花10g，石决明30g，水煎服。

头晕耳鸣：山茱萸、熟地黄、淮山药各12g，杜仲、附子、淫羊藿各10g，水煎服。

高血压头痛眩晕： ①决明子、钩藤、夏枯草各12g，水煎服；或决明子适量，炒黄捣成粗粉，泡开水服，每次3g，每日3次。②夏枯草、决明子、钩藤各12g，水煎服。③北豆根10g，芦根、龙葵、车前草各15g，水煎服。④豨莶草30g，地骨皮10g，加水浓煎，分2~3次服；或鲜豨莶草、臭牡丹根各30g，水煎服。⑤月季花9~15g，开水泡服。⑥生山楂、葛根、菊花各12g，水煎服。⑦炒杜仲、豨莶草、生地黄、桑寄生各15g，绿心豆30g，水煎服。⑧灵芝、豨莶草、夏枯草各15g，龙葵24g，水煎服。⑨蒺藜、牛膝、代赭石各9g，天麻、钩藤各10g，水煎服。⑩钩藤、豨莶草、夏枯草、车前草各15g，水煎服。⑪制天麻10g，豨莶草、夏枯草各15g，水煎服。⑫青葙子、决明子、菊花各10g，石决明15g，水煎服。

气血不足头晕：当归9g，蜜黄芪30g，羊肉500g，水炖服。

贫血头晕：龙眼肉30g，鸡蛋炖服。如病后体虚偏热，加西洋参5g，炖服。

头痛：①白芷、蔓荆子、菊花、鸡肫花各9g，葛根15g，水煎服。②升麻、鸡肫花、菊花各9g，水煎服。③白芍、蛇不见各15g，菊花10g，石决明30g，水煎服。④天麻10g，川芎9g，白芷6g，六棱菊15g，水煎服。

偏头痛：白芷、川芎各9g，藁本6g，水牛角丝15g，水煎服。

风寒头痛：①细辛研末，加面粉及白酒调成糊状，敷太阳穴。②藁本、防风、蔓荆子各9g，白芷6g，水煎服。

风热头痛：菊花、石膏、川芎各9g，研细末，每次4.5g，茶调服。

风湿头痛：①防风、佩兰叶各10g，生薏苡仁15g，石菖蒲、川芎、白芷各9g，水煎服。②秦艽、鸡肫花各10g，川芎、炒苍术、蔓荆子各9g，水煎服。③防己、蔓荆子各10g，石菖蒲6g，白芷、炒苍术各9g，水煎服。

风邪头痛：苍耳子、白芷、防风各9g，水煎服。

中暑头痛：佩兰、青蒿、菊花各9g，水煎服。

神经性头痛：蒺藜、牛膝、代赭石各 9g，天麻、钩藤各 10g，水煎服。

脑血管神经性头痛：川芎、鸡肫花各 10g，石仙桃 30g，水煎服。

流行性腮腺炎：①牛蒡子 10g，黄芩 9g，升麻、蒲公英各 12g，水煎服。②野菊花 15g，水煎代茶饮。

腮腺炎：①绵马贯众 10g，板蓝根、金银花各 15g，水煎服。②鲜芦荟捣烂绞汁，取汁调青黛少许，涂患处。

白喉及急性喉炎引起的喉头梗阻：巴豆霜 0.3g，朱砂 1g，研末吹喉排痰。

脾经湿热口臭：佩兰 10~15g，开水冲泡，代茶常饮。

喉痹咽肿：制马钱子 0.5g，山豆根 10g，研末吹喉。

咽喉肿痛：①荆芥 6g，桔梗 4.5g，甘草 3g，水煎服。②连翘、黄芩各 10g，玄参、板蓝根各 15g，水煎服。③半枝莲、马鞭草各 24g，射干 6g，食盐少许，水煎服；或半枝莲、鹿茸草、一枝黄花各 9g，水煎服。④北豆根 9g，玄参 4g，桔梗 6g，金银花 10g，水煎服。⑤木蝴蝶 24g，胖大海 9g，蝉蜕 3g，甘草 6g，冰糖适量，水煎服。

咽喉炎：①芦根 24g，大青叶、卤地菊各 15g，水煎服。②鲜垂盆草 60g，洗净，捣烂绞汁，含漱并服下。

急性咽喉炎：①黄芩 10g，大青叶 15g，胖大海 6g，水煎服。②黄柏、穿心莲各 10g，芦根 24g，金银花 15g，水煎服。③大青叶、金银花、穿心莲各 15g，马勃 10g，水煎服。④射干、金银花各 10g，穿心莲、牛蒡子各 9g，大青叶 15g，水煎服。

咽炎：桔梗 10g，大青叶、一枝黄花各 15g，水煎服。

慢性咽喉炎：①知母、玄参、麦冬各 10g，胖大海 5g，水煎服。②木蝴蝶 3g，金银花、菊花、沙参、麦冬各 9g，煎水代茶饮。③川牛膝、牛蒡子各 9g，玄参、麦冬各 10g，水煎服。④麦冬、金银花、菊花、沙参各 9g，木蝴蝶 3g，煎水代茶。⑤桔梗 10g，胖大海 6g，玄参 9g，一点红 15g，水煎服。⑥胖大海 1 枚，金银花 6g，菊花 5g，人参叶 8g，甘草 3g，开水泡代茶，慢慢含咽，可续水多次泡，至味淡为止。⑦明党参、一枝黄花各 15g，玄参、桔梗、大青叶各 9g，水煎服。

急性咽炎：山豆根 6g，金银花 10g，甘草 3g，水煎服。

慢性咽炎：①玄参 10g，桔梗、金银花各 9g，胖大海 3g，水煎服。②玉竹、玄参各 10g，胖大海 3g，水煎服。

扁桃体炎：鲜垂盆草 60g 洗净，捣烂绞汁，含漱并服下。

急性扁桃体炎：①黄芩 10g，一点红、一枝黄花各 15g，水煎服。②金银花 15~30g，山豆根 9~15g，硼砂（冲服）15g，甘草 9g，水煎服。③射干 10g，牛蒡子 9g，爵床、一点红各 15g，甘草 3g，水煎服。④山豆根 6g，牛蒡子、射干各 9g，爵床、大青叶、金银花各 15g，水煎服。⑤北豆根 10g，一点红、大青叶各 15g，水煎服。⑥胖大海 1 枚，金银花 6g，菊花 5g，人参叶 8g，甘草 3g，开水泡代茶，慢慢含咽，可续水多次泡，至味淡为止。

风火牙痛：龙胆 10g，石膏、芦根各 30g，知母 9g，水煎服。

各种牙痛：萹蓄、夏枯草各 30g，玄参 15g，细辛 5g，水煎分 2 次服。以龋齿牙痛效佳。

牙龈出血：麦冬、茯苓各 3g，人参 2.5g，水煎温服。

口腔溃疡：①柴胡 9g，鱼腥草、一点红、积雪草各 15g，水煎服。②升麻 9g，金银花、爵床、积雪草各 15g，水煎服。③黄柏、桔梗、牛蒡子各 9g，卤地菊 15g，水煎服。④玄参 10g，桔梗、牛蒡子各 9g，积雪草 15g，甘草 3g，水煎服。⑤甘草、积雪草、大青叶各 15g，水煎服。

口疮：茵陈 20g，煎沸 10 分钟，代茶饮。

牙疳口疮：儿茶、硼砂各等量，研末搽。

口舌生疮：黄连 6g，穿心莲、玄参、生地黄各 10g，水煎服。

舌上忽出血如钻孔者：香薷适量，煎汤服，每日 3 次。

鼻出血：①牡丹皮、侧柏叶各 10g，旱莲草 15g，仙鹤草 5g，水煎服。②地骨皮 5g，侧柏叶、紫珠草各 10g，白茅根 15g，水煎服。③茜草、玄参、白茶花各 10g，生地黄 15g，甘草 5g，水煎服。④棕榈炭，研极细末，随左右吹之。

鼻塞不闻香臭：①苍耳子 3g，研末，湿棉签蘸末塞入鼻腔。②辛夷、皂角、石菖蒲各等份，研细末，绵裹塞鼻中，待片刻取出。

鼻窦炎：鱼腥草 50g，炒苍耳子、辛夷各 25g，桔梗 20g，白芷、甘草各 15g。每 2 日 1 剂，水煎分 3 次服。

急慢性鼻窦炎：辛夷 9g，苍耳草 15g，薄荷 6g，水煎服；渣再煎取浓汁，加入葱汁适量，滴鼻。

酒渣鼻：生白果适量，捣烂涂敷。

流行性出血性结膜炎（俗称“红眼病”）：银柴胡 9g，爵床、叶下珠各 15g，水煎服。

急性结膜炎：①黄芩、菊花各 10g，叶下珠 24g，水煎服。②黄连泡于适量开水中，取纱布或棉花，蘸黄连水，敷于眼睑上。③秦皮、野菊花各 10g，木贼、桑叶各 9g，生地黄、叶下珠各 15g，水煎服。④青葙子 15g，蒲公英 20g，水煎服。

目赤头眩、眼花面肿：菊花（焙）、白英（焙）、甘草（炮）各 3g，研末，晚上睡前温水调服，每次 3g。

目赤肿痛：鲜女贞叶适量，朴硝少许，捣烂敷眼周围。

目昏不明：茺蔚子 6g，沙苑、青葙子各 9g，共研细末，每次 3g，每日 2 次。

腰膝酸软、须发早白、视物昏花：女贞子、墨旱莲、枸杞子、何首乌各 15g，水煎常服。

眼睛红肿、怕光流泪：决明子、夏枯草、栀子各 12g，水煎服。

角膜炎：青葙子 15g，蒲公英 20g，水煎服。

夜盲：①青葙子 15g，酌加鸡肝或乌枣，水煎服。②豨莶草叶焙干研末，每次 3g，和鸡肝（猪肝亦可）15g 共煎服，每日 1 剂。

耳鸣：①草乌、石菖蒲各适量，共研细末，水调成小药丸大，包于纱布内，塞外耳道。②石菖蒲、白芍各 9g，柴胡 6g，仙鹤草 24g，积雪草 15g，水煎服。

中耳炎：鲜西红花、鲜薄荷叶各适量，捣烂绞汁，加入白矾末少许，搅匀，滴耳。

其他

预防中暑：赤小豆 500g，食盐 30g，水 500ml 煮至豆烂，待凉后饮用。

青少年白发：制首乌、生地黄各 30g，旱莲草 15g，水煎服。

腋臭：丁香 18g，红升丹 27g，石膏 45g，研细粉，过筛后装瓶备用。用时以棉花蘸药粉涂搽腋窝部，每日 1 次，连用 5 日，腋臭消失后，再用 10 日巩固疗效。

植物中文名正名、别名笔画索引

一画

一见喜 /302
一点红 /356

二画

二花 /326
丁公藤 /270
七叶莲 /52
八月扎 /48
八角刺 /186
九龙牙 /140
九头狮子草 /306
九里香 /218

三画

三七 /232
三匹风 /138
三叶木通 /48
三枝九叶草 /42
三柰 /392
土大黄 /88
土当归 /242
土麦冬 /418
土细辛 /306
土藿香 /278
大牛膝 /72
大叶钩藤 /318
大芸 /300
大花红景天 /126
大罗伞 /120
大金钱草 /166
大烟袋花 /362
大黄精 /416
大救驾 /332
大蒜 /414
小木通 /38
小叶九里香 /218
小叶川芎 /240
小白及 /432
小红参 /282
小麦 /384
小茴 /238
小秦艽 /248
小黄花菜 /404
山地瓜秧 /56
山百合 /410
山苍树 /12
山杏 /144
山鸡椒 /12
山柰 /392
山姜 /12
山萝卜 /234,360
山楂 /128
山蓼 /36
川木通 /38
川贝母 /406
川牛膝 /72
川芎 /240
川赤芍 /31
川党参 /312
川椒 /216
广木香 /358
广金钱草 /166
飞扬藤 /274
马钱 /244
马兜铃 /18
马蹄香 /332

四画

天丁 /158
天山贝母 /408
天师栗 /210
天麻 /428
云木香 /358
木本远志 /200
木瓜 /208
木兰 /21
木芙蓉 /94
木别子 /98
木香 /358
木棉 /90
木棉树 /90
木鳖 /98
木鳖瓜 /98
五爪金龙 /52
五凤草 /194
五加 /230
五朵云 /194
五毒根 /28
五指毛桃 /70
五指榕 /70
五倍子树 /212
牙刷草 /276
中国樱桃 /148
水半夏 /370
水竹 /378
水花生 /74
水杨梅 /320
水剑草 /368
水萍 /374
牛口刺 /360
牛耳大黄 /88
毛叶地瓜儿苗 /286
毛冬青 /188
毛青藤 /54
毛曼陀罗 /268
毛蜡烛 /386
长苞香蒲 /386
长柄扁桃 /146
长梗扁桃 /146
长嘴老鹳草 /226
化州柚 /220
化州橘红 /220
爪哇白豆蔻 /398
月下红 /282
风龙 /54
风芽蒿 /184
丹荔 /206
乌药 /14
乌蕨 /6
文官果 /208
文冠果 /208
文冠树 /208
方钩藤 /318
火炭母 /82
巴戟天 /322

五画

玉兰 /21
甘遂 /196
石见穿 /282
石打穿 /282
石龙藤 /254
石竹 /78
石柱花 /78
石香薷 /288
石菖蒲 /368
石菜子 /184
石斛 /432
石蜈蚣 /368
龙舌叶 /190
龙芽草 /140
龙胆草 /250

龙眼 /204
龙脷叶 /190
平车前 /292
东方泽泻 /366
北山楂 /128
北乌头 /28
北洋金花 /268
卢橘 /132
田七 /232
凹叶厚朴 /23
仙人冻 /290
仙人草 /290
仙草 /290
白毛参 /266
白玉兰 /21
白花草 /110
白花菜 /110
白芥 /112
白茅 /380
白茅花 /380
白茵陈 /352
白背树 /14
白菊花 /348
白蜡树 /296
瓜蒌 /105
包公藤 /270
主根车前 /292
玄芝 /2
半枝莲 /276
丝瓜 /100

六画

老苍子 /344
老君须 /332
地石榴 /180
地仙草 /140
地茄子 /180
地莓 /138
地笋 /286
地菍 /180
亚麻 /198
芎穷 /240
过江龙 /156
西北小檗 /40
西瓜 /102
西伯利亚远志 /202
西域旌节花 /96
百蕊草 /184
达乌里秦艽 /248
尖叶白蜡树 /296
肉苁蓉 /300
朱砂根 /120
竹叶黄连 /44
华九头狮子草 /304
华东覆盆子 /134
华细辛 /16
华鼠尾草 /282
血橙 /222
合香 /278
羊角豆 /164
羊角菜 /110
羊角藤 /260
羊乳 /310
羊乳参 /310
羊胡子 /402
羊蹄 /88
羊蹄草 /356
并头草 /276
米豆 /168
灯心草 /376
灯盏花 /338
灯笼草 /284
江香薷 /288
兴安龙胆 /248
祁州漏芦 /362

异叶天南星 /372
红龙胆 /250
红花龙胆 /250
红背草 /356
红孩儿 /424
红麻 /256
红萱 /404
红椒 /216
红蓼 /86

七画

麦门冬 /418
麦冬 /418
赤小豆 /168
赤地利 /82
赤芍 /31
赤箭 /428
芙蓉花 /94
苣荬菜 /364
花木通 /38
花椒 /216
苁蓉 /300
苍耳 /344
芦巴子 /174
苏合香 /62
苏合香树 /62
苏铁蕨 /10
杏叶沙参 /314
坚龙胆 /252
坚漆 /64
皂角 /158
皂荚 /158
条叶旋覆花 /342
条赤芍 /31
卵叶远志 /202
饭豆 /168
庐山厚朴 /23
羌活 /236
沙枣 /176
沙参 /314
沙姜 /392
沙棘 /178
陈香圆 /224
忍冬 /326
鸡肠风 /322
驴耳朵菜 /336

八画

武靴藤 /260
青龙草 /184
青秆竹 /378
青香薷 /288
青藤 /54
披针叶叉繁缕 /76
披针叶繁缕 /76
苦马菜 /364
苦楝 /214
茅根 /380
林泽兰 /334
林荫银莲花 /34
枇杷 /132
枫树 /58
枫香树 /58
构树 /66
刺儿棵 /344
刺枫树 /228
刺桐 /228
刺楸 /228
轮叶佩兰 /334
轮叶泽兰 /334
轮叶党参 /310
虎杖 /84
明天麻 /428
明党参 /234
罗布麻 /256

败酱 /330
败酱草 /116
知母 /402
垂盆草 /124
爬墙虎 /254
金刚兜 /420
金花草 /6
金钗石斛 /432
金线藤 /274
金钱蒲 /368
金银花 /326
胀果甘草 /172
肥猪菜 /346
狗牙齿 /124
狗爪半夏 /372
狗肝菜 /304
狗脊 /8
狗脊蕨 /8
卷丹 /410
卷叶贝母 /406
泽泻 /366
泽漆 /194
空心莲子草 /74
参三七 /232
线叶旋覆花 /342
细叶十大功劳 /44
细叶水团花 /322
细叶冬青 /188
细辛 /16
细柱五加 /230
贯众 /8

九画

革命草 /74
草豆蔻 /394
草蔻 /394
草蔻仁 /394
茵陈蒿 /352
茴香 /238
荞头 /412
茶叶冬青 /188
胡芦巴 /174
胡麻仁 /198
胡蔓草 /246
荫风轮 /284
荔枝 /206
南马兜铃 /18
南五加皮 /230
南方菟丝子 /274
荭蓼 /86
药虱药 /422
柘 /68
柘刺 /68
柘树 /68
柘桑 /68
枸杞 /262
枸杞菜 /262
枸骨 /186
牵牛 /272
背扁膨果豆 /170
虾参 /80
钩吻 /246
香丝菜 /238
香豆子 /174
香圆 /224
秋葵 /92
鬼臼 /46
独脚莲 /372
将军草 /360
姜黄 /388
烂肠草 /246
穿山龙 /426
穿心莲 /302
穿龙薯蓣 /426
扁茎黄芪 /170

扁核木 /142
柔毛水杨梅 /136
柔毛路边青 /136
络石 /254

十画

蚕羌 /236
盐肤木 /212
热参 /266
莱菔 /114
荷花丁香 /298
真檀 /182
桂元肉 /204
桂香柳 /176
桂圆 /204
栝楼 /105
桃儿七 /46
夏枯草 /280
铁凉伞 /120
倒吊黄花 /200
倒根草 /80
臭灵丹 /340
徐长卿 /258
脐橙 /222
皱叶酸模 /88
凌霄 /308
离枝 /206
凉粉草 /290
拳参 /80
粉沙参 /234
益智 /396
益智仁 /396
海南壳砂仁 /400
海南砂 /400
海南砂仁 /400
浮萍草 /374
宽叶远志 /202
宽叶景天 /126
宽瓣红景天 /126

十一画

接长草 /306
菝葜 /420
菥蓂 /116
黄芙蓉 /92
黄花大远志 /200
黄花龙芽 /330
黄花白及 /430
黄花远志 /200
黄花败酱 /330
黄花倒水莲 /200
黄花菜 /404
黄姜 /388
黄蜀葵 /92
黄褐毛忍冬 /324
萝卜 /114
菜瓜 /100
菊 /348
梅 /150
匙叶小檗 /40
匙羹藤 /260
野木瓜 /52
野芙蓉 /92
野杏 /144
野杨梅子 /66
野茶 /256
野胡麻 /198
野扁豆 /164
蛇泡 /138
蛇莓 /138
铜钱草 /166
铜钱树 /14
铜锤玉带 /316
铜锤玉带草 /316
银柳 /176

银柴胡 /76
牻牛儿苗 /226
甜牛膝 /72
甜橙 /222
假荔枝 /52
脱皮马勃 /4
猫儿眼 /196
猫眼草 /194
麻辣子藤 /270
鹿含草 /118
鹿蹄草 /118
望江南 /164
望春花 /21
粗叶榕 /70
断肠草 /246
清明花 /64
绵茵陈 /352

十二画

斑杖 /84
喜马山旌节花 /96
喜旱莲子草 /74
朝鲜淫羊藿 /42
棒头花 /280
棒槌草 /280
棉团铁线莲 /36
棕叶白及 /432
硬头黄竹 /378
裂叶苣荬 /364
裂叶羌活 /236
裂叶牵牛 /272
紫芝 /2
紫花前胡 /242
紫金牛 /122
紫荆 /162
紫萍 /374
紫菀 /336
紫葳花 /308
掌叶覆盆子 /134
遏蓝菜 /116
短葶飞蓬 /338
鹅掌草 /34
番木鳖 /244
猴板栗 /210
普通小麦 /384
湖北麦冬 /418

十三画

鼓钉刺 /228
蒜 /414
蓖麻 /192
蓟 /360
蓑衣藤 /38
楝 /214
楝树 /214
槐 /153
槐树 /153
蜈蚣三七 /34
蜀椒 /216
矮茶 /122
雉尾 /6
鼠牙半支 /124
腺毛黑种草 /26
新疆贝母 /408
满条红 /162
滇龙胆 /252
滇黄精 /416

十四画

蔓生百部 /422
蔓黄芪 /170
榼子藤 /156
榼藤 /156
榼藤子 /156
酸汤杆 /84

酸味木 /188
酸柳柳 /178
酸梅 /150
豨莶 /346
蜘蛛香 /332
漏斗泡囊草 /266
寥子竹 /258

十五画

蕤核 /142
藠头 /412
樱桃 /148
醋柳 /178
暴马丁香 /298
暴马子 /298
蝙蝠葛 /56
蝙蝠藤 /56
稻 /382
瘤果黑种草 /26

十六画

薤 /412
薤白头 /412
薯莨 /424
颠茄 /264
橘红 /220

十七画

檀香 /182
翼齿六棱菊 /340

十八画

鞭檐犁头尖 /370
檵木 /64

十九画及以上

藿香 /278
糯 /382

药材名笔画索引

一画

一点红 /356

二画

丁公藤 /270

九头狮子草 /306

九里香 /218

三画

三七 /232

三颗针 /40

土藿香 /278

大皂角 /158

大蒜 /414

大蓟 /360

小叶莲 /46

小白及 /430

小茴香 /238

小通草 /96

山麦冬 /418

山柰 /392

山银花 /324

山楂 /128

山楂叶 /128

川木通 /38

川贝母 /406

川牛膝 /72

川芎 /240

川桐皮 /228

广金钱草 /166

马勃 /4

马钱子 /244

马兜铃 /18

四画

天仙藤 /18

天花粉 /105

天南星 /372

天麻 /428

木芙蓉叶 /94

木香 /358

木通 /48

木棉花 /90

木鳖子 /98

五加皮 /230

五指毛桃 /70

五倍子 /212

车前子 /292

车前草 /292

水半夏 /370

水红花子 /86

水杨梅 /320

牛耳大黄 /88

毛冬青 /188

化橘红 /220

乌药 /14

乌韭 /6

乌梅 /150

文冠木 /208

火炭母 /82

巴戟天 /322

五画

功劳木 /44

甘草 /172

甘遂 /196

石见穿 /282

石菖蒲 /368

石斛 /432

龙胆 /252
龙眼肉 /204
龙脷叶 /190
北豆根 /56
四叶参 /310
仙鹤草 /140
白花菜子 /110
白茅根 /380
瓜蒌 /105
瓜蒌子 /105
瓜蒌皮 /105
半枝莲 /276
丝瓜络 /100

六画

老鹳草 /226
地乌 /34
地骨皮 /262
地菍 /180
亚麻子 /198
西瓜皮 /102
西瓜霜 /102
百合 /410
百部 /422
百蕊草 /184
肉苁蓉 /300
朱砂根 /120
竹茹 /378
华山参 /266
伊贝母 /408
灯心草 /376
灯盏细辛 /338
红花龙胆 /250
红景天 /126

七画

远志 /202
赤小豆 /168
赤芍 /31
苣荬菜 /364
花椒 /216
芥子 /112
苍耳子 /344
苏合香 /62
苏铁蕨贯众 /10
豆蔻 /398
皂角刺 /158
辛夷 /21
羌活 /236
沙苑子 /170
沙枣叶 /176
沙棘 /178
灵芝 /2
忍冬藤 /326

八画

青风藤 /54
苦杏仁 /144
苦楝皮 /214
枇杷叶 /132
郁李仁 /146
郁金 /388
虎杖 /84
明党参 /234
罗布麻叶 /256
败酱草 /330
知母 /402
垂盆草 /124
金沸草 /342
金银花 /326
狗肝菜 /304
狗脊贯众 /8
泽兰 /286
泽泻 /366
泽漆 /194

空心莲子草 /74
细辛 /16

九画

荜澄茄 /12
草乌 /28
草豆蔻 /394
茵陈 /352
胡芦巴 /174
荔枝核 /206
南沙参 /314
枳实 /222
枸骨叶 /186
威灵仙 /36
厚朴 /23
厚朴花 /23
砂仁 /400
牵牛子 /272
钩藤 /318
香橼 /224
香薷 /288
姜黄 /388
洋金花 /268
穿山龙 /426
穿心莲 /302
穿破石 /68
络石藤 /254

十画

秦艽 /248
秦皮 /296
莱菔子 /114
夏枯草 /280
党参 /312
臭灵丹草 /340
徐长卿 /258
凌霄花 /308
凉粉草 /290
拳参 /80
益智 /396
娑罗子 /210
浮小麦 /384
浮萍 /374
预知子 /48

十一画

菝葜 /420
菥蓂 /116
黄花倒水莲 /200
黄蜀葵花 /92
黄精 /416
菟丝子 /274
菊花 /348
梅花 /150
匙羹藤 /260
野马追 /334
野木瓜 /52
蛇莓 /138
铜锤玉带草 /316
银柴胡 /76
猪牙皂 /158
鹿衔草 /118
望江南 /164
断血流 /284
断肠草 /246
淫羊藿 /42

十二画

岂草根 /404
楮实子 /66
紫花前胡 /242
紫荆皮 /162
紫菀 /336
黑种草子 /26

十三画
蓝布正 /136
蓖麻子 /192
蒲黄 /386
槐花 /153
槐角 /153
路路通 /58
矮地茶 /122

十四画
榼藤子 /156
豨莶草 /346

蜘蛛香 /332
漏芦 /362

十五画
蕤仁 /142
樱桃核 /148
暴马子皮 /298
稻芽 /382

十六画
薤白 /412
薯莨 /424

颠茄草 /264

十七画
檀香 /182

十八画
檵木叶 /64
覆盆子 /134
瞿麦 /78